Britta-Juliane Kruse

„Die Arznei ist Goldes wert"

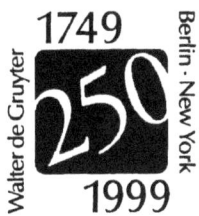

1749
Walter de Gruyter
Berlin · New York
250
1999

Britta-Juliane Kruse

# „Die Arznei ist Goldes wert"

## Mittelalterliche Frauenrezepte

W
DE
G

Walter de Gruyter · Berlin · New York
1999

♾ Gedruckt auf säurefreiem Papier,
das die US-ANSI-Norm über Haltbarkeit erfüllt.


*Die Deutsche Bibliothek – CIP-Einheitsaufnahme*

**Kruse, Britta-Juliane:**
„Die Arznei ist Goldes wert" : mittelalterliche Frauenrezepte / von
Britta-Juliane Kruse. – Berlin ; New York : de Gruyter, 1999
ISBN 3-11-014703-3

Printed in Germany
Datenkonvertierung und Druck: Arthur Collignon GmbH, Berlin
Buchbinderische Verarbeitung: Werner Hildebrand, Berlin
Einbandgestaltung: Rainer Engel, Berlin

# Inhaltsverzeichnis

# Einleitung

Dieses Buch heißt ‚die Frauengeheimnisse‘. Dieses Buch soll auch niemand lesen noch vorgelesen bekommen, es sei denn, er ist vernünftig, denn Gott hat den Frauen viele geheime Nöte auferlegt, so daß es nicht gut wäre, wenn die Unvernünftigen den Inhalt des Buches erfahren würden. Darum sollte es gehütet werden.

Diese Warnung vor den Absichten von Menschen, die zweifelhafte Unterhaltung durch die Lektüre gynäkologischer Schriften suchen, ist einer Sammlung frauenheilkundlicher Rezepte aus dem Spätmittelalter vorangestellt. Bereits vor Jahrhunderten erregte der Inhalt von Rezepten, welche oft unter dem Sammelbegriff „Frauengeheimnisse" (Secreta mulierum) überliefert sind, die Aufmerksamkeit der Menschen. Enthalten sind die Rezepte in Handschriften und Druckschriften aus dem 15. und beginnenden 16. Jahrhundert, weshalb sie ohne die Kenntnis der Schreibweisen und der Sprache dieser Zeit nicht ohne weiteres verständlich sind.

Heute läßt sich ein starkes Interesse an den Heilmethoden unserer Vorfahren feststellen, die Krankheiten mit pflanzlichen Arzneimitteln, Mineralien und Körperteilen von Tieren behandelten. Dieses belegt beispielsweise der große Erfolg, den die medizinischen Schriften Hildegards von Bingen derzeit haben, welcher über die Verbreitung ihrer Werke im Mittelalter weit hinausgeht. Um so erstaunlicher ist es, daß alle Rezepte, die im vorliegenden Buch zugänglich gemacht werden, bis heute unbekannt geblieben sind beziehungsweise seit Jahrhunderten nicht mehr zur Kenntnis genommen wurden. Die Ursache liegt darin, daß der Inhalt von Handschriften aus dem Mittelalter noch immer nicht vollständig erforscht ist.

Die Rezepte sind praktisch ausgerichtet, so daß sie für Frauen, die sich und andere von ihren Leiden kurieren wollten, von hohem Gebrauchswert waren. Sie vermitteln einen Eindruck davon, wie Kranke oder Schwangere in jener Zeit geheilt und umsorgt wurden. Häufig sind frauen- und kinderheilkundliche Rezepte miteinander kombiniert, was nicht überrascht, denn zu den Gründen für eine Eheschließung zählte neben einer geregelten Sexualität die Zeugung von Nachkommen, für deren körperliches Wohlergehen in Zeiten hoher Kindersterblichkeit Sorge getragen werden mußte. In einzelnen Fällen ergänzen Einführungen und Erläuterungen die therapeutischen Anweisungen, welche einen Einblick in die zeitgenössischen Vorstellungen vom weiblichen Körper und seinen Funktionen sowie die darauf bezogenen naturwissenschaftlichen Erklärungsversuche vermitteln.

In der Medizin vermischte sich bis weit ins 16. Jahrhundert überkommenes Wissen, das häufig bereits aus der Antike stammte, ins Arabische, später ins Lateinische übersetzt und in die mittelalterlichen Handschriften übernommen wurde, mit neuen, aus eigener Erfahrung gewonnenen Erkenntnissen. Solcherart überkommene medizinische Lehrmeinungen, die bestimmend für das mittelalterliche Weltbild waren, folgen einem ganzheitlichen Denken, in dem Mensch und Umwelt in einem Wechselspiel als Mikro- und Makrokosmos aufeinander bezogen sind. Auf gegenseitige Abhängigkeiten schienen viele Zeichen hinzudeuten. Es galt die Annahme, die Harmonie bzw. Disharmonie des Universums hätte direkten Einfluß auf die Körpersäfte der Menschen. So erklärte man sich das Auftreten der verheerenden Pestepidemien unter anderem damit, daß giftige Erdausdünstungen nach Erdbeben diese Krankheit hervorgerufen hätten. Die Heilkundigen glaubten, die äußeren Formen von Pflanzen, die Farben von Steinen oder die Verhaltensweisen von Tieren, die als Grundstoffe von Heilmitteln benutzt wurden, gäben Aufschluß darüber, welche Krankheiten mit ihrer Hilfe geheilt werden könne. Ähnelten z. B. die Blätter einer Pflanze einem bestimmten Körperorgan, galt dies als Hinweis darauf, daß die Pflanze vielversprechende therapeutische Erfolge bei dessen Erkrankung bewirken würde. Frauenkrankheiten wurden häufig mit den Körperteilen weiblicher Tiere behandelt. So stehen beispielsweise Hasen bis heute in dem Ruf besonderer Fruchtbarkeit, weshalb mittels der Gebärmutter einer Häsin unfruchtbaren Frauen zu dem erwünschten Kind verholfen werden sollte, zumal die Unfruchtbarkeit im Mittelalter, in dem die Ehe in erster Linie als Institution zur Versorgung und Absicherung der Frauen zu sehen ist, einer der wenigen Scheidungsgründe war.

Die mittelalterliche Medizin folgte den Grundsätzen der antiken Viersäftelehre oder Humoralpathologie, nach der das Mischungsverhältnis der vier Körpersäfte Blut (Sanguis), Schleim (Phlegma), schwarze Galle (Melanchole) und gelbe Galle (Chole) Gesundheit oder Krankheit bewirkte. Trat zwischen diesen ein Ungleichgewicht (Dyskrasie) ein, so sah man darin die Ursache für eine Erkrankung des Menschen. Nach seinem individuellen Säfteverhältnis konnte jeder Mensch als Sanguiniker, Phlegmatiker, Melancholiker oder Choleriker charakterisiert werden. Diese vier Temperamente standen wiederum in einem Bezugssystem mit den vier Elementen: Sanguiniker wiesen danach eine Wechselbeziehung zur Luft, Phlegmatiker zum Wasser, Melancholiker zur Erde und Choleriker zum Feuer auf. Luft galt als feucht und warm, Wasser als feucht und kalt, Erde als trocken und kalt, Feuer als trocken und warm. Infolge des Mischungsverhältnisses und des Anteils der vier Elemente ergaben sich die Qualitäten feucht, warm, trocken und kalt, die auf die jeweilige Zusammensetzung der Säfte bezogen wurden, welche wiederum Gesundheit oder Krankheit bewirkte. Krankheiten konnten deshalb feuchte, kalte, trockene oder warme Eigenschaften haben und wurden mit Arzneimitteln von entgegengesetzter Qualität behandelt.

In dieses ganzheitliche medizinische Konzept wurde nicht nur die Ernährung miteinbezogen, sondern auch das Verhältnis von Ruhe und Bewegung, Arbeit und Entspannung. So können wir in theologischen Texten der Zeit eine an die damaligen Buchgelehrten gerichtete Ermahnung lesen, nach Zeiten intensiven Studiums Phasen der geistigen Erholung einzulegen, weil die Konzentrationsfähigkeit sonst Schaden nehme.

Solchen lebensnahen Empfehlungen standen Vorstellungen vom Aufbau und den Funktionen des menschlichen Körpers gegenüber, die wir heute als fragwürdig oder schlichtweg falsch einschätzen. Eine Ursache lag darin, daß die Theologen jahrhundertelang die Sektion von Leichen als Eingriff in das Werk Gottes verboten, weshalb z. B. der große Blutkreislauf erst von dem englischen Arzt und Anatomen William Harvey (1578–1657) entdeckt werden konnte. Bis weit in die Frühe Neuzeit hatte dieses unzureichende Wissen Auswirkungen auf die individuelle Leiberfahrung und den Umgang mit dem eigenen Körper. Vor dem Hintergrund der Viersäftelehre und ohne Kenntnis des Blutkreislaufes sollte unter Anwendung frauenheilkundlicher Rezepte besonders das regelmäßige Abfließen des Menstrualblutes bewirkt werden, da man glaubte, zurückgehaltenes Blut könne im Körper Zersetzungsprozesse verursachen, die zur Hysterie führten, dem gefürchteten Umherwandern der Gebärmutter im Frauenleib, welches für vielfältige körperliche Beschwerden verantwortlich gemacht wurde und auch als mögliche Todesursache galt.

Die tradierten Lehrmeinungen beeinflußten nach wie vor das tägliche Leben von Frauen und Männern. Der antiken „Rechts-Links-

Theorie" folgend wurde den Männern in vielen Lebensbereichen die
rechte, den Frauen die linke Seite zugeordnet, wobei die rechte Seite
die bevorzugte war. Daraus leitete sich auch die Auffassung ab, Knaben und männliche Tiere würden mit Sperma aus dem rechten Hoden gezeugt. Auch wurde vermutet, die genaue Beobachtung einer
Schwangeren könne Aufschluß über das Geschlecht des Kindes geben, je nachdem, ob sie eine Handlung mit dem rechten oder linken
Fuß, bzw. der rechten oder linken Hand vornahm. Diese Theorie,
deren Nachwirken noch heute zu beobachten ist, war in allen Lebensbereichen der mittelalterlichen Gesellschaft feststellbar und hatte Einfluß darauf, wo Männer und Frauen ihren Platz am Tisch, im Bett,
in der Kirche und selbst auf dem Friedhof fanden.

Im Mittelalter versuchten die Heilkundigen auch, Behandlungser-
folge mittels magischer Praktiken zu bewirken. Besonders in der
Frauenheilkunde und Geburtshilfe war der Glaube an Zaubersprüche
und Beschwörungsformeln, Amulette und Talismane stark verbreitet.
Zwar wurden diese Praktiken von Theologen kritisiert und verboten,
von Frauen aber gleichwohl benutzt, um den Geburtsverlauf zu erleichtern oder zu beschleunigen und der Schwangeren Schutz durch
göttliche Hilfe und die Fürsprache der Heiligen zukommen zu lassen
– der Tod im Kindbett war für Frauen immer eine Bedrohung.

Im Zusammenhang mit der Geburtspraxis der Zeit habe ich die
Darstellungen der beruflichen und privaten Lebensverhältnisse und
Handlungsspielräume der Hebammen im Spätmittelalter eingehend
untersucht. Die fachliche Kompetenz der „weisen Frauen" wird in
den von mir darüber hinaus analysierten frauenheilkundlichen Rezepten durchweg positiv bewertet, woraus folgt, daß die Gleichsetzung
von Hebammen und Hexen, die im Zuge der Inquisition seit der
zweiten Hälfte des 15. Jahrhunderts gedanklich vollzogen wurde, also
genau der Zeit, aus der die bisher unbekannten Rezepte stammen,
sich nicht feststellen läßt.

Weiterhin interessierte mich die Klärung der Frage, ob, im Gegensatz zu landläufigen Auffassungen, aus dieser Zeit Hinweise darauf erhalten sind, daß auch Männer als Therapeuten von Frauenkrankheiten
hervortraten, Entbindungen leiteten oder zumindest bei diesen zugegen waren. Tatsächlich konnte ich verschiedene Befunde, die eindeutig
dafür sprechen, ermitteln; sie sind in diesem Buch dokumentiert.

Alle bisher unbekannten und von mir erstmals edierten frauenmedizinischen Texte sind anonym überliefert. Wer sie verfaßte, ist nicht

eindeutig zu klären. Weil es im Mittelalter keine allgemeine Alphabetisierung gab, kann nicht davon ausgegangen werden, daß Frauen, die als Adressatinnen in erster Linie in Betracht zu ziehen sind, die Rezepte grundsätzlich selbst lasen. Hingegen ist erwiesen, daß das Vorlesen in dieser Zeit gängige Praxis war, und Bücher als kostspieliger Besitz häufig von Müttern an ihre Töchter vererbt wurden. Rezepte wurden wie noch heute auch mündlich weitergegeben und waren oftmals schon lange bekannt, bevor sie jemand zum ersten Mal aufschrieb. Angehörige der Klöster vervielfältigten in den Schreibstuben der Konvente bereits vorhandene Schriften oder brachten mündliche Texte in eine schriftliche Form. Da Nonnen und Mönche zudem oft Kranke behandelten, haben sie sicherlich auch medizinische Rezepte weitergegeben.

Wenn man betrachtet, wie unterschiedlich Wissenschaftler Frauen und Männer biologisch charakterisierten und damit klassifizierten, ergibt sich nahezu zwangsläufig ein Bild davon, welchen Stellenwert Frauen in der spätmittelalterlichen Gesellschaft hatten. Ein Beispiel dafür, daß die Frau biologisch anders definiert war als der Mann, sind die Diskussionen über den Anteil, den Frauen und Männer an der Zeugung von Kindern hatten. Neben der antiken ‚Zweisamentheorie‘, nach der sich männlicher und der für existent gehaltene weibliche Samen während des Zeugungsvorgangs vermischten und damit als biologisch gleichrangig anzusehen waren, wurde in die mittelalterliche Medizin auch die aristotelische Auffassung übernommen, derzufolge der weibliche Anteil während des Zeugungsprozesses von untergeordneter Bedeutung ist. Der Frau wird die Funktion einer Gehilfin zugeschrieben, deren Leib der Erde eines Ackers gleicht, in welchen der Mann sein Sperma als aktiven Zeugungsbeitrag sät. Wie dieses Beispiel zeigt, bietet die Lektüre der frauenheilkundlichen Schriften weiterführende Aspekte auch für diejenigen, deren besonderes Interesse der Frauen- und Geschlechtergeschichte und dem historischen Wandel der Geschlechterbeziehungen gilt.

Beim Verfassen dieser Untersuchung habe ich darauf geachtet, den prozessiven Charakter historischer Entwicklungen deutlich zu machen, deren Ergebnisse bis in unsere heutige Gesellschaft fortwirken und weiterhin erkennbar sind. Ein Hauptanliegen meines Buches ist es, historisches Wissen der verschiedenen Disziplinen zusammenzuführen und vorhandene Forschungsergebnisse mit dem Inhalt bisher nicht bekannter oder beachteter Quellen zu vergleichen. Vermutungen und Einschätzungen von Forschenden, die sozialhistorischen Fragen nachgehen, können so fundiert, präzisiert oder auch widerlegt werden.

## Kleiner Leitfaden für „Vernünftige"

Den im vorangestellten Zitat erwähnten „Vernünftigen", die sich in die „Frauengeheimnisse" einführen lassen wollen, soll ein kurzer Leitfaden die Erschließung des vorliegenden Buches erleichtern. Dazu möchte ich seine Entstehung kurz skizzieren: Mein Interesse an der Lebenssituation von Frauen im Mittelalter veranlaßte mich zur Forschung nach frauenheilkundlichen Schriften in medizinischen Handschriften aus dem 15. und 16. Jahrhundert, die mich in verschiedene wissenschaftliche Bibliotheken führte. Eine lohnende Mühe, denn ich stieß auf eine ganze Reihe bisher unbekannter und verloren geglaubter frauenheilkundlicher Rezeptsammlungen, Traktate, Gebete und Beschwörungsformeln, Segen und Zaubersprüche, die Aufschluß über den Lebenszyklus und den Alltag von Frauen im Mittelalter und der Frühen Neuzeit geben. Eine umfangreiche Untersuchung dieser Texte zusammen mit einer Textauswahl habe ich in dem ebenfalls im Verlag Walter de Gruyter erschienenen Buch „Verborgene Heilkünste – Geschichte der Frauenmedizin im Spätmittelalter" veröffentlicht, das sich vor allem an ein fachspezifisches wissenschaftliches Publikum richtet. Da die Reaktionen nach dem Erscheinen des Buches, u. a. bei öffentlichen Lesungen, gezeigt haben, daß diese Thematik durchaus bei einem größeren Kreis von Leserinnen und Lesern wie Hebammen, Ärztinnen und Ärzten oder allgemein geschichtlich Interessierten Aufmerksamkeit findet, schlug der Verlag eine Überarbeitung und Erweiterung vor. Diese halten Sie nun in Händen. Das Buch „Die Arznei ist Goldes wert" ist von der Absicht geleitet, die Ergebnisse von „Verborgene Heilkünste", ohne auf Informationen zu verzichten, die für Forschende von Bedeutung sind, einem breiteren Leserkreis zugänglich zu machen. Zu diesem Zweck wurden beispielsweise Übertragungen von nicht ohne weiteres verständlichen mittelalterlichen Rezepten eingefügt oder deren Inhalt erläuternd zusammengefaßt. Die Fußnoten erscheinen als gesonderter Anmerkungsteil.

Die beiden ersten Kapitel führen mit einem Überblick über die
bisher bekannten frauenmedizinischen Texte in das Thema ein, erwähnen die Forschungsliteratur und erklären, in welchen Erschei-
nungsformen frauenheilkundliche Texte vorliegen. Sie sind in erster
Linie als Arbeitsgrundlage für diejenigen gedacht, die sich für die
wissenschaftliche Seite der medizinischen Fachliteratur interessieren
und möglicherweise in Zukunft über dieses Thema arbeiten wollen.
Von allgemeinem Interesse dürften indes die im ersten Kapitel erwähnten Segen, Beschwörungsformeln und Zaubersprüche sein.

Die folgenden Kapitel enthalten eine Zusammenschau der Inhalts-
stoffe und Anwendungsformen der gynäkologischen Rezepte (Kapi-
tel 3), die Behandlungsmethoden der wichtigsten Frauenkrankheiten
(Kapitel 4), einen Überblick über die Entstehungsgeschichte und
Funktion der frauenmedizinischen Texte (Kapitel 5), eine Darstellung
der Gesundheitsversorgung von und durch Frauen und speziell der
Lebenssituation der Hebammen, wobei der Anteil von Chirurgen und
Ärzten bei der Therapie von Frauen thematisiert wird (Kapitel 6), die
Einführung in die mittelalterliche Sicht von Sexualität, Unfruchtbarkeit und Empfängnisverhütung, Schwangerschaft und Geburt sowie
der Kinderfürsorge (Kapitel 7) bis hin zur geschichtlichen Einord-
nung der mittelalterlichen Vorstellungen vom Frauenkörper (Kapitel
8). Neu hinzugekommen ist die Übertragung dreier frauenheilkundlicher Texte: gynäkologischer Rezepte, der ,Sieben Erklärungen zur
weiblichen Sexualität und zur Reproduktion', des Traktats ,Von der
Natur der Frauen und ihren Krankheiten'. Diese sind in „Verborgene
Heilkünste" im originalen Wortlaut der Handschrift enthalten und
wurden nun zur Erleichterung des Verständnisses ins heutige
Deutsch übertragen. Sie zeigen den theoretischen und praktischen
Kenntnisstand in der Frauenmedizin des Spätmittelalters und vermitteln eine Vorstellung von der medizinischen Praxis dieser Zeit.

Als Hilfe bei der Suche nach bestimmten Einzelaspekten kann das
ausführliche Register herangezogen werden. Zudem sind in einem
Glossar die Namen von Pflanzen, Tieren und Mineralien aufgeführt,
von denen Bestandteile als Arzneimittel in der Frauenmedizin benutzt
wurden. Ernährungsratschläge, die in den Rezepten erteilt werden,
sind hier ebenfalls verzeichnet. Das Glossar enthält die Namen ge-
bräuchlicher Arzneigrundstoffe in der Schreibweise unterschiedlicher
Dialekte des Spätmittelalters, woraus sich auch die vielen Querver-
weise erklären, denn vor allem für Pflanzen waren in einer Zeit ohne

Rechtschreibregeln viele unterschiedliche Schreibweisen und Synonyme gebräuchlich. Das Verzeichnis bietet die Möglichkeit, die Inhaltsstoffe alter frauenheilkundlicher Rezepte, die möglicherweise später gefunden werden, einfacher und genauer bestimmen zu können und informiert darüber, welche Heilmittel in der damaligen Frauenmedizin benutzt wurden.

## Zu den Abbildungen

Die aquarellierten Federzeichnungen auf den farbigen Bildtafeln entdeckte ich in einer Historienbibel, der Handschrift Georg. 7 b der Stadtbibliothek Dessau. Dieser in thüriger Mundart geschriebene Kodex entstand wahrscheinlich in der Gegend um Halberstadt, Köthen und Magdeburg. Ein Illustrator, von dem keine weiteren Arbeiten bekannt sind, fügte die insgesamt 516 Zeichnungen, nach der dargestellten Kleidung zu urteilen, um 1475 in den bereits geschriebenen Text ein. Die Häufigkeit der in dieser Historienbibel wiedergegebenen Geburtsszenen hat folgenden Grund: Sie illustrieren die Entstehung der einzelnen Stämme Israel. Zudem bieten sie einen anschaulichen Eindruck von den uns zum Teil kaum noch vorstellbaren Gegebenheiten, in denen in der 2. Hälfte des 15. Jahrhunderts Entbindungen stattfanden. Allen Darstellungen zufolge nahmen an den Geburten nur Frauen unterschiedlichen Alters teil. Den Gewohnheiten der Zeit entsprechend, gebären die Schwangeren in senkrechter Position. Sie sitzen nicht etwa auf einem Gebärstuhl, sondern werden von hinter ihnen kauernden Frauen gehalten und gestützt. Eine Holzwanne und ein Krug mit Wasser für die erste Wäsche des Säuglings stehen bereit. Auf einem weiteren Bild sitzt ein Mädchen mit einem Wickelkind in den Armen am Bett der Wöchnerin. Ein anderes zeigt eine Kindbettkellnerin oder Amme, die mit einer Kanne in der Hand ans Wochenbett tritt. Daneben liegt das Kind mit zufriedenem Gesichtsausdruck in der Wiege – die Geburt hat ein glückliches Ende genommen.

Dieses Buch wäre ohne die Unterstützung von Kollegen und Freunden, die guten Arbeitsmöglichkeiten in den konsultierten Bibliotheken sowie den fachkundigen Rat der dortigen Mitarbeiterinnen und Mitarbeiter in dieser Form nicht entstanden. Bei allen möchte ich mich herzlich bedanken.

# 1. Frauenheilkundliche Schriften

## 1.1 Quellenlage und Forschungssituation

> Zu Beginn des 15. Jahrhunderts lag die medizinische Versorgung der Bevölkerung noch in vielen Händen: Sie reichte von Gesundbetern, Quacksalbern, Kräuterfrauen, Kurpfuschern, Badern, Schröpfern, Hebammen bis hin zum Wundarzt, dem nicht studierten Praktiker, und schließlich zum *physicus*, dem Arzt mit Universitätsstudium. Der Physikus – unser Dr. med. – nimmt rein zahlenmäßig im 15. Jahrhundert schlagartig zu. Dies hängt vor allem damit zusammen, daß im 15. Jahrhundert eine gewaltige Bildungsoffensive stattfindet, die nur mit der des ausgehenden 12. Jahrhunderts vergleichbar ist.[1]

Im Laufe des 15. Jahrhunderts findet eine beschleunigte Verschiebung von der lateinischen Gelehrtensprache zu Übersetzungen in europäische Landessprachen statt.[2] Im Zuge einer sich ausweitenden Laienbildung werden wesentlich mehr deutschsprachige Handschriften als zuvor geschrieben. Gleichzeitig kommt es mit Gutenbergs Erfindung des Buchdrucks (um 1440) zur Einführung eines ökonomischeren Vervielfältigungsverfahrens, das es erlaubt, Texte in wesentlich größerem Rahmen zu vertreiben und zu rezipieren.[3] Gynäkologisches und obstetrisches (geburtshilfliches) Wissen wird im 15. und beginnenden 16. Jahrhundert in unterschiedlichen Formen weitergegeben, die von Rezeptsammlungen über Kurztraktate bis zu Traktaten mit theoretischen Einleitungen reichen. Anweisungen für die geburtshilfliche Praxis werden nicht separat überliefert, sondern sind an theoretische Ausführungen gekoppelt (z. B. zu den Themen Zeugung, Menstruation und Schwangerschaft),[4] die teilweise kinderheilkundliche Rezepte erweitern. Die Zusammenschau der in diesem Buch berücksichtigten Texte läßt erkennen, daß es seit dem Anfang des 15. Jahrhunderts Tendenzen zur Zusammenfassung des frauenheilkundlichen Wissens in umfangreicheren, deutschsprachigen Rezeptsammlungen und Traktaten gibt. Die Vermittlungsformen frauenheilkundlich-geburtshilflicher Rezepte lassen sich nach formalen Kriterien folgendermaßen differenzieren: Erstens werden einzelne gynäkologische Rezepte im Zusammenhang mit medizinischen Rezepten anderen Inhalts tradiert. Zweitens liegen gynäkologische Rezepte und theoretische Beschreibungen der Funktionen des weiblichen Körpers vor, die, in Gruppen zusammengefaßt, als Kurztraktate den Abschnitt eines Arzneibuchs oder einer Enzyklopädie bilden. Drittens sind Traktate überliefert, deren theoretische Einleitungen und Rezeptkompilationen umfassende Informationen zu Frauenheilkunde und Geburtshilfe bieten.

Im Mittelpunkt meines Buches stehen Rezeptsammlungen, Kurztraktate und Traktate. Einzelüberlieferungen gynäkologisch-obstetrischer Rezepte konnten, um den Umfang der Darstellung zu begrenzen, nur in Ausnahmefällen berücksichtigt werden. Alle genannten Texte sind Belege für die Tendenz der medizinischen Wissensvermittlung des 15. Jahrhunderts, das durch Unwissenheit in der laikalen Krankenbetreuung entstehende Leid abzuwenden und den Menschen eine Betreuung zukommen zu lassen, die infolge geographischer oder wirtschaftlicher Gründe von der Behandlung durch akademisch gebildete Ärzte oder Apotheker ausgeschlossen waren.[5] Seit der zweiten Hälfte des 15. und dem Beginn des 16. Jahrhunderts wurde der Prozeß einer verstärkten Popularisierung des Wissens durch das Erscheinen der ersten Drucke gynäkologisch-obstetrischen Inhalts noch beschleunigt. Als erstes erschien im Jahre 1495 das *Frauenbüchlein*[6] Pseudo-Ortolfs, welches ein wichtiges Zeugnis der Frauenheilkunde des 15. Jahrhunderts ist (vgl. Abb. 1). Eine bisher unbekannte, handschriftlich überlieferte Textfassung des *Frauenbüchleins* liegt in der Handschrift 2967 der ÖNB Wien vor.[7] Sie belegt, daß der Text des *Frauenbüchleins* nicht für die Drucklegung verfaßt wurde, sondern vorher entstand. Als zweiter gedruckter frauenheilkundlich-geburtshilflicher Text mit großer Breitenwirkung ist das unter dem Namen von Eucharius Rößlin tradierte Hebammenlehrbuch *Der schwangeren Frauen und Hebammen Rosengarten* (Erstdruck 1513)[8] zu erwähnen, das ebenfalls auf eine ältere handschriftliche Fassung zurückgeht. Diese ist ohne originalen Titel in der Hamburger Handschrift Cod. med. 801 überliefert.[9] Den Vorreden läßt sich entnehmen, daß sich der handschriftlich überlieferte Text an den „gemeinen man", also die Allgemeinbevölkerung richtet. Die Druckfassung des *Rosengartens* wendet sich hingegen direkt an die schwangeren Frauen und Hebammen.[10] Sie wurde durch ein Glossar und erklärende Zusätze erweitert, die das Verständnis des Textes erhöhen sollten, der nun als Hebammenlehrbuch Verbreitung fand.

¶ Diß biechlin sagt wie sich die
schwangern frawen halten süllē
vor der gepurt in der gepurt vnd
nach der gepurd·

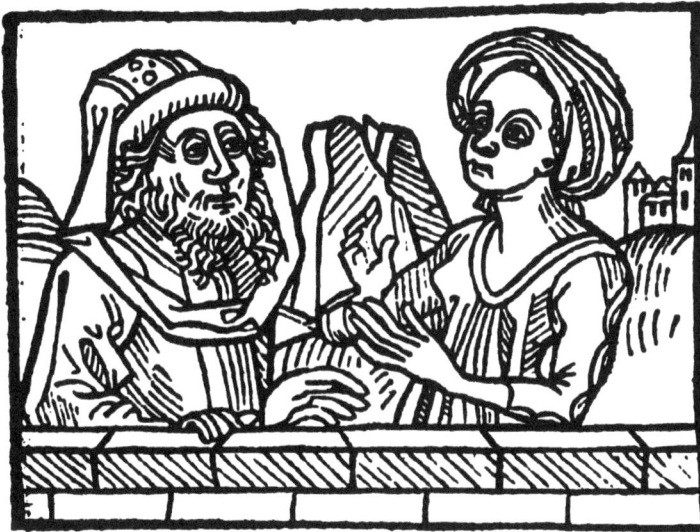

¶ Jch Ortolffus doctor in der erczney·von fleyssi=
ger gebete willen bin jch gebeten worden·von er=
beren frawen/das jch jnen geschriben wär geben
ein kurcze lere/als wenn die schwangeren frau
wen sind nachnen der gepurd/wye sy sich darinn
hallten söllen vnd auch die hefamme zu der frau
wen vindest du hienach in disem büchlin geschri=
ben,·

Abb. 1: Titelblatt des *Frauenbüchleins* von Pseudo-Ortolf

Häufig erscheinen Rezepte oder ganze Textpassagen in verschiedenen Überlieferungszusammenhängen, und zwar in Traktaten, Rezeptsammlungen oder in Einzelüberlieferung. Dieser Befund läßt sich mit der mittelalterlichen Übersetzungs- und Kompilationstechnik erklären. Ursprünglich antike griechische Texte gingen infolge der Rezeption und Weitervermittlung durch arabische Gelehrte und die anschließende Übersetzung ins Lateinische in den Bildungskanon der mittelalterlichen Universitäten ein. Als erster wichtiger Übersetzer gilt Constantinus Africanus (gest. 1047), der eine Vielzahl arabischer Texte ins Lateinische übertrug. Im 11. Jahrhundert setzte die Rezeption antiken Wissens an der Medizinschule von Salerno und an der Universität von Montpellier ein. Fortgeführt wurde der Übersetzungs- und Assimilationsprozeß von der Übersetzerschule in Toledo, deren wichtigster Vertreter Gerhard von Cremona (gest. 1187) war.[11] Gleichzeitig wurde dieses Wissen in Enzyklopädien und Lehrbüchern festgehalten. Sie dienten anschließend wiederum als Grundlage für die Erstellung neuer Texte. Der bekannteste deutschsprachige Vertreter der enzyklopädischen Literatur ist das *Buch von den natürlichen Dingen* Konrads von Megenberg.[12] In diesem sind frauenheilkundliche Rezepte ebenso wie in allgemeinmedizinischen Werken, z. B. dem *Bartholomäus,*[13] überliefert. Daß auch die einmal niedergeschriebenen Rezepte nicht als abgeschlossener Wissensbestand angesehen wurden, läßt die in einigen Handschriften feststellbare Fülle von Randglossen oder nachträglich in den Text eingefügten Rezepten erkennen. Die fortlaufende Weitergabe autorisierten Wissens führte dazu, daß in frauenheilkundlichen Texten bis weit ins 16. Jahrhundert Auffassungen antiker, arabischer[14] oder lateinischer frühmittelalterlicher Autoren zu finden sind. Noch in dieser Zeit basierten die anatomischen und physiologischen Bilder und Vorstellungen vom weiblichen Körper auf den hippokratisch-galenischen Theorien. Diese Feststellung läßt sich anhand des Kodex Ms. germ. oct. 121 der SBBPK Berlin verdeutlichen, der in der 2. Hälfte des 15. Jahrhunderts entstand:[15] Über einem Rezept erscheint häufig der Name einer medizinischen Autorität, auf die sein Inhalt zurückgehen soll. Genannt werden die griechischen Ärzte Hippokrates (um 400 v. Chr.) und Galen (129 – um 200 n. Chr.), der arabische Arzt Ibn Sina (980 – 1037), hier in der lateinischen Schreibweise „Avicenna", der jüdische Arzt Isaak ben Soleiman (gest. 932), die im 11. Jahrhundert an der Medizinschule von Salerno tätige Ärztin Trotula sowie der lombardische Wundarzt Roger Frugardi[16] (vor 1140 – um 1195).[17] Welche Bezüge herrschen zwischen den Texten, und in welchen anderen Formen wurde einschlägiges Wissen tradiert? Zur Klärung dieser Fragen erwähne ich die gynäkologisch-obstetrischen Texte mit großem Bekanntheitsgrad und breiter Überlieferung, die größtenteils bereits durch Editionen zugänglich sind und deren Inhalt eingehenderen Untersuchungen unterzogen wurde. Deshalb kann hier eine komprimierte Vorstellung mit Verweisen auf die Forschungsliteratur genügen. Ediert und untersucht ist das *Speyrer Frauenbüchlein*, der umfangreichste, bisher bekannte frauenheilkundliche Text der mittelhochdeutschen Literatur.[18] Eine Studie über die Wortgeschichte französischer frauenheilkundlicher Texte des 13. und 14. Jahrhunderts existiert ebenfalls.[19] Wegen der komplizierten Forschungssituation fasse ich anschließend die wichtigsten Informationen über die Texte *De passionibus mulierum* von Pseudo-Trotula, *De secretis mulierum* von Pseudo-Albertus Magnus und die frauenheilkundlichen Rezepte aus dem *Arzneibuch* Ortolfs von Baierland zusammen und ergänze sie mit meinen eigenen Befunden. Bisher war nicht bekannt, daß die frauenheilkundlichen Texte aus dem *Fasciculus medicinae* im 16. Jahrhundert in deutschen Handschriften weit verbreitet waren. Deshalb habe ich diese genauer untersucht.

### 1.1.1 Pseudo-Trotula: *De passionibus mulierum*

In der Literatur werden seit dem Ende des 10. Jahrhunderts Ärzte aus Salerno in Unteritalien erwähnt. Vom 10.–13. Jahrhundert war die Schule von Salerno das bedeutendste Zentrum medizinischer Ausbildung und Praxis. Hier konnten neben männlichen Angehörigen verschiedener Konfessionen auch weltliche Frauen studieren. Die Ärztinnen der Medizinschule von Salerno, die Mulieres Salernitanae, sind teilweise namentlich überliefert: Trotula, Sigelgaita, Abella, Mercurias, Rebecca Guarna, Francesca Romano, Constanza Calenda. Sie verfaßten eine größere Zahl medizinischer Werke, die sich nicht ausschließlich auf frauenheilkundliche Darlegungen beschränkten, sondern die Wundheilung, den Harn, die Embryonalentwicklung etc. zum Thema hatten.[20] Die populärsten gynäkologischen Traktate des Hoch- und Spätmittelalters, welche die wichtigsten Quellen salernita-

nischer Vorstellungen über die Physiologie der Frau und ihre Krankheiten darstellen, weisen eine komplizierte Überlieferungsgeschichte
auf. Es handelt sich um zwei Traktate, die nach den Einleitungs-
worten als *Ut de curis* und *Cum auctor* bezeichnet werden. Sie wurden
ursprünglich anonym und unabhängig voneinander überliefert.[21] Erst
seit der Mitte des 13. Jahrhunderts werden sie in den Handschriften
unter dem Namen einer Verfasserin namens Trota/Trotta oder als
Diminutiv Trotula tradiert.[22] Trotula war eine Ärztin des 12. Jahrhunderts aus Salerno in Süditalien. Der Name Trotula bedeutet „Forell-
chen". Insgesamt sind in den Verzeichnissen der Kathedralschule von
Salerno vom 11. bis zum 13. Jahrhundert Verweise auf 70 unterschiedliche Frauen mit dem Namen Trota oder Trocta feststellbar, so
daß die Verfasserin der *Practica* und die in den Handschriften erwähnte Ärztin auch zwei verschiedene Frauen gewesen sein können.

Im ersten erhaltenen Manuskript vom Ende des 13. Jahrhunderts
sind *Ut de curis* und *Cum auctor* zusammen mit einem dritten Traktat
kosmetischen Inhalts unter dem Titel *De ornatu mulierum* überliefert.
Der Traktat *De ornatu mulierum* wird teilweise ebenfalls Trotula zugeschrieben und umfaßt Rezepte zur Pflege der weiblichen Schönheit.
Der im Text genannte Name *Persius* deutet allerdings auf einen männlichen Verfasser hin.[23] Nicht näher benannte Frauen von Salerno und
Araberinnen werden in diesem kosmetischen Traktat als Autoritäten
zitiert.

Ein medizinisches Werk unter dem Titel *Practica* kann Trotula sicher zugeschrieben werden. Es fand geringe Verbreitung und ist
heute nur noch in einem um 1200 entstandenen Manuskript in Madrid überliefert.[24] Die *Practica* hat unterschiedliche medizinische Themen zum Inhalt. Ungefähr ein Viertel behandelt die Gynäkologie
und Geburtshilfe.[25] Der Text ist, nach Keil, „als empirisch geprägter
Vertreter salernitanischer Kompendienliteratur"[26] zu klassifizieren.
Die Beschreibung einer Behandlung, die von einer Ärztin namens
Trota vorgenommen wurde und in zwei Manuskripten aus dem zweiten und dritten Viertel des 13. Jahrhunderts überliefert ist, gilt als
weiterer Hinweis auf die Existenz einer medizinischen Autorität dieses Namens.[27]

Der oben bereits erwähnte Traktat *Ut de curis* ist wahrscheinlich
der ältere der beiden frauenheilkundlichen Texte. Er ist stärker von
praktischen Erfahrungen geprägt als der Traktat *Cum auctor*, enthält
keine theoretischen Ausführungen und nur wenige Entlehnungen aus

arabischen Quellen.[28] Die Hälfte der in ihm überlieferten Rezepte
ist frauenheilkundlich-geburtshilflichen Inhalts. Ungefähr ein Drittel
umfaßt kosmetische Rezepte, der Rest ist allgemeinmedizinisch.[29] Namentlich genannt werden keine antiken Autoritäten, sondern Copho
von Salerno, Magister Ferrarius (der Name einer salernitanischen Ärz-
tefamilie des 12. Jahrhunderts), die Frauen (Ärztinnen/Hebammen)
von Salerno und Trotula selbst.

Der längere Traktat *Cum auctor* führt hingegen die männlichen
Autoritäten Galen, Hippokrates, Oribasios, Dioskurides, Paulus von
Ägina und Justinian an.[30] Er bewegt sich auf wesentlich höherem
theoretischen Niveau als *Ut de curis*. Schon den Prolog prägt die galenische Interpretation der weiblichen Natur, nach der die Frau dem
Mann physiologisch unterlegen ist.[31] In mehreren Handschriften erscheinen *Ut de curis* und *De ornatu mulierum* gemeinsam unter dem
Titel *Trotula minor*, während andere Kodizes alle drei Traktate als zu-
sammenhängendes, undifferenziertes Werk unter dem Titel *Trotula
major* überliefern.[32] Textkritische Editionen der lateinischen Überliefe-
rungszeugen aller drei Traktate fehlen bisher. Die Angaben zu ihrem
Inhalt können sich also nur auf Beschreibungen in der Sekundärliteratur stützen. Nach der Beurteilung des Schreibgestus herrscht in der
Forschung Konsens darüber, daß es sich bei den drei Trotula zugeschriebenen Traktaten um Werke verschiedener männlicher Verfasser
handelt,[33] die um 1200 in Salerno oder in dessen Umfeld entstanden.[34] Eine der beiden ältesten Handschriften aus Südfrankreich, die
unter dem Titel *Liber de sinthomatibus mulierum* vorliegt, enthält *Cum
auctor* und *De ornatu mulierum* ohne die Nennung des Verfasserinnen-
namens Trotula.[35] *Cum auctor* und *Ut de curis* weichen stilistisch so
stark voneinander ab, daß sie nicht von einem gemeinsamen Verfasser
stammen können. Für die spätere Tradierung des Werks unter dem
Namen Trotulas spricht die Annahme, der Inhalt werde eher akzeptiert, wenn er mit dem Namen einer bekannten Ärztin in Verbindung
gebracht würde. *Cum auctor* und *Ut de curis* richten sich an männliche
Ärzte, während *De ornatu mulierum* für Frauen geschrieben wurde.
Bentons Darstellung zufolge muß das Informationsbedürfnis männlicher Ärzte, die normalerweise von der praktischen Gynäkologie und
Geburtshilfe ausgeschlossen waren, hoch gewesen sein.

Trotula-Texte waren im 13., 14. und 15. Jahrhundert die frauenheilkundlichen Traktate mit der größten Verbreitung. Sie werden in
etwa 100 Manuskripten einzeln oder zusammen überliefert. Es gibt

keine Belege dafür, daß sie an einer Universität als Schultexte benutzt worden sind, was verständlich ist, da Frauenheilkunde und Geburtshilfe in dieser Zeit noch von Frauen dominiert waren, die ihr Wissen in außeruniversitären Zusammenhängen weitergaben (vgl. Kapitel 6.1).[36] Eine deutschsprachige Übersetzung der drei Trotula-Texte wurde unter dem Titel *Buch Trotula* von Johannes Hartlieb (vor 1410–1468)[37] verfaßt. Sie liegt bisher nicht in edierter Fassung vor.

Um dennoch einen kurzen Überblick über den Inhalt des Textes zu ermöglichen, habe ich das Inhaltsverzeichnis des *Buchs Trotula* im Ms. 93 der UB Marburg herangezogen.[38] Das *Buch Trotula* in Hartliebs Version umfaßt demnach 27 Kapitel zu folgenden Themen: Die Kapitel 1–10 behandeln unterschiedliche Arten von Menstruationsstörungen und Gebärmuttererkrankungen (einschließlich des Krankheitsbildes der „Hysterie"). In einem eigenen Kapitel wird erörtert, ob Männer oder Frauen ein größeres sexuelles Verlangen haben. Die Kapitel 11–17 thematisieren im weitesten Sinne die Themen „Schwangerschaft und Geburt". Kapitel 18 lehrt „Stücke, die vor unvernünftigen Leuten verborgen gehalten werden sollen". Kapitel 19 behandelt die Säuglingspflege. Die Kapitel 20–27 stammen aus dem Traktat *De ornatu mulierum* und sind der Schönheitspflege gewidmet.

Landessprachliche Texte, besonders aus dem mittelniederländischen Sprachbereich, die unter dem Namen *Trotula* firmieren und bei denen es sich um Auszüge aus den drei o. g. Textversionen handelt, wurden inzwischen veröffentlicht.[39] In einem anderen Text, dem mittelniederländischen *Boec van medicinen in Dietsche*, das spätestens im 14. Jahrhundert entstand, überliefern die Kapitel 141–145 Auszüge aus *Trotula major*.[40] Inhaltlich stehen hier Erklärungen der physiologischen Abläufe im weiblichen Körper im Vordergrund sowie Ausführungen zu Beginn und Dauer der Menstruation. Einige wenige Rezepte werden im *Boec van medicinen in Dietsche* ebenfalls tradiert. Auch die *Düdesche Arstedie*, der erste Teil des *Gothaer Arzneibuchs*, das kurz vor 1400 entstand, enthält Auszüge aus Pseudo-Trotula-Texten.[41] Beim *Traktat über die Menstruation*[42] handelt es sich um einen weiteren Auszug. Eine übersetzte und kommentierte mittelenglische Trotula-Version liegt ebenfalls vor;[43] desgleichen eine Übertragung ins Italienische.[44] Zwischen dem 14. und 15. Jahrhundert entstand eine Vielzahl weiterer Trotula-Übersetzungen, z. B. ins Irische und Katalanische. Diese Texte werden auch unter der Überschrift *De secretis mulie-*

*rum* überliefert. Die Namensgleichheit mit der Schrift des Pseudo-Albertus Magnus (vgl. Kapitel 1.1.2) kann zu Mißverständnissen führen.[45]

Mit dem Erscheinen des deutschsprachigen Erstdrucks des Textes im 16. Jahrhundert erreicht die komplizierte Werksituation ihren Höhepunkt. Der Arzt Georg Kraut aus Hagenau übertrug die drei Traktate und kreierte aus diesen ein neues Werk, welches, mit dem Verfasserinnennamen „Trotula" versehen, unter dem Titel *De passionibus mulierum* im Jahre 1544 bei Johannes Schott in Straßburg erschien.[46] Dieser Druck wurde die Grundlage der meisten nachfolgend erschienenen Editionen des Werkes.[47] Elizabeth Mason-Hohl übersetzte 1940 nach einer Druckausgabe (Paulus Manutius: Venedig 1547) den Traktat *Passionibus mulierum curandorum* ins Englische. In dieser Ausgabe umfaßt der Text 63 Abschnitte, die neben vielen Anweisungen zur Behandlung von Erkrankungen der Gebärmutter, Menstruationsstörungen und Geburtsfolgen auch zwei kinderheilkundliche Rezepte, allgemeinmedizinische Therapievorschläge gegen Krebs, Erkrankungen der Sinnesorgane, Schwellungen und Hautkrankheiten sowie kosmetische Rezepte enthält.[48]

## 1.1.2 Pseudo-Albertus Magnus: *Secreta mulierum*

> Von den frawen wann sie wollen wissen
> von allen iren sachen sie seint heimlich
> oder nit[49]

Bei einer Zusammenschau der wichtigsten frauenheilkundlichen Texte des Mittelalters sind an zweiter Stelle die *Secreta mulierum* (Frauengeheimnisse) zu nennen, die seit Ende des 13. oder Beginn des 14. Jahrhunderts in über 70 lateinischen Handschriftentexten und einer Vielzahl volkssprachlicher Übersetzungen oder Bearbeitungen überliefert wurden.[50] Als Verfasser dieses Werkes galt lange Zeit der Theologe, Naturforscher und Philosoph Albertus Magnus[51] (um 1200–1280). Noch in den seit dem Ende des 15. Jahrhunderts kursierenden Druckversionen des Textes wird er namentlich genannt.[52] Ein Vergleich der *Secreta mulierum* mit anderen Werken des Albertus Magnus läßt starke inhaltliche und stilistische Unterschiede hervortreten. Außerdem wird er in dem frauenheilkundlichen Text selbst als wissenschaftliche Autorität zitiert.[53] Die These, der Text könne auch von

Thomas von Cantimpré oder Heinrich von Sachsen verfaßt worden
sein, ist inzwischen ebenfalls widerlegt worden.[54] Mittlerweile nimmt
man an, die *Secreta mulierum* seien im klösterlichen oder universitären
Bereich entstanden,[55] und benennt als Autor „Pseudo-Albertus Magnus". Der Traktat war Unterrichtsstoff an den Universitäten und hat
in erster Linie zeitgenössische Auffassungen von der Natur der Frau
zum Inhalt. Außerdem erklärt er ausführlich die Embryonalentwicklung. Er war kein Nachschlagewerk für medizinische Praktikerinnen,
die den schnellen Zugriff auf Rezepte benötigten.[56] Zu unterscheiden
sind zwei lateinische pseudoalbertinische Textversionen: Erstens eine
unkommentierte, die am Ende des 13. oder zu Anfang des 14. Jahrhunderts entstand,[57] zweitens eine kommentierte, deren älteste bekannte Überlieferung aus dem Jahr 1353 stammt. Darüber hinaus
lassen sich bisher anhand der jeweils differierenden Textanfänge fünf
verschiedene Versionen des Kommentars unterscheiden.[58] Normalerweise sind die *Secreta mulierum*-Texte in 12 oder 13 Kapitel gegliedert.[59]
Abweichende Versionen behandeln den Stoff in vier Kapiteln. Anstelle des Titels *Secreta mulierum* wurden dem Text auch andere Titel
vorangestellt: *Liber de generatione, De generatione hominis, Epistola de generatione animalium, Mystica herarum in occulta dominarum, Secreta secretorum:
Summa Alberti secreti secretorum.*[60] Außerdem sind eine ganze Reihe von
Übersetzungen der kommentierten und unkommentierten Textversionen der *Secreta mulierum* in verschiedene Landessprachen bekannt.[61]
Deutsche *Secreta mulierum*-Versionen sind seit dem frühen 14. Jahrhundert nachweisbar.[62] Es sind hochdeutsche, niederdeutsche und mittelniederländische Versionen der *Secreta mulierum* ermittelt worden.[63]
Helen Rodnite Lemay veröffentlichte eine englische Übersetzung, die
auf dem lateinischen Druck basiert, der im Jahre 1580 in Lyon erschien.[64]

Innerhalb des deutschen Sprachbereichs sind zwei Übersetzungen
aus der zweiten Hälfte des 15. Jahrhunderts von besonderer Bedeutung. Johannes Hartliebs Übersetzung der *Secreta mulierum* entstand
zwischen 1460 und 1465 zusammen mit der oben erwähnten Glosse
Trotulas im Auftrag Herzog Siegmunds von Bayern.[65]

Eine zweite, davon abweichende anonyme Übersetzung wurde im
dritten Viertel des 15. Jahrhunderts in Süddeutschland verfaßt.[66] Die
süddeutsche Version folgt dem Aufbau, der in den meisten Überlieferungen des lateinischen Originals vorgegeben ist. Sie unterscheidet
sich dadurch von den lateinischen Versionen, daß an einzelnen Stellen

sorgfältig ausgeführt oder paraphrasiert wird. Die mitüberlieferte deutsche Glosse ist eine eigenständige Komposition des anonymen Übersetzers, die auf verschiedenen lateinischen Kommentaren basiert. Die bisher in 15 Handschriftenfassungen[67] vorliegende süddeutsche Übersetzung ist in 12 oder 13 Kapitel gegliedert. In drei Traktaten findet sich eine zusätzliche Gliederung der Kapitel in vier Unterpunkte. Der Inhalt[68] umfaßt die theoretische Erörterung der „Natur der Frau" und ihrer Reproduktionsfähigkeit. Sie enthält außerdem Passagen zu den Themen Menstruation, Konzeption, Embryologie, letztere besonders unter astrologischen Gesichtspunkten, Fruchtbarkeits- und Sterilitätsproben sowie Erklärungen für die Entstehung von Fehlbildungen. Im Text fehlen praktisch orientierte Anweisungen für Hebammen ebenso wie Ratschläge zur Kinderpflege. Die Herausgeberin der anonymen süddeutschen Übersetzung, Margaret Schleissner, hebt die männliche Sichtweise des Inhalts hervor und betont, daß alle Versionen der *Secreta mulierum* von Männern für Männer verfaßt worden seien.[69] Die Adressaten der von ihr edierten Textversion sind zum gebildeten städtischen Bürgertum zu zählen,[70] im Gegensatz zu dem von Hartlieb anvisierten Adel.

Eine Beschreibung der komplizierten Forschungslage wird zusätzlich dadurch erschwert, daß nicht alle Texte, die unter der Bezeichnung *Secreta mulierum* oder *De secretis mulierum* kursieren, einen ähnlichen Inhalt aufweisen.[71] Brigitte Kusche faßt den Forschungsstand zum Thema *Secreta mulierum* zusammen und stellt fest, daß mit diesem Neugier erregenden Titel Texte unterschiedlichen Inhalts versehen worden sind, sofern in ihnen Gynäkologisches oder Geburtshilfliches thematisiert wurde. Sie erklärt die häufige Verwendung der etwas „Geheimes" kennzeichnenden Umschreibung aus der Entstehungszeit, in der gynäkologische Phänomene einem Tabu unterlagen.[72] Es bleiben in jedem Fall hinsichtlich der Verfasserfrage und der Zusammenhänge der überlieferten lateinischen und landessprachlichen Texte weiterhin Fragen offen.

### 1.1.3  Ortolf von Baierland: *Arzneibuch*

Ein häufiger Bestandteil der von mir untersuchten gynäkologisch-obstetrischen Kompilationen sind einige Kapitel aus dem *Arzneibuch* Ortolfs von Baierland (um 1280). Das *Arzneibuch* enthält Ausführun-

gen zu den Themen „Mutter, Amme und Kind" sowie „Frauenkrankheiten". Dieses in der Volkssprache geschriebene medizinische Lehrbuch vermittelt den Inhalt lateinischer Fachschriften an Wundärzte,
deutschsprachige medizinische Praktiker, deren Berufsstand sich seit
dem Ende des 13. Jahrhunderts herausbildete. Außer einer Vielzahl
anderer Quellentexte scheint der Würzburger Wundarzt Ortolf von
Baierland für die relevanten Kapitelgruppen eine der drei *Trotula*-
Gynäkologien „gelesen und planmäßig ausgeschöpft zu haben". Insgesamt sind ca. 400 Textzeugen des *Arzneibuchs* bekannt (über 200
Handschriften, ansonsten Drucke); neben 80 Vollüberlieferungen
größtenteils Teil- und Streuüberlieferungen.[73] Streuüberlieferungen
lassen sich in vielen medizinischen Rezeptsammlungen nachweisen:
Meistens wurden einzelne oder wenige Kapitel in medizinische Kompendien integriert. Der Kompilator des *Speyrer Frauenbüchleins*[74] hat in
sein frauenheilkundliches Kompendium gynäkologische Kapitel aus
Ortolfs *Arzneibuch* aufgenommen. Auch in der Gruppe von Handschriften, auf denen die vorliegende Untersuchung basiert, ließen sich
nach Durchsicht der Texteditionen[75] Streuüberlieferungen von Passagen aus Ortolfs *Arzneibuch* nachweisen.[76] Nur in Cgm 723 der BS
München sind alle einschlägigen Abschnitte aus Ortolfs *Arzneibuch*
überliefert. Sie werden in dieser Handschrift zusammen mit den *Sieben
Erklärungen zur weiblichen Sexualität und zur Reproduktion* und weiteren
gynäkologischen Rezepten tradiert.

### 1.1.4 *Fasciculus medicinae* und Pseudo-Aristoteles: *Problemata*

Die Bedeutung zweier Texte, die zusammen in den Drucken des *Fasciculus medicinae*, einem ärztlichen Vademecum, überliefert sind, muß
zukünftig in einem neuen Licht gesehen werden.[77] Es handelt sich
erstens um eine Illustration mit Beitexten, die eine sitzende Frau ungefähr im fünften Schwangerschaftsmonat zeigt („Situsbild"). Das Situsbild (vgl. Abb. 2), welches die Lage der Organe im Körper abbildet, wird in einzelnen lateinischen und landessprachlichen Überlieferungen des Werkes in abweichender Form und Qualität wiedergegeben. Die Beitexte sind durch übergestellte Buchstaben gegliedert. Sie
umfassen gynäkologische Rezepte und sind aus den *Secreta mulierum*
und den *Trotula*-Traktaten entlehnt.[78] Im Anschluß an das Situsbild
mit seinen Beitexten sind im *Fasciculus medicinae* zweitens Auszüge aus

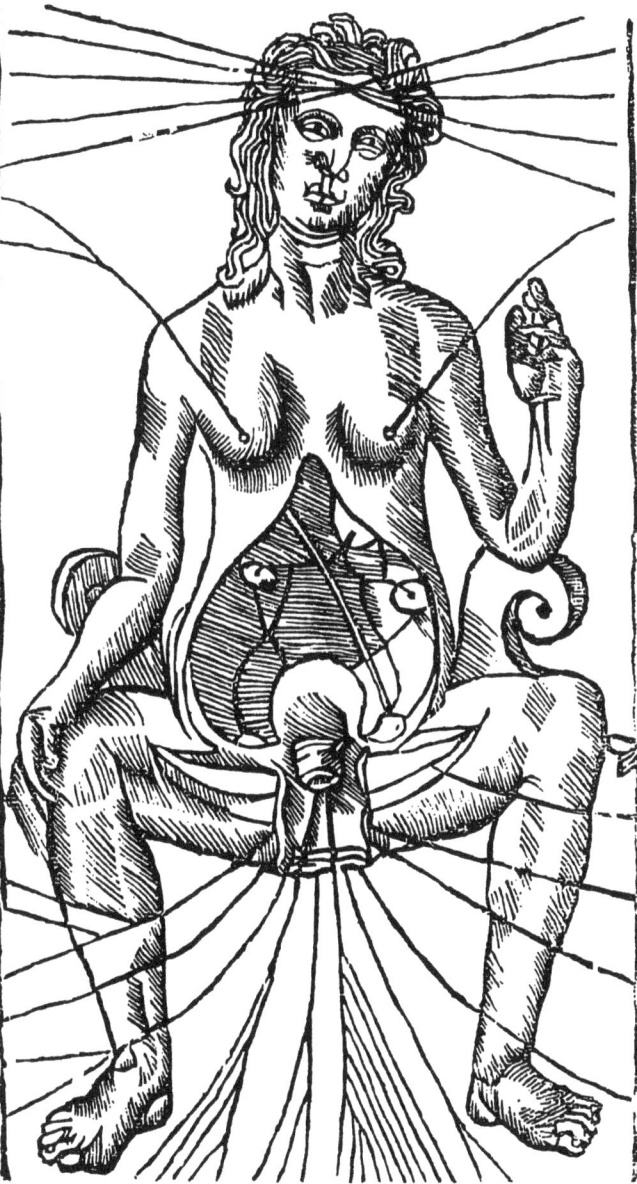

Abb. 2: Situsbild einer Schwangeren

den *Problemata*[79] des Pseudo-Aristoteles überliefert.[80] Es handelt sich
um gut hundert Fragen, die beantwortet werden und sich in erster
Linie mit den Themen Sexualität und Fortpflanzung auseinanderset-
zen. In einem weit gespannten Bogen werden beispielsweise der
Grund für die Unfruchtbarkeit der Maultiere, die Entstehung von
Hermaphroditen oder die Ursache der körperlichen Ähnlichkeit von
Eltern und Kindern erklärt. Der Herausgeber eines deutschsprachigen Drucks der Beitexte des Situsbildes einer Schwangeren, Christoph Ferckel, überzeugt mit dem Argument, daß die *Problemata* wahrscheinlich ursprünglich unabhängig vom Situsbild entstanden und
beide Texte, weil sie ähnliche Themen behandeln, erst bei der Kompilation des *Fasciculus medicinae* kombiniert wurden.[81]

Seit dem Ende des 14. Jahrhundert tradieren lateinische Handschriften die Texte des später unter dem Titel *Fasciculus medicinae* erschienenen ärztlichen Vademecums anonym und ohne Titel zusammen. Erst der lateinische Erstdruck, der im Jahre 1491 in der Venetianer Offizin der Gebrüder Giovanni und Gregorio de Gregoriis produziert wurde, erhielt den Namen *Fasciculus medicinae*. Die beiden
Drucker publizierten die Inkunabel allerdings, ohne den Verfasserna-
men zu nennen. Nur im Explizit auf der Rückseite von b5 heißt es:
„Finis fasciculi medicinae Johannis de ketham".[82] Aufgrund dieses
Eintrages wurde das Kompilat unterschiedlicher medizinischer Schriften in der Folgezeit zum Werk von Johannes de Ketham Alemannus
gezählt. Es handelt sich hierbei um den deutschen Arzt Johannes
Kirchheimer, der das Kompilat aber lediglich im Unterricht benutzt
hatte.[83] Handschriftlich überlieferte deutschsprachige Übersetzungen
der Beitexte zum Situsbild einer Schwangeren und der Auszüge aus
den *Problemata* des Pseudo-Aristoteles, wie sie in den lateinischen
Drucken des *Fasciculus medicinae* überliefert sind, waren bisher nicht
bekannt. Eine Edition der Beitexte zum Situsbild einer Schwangeren,
die in einem deutschsprachigen Druck überliefert ist, gab Henry
E. Sigerist heraus.

Meine Recherchen führten zur Identifikation mehrerer unbekannter deutscher Übersetzungen der Beitexte zum Situsbild einer
Schwangeren und der Auszüge aus den *Problemata* des Pseudo-Aristoteles in Handschriften des 16. Jahrhunderts. Das Situsbild einer
Schwangeren fehlt allerdings in allen mir bekannt gewordenen Handschriftenfassungen, die lediglich den dazugehörigen Text tradieren.[84]
Die Beitexte zum Situsbild einer Schwangeren und die Auszüge aus

den *Problemata* sind im Nürnberger Kodex Cent. VI,1 aus dem Jahre
1509 enthalten, der im 16. Jahrhundert aus dem Nachlaß des Nürnberger Arztes Dr. Georg Palma in den Bestand der Stadtbibliothek
überging. Ein Blick auf die Mitüberlieferung in der Nürnberger
Handschrift ist aufschlußreich. Beiden Texten vorangestellt ist eine
Fassung der oben beschriebenen süddeutschen *Secreta mulierum*-Über-
setzung.[85] Die Beitexte zum Situsbild einer Schwangeren und die *Problemata* des Pseudo-Aristoteles sind darüber hinaus zusammen mit
einer deutschen Übersetzung des oben erwähnten kosmetischen
Traktats *De ornatu mulierum* von Pseudo-Trotula überliefert. Eine deutsche Übersetzung von *De ornatu mulierum* war bisher nicht bekannt.[86]
Der Kodex Cent. VI,1 diente seinem Vorbesitzer, wie es die in ihm
überlieferten Texte nahelegen, u. a. zum Studium der Themen
Frauenheilkunde, Sexualität, Reproduktion und Kosmetik.

Im Katalog der Stadtbibliothek Nürnberg werden der kosmetische
Traktat *De ornatu mulierum*, der ursprüngliche Beitext zum Situsbild
einer Schwangeren und die *Problemata* des Pseudo-Aristoteles aus dem
*Fasciculus medicinae*, die voneinander völlig unabhängig sind, zusam-
mengenommen als *Kosmetische und gynäkologische Ratschläge* (Bl. 116$^v$-
144$^v$) betitelt. Diese Bezeichnung resultiert aus dem Umstand, daß
die drei Texte in der Handschrift ohne Zäsur direkt aufeinanderfol-
gen. Eine Identifizierung des Textes in Cent. VI,1 als deutsche Übersetzung der Beitexte zum Situsbild einer Schwangeren über das Initium ist unmöglich. Die Handschriftenfassung beginnt mit dem kosmetischen Rezept „Das die prüst nit wachsen", welches im Text des
bereits von Christoph Ferckel herausgegebenen ältesten deutschsprachigen Drucks unter den Buchstaben „JJ" als letztes Rezept „Wann
eine will das ir die brüst nit sollen wachszen" erscheint.[87]
Die deutschsprachigen Übersetzungen des Beitextes zum Situsbild
und der *Problemata* des Pseudo-Aristoteles sind in der Nürnberger
Handschrift folgendermaßen beinhaltet: Bl. 116$^v$-125$^v$ gibt den Beitext zum Situsbild der Schwangeren wieder. Von Bl. 125$^v$-144$^v$ folgen
Auszüge aus den *Problemata* des Pseudo-Aristoteles in deutscher
Übersetzung. Während in der lateinischen Druckfassung des *Fasciculus
medicinae* 106 Fragen erörtert werden, umfaßt die deutschsprachige
Übersetzung in der Handschrift Cent. VI,1 lediglich 90 Fragen und
Antworten. Die *Problemata* des Pseudo-Aristoteles, aus denen diese
Auszüge stammen, liegen in moderner deutscher Übersetzung in ei-
ner Textausgabe vor.[88] Übersetzungen der *Problemata* sind in mehre-

ren deutschsprachigen Handschriftenversionen und in sechs Drucken bekannt.[89] Ein von mir durchgeführter Vergleich der Auszüge aus den *Problemata* in der Nürnberger Handschrift Cent. VI,1, die in erster Linie Ausführungen zum Thema „Fortpflanzung" und „Natur der Frau" zum Inhalt haben, mit der vollständigen Überlieferung der *Problemata* in der Münchener Handschrift Cgm 4876 (Bl. 230^r-337^r) ergab, daß in Cent. VI,1 ungefähr die Hälfte der Fragen überliefert sind, die der Text in Cgm 4876 bietet. Dieser würde sich als Grundlage für eine bisher fehlende Edition einer deutschen Übersetzung der *Problemata* aus dem Spätmittelalter besonders eignen. Die Handschrift stammt aus dem Jahre 1508, weist nordbairische Mundart auf und wurde wahrscheinlich in einem Nürnberger Scriptorium geschrieben. Vorbesitzer war das Kloster St. Emmeram in Regensburg. Die *Problemata* des Pseudo-Aristoteles sind in dieser Handschrift zusammen mit der bereits erwähnten anonymen süddeutschen *Secreta mulierum*-Übersetzung überliefert.[90]

Weitere Handschriften, die die bisher unerkannten Beitexte zum Situsbild einer Schwangeren und Auszüge aus den *Problemata* des Pseudo-Aristoteles vereinen, stammen ebenfalls aus dem 16. Jahrhundert. Ihre Entstehungszeiten liegen nahe beieinander. Es handelt sich um die Handschriften Cpg 480 (Süddeutschland, 1570) und Cpg 488 (Süddeutschland, 1566) der UB Heidelberg, die Handschrift Ms. 93 (Süddeutschland, Mitte des 16. Jahrhunderts) der UB Marburg, den Cod. Vindob. 11 168 (Med. 99; Süddeutschland, 2. Hälfte des 16. Jahrhunderts) der ÖNB Wien, das Ms. 3 (38066; Süddeutschland, spätes 16. Jahrhundert) der Library of the John Hopkins University, Baltimore/Maryland, den Cod. Guelf. 69.8 Aug. fol. 2° (Süddeutschland, 1. Drittel des 16. Jahrhunderts) der Herzog-August-Bibliothek Wolfenbüttel[91] und Handschrift Nr. 120 der Dombibliothek Breslau (1573).[92]

Besonders hervorzuheben ist, daß jede dieser Versionen zusammen mit einer der beiden obengenannten Übersetzungen der *Secreta mulierum* und des *Buchs Trotula* überliefert ist. Offenbar wurden die Handschriften für Adressatinnen und Adressaten geschrieben, die sich umfassend über das Thema „Frauenheilkunde" informieren wollten. Der Herausgeber von Hartliebs Übersetzung der *Secreta mulierum* beschreibt, unter Ausnahme des Breslauer Kodex, alle oben genannten Handschriften detailliert. Bei ihm firmieren die Auszüge aus dem *Fasciculus medicinae* unerkannt als *Medizinisch-gynäkologisches Fragenkompendium*.[93] Inhaltlich entsprechen die vier von mir eingesehen Handschriftentexte[94] im großen und ganzen der Version in der Nürnberger Handschrift Cent. VI,1. Lediglich kleinere Auslassungen oder Umstellungen sind zu verzeichnen.[95] Darauf, daß die Auszüge aus den

*Problemata* des Pseudo-Aristoteles als eigenständiger Text betrachtet wurden, dessen Quelle vielleicht nicht in jedem Falle bekannt war, deutet ein weiterer bemerkenswerter Umstand hin. In den Handschriften Cpg 488 der UB Heidelberg und dem Cod. Vindob. 11 168 (Med. 99) der ÖNB Wien sind zusammen mit den unbetitelten Auszügen aus den *Problemata* des Pseudo-Aristoteles die gesamten Fragen der *Problemata Aristotelis* überliefert.[96] Neben diesen umfangreichen Auszügen aus den *Problemata* des Pseudo-Aristoteles konnte ich zwei Traktate ermitteln, die bereits aus dem 15. Jahrhundert stammen und nur einige Fragen und Antworten aus den *Problemata* enthalten. In der Handschrift M I 36 der UB Salzburg[97] aus dem Jahre 1425, deren größter Teil von dem Arzt Konrad von Butzbach geschrieben wurde, sind auf Bl. 105ʳ-106ᵛ unter dem Titel *Secreta mulierum* 19 Fragen und Erklärungen aus den *Problemata* überliefert. Im Kodex 2967 der ÖNB Wien aus der zweiten Hälfte des 15. Jahrhunderts werden vor der handschriftlichen Vorstufe von Pseudo-Ortolfs *Frauenbüchlein* ebenfalls einige Fragen aus den *Problemata* des Pseudo-Aristoteles tradiert.[98]

Exkurs: Die Beitexte zum Situsbild einer Schwangeren in deutschsprachigen Drucken und deren Vergleich mit der Überlieferung in der Nürnberger Handschrift Cent. VI,1

Neben der nun bekannten handschriftlichen Tradierung werden die Beitexte zum Situsbild einer Schwangeren ohne die *Problemata* des Pseudo-Aristoteles in vier verschiedenen deutschsprachigen Drucken überliefert, die ich in acht Exemplaren bibliographisch nachweisen konnte.[99] Außerdem liegt eine Textausgabe vor, die allerdings nicht auf dem damals unbekannten Erstdruck basiert.[100] Da die deutschsprachigen Drucke bisher in der Sekundärliteratur kaum Beachtung fanden, sollen sie hier erstmals ausführlicher vorgestellt werden. Der älteste bekannte Druck erschien unter dem Titel *Ain gut artznei die hie nach stet* (Augsburg: Hans Froschauer um 1502). Auf seinem Titelblatt befindet sich neben einer kurzen Vorrede ein Holzschnitt mit der Darstellung eines Arztes, der in ein Uringlas schaut. Auf dem zweiten Blatt des Druckes gibt ein weiterer Holzschnitt ein sogenanntes „Aderlaßmännlein" wieder, auf dessen nacktem Körper die einzelnen Aderlaßpunkte markiert sind. Diese Illustration ist nach Sigerist iden-

tisch mit einem Bild im *Arzneibüchlein* des Johann Tallat von Vochenburg (Augsburg: Hans Froschauer 1502).[101] Der Drucker benutzte
also die Druckstöcke zur Illustration beider Texte. Der Beitext zum
Situsbild einer Schwangeren (das in diesem Druck im Gegensatz zu
den lateinischen Druckausgaben des *Fasciculus medicinae* allerdings
nicht abgebildet ist), setzt sich aus einer Reihe von Abschnitten zusammen, die durch übergestellte Buchstaben alphabetisch geordnet
sind. Ein Vergleich mit der lateinischen Druckversion des *Fasciculus
medicinae* erweist, daß aus nicht ersichtlichen Gründen die Abschnitte
*C* und *L* fehlen. Unter dem Gliederungspunkt „FF" befindet sich ein
moralischer Exkurs, der eine Ergänzung der lateinischen Textversion
bildet. Der Text endet mit der Schlußformel: „Alle ding stond in
gottes hend / in seinem namen hat dises büchlin ain end". Ein Exem-
plar des dritten Drucks unter dem Titel *Ein gut artznei die hie nach* ||
*steet* (Straßburg: Johann Prüß d. Ä. um 1510)[102] zählt zum Bestand
der ZB Zürich. Es enthält die gleiche Vorrede wie das Nürnberger
Exemplar des Erstdrucks. Der oben erwähnte Holzschnitt, der den
Arzt bei der Urinschau abbildet, fehlt allerdings. Auf dem zweiten
Blatt ist das Situsbild einer Schwangeren wiedergegeben, an dessen
Rand sich Erklärungen zu einzelnen Krankheiten, Bezeichnungen
weiblicher Körperteile und die Buchstaben befinden, die den Abschnitten des Beitextes vorangestellt sind. Die Leser/innen des
Drucks wurden also, wenn sie sich beispielsweise für ein Rezept interessierten, das die weiblichen Brüste betrifft, von der Abbildung auf
den Abschnitt *ii* des Beitextes verwiesen, hier heißt es dann: „¶ Wañ
eine will das ir die brüst nit sollen wachßen...". Das Situsbild der
Schwangeren kommt nach Sigerist „der lateinischen Vorlage sehr
nahe": Offenbar wurde auf dem Druckstock der lateinische Randtext
durch einen deutschen ersetzt. Es wurde auch als Einblattdruck ver-
trieben.[103] Der Text entspricht, abgesehen von dialektalen Unterschieden, dem des Erstdrucks von 1502, und auch die Schlußformel
ist in beiden Drucken nahezu identisch. Ein erhaltenes Exemplar des
vierten Drucks befindet sich ebenfalls in der ZB Zürich. Es trägt die
Signatur 3.143[2] und ist nur fragmentarisch erhalten.[104] Das Titelblatt
fehlt, Drucker, Druckjahr und -ort sind unbekannt. Auf dem ersten
erhaltenen Blatt befindet sich ein Holzschnitt mit der Darstellung
eines von Hieb- und Stichwaffen malträtierten Mannes, der ursprünglich einem Chirurgietraktat beigeordnet gewesen sein muß. Eine ähnliche Illustration ist dem chirurgischen Teil der lateinischen Fassung

des *Fasciculus medicinae* vorangestellt. Der Textverlauf bis zum Bogen B$_6$ entspricht den beiden oben beschriebenen Drucken. Direkt im Anschluß an das letzte frauenheilkundliche Rezept folgt eine größere Zahl von allgemeinmedizinischen Rezepten bis D$_8$. Der ganze Bogen E fehlt. Auf den Blättern F$_{1-7}$ ist ein lateinisch-deutsches Pflanzennamenglossar wiedergegeben, welches folgendermaßen eingeleitet wird: „¶ Hie nach volget ein vocabularius der krutter vnd würtzeln / also wo eyner jn dem oder jn eynē andern buch fyndt dieselbigen zů latin / so mag er da sehen wie sie zů tüsch genat werden." Der Text schließt mit der gleichen Schlußformel: „Alle ding stond ī gottes hend in seinem namen hat diß büchlein ein end", wie die beiden anderen Drucke. In diesem Druck deuten eine Reihe von „Nota bene"-Einträgen auf einen eifrigen Vorbesitzer hin.

Folgende Ergebnisse lassen sich also zusammenfassen: Der ursprüngliche Beitext zum Situsbild einer Schwangeren ist in allen drei Drucken identisch. Die jeweiligen Illustrationen unterscheiden sich. Nur der Druck aus dem Jahre 1510 verfügt über das Situsbild, für das die erklärenden Beitexte in allen drei Drucken eigentlich gedacht waren. Die Holzschnitte in den beiden anderen Drucken sollten ursprünglich einen Aderlaß- bzw. einen Chirurgietraktat illustrieren. Das undatierte Exemplar aus der ZB Zürich ist wegen der Mitüberlieferung weiterer medizinischer Rezepte und Rezeptsammlungen eines Glossars umfangreicher als die beiden anderen Drucke.

Ein Vergleich des Erstdrucks mit der Überlieferung der Beitexte in der Nürnberger Handschrift Cent. VI,1[105] führt zu dem Ergebnis, daß beide Texte ungefähr den gleichen Rezeptbestand aufweisen. Die Reihenfolge der einzelnen Abschnitte differiert allerdings völlig. In Cent. IV,1 fehlt außerdem jeglicher Kommentar sowie ein eingeschobener moralischer Exkurs (vgl. die Zitate auf S. 124 f. und S. 172 f.). Da die oben vorgestellten unterschiedlichen Drucke die Gliederung der Beitexte in lateinischen Textfassungen wiedergeben, ist als Ergebnis festzuhalten, daß die Vorlage der Nürnberger Handschriftenfassung sowohl von den lateinischen als auch von den deutschen Druckfassungen abweicht.

Die Beitexte zum Situsbild einer Schwangeren wurden neben der Einzelüberlieferung in den oben genannten Drucken im 16. Jahrhundert auch zusammen mit dem geburtshilflichen Kapitel aus dem schon erwähnten *Rosengarten*, der von Eucharius Rößlin herausgegeben wurde, zu einem weiteren frauenheilkundlichen Leitfaden kombi-

niert. Dieser wurde unter dem verwirrenden Titel *Albertus Magnus /*
*Daraus man alle Heimligkeiten deß Weiblichen geschlechts erkennen kan...*
veröffentlicht. Aufgrund der irreführenden Nennung von Albertus
Magnus als Verfasser, die wohl zur Umsatzsteigerung beitragen sollte,
erscheint dieser Druck wie eine Ausgabe der *Secreta mulierum*.[106]

## 1.2 Rezeptsammlungen

Den größten Teil der Handschriftentexte, auf denen diese Untersuchung basiert, bilden Rezeptsammlungen,[107] die Erklärungen für wis-
senschaftshistorisch relevante Phänomene vermitteln, aber ohne
theoretischen Rahmen überliefert sind. Sie variieren relativ stark nach
Umfang und Auswahl der behandelten Themen. Folgende Unterschiede lassen sich anhand formaler Kriterien zwischen den untersuchten gynäkologisch-obstetrischen Texten feststellen: 1. sind Kompilationen überliefert, die sich aus einer ungeordneten Gruppe von
frauenheilkundlich-geburtshilflichen Rezepten zusammensetzen. 2.
gibt es umfangreichere Kompilate, die zu jedem einzelnen Thema
eine Reihe von Einzelrezepten und damit mehrere alternative
Behandlungsmöglichkeiten bieten. 3. werden Kompilationen zu einem Thema, beispielsweise Menstruationsstörungen, oder zu wenigen Schwerpunktthemen tradiert, die wiederum Alternativvorschläge
durch verschiedene Rezepte vermitteln.

1. Ein knapp gehaltener Vertreter der zuerst genannten Gruppe, der
sich aus einer ungeordneten Gruppe von gynäkologisch-obstetrischen
Rezepten zusammensetzt, befindet sich in der ZB des Benediktinerordens in Pannonhalma/Ungarn, Signatur 118 J. 42, Bl. 88ʳ-89ᵛ: Die
Vielfältigkeit der Themen auch bei kurzen Rezeptsammlungen kann
anhand dieses Textes beispielhaft vorgeführt werden. Sein Titel verweist auf die Tradition der *Secreta mulierum*.

Von frawen vnd irr haẏmlikait

1. Wen den weiben wee ist jn des [!] matricem oder vmb den nabel so gewingen sy
das getzwang vnd gedunck sy wye sye niden zw samen sey gepunden daz puesz
alzo Nym hirssen marck vnd ein gepratten ays totteren stös dy zway zu samen

tempar daz mit rosenoll bys es dick wirt als ein hönig vnd legs daz pflaster dar
uber oder an dy taugen stat ⟨Bl. 88ᵛ⟩

[Rezept gegen Schmerzen im Unterleib oder in der Gebärmutter: Hirschmark und
gebratenes Eidotter sollten mit Rosenöl verrührt werden, bis die Masse die Konsistenz von Honig annahm und als Pflaster auf den Leib gelegt werden][108]

2. Magstu des nit haben so nym mirren zertreib dy jn ainem gesoten wein trinck daz
alzo warme

[Zum gleichen Zweck diente ein Trank aus zerriebener Myrrhe in heißem Wein]

3. Wildw ainem weib uil gespün machen hayssz sy nemen grunen venchel seud den
in weyn trinck daz also warme drew morgen oder seuds jn millich

[Um die Menge der Muttermilch zu erhöhen, sollte grüner Fenchel in Wein oder
Milch gekocht und warm an drei aufeinanderfolgenden Morgen getrunken werden]

4. Czu der frawen gepurt nym weyszwurtz dy do wechst vnter den stainen stos sye
vnd legs uber dy gemacht der frawen sẏ gepurdt zu handt

[Geburtsbeschleunigend wirkte zerstoßene weiße Nieswurz (die unter den Steinen
wächst) als Umschlag über der Scheide]

5. Wiltu dy menstrua uerstellen so prenn eyns geyren hirne zw puluer vnd yssz das
in girsten prot zw handt uerstend sye

[Um die zu lange andauernde Menstruation zu beenden, sollte das Hirn eines
Geiers pulverisiert und in Gerstenbrot gegessen werden]

6. So dem weib die menstrua zu ser fliessend so nym prunnen krebsz müll den vnd
werme jn jn ainem haffen nym dar zw den menstruum leg daz dem weib auf den
nabel

[Um die zu starke Menstruation abzuschwächen, konnte Menstrualblut mit einem
zerkleinerten Bachkrebs in einem Topf erwärmt und der Frau anschließend auf
den Bauch gelegt werden]

7. Dye jre recht zu uil hat dy leg wein ⟨Bl. 89ʳ⟩ essig vnd heffen uber den magen
vnd uber dy scham

[Zum gleichen Zweck sollte eine Mischung aus Weinessig und Hefe dienen, die
über Bauch und Scheide gestrichen werden sollte]

8. Oder prenn pon jn scheffen [!] vnd yssz dẏ offt

[Gegen die starke Menstruation wird der Verzehr von Bohnen empfohlen, die
wahrscheinlich in Schafsmist (Auslassung!) gebrannt werden sollten]

Es folgen mehrere Rezepte, die eine ausbleibende Menstruation anregen sollten: Es kann sich hier um Emmenagoga (= menstruationseinleitende Mittel) oder Abtreibungsmittel handeln, vgl. Kapitel 7.6.2:

9. So aber ainer frawen ire recht nicht komen dy nem girsten spruer syed dye vnd
sicz dar uber auf ain lochroten stuel ettwan lang doch czwo stund es kümt ir

[Die Frau sollte Gerstenspreu kochen, in einem Gefäß unter einen Stuhl mit Loch
(wahrscheinlich einen Gebärstuhl) stellen und ungefähr zwei Stunden lang eine

Räucherung vornehmen. Die Menstruation wurde durch die heißen Dämpfe zum Fließen gebracht]

10. Jtem nym spyszkraut kundlin auch hart prennot nessel wobel dy mit girsten mell leg daz gewermet uber dy scham

    [Wolfsmilch oder Enzianwurzel und Nesseln sollten mit Gerstenmehl vermischt als warmer Umschlag über die Scham gelegt werden. – Der Name Spießkraut war für die Wolfsmilch (Euphorbia lathyris L.), den dt. Enzian (Gentiana germanica Willd.) und den Spitzwegerich (Plantago lanceolata L.) gebräuchlich.[109] Wolfsmilch oder Enzianwurzel gehören zu den Abortivdrogen; die vaginale Anwendung von Pflanzensaft und Wurzel wird in den Kräuterbüchern empfohlen.[110] Die Bedeutung des in diesem Rezept genannten „kundlin" ist fraglich, denn „kunderlin" oder „kunterlin" bezeichnet eigentlich ein kleines Tier oder eine Maus.[111]]

11. Oder nym yspan vnd wild papelen in wassz[er] gesoten las daz weib dar ob siczen

    [Oder nimm Ysop[112] (Hyssopus officinalis L.) und wilde Melde (Atriplex hortensis L.), koche sie in Wasser und laß die Frau für eine Räucherung darüber sitzen]

12. Oder es Rautten vnd ysoppen

    [Oder iß Raute und Ysop. – Beide Pflanzen sind Abtreibungsmittel, B. K.]

13. Oder leg eyns geyren hirne jn wein vnd trincks

    [Oder leg das Gehirn eines Geiers in Wein und trinke ihn]

14. Jtem gruen essig seud daz jn altem roten wein stös den vnd mach ein pflaster dar aus leg es der frawen warmes auf den leib ⟨Bl. 89ᵛ⟩

    [Oder nimm grünen Essig, koche ihn in rotem Wein, stoße ihn, mache ein Pflaster daraus und lege es der Frau auf den Leib]

15. So ein fraw dy menstrua nit mueg gehaben so sol sy nyessen gayssen fleysch vnd speck seud das vast in wein múl jmber clayn temper es vnter ein ander vnd yssz des nuchterñ so gen dy menstrua gerne

    [Wenn bei einer Frau die Menstruation ausbleibt, soll sie Ziegenfleisch und Speck in Wein kochen, mit gemahlenem Ingwer vermischen und nüchtern essen, dann kommt die Menstruation gern. – Ingwer ist als Abtreibungsmittel bekannt, B. K.]

16. Adstringendum menstruum κ Jtem sanguinem draconis et de mani in vino aut in sera facta bona digestione

    [Um die Menstruation zu beenden: (Nimm) am Morgen Drachenblut in Wein; dieses Rezept macht auch eine gute Verdauung. – Drachenblut ist der Name eines Arzneimittels, B. K.]

17. Wan sy zu ser flyessend nym ein craut wechst bey der erdt vnd ist zindlat[113] als millefol[i]um doch wechst es uil pey ein ander vnd ist gelb uarb daz grab mit der wurcz vnd wachs [!] es vnd legs jn eyn tranke welsch wein vnd seczt jn ein kessel las den jn syedenten wasszer ein syeden den dryttayl dar nach so er erkalt gib der frawen des morgens ein trunck auch des nachtes

    [Wenn die Menstruation zu sehr fließt: Nimm ein Kraut, das am Boden wächst und gezackte Blätter wie Schafgarbe hat und von dem viele Pflanzen zusammenstehen. Grab es mit der Wurzel aus, wasch es und leg es in ein Trinkgefäß mit welschem Wein. Setz dieses in einen Kessel mit siedendem Wasser und laß die Flüssigkeit auf ein Drittel einkochen. Wenn der Wein erkaltet ist, gib der Frau morgens und nachts davon zu trinken]

Gerade eine relativ kurz gehaltene Rezeptsammlung dieser Art, die Anweisungen zur Behandlung von Menstruationsstörungen oder mit einer Geburt verbundener Probleme bietet (gegen Schmerzen im Unterleib, eine zu lange andauernde, zu starke oder ausbleibende Menstruation, für eine „leichte Geburt" sowie zur Vermehrung der Muttermilch), ist unter Anleitung für den „Hausgebrauch" denkbar. Dafür sprechen auch Hinweise wie: „Wildw ainem weib uil gespun machen hayss sy nemen grunen venchel" (Bl. 88ᵛ). Die lange Tradition solcher knappen gynäkologisch-geburtshilflichen Rezeptsammlungen beginnt schon im 9. Jahrhundert mit dem lateinischen Vademecum eines frühmittelalterlichen Arztes.[114]

Vergleichbar mit dieser kurzen Rezeptsammlung sind auch die fünf frauenheilkundlich-geburtshilflichen Anweisungen in der Handschrift Cgm 725 der BS München: Es handelt sich um Rezepte zur Beeinflussung der Menstruation, zur Anregung der Empfängnisfähigkeit und zur Geburtseinleitung. Außerdem ist eine Probe mitüberliefert, die erweisen soll, ob eine Frau körperliches Interesse an Männern hat und die deshalb wohl für männliche Leser relevant war.

Von ähnlichem Umfang ist eine Rezeptgruppe in Cgm 729 der BS München, Bl. 38ʳᵛ. Sie umfaßt eine Probe zur Geschlechtsbestimmung des Kindes im Mutterleib, eine Anweisung zur Austreibung einer Totgeburt und eine zur Überwindung der Sterilität. In einem anderen Teil der gleichen Handschrift folgen Rezepte zur Behandlung von Brust- und Gebärmuttererkrankungen, zur Anregung der Menstruation und Therapie von Geburtsfolgen. Außerdem sind eine Sterilitätsprobe und zwei weitere Proben zur Geschlechtsbestimmung des Kindes im Mutterleib enthalten.

2. Neben kürzere Rezeptsammlungen der vorgestellten Art treten umfangreichere Kompilate, die zu jedem einzelnen Thema eine Reihe von Einzelrezepten zur Verfügung stellen. Ihnen liegen systematischere Sammlungsbestrebungen zugrunde, und sie bieten umfassendere Informationen. Sie enthalten meistens Rezepte zur Behandlung von Brust- und Gebärmuttererkrankungen, gegen Schmerzen im Unterleib oder Menstruationsstörungen (zu starke oder schwache Blutungen, ausbleibende Menses), gegen Sterilität, zur Erleichterung einer Geburt, zur Austreibung einer Totgeburt oder der Plazenta, gegen

Erkrankungen, die infolge einer Geburt auftreten können und verweisen auf Methoden zur Anregung der Milchsekretion. Auch Rezepte zur Säuglingspflege sind teilweise mitüberliefert. Dazu kommen die häufig enthaltenen Jungfrauen-, Schwangerschafts- und Sterilitätsproben sowie Proben zur Geschlechtsbestimmung des Kindes im Mutterleib. Teilweise werden zusammen mit den frauenheilkundlichen Rezepten auch Anweisungen zur Behandlung männlicher Impotenz überliefert. Vielfältige Rezeptkompilationen der beschriebenen Art sind in den meisten der untersuchten Kodizes überliefert. Sie boten den Benutzerinnen Alternativen, indem sie unterschiedliche Behandlungsmöglichkeiten aufzeigten. Damit wurde dem Umstand Rechnung getragen, daß eine Pflanze möglicherweise nicht zur Verfügung stand, weil sie nur zu einer bestimmten Jahreszeit wuchs und in getrockneter Form vielleicht nicht erhältlich war, oder weil ein Arzneimittel zu teuer war. Unter dem Titel *Von den frawen ist zw merckhen jr khrankhaÿt* tradiert die Handschrift B. V. 3 der Erzdiözesanbibliothek Eger eine vergleichbare Rezeptsammlung.[115] Sie umfaßt Anweisungen gegen Blasenentzündungen, Geschwülste und Schmerzen in der Gebärmutter sowie zur Behandlung eines Gebärmuttervorfalls. Therapeutische Maßnahmen gegen Geschwüre an den Brüsten bzw. Schwellungen während der Stillperiode, zur Brustverkleinerung, um die Menstruation einzuleiten oder zu beenden und gegen Krankheiten an der Vagina sind darüber hinaus enthalten.

Im folgenden werden alle Rezeptsammlungen dieser Art, die ich gefunden habe, kurz vorgestellt.

Die Rezeptkompilation in der Handschrift Ms. germ. qu. 17 der UB Frankfurt umfaßt die einschlägigen Kapitel des *Arzneibuchs* Ortolfs von Baierland und enthält viele Rezepte aus dem oben erwähnten *Bartholomäus*. Die Rezepte aus dem *Arzneibuch* Ortolfs von Baierland sind nicht hintereinander tradiert, sondern erscheinen im Zusammenhang mit anderen, inhaltlich passenden Anweisungen. Mitüberliefert sind Rezepte gegen Geschwüre an den Brüsten, zur Anregung der Milchproduktion und gegen zuviel Muttermilch. Neben Therapievorschlägen zur Behandlung von Unterleibsbeschwerden werden 15 Schwangerschaftszeichen beschrieben, die auf Avicenna zurückgehen. Außerdem sind „Proben" überliefert, um festzustellen, ob eine Frau mit einem Sohn oder einer Tochter schwanger geht, Erklärungen zur Kindsbildung im Mutterleib sowie Beschreibungen der Kindslagen. Anschließend folgen die ersten Rezepte aus Ortolfs *Arzneibuch* und Anweisungen zur Pflege von Mutter und Kind nach der Geburt. Einer umfangreichen Gruppe von 17 Rezepten zur Steigerung der Empfängnisbereitschaft sind Fruchtbarkeits- und Jungfrauenproben angeschlossen sowie zwei Proben, um festzustellen, ob eine Frau sexuell an Männern interessiert ist. Ernährungshinweise für die Schwangerschaft, mehrere Anweisungen gegen unkeusche Begierden der Frauen und über 20 Rezepte zur Geburtserleichterung schließen sich an.

Weitere beschriebene Methoden dienen zur Austreibung von Totgeburten, zur Pflege im Kindbett und zur Behandlung von Geburtsfolgen. Darüber hinaus sind Rezepte gegen eine ausbleibende bzw. eine zu starke Menstruation und gegen Gebärmuttererkrankungen wiederum im Zusammenhang mit den einschlägigen Passagen aus Ortolfs *Arzneibuch* überliefert. Passagen aus dem *Arzneibuch* Ortolfs von Baierland tradiert ebenfalls die Handschrift Cpg 260 der UB Heidelberg. Hier erscheinen sie zusammen mit einer Erläuterung der Kindsbildung im Mutterleib, Erklärungen für die weibliche Unfruchtbarkeit, Rezepten gegen eine ausbleibende Menstruation, Gebärmutterschmerzen und Blasenentzündungen. Außerdem werden Therapievorschläge für Krankheiten infolge einer Geburt, gegen Ohnmacht und Gebärmuttervorfall sowie zur Anregung der Milchproduktion und Austreibung einer Totgeburt erteilt.

In einer weiteren Handschrift der UB Heidelberg, Cpg 545, sind zu Beginn Rezepte zur Steigerung der Empfängnisbereitschaft überliefert. Dann folgen Anweisungen zur Behandlung von Feigwarzen und Gebärmutterschmerzen. Drei Proben zur Geschlechtsbestimmung eines Kindes im Mutterleib schließen sich an; später folgt eine weitere. Außerdem werden in diesem Kodex Rezepte gegen eine zu lange andauernde Menstruation tradiert, gegen Weißfluß, zur Geburtserleichterung, zur Anregung und Beendigung der Menstruation bzw. zur Reinigung nach dem Monatsfluß und gegen Gebärmutterschmerzen. Es folgen eine Anweisung gegen Impotenz und eine Fruchtbarkeitsprobe, außerdem ein Rezept zur Austreibung einer Totgeburt, zur Anregung der Milchproduktion und gegen Brusterkrankungen.

Die Handschrift Cpg 583, ebenfalls in der UB Heidelberg, ist durch ein vorangestelltes Register gegliedert. Dieses erleichtert und beschleunigt den selektiven Zugriff auf Rezepte. Folgende Rezeptgruppen sind aufgelistet: Anweisungen zur Verengung der Scheide, zur Anregung der Fruchtbarkeit und Sicherung einer Empfängnis, zur Einleitung bzw. Beendigung der Menstruation. Maßnahmen zur Geburtserleichterung und Behandlung von Geburtsfolgen, gegen Brusterkrankungen sowie zur Brustverkleinerung werden abschließend erwähnt.

Die gynäkologisch-obstetrische Rezeptgruppe in der Handschrift 1609 der UB Graz beginnt mit Hinweisen zur Erleichterung einer Geburt, an die sich therapeutische Maßnahmen zur Behandlung von Brusterkrankungen anschließen. Es folgen eine Jungfrauen- und Schwangerschaftsprobe sowie eine Probe zur Feststellung des Geschlechts eines Kindes im Mutterleib, die zusammen mit Rezepten zur Steigerung der Empfängnisfähigkeit, gegen Schmerzen im Schambereich und der Gebärmutter, zur Beendigung der Menstruation sowie zur Anregung der Monatsblutung und zur Vermehrung der Muttermilch erscheinen.

Zum Bestand der BS München zählt eine Gruppe von Handschriften, in denen Rezepte zu den hier relevanten Themen tradiert werden. Cgm 592 überliefert Rezepte gegen Geschwüre an den Brüsten, zur Anregung der Milchproduktion und der Menstruation sowie zur Geburtserleichterung, Austreibung einer Totgeburt und Hilfe gegen Geburtsfolgen. Außerdem werden Schwangerschaftszeichen aufgelistet und Schwangerschaftsproben beschrieben. Auch Proben zur Geschlechtsbestimmung eines Kindes im Mutterleib und Sterilitätsproben sind überliefert. An letztere schließt sich die Beschreibung einer Vielzahl von Maßnahmen zur Erhöhung der Empfängnisbereitschaft an.

Cgm 720 überliefert Anweisungen zur Beeinflussung der Menstruation, gegen Gebärmuttererkrankungen, zur Austreibung einer Totgeburt und gegen Sterilität, außerdem eine Schwangerschaftsprobe und eine Anweisung zur Geschlechtsdeterminierung des Kindes im Mutterleib. Anschließend folgen weitere Rezepte zur Anregung bzw. Beendigung der Menstruation, gegen geschwollene und schmerzende Brüste sowie zur Anregung ausbleibender Muttermilch. Abschließend sind ein Rezept und ein Zauberspruch zur Kinderheilkunde überliefert.

Im gynäkologischen Teil der Handschrift Cgm 723 sind unterschiedliche Texte miteinander kombiniert worden: Am Anfang stehen die Erklärungen zum Ablauf der menschlichen Reproduktion.[116] Außerdem sind die einschlägigen Passagen aus dem *Arzneibuch* Ortolfs von Baierland enthalten. Daneben werden Rezepte zu folgenden Behandlungen überliefert: Geschwüre an den Brüsten, Brustverkleinerung, Geburtseinleitung und -erleichterung, Behandlung von Geburtsfolgen. Damit kombiniert sind Sterilitätsproben und ein Gebärmuttersegen.

Die entsprechenden Passagen in Cgm 823 beginnen mit einer Fruchtbarkeitsprobe und Rezepten zur Steigerung der Empfängnisfähigkeit. Anschließend werden Anweisungen zur Erleichterung einer Geburt, Austreibung einer Totgeburt und Behandlung von Geburtsfolgen erteilt. Wiederum im Zusammenhang mit Rezepten gegen Brusterkrankungen ist ein kosmetisches Rezept zur Brustverkleinerung überliefert. Außerdem befindet sich hier eine Anweisung, um Frieden zwischen einem verzauberten Paar zu stiften. Weiterhin enthält die Rezeptgruppe Vorschläge zur Therapie von Gebärmuttererkrankungen und Menstruationsstörungen.

In Cgm 976 sind mehrere Rezepte gegen eine ausbleibende Menstruation, Weißfluß und Hysterie, für eine leichte Geburt, gegen zuviel oder zuwenig Muttermilch überliefert.

Das Arzneibuch Cgm 3969 enthält zwei gynäkologische Fragen zu Menstruation und Blutfluß.

In der Handschrift 15 586 des GN Nürnberg aus dem späten 14. Jahrhundert liegen Parallelüberlieferungen von Rezepten vor, die auch in Kodizes des 15. Jahrhunderts tradiert werden. Einleitend wird hier eine Fruchtbarkeitsprobe überliefert, auf die eine Anweisung zur Erhöhung der Fruchtbarkeit und eine Verhaltensregel für die Schwangerschaft folgen. Anschließend ist ein „Geburtsbrief" enthalten. Im weiteren folgen ein Rezept gegen die Unkeuschheit der Frauen, zwei Therapievorschläge gegen Impotenz und eine Jungfrauenprobe. Dann werden Anweisungen zur Therapie von Gebärmutterschmerzen und Geburtsfolgen, zur Anregung der Menstruation und gegen Unfruchtbarkeit gegeben. Anschließend ist erneut eine Probe zur Feststellung des Geschlechts eines Kindes im Mutterleib überliefert, außerdem Rezepte gegen Geschwüre an den Brüsten und zur Brustverkleinerung. Weiterhin werden Erklärungen zur Entstehung und Maßnahmen zur Verhütung von Fehlgeburten und Anweisungen zur Anregung der Menstruation ausgeführt. Die insgesamt ungeordnete Kompilation umfaßt darüber hinaus ein Rezept zur Geburtseinleitung, gegen geschwollene Brüste, zur Anregung der Milchproduktion, gegen übermäßige Gewichtszunahme und weibliche Unkeuschheit sowie mehrere Rezepte zur Anregung bzw. Beendigung der Monatsblutung.

Die Handschrift HB II 58 der WL Stuttgart umfaßt folgende frauenheilkundlichgeburtshilfliche Rezepte: Einleitend werden eine Reihe von Anweisungen zur Therapie von Brusterkrankungen tradiert, an die sich die Beschreibungen von Möglichkeiten zur Behandlung einer ausbleibenden Menstruation anschließen. Eine Gruppe von Rezepten dient zur Beendigung einer zu lange andauernden Monatsblutung, wiederum zur Anregung der Menstruation und gegen Gebärmuttererkrankungen. Abschließend folgt die Beschreibung von Maßnahmen, um die Muttermilch zu vermehren, ein Rezept, um einen schreienden Säugling zu beruhigen, sowie Schwangerschaftsproben und Proben zur Geschlechtsbestimmung. Die Rezeptgruppe endet mit einem Therapievorschlag zur Behebung männlicher Impotenz. Die frauenheilkundlich-geburtshilfliche Kompilation im Cod. 2898 der ÖNB Wien bietet unter Überschriften, die den Text gliedern, jeweils eine ganze Gruppe von alternativen Rezepten zur Einleitung einer ausbleibenden Menstruation, gegen Gebärmuttererkrankungen, zur Erleichterung einer Geburt, für die Behandlung von Geburtsfolgen, gegen Geschwüre an den Brüsten und außerdem Anweisungen zur kosmetischen Verkleinerung der Brüste.

Im Zusammenhang mit den hier kurz beschriebenen Rezeptsammlungen ist das bereits edierte *Speyrer Frauenbüchlein* zu erwähnen, das in sechs größere Abschnitte gegliedert und inhaltlich vergleichbar ist.[117]

3. Daneben sind Kompilationen zu einem Thema, z. B. Menstruationsstörungen, oder zu wenigen Schwerpunktthemen überliefert.

Der Berliner Kodex Ms. germ. oct. 121 tradiert Rezepte zur Anregung und Beendigung der Menstruation sowie zur Erhöhung der Empfängnisbereitschaft.[118] Die Münchener Handschrift Cgm 249 enthält unter dem Titel *De mulieribus* therapeutische Anweisungen zur Behandlung von Brustentzündungen und -geschwüren, zur Anregung der Milchproduktion nach einer Geburt und zur Geburtserleichterung. Im Codex S 414 der ZB Solothurn sind neben elf Rezepten zur Beendigung der zu lange andauernden Menstrution drei Rezepte gegen geschwollene Brüste tradiert. In der ÖNB Wien befindet sich der Cod. 3007, der sechs Zeichen auflistet, die auf eine eingetretene Schwangerschaft hindeuten. Anschließend enthält er einige Einzelrezepte gegen weibliche Unkeuschheit, zur Einleitung einer Geburt und zur Feststellung einer Totgeburt. Der Stuttgarter Cod. med. 4° 24 und seine Parallelüberlieferungen bieten den *Traktat über die Menstruation*, der sich als Auszug aus Pseudo-Trotula erwies.[119]

Allen hier beschriebenen Kompilationen ist gemeinsam, daß in ihnen die gleichen Rezepte oftmals parallel überliefert sind. Dieser Befund läßt sich mit den mittelalterlichen Übersetzungs- und Kompilationspraktiken erklären. In den meisten Fällen unterscheiden sich die Rezeptsammlungen hinsichtlich der Kombinationsprinzipien. Dazu kommt die Streuüberlieferung von Rezepten, die nur einmal oder sehr selten tradiert werden.

## 1.3 Traktate

Die beiden einzigen Vertreter dieser Gruppe, die ich ermitteln konnte, sind der Traktat *Von der Natur der Frauen und ihren Krankheiten* und der *Traktat von Empfängnis und Geburt*. Beide Texte sind in Kruse, Verborgene Heilkünste, ediert.[120]

a) Der Traktat *Von der Natur der Frauen und Ihren Krankheiten* (s.
S. 228–260) ist als erster Teil eines medizinischen Faszikels innerhalb
der Handschrift Ms. germ. fol. 1069 konzipiert worden, der mit Rezepten zur Wundbehandlung, zur Herstellung von Salben, Pflastern,
Ölen und gebrannten Wässern etc. fortgesetzt wird.[121] Darauf verweist die rote Blattzählung: Sie beginnt auf Bl. 1 des Traktats und ist
bis zum Ende der Handschrift ausgeführt. Der Traktat ist außerdem
als erster Teil einer frauenheilkundlichen Textgruppe in der Handschrift geschrieben worden: Der Kurztraktat *Sieben Erklärungen zur
weiblichen Sexualität und zur Reproduktion* (Bl. 196^{va}-197^{vb}) ist ebenso
wie die frauenheilkundlichen Rezepte, die ihm vorangestellt sind
(Bl. 196^{rab}), ein Nachtrag (s. S. 221–228). Die Blätter 196 und 197[122]
wurden von einer anderen Hand als der Haupthand geschrieben. Die
nachgetragenen frauenheilkundlichen Rezepte könnten von einem
Vorbesitzer oder einer Vorbesitzerin in dem Bestreben zu Papier gebracht worden sein, den gynäkologisch-obstetrischen Traktat durch
zusätzliche, inhaltlich passende Texte zu ergänzen. Die Blätter, auf
denen sie sich befinden, waren freigeblieben, weil das vorher für diesen Teil der Handschrift vorgesehene Glossar lateinischer und deutscher Pflanzennamen nicht vollendet wurde. Nach der ursprünglichen
Konzeption wäre direkt im Anschluß an das vollständig ausgeführte
Glossar der Traktat *Von der Natur der Frauen und ihren Krankheiten* ge-
folgt.

Der Traktat *Von der Natur der Frauen und ihren Krankheiten* ist das
Kompilat eines anonymen Verfassers. Er beginnt mit einer Einleitung, in der die Themen Sexualität, Empfängnis, Schwangerschaft
und Geburt, Frauenkrankheiten und die menschlichen Temperamente
behandelt werden (Bl. 198^r-200^v). Als medizinische Autoritäten werden hier Galen, Trotula und Albertus Magnus genannt. Daneben erscheint als zusätzliche Quelle ein Text namens *Matrix Constantino*. Die
Adressaten des Traktats sind Eheleute. Der Einleitung zufolge sollte
ihnen ein besseres Verständnis der biologischen Vorgänge im weiblichen Körper vermittelt werden, um ihren Umgang miteinander zu
erleichtern. Der Text zielt auf die Zeugung von gesunden Nachkommen in der Ehe.

Die Ausführungen beginnen mit einer Erklärung der „Zweisamentheorie" (vgl. Kapitel 8.2) und erwähnen die Rückenlage der Frau
als optimale Zeugungsposition. Anschließend werden Merkmale am
weiblichen Körper, die auf die Empfängnis einer Tochter bzw. eines

Sohnes hindeuten, und Schwangerschaftszeichen beschrieben. Eine
Erklärung des Aufbaus der Gebärmutter nach dem Modell des ‚siebenkammerigen Uterus' (vgl. Kapitel 8.4.2) schließt sich an. Theorien
zur weiblichen Menstruation werden nachfolgend referiert: Der Einfluß der vier menschlichen Temperamente verursacht den unterschiedlichen Beginn der Monatsblutung bei Frauen. Es folgen zwei
abweichende Darstellungen der Kindsentwicklung im Mutterleib bis
zur Geburt und einige Theorien zur Entstehung von Mehrlingsschwangerschaften. Neben einer Theorie zur Bildung der Muttermilch und Anweisungen zur Wendung von Kindslagen im Mutterleib
werden Gründe für Totgeburten genannt. Unter dem Titel „Die gebresten der kinden" schließen sich Erklärungen körperlicher Mißbil-
dungen des Neugeborenen an. Verhaltensregeln für den Umgang mit
einer Schwangeren richten sich an Männer, um deren mögliches Fehlverhalten zu verhindern. In einer Gruppe sind vier unterschiedliche
„Zeichen" zusammengefaßt, die auf eine Schwangerschaft hindeuten.
Darauf folgt eine Schwangerschaftsprobe. Auf den Theorien von
Hippokrates (hier: Yppocras) basiert die Darstellung von Gründen
für die Unfruchtbarkeit von Ehepartnern. Die Darstellung beschließt
eine Fruchtbarkeitsprobe zur Ermittlung des sterilen Partners. Nun
folgen Anweisungen zur Behandlung der Hysterie und des Gebärmuttervorfalls durch die Scheide. Eine Gruppe von 13 Rezepten dient
zur Anregung der weiblichen Empfängnisfähigkeit. Auf diese folgen
19 Rezepte zur Therapie von Brusterkrankungen und Brustkrebs. Anschließend werden unterschiedliche Proben beschrieben: Erstens fünf
Proben zur Feststellung des Geschlechts eines Kindes im Mutterleib;
zweitens eine Probe, die darauf hinweisen soll, ob eine Frau sexuell
an Männern interessiert ist; drittens zwei Sterilitätsproben. Eine große
Gruppe von Rezepten ist der Beeinflussung der Menstruation gewidmet: 28 Rezepte sollen eine ausbleibende Monatsblutung einleiten;
zur Beendigung einer zu lange andauernden Menstruation werden 18
Rezepte aufgelistet. Anschließend folgen zwei Vorschläge zur Therapie des Weißflusses. Neben einem „Geburtsbrief" werden außerdem
medizinische und magische Rezepte zur Erleichterung einer Geburt
sowie Anweisungen zur Austreibung einer Totgeburt und zur Behandlung von Geburtsfolgen zu einer Gruppe von 13 Rezepten zusammengefaßt. Im Mittelpunkt der folgenden Darlegungen steht die
Behandlung einer Kindbetterin: Es werden neun Rezepte zur Selbstmedikation und zur Behandlung durch eine Hebamme referiert. Nun

folgen erneut zwei Anweisungen zur Austreibung von Totgeburten.
Die weiteren Rezepte behandeln eine Vielzahl von Themen: Sie umfassen Verhaltensregeln für die Schwangerschaft, Ausführungen über
die „kalte" und „heiße" Natur der Frauen, Rezepte gegen Schwellungen und Schmerzen im Bereich von Brust und Bauch, gegen unkeusche Begierden, wiederum zur Behandlung von Schmerzen und
Schwellungen im Uterus, gegen Begleiterscheinungen der Schwangerschaft und zur Anregung der Milchsekretion. Es folgen eine Schwangerschaftsprobe, eine Jungfrauenprobe und die Beschreibung eines
Amuletts zur Empfängnisverhütung. Darüber hinaus sind therapeutische Maßnahmen zur Kräftigung eines Kindes im Mutterleib enthalten, zur Festigung der Brüste, gegen Ermüdungserscheinungen nach
dem Beischlaf und Körpergeruch. Die letzten sieben Rezepte dienen
der Behandlung von Kinderkrankheiten.

Wie diese kurze Inhaltsbeschreibung zeigt, bietet der Traktat *Von
der Natur der Frauen und ihren Krankheiten* eine Vielzahl therapeutischer
Maßnahmen zur Behandlung von Frauenkrankheiten sowie für
Schwangerschaft und Geburt. Dabei werden Rezepte zu einem
Thema zu Gruppen zusammengefaßt. Die Therapeutin oder, im Falle
einer Eigenmedikation, die Frau selbst konnte zwischen mehreren
Rezepten wählen, falls z. B. ein Arzneigrundstoff nicht vorhanden
war.

Insgesamt wirkt der Aufbau des Traktats sehr handlungsorientiert.
Meines Erachtens stellt sich deshalb die Frage, ob ein Text dieser Art
wirklich in erster Linie dem Verständnis von Eheleuten dienen sollte,
wie es die Einleitung nahelegt, oder ob er wegen seines verständnis-
und praxisorientierten Inhalts nicht darüber hinaus besonders für
Hebammen bzw. zur Eigenbehandlung von Frauen von Bedeutung
war. Für den Eindruck der Praxisnähe dieses Traktats spricht auch
die Kombination mit den in Ms. germ. fol. 1069 mitüberlieferten
Texten, die Behandlungsmethoden für eine Vielzahl von Erkrankungen bieten und von hohem Gebrauchswert gewesen sein müssen. Er
hätte sich, ähnlich wie das bereits erwähnte *Frauenbüchlein* Pseudo-
Ortolfs, das auf eine anonyme handschriftliche Textfassung zurückgeht,[123] für eine Drucklegung geeignet.

b) Auch im Falle des *Traktats von Empfängnis und Geburt*[124] ist der
Überlieferungskontext von Relevanz, denn dieser Traktat wird ebenfalls zusammen mit anderen Texten und Rezeptgruppen gynäkolo-

gisch-obstetrischen Inhalts überliefert. Vorangestellt sind ihm Therapievorschläge zu folgenden Themen: Auf ein Rezept, das die Milchsekretion in der Stillperiode anregen soll, folgen eine Sterilitätsprobe und die Beschreibung von Maßnahmen zur Steigerung der Empfängnisbereitschaft. Weitere Rezepte sollen die übermäßige sexuelle Lust dämpfen, körperliche Erschöpfungszustände nach dem Beischlaf kurieren und die Impotenz beheben. Andere dienen zur Behandlung von Unterleibsbeschwerden (Koliken) bei Frauen und Männern, weitere zur Erhöhung der Fruchtbarkeit, zur Anregung bzw. Beendigung der Menstruation und zur Reinigung der Gebärmutter. Im Anschluß daran sind mehrere Rezepte für die Erleichterung einer Geburt überliefert. Nun folgen zwei Rezepte, die nicht der Therapie von Frauenleiden gewidmet sind: Das erste soll die Gedächtnisfähigkeit von Kindern steigern, das zweite ein Kind zum Nachahmen von Vogelstimmen befähigen. Den Abschluß dieser Textgruppe bildet ein Gebärmuttersegen.

In der Vorrede des *Traktats von Empfängnis und Geburt* werden als Quellen das Buch Genesis der Bibel und naturwissenschaftliche Schriften genannt. Einleitend werden sieben Gründe aufgezählt, die die Empfängnis eines Kindes verhindern können: die Krankheit von Mann oder Frau, das jugendliche Alter der Partner, übermäßiges Essen und Trinken, Zorn und Traurigkeit, schlechte Ernährung, übermäßige Unkeuschheit, Frauenkrankheiten und „Verwahrlosung" im Kindbett. Kurze Ausführungen, die im Anschluß daran folgen, warnen vor dem Beischlaf mit einer Frischentbundenen, da diese dadurch der Empfängnisfähigkeit beraubt werden könne. Verwerflich sei außerdem der Geschlechtsverkehr mit Toten, denn er schädige Leib und Seele.

Eine Passage nach diesen mahnenden Hinweisen gibt unter dem Titel „Da peÿ vindet man war von ein mensch kümpt" Beschreibungen zur Entstehung des Menschen: erstens die Geburt Adams aus Lehm, zweitens die Geburt Evas aus Adams Rippe, drittens die jungfräuliche Geburt Jesu Christi und viertens die Geburt, die allen Menschen gemeinsam ist. Diese entstehe aus der Zeugung durch Vater und Mutter. Das Leben des Menschen wird den Ausführungen zufolge durch die vier Elemente sowie durch die Einwirkung der Planeten, Sterne und Tierkreiszeichen und den Geburtstermin beeinflußt. Im weiteren werden die Stadien der Kindsbildung im Mutterleib beschrieben; Rezepte zur Kinderheilkunde schließen sich an. Weitere

Erklärungen stellen dar, in welchen Körperteilen charakterliche und physische Eigenschaften des Menschen lokalisiert sind.

Auf diese Ausführungen folgen frauenheilkundlich-geburtshilfliche Rezepte: Nach einer Sterilitätsprobe werden Rezepte zur Erhöhung der Empfängnisbereitschaft, zur Einleitung einer Geburt und zur Wendung von Kindslagen im Mutterleib und Therapievorschläge zur Behandlung von Ohnmachten überliefert. Außerdem werden Ernährungsregeln für Säugling und Kindbetterin sowie Verhaltensregeln zur Behandlung von Koliken, von Geburtsfolgen, von Brustkrebs und Geschwüren in oder an den Brüsten gegeben. Der Traktat ist allerdings nicht systematisch aufgebaut, was den Zugriff auf die Rezepte erleichtert hätte: Nach Anweisungen für den Geburtsverlauf folgen Ratschläge für die Zeit vor der Geburt. Der *Traktat von Empfängnis und Geburt* will als Lehrschrift verstanden werden, die sich direkt an Hebammen wendet.[125]

Eine weitere gynäkologisch-obstetrische Rezeptsammlung mit einleitender Vorrede schließt sich an.[126] Dieser zufolge stammen die nachfolgenden Rezepte aus griechischen medizinischen Schriften. Sie wurden ins Lateinische übersetzt und schließlich in die Landessprache übertragen. In der Vorrede heißt es, der Fortbestand der Menschheit sei auf die Gebärfähigkeit der Frauen zurückzuführen: Durch die mangelnde Einsicht in die Funktionen des weiblichen Organismus und die körperliche Überlastung der Frauen könnten Krankheiten entstehen. Auch überschätzten Frauen ihre schwache und anfällige Konstitution, oder sie hätten „grobe" Ehemänner, die sie nicht schonen würden. Die Rezepte dienen zur Behandlung folgender Leiden: Hysterie, Gebärmutterschmerzen, ausbleibender Menstruation, zerrissener Gebärmutter als Geburtsfolge. Andere Rezepte sind der Therapie von Menstruationsstörungen gewidmet, sie sollen Kopf- und Gebärmutterschmerzen beheben und die Empfängnisbereitschaft erhöhen. Weitere frauenheilkundliche Rezepte folgen.[127]

c) Ein Vergleich des *Traktats von Empfängnis und Geburt* mit dem Traktat *Von der Natur der Frauen und ihren Krankheiten* und ihres Überlieferungskontextes läßt folgende Gemeinsamkeiten und Unterschiede hervortreten: Beide Texte werden zusammen mit ergänzenden Kompilationen gynäkologisch-obstetrischer Rezepte tradiert, die das Bestreben der Kompilatoren bzw. der Vorbesitzer erkennen lassen, möglichst umfassendes Wissen in Rezeptform zusammenzustellen. Im

*Traktat von Empfängnis und Geburt* werden die antiken Theorien zur Erklärung der Reproduktion, zum Aufbau des Uterus, zur Entstehung der Menstruation etc. nicht genauer ausgeführt. Der Traktat *Von der Natur der Frauen und ihren Krankheiten* bietet dagegen eine Einführung in die Theorien, die zum Verständnis des zeitgenössischen Kenntnisstandes im Bereich Frauenheilkunde und Geburtshilfe beitrugen. Die theoretischen Passagen des Traktats *Von Empfängnis und Geburt* beschränken sich neben knappen Verweisen auf das Buch Genesis und die Geburt Adams, Evas und Jesu Christi auf die Erwähnung astronomischer Einflüsse. Theorien zur Kindsentwicklung im Mutterleib werden ausführlich dargestellt. Die Vielfalt der mitüberlieferten frauenheilkundlich-geburtshilflichen Rezepte macht im Vergleich mit dem Textbestand des Traktats *Von der Natur der Frauen und ihren Krankheiten* ebenfalls einen praxisbezogenen und handlungsorientierten Eindruck. Beide Traktate sind Vertreter der Kompendienliteratur, d. h., sie wurden nicht insgesamt aus einer älteren lateinischen Quelle übernommen, sondern, wie es auch die Vorreden belegen, aus unterschiedlichen Texten kompiliert. Sie sind somit vergleichbar mit dem mittelniederländischen gynäkologisch-obstetrischen Kodex GKS. 1657 der Königlichen Bibliothek Kopenhagen, den Brigitte Kusche als eigenständigen Text charakterisiert, der für den praktischen Gebrauch bestimmt war.[128]

## 1.4 Segen

Sowohl innerhalb der frauenheilkundlichen Traktate als auch in den Rezeptsammlungen finden sich kleinere Textformen, wie Segen und Zaubersprüche, die besonders in der Geburtspraxis und zur Behandlung von Unterleibserkrankungen angewendet wurden. Die überlieferten Beispiele, die unten in einer repräsentativen Auswahl vorgestellt werden, verweisen darauf, daß es in der mittelalterlichen Geburtshilfe Strukturen mentaler und sozialer Art gab, die sich stark von heutigen Gepflogenheiten unterschieden.[129] Auch religiöse Faktoren spielten eine wichtige Rolle.[130] In einer Handschrift des 15. Jahrhunderts ist eine Anweisung überliefert, nach der Frauen zur Beendigung einer zu lange dauernden Menstruation ein Stück Papier auf den

Scheitel gelegt werden sollte, auf welchem die aus der christlichen Liturgie stammenden Worte „durch Christus, mit Christus, in Christus" notiert waren. Sie sollten den gewünschten Heilerfolg bringen:

Ein andrew chunst + per christum + cum christo + in christo + die wort leg auff die schaidel des haubts so verstelstw es pald.[131]

Der Glaube an die Wirksamkeit von Segen[132] gegen Gebärmuttererkrankungen und zur Erleichterung einer Geburt war, wie es eine große Zahl von erhaltenen Vertretern der Textgattung belegt, weit verbreitet. Im *Corpus der deutschen Segen und Beschwörungsformeln* im Institut für deutsche Volkskunde der Deutschen Akademie der Wissenschaften Berlin sind 28 000 Segen erfaßt. 128 von diesen sind Gebärmuttersegen, deren deutliche Mehrzahl von 71,5% magische Typen repräsentiert, im Gegensatz zu 28,5% Segen mit religiöser Ausrichtung.[133]

Christliche Heilige wurden in den Segen als Fürsprecher angerufen. Eine herausgehobene Stellung nahm die Jungfrau Maria ein, die im Laufe des Mittelalters zur wichtigsten Fürsprecherin der Schwangeren und Kranken avancierte.[134] Ihre Geburt und Mutterschaft weist in der religiösen Ikonographie idealtypische Züge auf.[135] Hier verschwimmen die Grenzen zwischen Volksmagie und Gebet, denn „wo der Segen durch seine Worte einen magischen Zwang ausüben will, da gilt dieser weit weniger einem eigentlichen Objekt, dem Menschen, als vielmehr der höheren Macht, die dazu gebracht werden soll, Hilfe zu spenden".[136] Medizinische Behandlungsformen dieser Art zählen – nach heutiger Klassifikation – zur sogenannten „Naturmagie", die während des 14. und 15. Jahrhunderts in der europäischen Kultur fest etabliert war. „Naturmagie" und „schwarze oder dämonistische Magie" sind folgendermaßen voneinander abzugrenzen: „Etwas vereinfachend kann man sagen, daß die Intellektuellen im europäischen Mittelalter zwei Formen der Magie unterschieden: die eine ging mit natürlichen, die andere mit dämonischen Kräften um. Naturmagie war Teil der Wissenschaft, und nicht etwas ihr Entgegengesetztes. Sie war jener Zweig der Wissenschaft, der sich mit den ‚okkulten', den verborgenen Kräften (‚virtutes') in der Natur beschäftigte. Die dämonistische Magie war nicht prinzipiell vom Bereich des Religiösen abgegrenzt, sie galt vielmehr als pervertierte Religion, die sich von Gott abgewandt hatte und von den bösen Geistern Hilfe für alle menschlichen Nöte erhoffte."[137] Die beiden Arten der Magie wurden seit dem

13. Jahrhundert voneinander unterschieden. Seit dieser Zeit wurde es darüber hinaus üblich, zur „Magie" neben unterschiedlichen Arten der Weissagung auch Praktiken mit materieller Wirkung, also beispielsweise Heilverfahren, zu zählen. Magische Handlungen wurden nicht von einer bestimmten Bevölkerungsgruppe, also speziellen „Magiern" praktiziert, sondern von Mönchen und Priestern, von Akademikerärzten, Wundärzten und Hebammen, genauso wie von Heilkundigen ohne spezielle Ausbildung und von Wahrsagern.[138]

Zwei Arten von Segen, die in der Frauenheilkunde und Geburtshilfe des Mittelalters angewendet wurden, werden nachfolgend vorgestellt: Gebärmuttersegen und Segen zur Erleichterung einer Geburt. Sie sind einzeln in medizinischen Handschriften überliefert oder in ein frauenheilkundliches Textgefüge eingebunden. Da bisher eine zusammenfassende Untersuchung zu den Überlieferungsträgern dieser Textgattung fehlt, werden sie in den Handschriftenkatalogen und in wenigen publizierten Beispielen mit verschiedenen Bezeichnungen wie „Geburtsbrief", „Geburtsformel", „Gebärmuttersegen", „Spruch gegen Unfruchtbarkeit", „Marien-Geburtsamulett" oder „Geburtszauber" umschrieben.

Der älteste edierte Text aus dem 10. Jahrhundert ist in der medizinischen Pergamenthandschrift 752 der Stiftsbibliothek St. Gallen überliefert.[139] In einem anderen, bisher unedierten Text heißt es, der Segen sei gut für die Gebärmutter und habe sich oft bewährt. Er solle nüchtern dreimal im Beisein der kranken Frau gesprochen werden und ebensooft fünf Vaterunser. Dem hl. Erasin, womit wahrscheinlich der Märtyrer Erasmus gemeint ist, der als Helfer gegen Unterleibsleiden angesehen wurde, müsse ein Opfer dargebracht werden. Diesen Gebärmuttersegen charakterisiert die häufige Wiederholung des Namens der Gebärmutter (lat. „matrix"), ein Effekt, der eine Verstärkung des Appells bewirken sollte:

Der hernach geschriben segen ist guet für die permueter vnd ist oft pewärt man sol in dreistund nüechter sprechen ob der frawen vnd alls oft fünf pater noster vnd Sand erasin gib ain opfer das ist pewärt

Jn nomine patris et filÿ et Spiritus sancti domine deus pater medice celestis cui assistunt angeli cum magno tremore futturre mihi famule tue .N. Amen + matrix + matrix + matrix + matrix + matrix + Ruffa matrix Vermosa matrix Capitoma matrix pulmosa matrix Sanguinea matrix Splenetica matrix frenetica matrix demoniaca matrix materne que habes CCC⁰ˢ Sexaginta quinque notas que habes Sexaginta horas coniuro te matrix per dominum meum Jhesum Christum per Sanctam

Mariam virginem matrem eius vt colicos tronos et reuertaris in locum tuum vbi te deus condidit et creauit sine molestia corporis .N. et non monearis cum iracundia coniuro te + per deum verum + per deum vivum + per deum sanctum + qui Seculi constituit dies qui dignatus facere arenam maris .qui. fundauit terram. de limo terre .qui. formauit hominez ad ẏmaginem et similitudinem suam et non collum non oculos non aures non dentes non viscera non scapulos non pectus non dorsum non stomachum non cor non gecur [Verschreibung: gemeint ist „iecur", Leber] non intestina non gibias non talos non vngues non ullum membrum obrumpas + coniuro te matrix per nomen dei terribile quod nemo stit usoz in hodiernum diem vt te non moueas cum iracundia vt eas in locum vbi te deus condidit sine molestia famule tue .N. corpus istius vt famule dei .N. sit sana per verba omnipotencie tue + dominē deus qui condi[di]sti gion qui creasti phison [Genesis 2,13] toẏ et chirani flumen vrdani sana et salua famulam tuum amen .v. pater noster tantum Aue Maria trina vice ĸ.[140]

Schon in der Antike wird die Gebärmutter mit einem Tier verglichen. Platon nennt sie ein lebendiges Gebilde, das sich im weiblichen Körper hin und her bewege.[141] Im Mittelalter und bis in die Neuzeit wurde der Uterus als Kröte imaginiert.[142] Es herrschte die Auffassung, die Gebärmutter sei wie eine Kröte in einer dunklen feuchten Grotte in der weiblichen Körperhöhle situiert, könne sich von ihrem Platz bewegen oder im Körper aufsteigen und so Schmerzen hervorrufen. Zur möglichen Erklärung dieser Analogie von Tier und Organ des weiblichen Körpers kann auf die Fähigkeit der Kröten, sich aufzublähen, verwiesen werden, was sich mit den Eigenschaften der Gebärmutter während der Schwangerschaft deckt. Außerdem ist das feuchte „Biotop" der Gebärmutter und der Lebensraum der Kröten vergleichbar. Die von den Wanderungen des Uterus im weiblichen Körper ausgelösten Störungen werden schon in den hippokratischen Schriften mit dem Krankheitsbild der Hysterie umschrieben.[143]

Ein zweiter, bisher unedierter Gebärmuttersegen in einer Handschrift aus der 2. Hälfte des 15. Jahrhunderts weist Elemente einer Beschwörung auf. Der Sprecher oder die Sprecherin führt die eigene Person in der Benutzung der „Ich-Formel" nach dem Muster „Ich beschwöre dich" oder „Ich gebiete dir" als Autorität gegenüber dem Objekt des Spruchs ein und versucht dieser als böse angesehenen Macht den eigenen Willen aufzuzwingen.[144] Der Gebärmutter wird, unter Verweis auf die Macht und Kraft Gottes, geboten, sich an ihren Platz zu begeben und sich nicht mehr von dort fortzubewegen. Wenn sie sich rege, würde das den Tod der Frau hervorrufen, der sie innewohne (an dieser Stelle ist der Name der Frau einzufügen). Beide würden in ein Grab gebettet, das sie bis zum Jüngsten Tag nicht mehr verlassen könnten. Auch die Anwendung der Beschwörungsformel ist nachfolgend beschrieben. Der Unterbauch der Kranken (in den Handschriftentexten häufig mit dem Terminus „Nabel" umschrieben) solle fest in die Hand genommen und der Segensspruch und das Vaterunser dreimal nacheinander gesprochen werden:

> Fur die mueter
>
> „Ich peut dir, permueter, bey der macht vnd bey der heyligen gottes kraft, das du dich legest vnd nit mer regest, dan regest du dich, so stirbt N., so legt man euch pede in ain grab, da müst ir in ligen bis an den jungsten tag".
> Du solt der frawen nabel stargk in die hant nemen vnd den segen drey malen daruber sprechen vnd als oft i pater noster.[145]

Durch die kräftige Berührung der Außenseite des Körpers an der Stelle, an der sich die Gebärmutter befindet, wird der Beschwörung zusätzlicher Nachdruck verliehen, ebenso wie durch die dreimalige Wiederholung des Segens und des Vaterunsers.

Da die Kröte im Volksglauben als dämonisches Tier mit zauberhafter Kraft angesehen wurde,[146] konnte die Vorstellung von ihrer Existenz im weiblichen Körper als Erklärung für Schmerzen jeglicher Art im Unterleib, beispielsweise auch Koliken, instrumentalisiert werden.[147] In medizinischen Texten des 15. Jahrhunderts wird die Vorstellung erwähnt, eine Gebärmutter könne sowohl bei Frauen als auch bei Männern Schmerzen im Unterleib auslösen. Auch ein vermeintlich eigenständiges männliches Organ, der sogenannte „Bärvater", „ein Seitenstück zur (Ge-)Bärmutter – von welchem die Kolik ausgehen soll",[148] diente als Erklärung für Unterleibsbeschwerden, die aus mangelnden anatomischen Kenntnissen resultierte. So verwundert es nicht, wenn es in einer Handschrift heißt, das Rezept diene zur Behandlung der Gebärmutter bei Frauen und Männern: „Für die mûter frawen vnd mannen".[149] Seit dem 16. Jahrhundert sind in den Wallfahrtskirchen von Kärnten, der Steiermark und Nordtirol, Ober-und Niederbayern, Württemberg, der Schweiz und dem Elsaß sogenannte „Bärmutterkröten" aus Holz, Wachs und Metall geopfert worden – und zwar von Frauen und Männern.[150] Daß auch Männer Votivkröten spendeten, läßt sich an Eintragungen in den Mirakelbüchern der Wallfahrtsorte ablesen. Sie wurden bei Unterleibserkrankungen bestimmten Heiligen wie Maria oder dem hl. Leonhard geopfert, um mit ihrer Hilfe die körperlichen Leiden zu heilen. Wie verbreitet die Vorstellung von einem dem Menschen innewohnenden, krankheitsauslösenden Tier war und wie lange diese nachwirkte, belegt eine

Aussage aus dem 17. Jahrhundert: Ein im Jahre 1628 als Zeuge vor
Gericht vernommener Fuhrmann aus Köln, der die merkwürdigen
Schmerzen seiner Dienstmagd beschreiben sollte, gab zu Protokoll,
„daß sie fünf Tage vor Schmerzen gekreischt habe, ‚als wan ihre ein
lebendiges thier im leib were'."[151] Es galt also, dieses Tier zu besänfti-
gen und auf seinen Platz zu verweisen.

Neben den Gebärmuttersegen, in denen antike Vorstellungen mit
christlichen Glaubensinhalten verbunden sind und die der Schmerz-
linderung dienen sollten, gibt es andere Segenssprüche, die zum
Schutz und zur Erleichterung einer Geburt Anwendung fanden. Sie
wurden auf einen Zettel o. ä. geschrieben oder vor der Geburt gesprochen. Inhaltlich ähnliche oder identische Segen wurden geschrieben oder gesprochen benutzt, doch gibt die Indikation in den unterschiedlichen Überlieferungen jeweils nur eine Anwendungsmöglich-
keit an. Der denkbare Hinweis, ein Segen könne sowohl in geschrie-
bener als auch in gesprochener Form wirksam sein, konnte nicht
nachgewiesen werden.

a) Segen in schriftlicher Form
In schriftlicher Form liegen die sogenannten „Geburtsbriefe" (lat.
„litterae") vor: Der Segensspruch wurde auf ein Stück Papier oder
Pergament geschrieben und am Körper der Gebärenden befestigt.
Auf diese Weise konnte er auch von Analphabetinnen zur Unterstützung der Geburt herangezogen werden. Lateinische oder deutsche
Einleitungen der Texte, die über das Medium „Geburtsbrief" Wirkung zeigen sollten, geben an, auf welchen Teil des Körpers er gelegt
werden solle und daß er nach Beendigung der Geburt wieder entfernt
werden müsse.

Der hl. Leonhard und der hl. Martin galten als Helfer von unfruchtbaren Frauen und Beistand bei Geburten. Weitere Heilige, die
bei Unfruchtbarkeit und Schwangerschaft angerufen wurden, waren
die hl. Anna Maria und die drei Jungfrauen aus dem Gefolge der hl.
Ursula, Einbet, Warbet, Wilbet.[152] Leonhard und die Märtyrerinnen
Agatha und Barbara werden im folgenden Segen als Fürsprecher/
innen angerufen, damit das Kind das Licht der Welt erblicken und die
Geburt ohne große Schmerzen („wetage") vonstatten gehen könne:

Jtem ain anders wann ain fraw arbait zü ainem kind ĸ
So schreib ain brief den sol den das weib vmb den leib gürten oder jnderhalben
des knies vmb das pain vnd zü hand wenn si gepert So soll man jn wider von dan

thuen Elisabett gepor Johannem Anna Mariam dÿ Junckfraw Maria gepor Jhesum
Christum an allen schmertzen jo mensch dw seist ain knabl oder ain dierndl wer
dw pist durch den namen Jhesu Christi vnsers herrn vnd durch das verdienn der
ewigen vnd wirdigen junckfraw gottes gepererin Maria vnd durch dÿ hilf des lieben
herrn sand Lienhart des heiligen peichtigers vnd durch des gepets sand Agatha der
junchfraw vnd deiner martrarjn vnd sand Warbara der junckfraw vnd martrarin dw
kind ge herfur auf das das dw magst gesehen das liecht des lebens / da got geporen
wart da waich aller wetagen.[153]

Dieser Segen geht in seinen Grundzügen auf eine ursprünglich lateinische Form zurück, die sich, wie auch anschließend wiedergegebene
Beispiele zeigen, in vielen Segen wiederholt:

> De uiro uir, uirgo de virgine. Vicit leo de tribu Iuda, radix Dauid [Offenbarung
> 5,5]. Maria peperit Christum, Elisabet sterilis Iohannem Baptistam. Adiuro te, in-
> fans, per patrem et filium et spiritum sanctum, siue sis masculus an femina, ut
> exeas de uulua ista. Exinanite. Exinanite [Psalm 136,7].[154]

Auch dem Text der folgenden Anweisung liegt eine Bibelstelle (Mt
9,20 – 21) zugrunde:

> Jtem also do vnser herre Jhesus Cristus betwang den flus des blûttes des siechen
> wibs also betwinge ich den flus des wibes vnd sin blût vnser her Jhesus Cristus
> spricht + o crux admirabilis + generacio mulieris + restitucio sanitatis et sÿ teti-
> gero fimbriam vestimenti eius salua esse potero abinfirmitate mea.[155]

Schriftlich angewendet erhält der Segen die schützende Funktion eines Talismans oder Amuletts, die sich auf das Nicht-Materielle, d. h.
Seele und Geist eines Menschen, bezieht und apotropäisch wirkt.[156]
In der Literatur sind die Bezeichnungen Amulett und Talisman nicht
genau definiert und werden häufig synonym verwendet. Nach manchen Definitionen zeichnet sich der Talisman durch das geschriebene
Wort aus, während Amulette in vielfältiger Form erscheinen können.[157] Bei der „Ligatur", einer Heilungsform mit Amuletten und
Talismanen, werden magische Objekte, wie Pflanzenteile, das Stück
eines Tierkörpers oder ein Stein, offen oder verborgen am menschlichen Körper getragen.[158] Handelte es sich um Schriftstücke, war es
wichtig, die vorgegebene Wortfolge des Segens genau einzuhalten,
damit er seine Wirkung entfalten konnte.[159] Ein einprägsamer lateinischer Segensspruch lautet: „Ad partem + Christus + pax +
Christus + pax + Christus + pax + Christus in utero +."[160] Bibelzitate wurden von allen Bevölkerungsschichten als Texte auf Talismanen zur Abwendung von Krankheiten und allen negativen Einflüssen
verwendet.[161] Im Traktat *Von der Natur der Frauen und ihren Krankheiten*

ist beispielsweise ein Bibelzitat als Segensspruch überliefert.[162] Benutzte Originalamulette und Talismane aus dem Mittelalter sind äußerst selten erhalten.[163] Ein altfranzösisches, um 1300 entstandenes Beispiel lautet:

> Quant fame enfantera metes ces brief sou lui;
> Celle escapera vive, et ses frus autresi.
> Li papes fu de Roume ki le traita et fist;
> Jhesu Cris [!] en ait l'ame en son saint paradis.
> Et nos pechies pardoinst et nos doinst boinne fin.[164]

Die Übersetzung lautet sinngemäß:

> Wenn die Frau gebiert, lege dieses Schreiben unter sie;
> Diese wird heil davonkommen und ihr Kind ebenso.
> Der Papst aus Rom machte es;
> Habe Jesus Christus seine Seele in seinem hl. Paradies.
> Und vergebe er uns die Sünden und gebe uns ein gutes Ende.

In der Geburtshilfe verwendeten die Frauen bis in die Neuzeit hinein nicht nur „Geburtsbriefe", sondern auch „Gebärgürtel",[165] die der Kreißenden unmittelbar vor dem Beginn der Geburt umgelegt und dann wieder entfernt wurden. Es konnte sich dabei um den Gürtel des Ehemannes oder einen anderen Gürtel handeln. Schon Plinius vertritt die Auffassung, der Fortgang einer Geburt könne durch das symbolische Umbinden und Lösen eines Gürtels beeinflußt werden. In Frankreich und Spanien umwanden die Geburtshelferinnen den Körper der Gebärenden mit einem Gürtel oder Band, an dem eine kleine Glocke befestigt war, und schlugen diese dreimal an.[166] Dreimaliges Glockenläuten galt als Zeichen zum Gebet für Frauen in Geburtsnöten.[167] Besonders in Frankreich waren die Gebärgürtel an die Verehrung der hl. Margareta gebunden, die als Schutzheilige der Gebärenden galt. Es herrschte die Auffassung, sie besäße den „lösenden" Gürtel. Die hl. Margareta, eine Jungfrau aus Antiochia, die sich weigerte, dem christlichen Glauben zu entsagen, betete vor ihrer Enthauptung für ihre Peiniger und für alle, „die ihr Gedächtnis anrufen würden, und fügte hinzu, welche Frau sie während einer gefährlichen Geburt anrufe, gebäre ein gesundes Kind. Daraufhin ertönte eine himmlische Stimme, die ihr verkündete, daß ihre Gebete erhört worden seien. Von da an galt sie als Schutzheilige der Gebärenden." Nach E. Richter bietet sich ein weiteres Deutungsmuster an: Während ihrer Gefangenschaft im Kerker erschien Margareta mehrmals der Versucher als riesiger Drache, der sie verschlang. Sie konnte den Leib des

Untiers öffnen, indem sie ein Kreuzzeichen schlug. Eine Analogie zum Verlassen des mütterlichen Körpers während der Geburt ist augenfällig.[168]

Andere Heilige, die wegen des Besitzes eines solchen Gürtels von Frauen in Kindsnöten angerufen wurden, waren die hl. Hildegundis, der hl. Licinius und die hl. Luitgard.[169] Teilweise waren die „Gebärgürtel" Heiligenreliquien, die in Klöstern aufbewahrt und für Geburten ausgeliehen wurden. Andere befanden sich im Besitz einzelner Familien, die sie von Generation zu Generation weitervererbten.[170]

Die zweite Variante eines „Gebärgürtels" konnte ein Gegenstand wie ein Stoff-, Papier- bzw. Pergamentstreifen sein, der ähnlich wie ein normaler Gürtel um den Leib der Schwangeren geschlungen wurde und wegen eines darauf geschriebenen Textes vielleicht zusätzlichen Schutz bieten sollte. Das Londoner Wellcome Ms. 632 scheint ein „Gebärgürtel" gewesen zu sein. Es ist ein Rotulus, d. h. ein aufgerollter Pergamentstreifen, der mit Rezepten beschrieben ist und starke Benutzungsspuren in Form von Abreibungen aufweist.[171] Sein Inhalt umfaßt Gebete und Anrufungen der hl. Julitta und ihres Sohnes Kyriakos sowie weitere Bittgebete, z. B. für eine sichere Entbindung. Nach der Heiligenlegende floh Julitta während der Diokletianischen Verfolgung mit ihrem dreijährigen Sohn Kyriakos nach Tarsos, wo sie enthauptet, ihr Kind auf dem Pflaster zerschmettert wurde.[172] Andere Texte auf Gebärgürteln wenden sich an Maria, Elisabeth, Verena und Margareta.[173]

In Mittel- und Südfrankreich wurden während der Geburten außerdem sogenannte „Geburtssäckchen" aus feinem Batist verwendet, in denen sich Zettel mit Bitten an Schutzheilige, vornehmlich an die hl. Margareta, befanden. Einem Geburtssäckchen aus der Gegend von Aurillac wurden vom 13. bis 18. Jahrhundert immer neue Gegenstände (neben Zetteln mit Segenssprüchen, Medaillons mit dem Bild der hl. Margareta, Rosenkranzperlen, Bänder, Wachsstückchen etc.) hinzugefügt.[174]

Ein kurzer Segen wurde auf besondere Art angewendet, für die ich nur diesen einen Beleg finden konnte. Jemand schrieb den Text mit Kreide in eine hölzerne Schüssel, aus der die Gebärende anschließend klares Wasser trinken sollte:

> [W]iss wer nimpt ain nũw vngebrucht schüssel von holcz vnd mit ainer krȳden ain crúcz dar jn macht von aim ortt bis an das ander vnd dar jn schribt mit der kriden die wortt Maria peperit et non doluit vnd jn die schüssel gússet ain rain

lutter wasser vnd welhe fraw das wasser trinckt an der zit so ir aller wirsest ist mit
der geburtt der misslingt númmer das ist dick bewert vnd als bald sÿ das wasser
trincket sÿ genist des kindes on grossen schmerczen Man sol jn die schússel schriben ain söllich figur mit aim krúcz als hie nach geschriben statt.[175]

Die nach der Anweisung zu zeichnende „Figur" stellt ein Quadrat
dar, das durch ein Kreuz in vier Bereiche gegliedert ist, in denen
einzelne Wörter des Spruchs „Maria gebar und litt keine Schmerzen"
stehen. In die vier Ecken des Quadrates sind drei Kreuze und eine
Glocke gezeichnet (vgl. Abb. 3). Die Berührung des Segensspruchs
mit dem Wasser, das anschließend getrunken werden sollte, ist besonders bemerkenswert, weil im Mittelalter die Auffassung bestand,
Amulette und Segen seien besonders wirksam, wenn sie als Medizin
eingenommen würden.[176]

Die Art der Anwendung erinnert an eine andere Quelle des
15. Jahrhunderts. In einem Brief aus dem Jahre 1474 bat Kurfürstin
Anna von Brandenburg die Herzogin Katharina von Sachsen um die
Übersendung einiger Reliquien, die sich in ihrem Besitz befanden:
Becher (hier „Kopf"), Gürtel und Löffel der hl. Elisabeth von Thüringen. Anna von Brandenburg benötigte diese für ihre zu Ostern
erwartete Entbindung:

Was wir liebs und guts vermogen, allezit zuvor. Hochgebornne furstin, liebe swiger.
Nachdem wir umb diese kunfftige Ostern warttend sein der gnaden gottes, unns
gnediglich und barmhertziglich zu entbinden, unns wie vergannges jares mit anle-
hen der heiligen frauen sannd Elssbethen kopf, gurteln und loffel durch euer liebe
zu besunder danckbarer fruntschaft getrostet sind, des wir auch dieser Zeit begird
und naygung haben von uch zu emphahen, bitten wir mit vleis fruntlich, euer liebe
wolle unns dieselben kopf, gurttel und loffel abermals leyhen und schicken, das
wir die zu ostern haben...[177]

Nachdem die Reliquien eingetroffen waren, schrieb Kurfürst Albrecht
von Brandenburg in einem Brief vom 11. April 1474, man habe den
Becher der hl. Elisabeth oftmals mit Wein gefüllt, der in andere Ge-
fäße gegossen worden sei, um ihn Frauen zukommen zu lassen, die
sich in „Kindsnöten" befanden.[178] Der Becher wirkte als „Kontaktre-
liqiue",[179] deren immanente Kräfte auf den Wein (eines der Sakramente) übergehen sollten. Zwischen 1469 und 1482 wurde die Reli-
quie auch mehrere Male bei Geburten im sächsischen Königshause
verwendet und außerdem an Freunde und Verwandte ausgeliehen.
Der Becher der hl. Elisabeth, der sich heute in Coburg befindet,
wurde um 1500 in der Schloßkirche in Wittenberg aufbewahrt und
soll sich, einem Bericht des Pfarrers Johannes Mathesius (1504–

wortt dar uber + adcrus + ijdrcus + adrcof +
adrcysta +

ist wer nimpt ain nüw omgebrucht schü-
sel von holtz vond mit ainer frijden ain crutz
dar jn macht von ainm ortt bis an das ander
vond dar jn schribt mit der frijden die wort
maria peperet et no doluit vond jn die schüssel
güsset ain rain lutter wasser vond welhe frau
das wasser trinkt an der zit so ne aller wonheit
ist mit der geburtt der unstüngt nümer dis ist
dick bewert vnd als bald sy das wasser bemecket
sy genist des kindes on grossen schmertzen dem sol
jn die schüssel schriben ain söllich figur mit ainm
crutz als hie nach geschriben statt

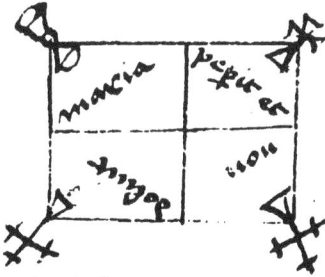

ten ain güt bad mgei wolfgelm d'wallis für
all hand gebresten Nach dem als er geschriben
hat sinen hamlichen frunden vond gesellen das zu
gesunthait güt ist also wer die das marck jn den
banen verdorret vnd wer die das blut jn den
andern verdorben von kelten oder von andern
gebresten so ist das wab bad nützer den das du
fürest uff oder jn der zu allen baden die kument
über schwebel vond über asant vond mach das
bad also. Jtt salbaij rutten wer mutt schwartz

170                                    165

Abb. 3: Formel für gute Geburt (mit Zeichnung)

1556) zufolge, 1541 im Besitz Martin Luthers befunden haben. Es handelt sich um ein dickwandiges Schliffglas mit der Tönung eines Rauchtopases, dessen ornamentale Verzierung inzwischen als „Lebensbaummotiv" gedeutet wird. Kunsthistoriker zählen das Glas zur Gruppe der sogenannten „Hedwigsgläser", da zwei andere Gläser dieser Art der hl. Hedwig (gest. 1243), Herzogin von Schlesien und Tante der hl. Elisabeth von Thüringen, gehört haben sollen. Zu seiner Provenienz werden unterschiedliche Theorien vertreten: Es wird u. a. auf Ähnlichkeiten mit Bergkristallarbeiten aus dem fatimidischen Ägypten verwiesen oder die Annahme geäußert, die Gläser könnten um 970 in Byzanz entstanden und Teile des Brautschatzes der Prinzessin Theophanu, der späteren Frau Kaiser Ottos II., gewesen sein. Auch der Gürtel der hl. Elisabeth wurde mehrmals verliehen; es ist anzunehmen, daß er als „Gebärgürtel" diente.[180]

## b) Segen in gesprochener Form

Arnald von Villanova (gest. 1331) kritisiert die Gewohnheit der Hebammen von Salerno, die vor dem Beginn der Geburt drei Pfefferkörner in der Hand hielten, über jedes den Segen: „Befreie, o Herr, diese Frau von den Schmerzen der Entbindung" murmelten und sie der Schwangeren in einem Getränk reichten. Anschließend sei von ihnen, neben dem Vaterunser, auch die magische Formel „Bizomie lamion lamium azerai vachina deus deus sabaoth / Benedictus qui venit in nomine Domine, osanna in excelsis" gesprochen worden.[181] Im Hinblick auf die Vielzahl der überlieferten lateinischen Segen ist es durchaus möglich, daß sie von Klerikern, die in erster Linie lateinkundig waren, vor dem Beginn einer Geburt im Beisein der Schwangeren gelesen wurden. In einem Segen, dessen Worte eine „sanfte Geburt" bewirken sollten, wird das Kind, egal ob Junge oder Mädchen, ob lebendig oder tot, bei Vater, Sohn und Heiligem Geist angerufen, so wie Lazarus sein Grab, den Mutterleib zu verlassen, um das Licht des Himmels zu sehen. Nach dem Gebet des Vaterunsers und des Ave Marias wird die Gottesmutter gebeten, als Fürsprecherin für die Schwangere einzutreten, damit diese ohne große Schmerzen gebären könne:

**Von der gebort der frawenñ**
WEnne eyne frawe geberñ sal So sal man deze wort sprechnñ sy gebert diste senffter Elizabet hot gebert Johannem den towffer Anna hot gebert Mariam dy mutter gotis des heren Maria hot gebert Jhesum Cristum ane wetagen Alzo beswere

ich dich kint bey deme + vater vnde bey deme + sone vnd bey dem heiligen + geste du sist eyn knecht adir megeteyn du sist lebendig adir tot das du her vz geest vnd sist an das licht des hymmels Llazare [!] Lazare kum her vz got tete dy grube off vnd grup en dor vz[182] vnd sprich eyn pater noster vnd Aue maria vnd eynen globen Dor noch sprich Maria hette Jesum geberet ane alle smercze Lazare kum her vz Cristus heysset dich Eyn newes geslechte wirt vom hymmel gesant vnd wart geoffenbart deme ertreiche adir wirt geoffenbart deme artreiche Maria mutter vnde mayth hymmel konigynne bitte vor disse .N. deyne dynerynne das sy senfte ane groze wetage gebere Amenn ꝛc.[183]

In einem ähnlichen Segen für eine „sanfte Niederkunft" wird Jesus Christus selbst als Helfer angerufen. Auch hier wird die „Frucht", egal ob es sich um Junge oder Mädchen („degen" oder „dirn") handelt, zum Verlassen des Mutterleibs aufgefordert, damit es den Schein des Himmels und die göttliche Schöpfung sehen könne. Obwohl es sich, nach den Strukturmerkmalen zu urteilen, um einen „Segen" handelt, wird das Kind im Mutterleib „beschworen", diesen zu verlassen. Die Art der Ansprache und der Überlieferungskontext dieses Segens, der zusammen mit einem Rezept zur Geburtserleichterung tradiert ist, deuten darauf hin, daß er von der Hebamme gesprochen werden sollte:

Wiltu der frawen helffen das sie schir vnd sanft nyder kumpt So sprich die wort Jtem So du einer frawen wilt bej gestenn So siehe zu der gepurd sol arbeitten So du gest yn ir gemach So spriche das sie es hore Anna gepar Mariam Maria gepar Jhesum Cristum Elisabet Gepar Johannem den tauffer Cristi Cilina gepar sanctum Remigium[184]. also gepirt die fraw ir kint on serr mit der hilff seyner guett der geparn ward on sere von der reynen junckfrawen Maria vnßer lieben frawen Bei ym so beswere ich dich du frucht jn dem leib der frawen du seist degen oder dirn Das du herauß kumpst vnd sehest den schein vnd schopfung die got gemacht hat Des helffe dir got der almechtig vnsser herre Jhesus Cristus Amen Aue Maria.[185]

Anhand der hier wiedergegebenen Textbeispiele läßt sich ersehen, daß es sich bei den Segen zum Schutz und zur Erleichterung einer Geburt um eine Textgattung handelt, die sich durch ähnliche Strukturmerkmale von Aufbau und Inhalt auszeichnet. Sie wurde ursprünglich lateinisch überliefert und später in die Volkssprachen übersetzt. Gemeinsames Element aller in den Handschriften tradierten Texte ist, daß sie aus einem christlich geprägten Kontext stammen und Bezüge zur Geburt Jesu durch die Jungfrau Maria sowie die Geburt Marias durch Anna herstellen. Oft tritt daneben ein Verweis auf die Geburt Johannes des Täufers. Als Schutzpatrone des zukünftigen Erdenbewohners fungieren neben Jesus Christus und Maria un-

terschiedliche Heilige, vornehmlich Märtyrer. Meistens wird das Kind
direkt zum Verlassen des Mutterleibs aufgefordert.

Die überlieferten Segen vermitteln ein eindringliches Bild von den
Ritualen zu Beginn einer Geburt: Sie wurden im Beisein der Gebärenden gesprochen oder in Form eines Amuletts an ihrem Körper befestigt und suggerierten ihr den Schutz höherer Mächte. Damit wird
ein fiktiver Bogen gespannt, der bei der Zeugung eines von Gott
gewollten Kindes beginnt, im Idealfall innerhalb einer nach christli-
chem Ritus vollzogenen Ehe. Dem Kind haucht Gott die Seele ein.
Während der Geburt wird es von ihm und den heiligen Fürsprechern
beschützt und anschließend durch die Taufe Teil der christlichen Gemeinde.

Der häufig lateinische Text der Gebärmuttersegen und der Segen zur
Geburtserleichterung sowie die biblischen Bezüge deuten darauf hin,
daß sie ursprünglich von Klerikern verfaßt und verbreitet wurden.
Seit dem Ende des 13. Jahrhunderts werden sie allerdings nicht mehr
in liturgischen, sondern nur noch in profanen Handschriften tradiert.[186] Es gibt Hinweise darauf, daß die Verwendung von „Geburts-
briefen", „Geburtssäckchen", Talismanen und Amuletten im Spätmittelalter vom Klerus abgelehnt wurde. Während einer Geburt sollten
nur Gebete gesprochen werden, die Aufstellung eines Kreuzes und
geweihter Kerzen war erlaubt und die Verwendung von Weihrauch
erwünscht.[187] Nach Françoise Loux fanden Hausentbindungen in
Frankreich bis ins 20. Jahrhundert in einer „religiösen Atmosphäre
statt: Man zündet Lichtmeßkerzen an und spricht Gebete".[188] Es ist
denkbar, daß sich die Kritik der Kleriker an den „abergläubischen"
geburtshilflichen Praktiken erst im Laufe des Spätmittelalters verfe-
stigte. Jakob Sprenger und Heinrich Institoris,[189] die Verfasser des
*Malleus maleficarum* (‚Hexenhammers') von 1487 stützen ihre Verurteilung dieser Alltagspraxis auf den Vorwurf, die Segen enthielten ge-
fälschte Bibelzitate. Nach Richard Kieckhefer sind damit wahrscheinlich apokryphe Texte gemeint. Die Verfasser des ‚Hexenhammers'
vertreten die Auffassung, daß allein Gottvertrauen in der Not helfe:
„Wenn aber jemand echte Stellen aus der Bibel abschreibe, so müsse
er sich davor hüten [...], eitle Hoffnungen auf die mechanische
Handlung oder auf bestimmte rein äußerliche Charakteristika und Be-
gleitumstände zu gründen, denn es hieße ja, daß er *in den Worten und
Zeichen* Macht vermute; er solle aber seine Aufmerksamkeit auf die

*Bedeutung* des Texts richten, nicht auf materielle Dinge". Kieckhefer
nennt Johannes von Frankfurt (gest. 1440) als weiteren Autor, der
seine Ablehnung des Gebrauchs von Segen schriftlich darlegte. Er
bestritt, daß diesen, anders als Kräutern oder Steinen, verborgene
göttliche Kräfte innewohnten. Weder die Bibel, noch die Heiligen
hätten ihren Gebrauch empfohlen, so daß sie nur von Dämonen verfaßt worden sein könnten oder wertloses Menschenwerk darstellten.
Seiner Beobachtung zufolge wendeten die Leute unterschiedliche
Segen zum gleichen Zweck an, obwohl immer wieder betont würde,
daß erst die Wiedergabe des genauen Wortlauts den Erfolg eines
Segensspruchs garantiere.[190] Unter Berücksichtigung der zitierten kri-
tischen Stimmen bekommen die Tilgungen der Segen und Zaubersprüche in der Handschrift Ms. germ. fol. 1069 der SBBPK Berlin,
Haus 2, eine besondere Bedeutung. Offensichtlich mißfielen sie einem Besitzer des 16. Jahrhunderts, der die Auffassungen der Inquisi-
toren teilte und alle einschlägigen Passagen unleserlich zu machen
versuchte. Einige Textstellen entgingen ihm allerdings (vgl. Kapitel
2.2.2).[191]

Auch in den *Trostbüchern* für schwangere und gebärende Frauen
wird die Auffassung vertreten, die Gebärenden sollten sich allein
Gottes Schutz anvertrauen und ihren möglichen Tod bei der Geburt
akzeptieren, da sie dadurch mit den Märtyrern im Himmel gleichge-
stellt würden. In einer um 1525 entstandenen Predigt äußert der Kölner Geistliche Nikolaus Simonis die Meinung, was könne es für eine
Frau Köstlicheres geben, als bei der Geburt eines von Gott gewollten
Kindes Not zu leiden und zu sterben:

> ¶ Also sal mann auch ein weyb trôsten / vnd wan sie ligen in kindes nôten / nit
> mit sant Margareten legenden / vnd andern nerrischen weiber werck vmbgeen /
> sunder ien also sagen. Gedenck liebe N. dastu ein weib bist / dis werck got an dir
> gefellet / trôste dich seines willens frôlich / vnnd laß jm sein recht an dir. Gib
> das kindt here / vnd thu dartzu mit aller macht / stirbestu drüber / so far hin
> wol dir. Denn du stirbest eygentlich im edeln werck / vnd gehorsam gottes. Ja
> wan du nit ein weyb werst / so solltestu ietzunt allein vmb diesses wercks willen
> wünschen / das du ein weyb werest / vnd so kôstlich in gottes werck vnd willen
> not leiden vnd sterben. Dan hie ist gottes wort / das dich also hat geschaffen /
> solche not in dir gepflanzet hatt.[192]

Daß „närrisches Weiber-Werk" wie Margaretenlegenden und mit Segenssprüchen beschriebene Gürtel diesem Kölner Kritiker zum Trotz
noch im 17. Jahrhundert gebräuchlich waren, belegt ein Eintrag aus
dem Jahre 1628, der im Historischen Archiv der Stadt Köln erhalten

ist. Robert Jütte schreibt dazu: „Als Feyen Deckers, die man später
als Hexe zu Melaten verbrannte, gefragt wurde, ob sie Krankheiten
nicht nur heilen, sondern auch den Menschen zufügen könne, ant-
wortete diese dadurch implizit der Zauberei beschuldigte Frau, *sie
konne es keinen anthuen, sondern durch gottes gnade mit dem gurtel helfen.*"[193]
In der Hebammenordnung von St. Gallen aus dem Jahre 1757 wird
nachdrücklich das „Besprechen" der Gebärenden mit Segen verboten; ein Hinweis darauf, daß diese Praxis auch noch im 18. Jahrhundert gebräuchlich war.[194]

## 1.5 Zaubersprüche

Mit der Anwendung von Zaubersprüchen wird versucht, unmittelba-
ren Einfluß auf eine „höhere Macht" durch eine bezwingende Formel
auszuüben, d. h., es werden keine heiligen Fürsprecher angerufen.[195]
Zaubersprüche gehen häufig, wie man an den Formulierungen der
nachfolgend zitierten Beispiele ablesen kann, auf antike Überlieferungen zurück. Die in den gynäkologisch-obstetrischen Texten nur in
geringer Zahl überlieferten Beispiele sollten Fruchtbarkeit bewirken,
Aborte hervorrufen, eine zu starke Menstruation beenden oder Ge-
bärmutterkoliken bekämpfen.[196] Sie wurden außerdem von Hebammen zur Erleichterung einer Geburt angewendet.[197] Ein Zauberspruch aus dem 15. Jahrhundert diente zur Austreibung einer Totgeburt:

> Den frawen. So ain fraw ain totes kint trait, so sol sy trincken ains ander weibes
> spünne vnd hab die kriechischen namen Vrium, Burium, Pliaten, so wirt si erloset.
> So sy dan erlost wirt, so prenn man die namen in dem fewr.[198]

Der erste Teil dieser Formel, der empfiehlt, eine Frau solle die Milch
einer anderen Frau („weibes spünne") trinken, ist häufig als therapeutische Maßnahme in medizinischen Rezeptsammlungen überliefert.
Für den eigentlichen Zauberspruch, die griechischen Namen Vrium,
Burium, Pliaten, konnte in den vorliegenden Handschriften keine Parallelüberlieferung nachgewiesen werden. Ebensowenig für den folgenden Zauberspruch gegen eine schmerzende Gebärmutter, der auf
ein Jungfernpergament geschrieben und von der Frau ständig bei sich
getragen werden sollte. Das Jungfernpergament „gaben die Häute

ungeborener Lämmer; es ist sehr dünn, weiss und glatt, konnte aber immer nur zu ganz kleinen Handschriften dienen. [...] Die *charta non nata* und *virginea* wurde zu Zaubermitteln benutzt. Schon in der spätrömischen Medicina Plinii kommt es vor: *In charta virgine scribis quod in dextro brachio ligatum portet ille qui patitur.* Und in einem Zaubermittel des 14. Jahrhunderts: *scribe nomina in pergamenum virgineum.* In Siena war es daher verboten, *charta non nata* zu machen.“[199] Die im Text verwendete Formulierung 'el stammt aus dem Hebräischen und meint Gott.

> Fuer den wetagen der muter. Schreib den nammenn an ein junckfraw perment vnd las die frawenn alltzeyt pey ir tragenn: + el + eloy + eloe + anexi + andriary + N. von + compunctary + ammenn.[200]

Einen weiteren Zauberspruch gegen zu starke und lange andauernde Monatsblutungen soll Ovid seine Tochter gelehrt haben, und auch Plinius zitiert ihn in seinem Buch zur Frauenheilkunde. Nachdem die zauberische Formel auf ein Stück Brot geschrieben worden war, sollte es die Frau an drei aufeinanderfolgenden Tagen auf nüchternen Magen essen. Getreide, Brot, Kuchen und anderes Gebäck gelten in der Volkskunde als Symbol des Lebens und der Fruchtbarkeit sowie von Ehe und Familie:[201]

> Jtem Maister Ovidius hat sein dochter gelernnett vnd Maister Plinius schreibt auch dar von in dem beibspůch So die weib zw vill plüettenntt vnd man in das nit verstellenn mag so schreib dise namen auf ain prott vnd gib jrs zw essenn *on on on inclus milůs* das tůe nüchter dreÿ ferr dreÿ morgenn κ.[202]

Die Anweisung ist in einer weiteren Handschrift überliefert. Hier lautet sie, der Spruch solle mit Blut geschrieben werden. Ob dieses auf einem Stück Brot zu geschehen habe, wird nicht ausgeführt, und auch Ovid und Plinius werden nicht als Autoritäten zitiert:

> Jtem welchi frow jren blůmen zelang hat die schrib disen namen mit dem blůtte: on: on: on: inclitus milus dz ist bewert.[203]

Die Worte der Zauberformel, die für die mittelalterliche Benutzerin wohl unverständlich waren, mußten in der Originalsprache überliefert werden, „da jede Übersetzung die Wirksamkeit, die Bedeutsamkeit der Formel nicht hätte freisetzen können.“[204] Nicht das Verständnis des Zauberspruchs wurde also intendiert, wichtig waren wie bei den Segen die korrekte Reihenfolge der Wörter und ihre Aussprache.

Der oben schon erwähnte „Zensor“, dem die Ausübung magischer Praktiken mißfiel, tilgte zwei Zaubersprüche in Ms. germ. fol.

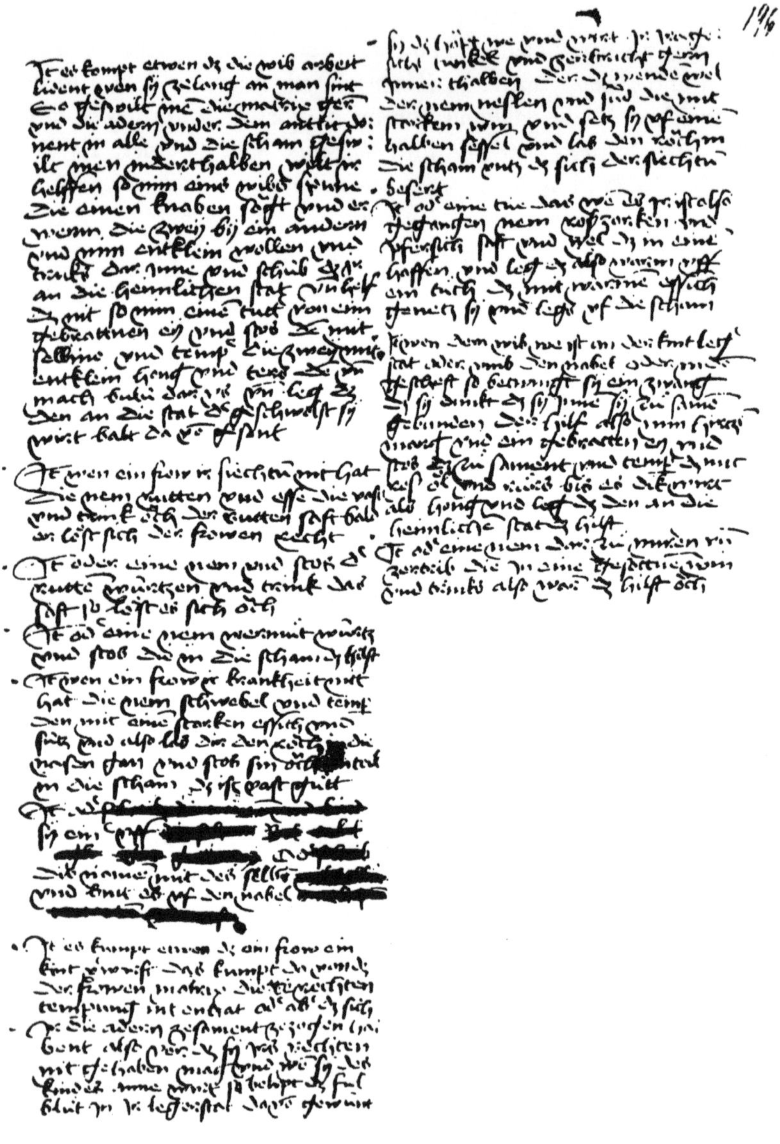

Abb. 4: Beispiel für Streichungen (SBBPK Berlin, Ms. germ. fol. 1069, Bl. 196ʳ)

1069, so daß der Text auch unter der Quarzlampe nur rudimentär zu entschlüsseln ist (vgl. Abb. 4):

Jtem oder schreib dis namen vnd bind sÿ einer vff die scham [getilgt] Oder schreib dis namen mit des selben [getilgt] vnd bint es vf den nabel [getilgt].[205]

In der Handschrift Ms. germ. fol. 1069 ist auch eine Reihe von Buchstaben getilgt worden, die wahrscheinlich ebenfalls zu einem Zauberspruch gehörten.[206] Die Abfolge, soweit sie noch erkennbar ist, erinnert an eine Überlieferung in der Wolfsthurner Handschrift, aus der Zingerle zitiert und in der eine Anweisung zur Beendigung der Menstruation mit folgendem Wortlaut tradiert ist:

Den frawen. Wen ain frawe ir weibplichait zu uil hat, so nym hirssein horn geschabt, mit wein temperiert vnd trinck des vnd nem dise puchstaben an ain prieflein geschrieben vnd leg ez auf die huffe: P. N. B. C. P. X. A. O. P. I. L. in nomine patris et fily et spiritus sancti.[207]

In diesem Beispiel verschwimmen durch den christlichen Bezug die Grenzen zum Segen. Allen hier zitierten Textbeispielen ist gemeinsam, daß mit ihnen kein Schadenzauber geübt werden konnte, so daß sie zur weißen statt zur schwarzen Magie zu zählen sind.[208]

# 2. Überlieferung – Rezeption – Gebrauch

## 2.1 Überlieferung

Die frauen- und kinderheilkundlichen Rezepte, die von mir untersucht wurden, gehen auf antike und arabische Schriften zurück und sind in der medizinischen Literatur bis ins 17. Jahrhundert nachweisbar. Sie befinden sich in ähnlicher Form beispielsweise noch im *Arzneibüchlein* Anna von Diesbachs in der Erlacher Fassung Daniel von Werdts (1658).[1] Alle in diese Untersuchung einbezogenen Texte weisen im Hinblick auf ihren Überlieferungszusammenhang ein übereinstimmendes Kriterium auf: Sie befinden sich in Sammelhandschriften. Erstens erscheinen sie in Kodizes, die in den Handschriftenkatalogen wegen ihres medizinischen Inhalts als *Arzneibücher* bezeichnet werden. Zweitens werden sie von Manuskripten tradiert, deren Inhalt in der medizinhistorischen Forschung als „Buch vom Menschen, Tier und Garten"[2] charakterisiert ist. Diese Handschriften enthalten praktische Handlungsanweisungen zur medizinischen Therapie von Menschen und Tieren, zur Veredelung von Obstbäumen und zum Weinbau und bieten darüber hinaus oftmals enzyklopädisches Wissen. Drittens sind sie in iatromathematischen Kompendien[3] enthalten, die durch die Überlieferung astrologisch-astronomisch-medizinischer Texte gekennzeichnet sind.[4] Sammelhandschriften der genannten Arten waren Hausbücher für medizinische Laien, konnten als Nachschlagewerk für medizinische Praktiker wie Hebammen, Chirurgen und Akademikerärzte dienen und innerhalb des Bestands einer Klosterbibliothek von Nutzen und Interesse sein.

Nicht in jedem Kodex sind Vorbesitzereinträge überliefert, die Rückschlüsse auf seine Provenienz zulassen. Die Einträge stammen darüber hinaus häufig erst aus dem 17. und 18. Jahrhundert.

Folgende Namen und Berufe medizinischer Laien, die Handschriften mit frauenheilkundlichen Texten besaßen, sind in den untersuchten Manuskripten überliefert: 1. Paul Hector Mair, Augsburger Ratsdiener und Verwalter der Stadtkasse, verfügte über den Münchener Kodex Cgm 407; 2. Osias Schrader, Glaser und Glasmaler in Regensburg, hinterließ seinen Namenszug im Kodex 118.J.42 der Zentralbibliothek des Benediktinerordens St. Martinsberg, Pannonhalma; 3. Ulrich Schwarz (gest. 1478), Augsburger Bürgermeister, zählte die Wolfenbütteler Handschrift 226 Extravagantes zu seinen Büchern, 4. Hans Bereiczgelt die Handschrift Ms. germ. oct. 121, die sich heute in Berlin befindet; 5. Erhardt Truchseß von Warthausen besaß die Stuttgarter Handschrift Cod. med. 4° 24.

Angehörige medizinischer Berufe waren im Besitz von sechs Kodizes: 1. Michael Gscheyd, der als Bader in Rietz (wohl Westtirol) arbeitete, gehörte neben weiteren Vorbesitzern (Friedrich Pantail und dem Schulmeister Anselmus Gfässer) der Münchener Kodex Cgm 728; 2. Hans Seyff,[5] Wundarzt, schrieb und besaß Cod. med. et Phys. 2° 5 der WL Stuttgart; 3. Dr. Georg Palma, Nürnberger Arzt, hinterließ im 16. Jahrhundert die Handschrift Cent VI,1; 4. Dr. Nikolaus Poll, Innsbrucker Hofarzt, schrieb 1494 seinen Namen in die Handschrift 3227a des GN Nürnberg; 5. ein Exlibris des Vorbesitzers Dr. med. et phil. Johannes Laurentius Löelius von 1681 befindet sich im oben bereits erwähnten Kodex Ms. germ. oct. 121; 6. ein Vorbesitzereintrag und medizinische Rezepte von „Hans Schilig vß Wallis" sind im Berliner Kodex Ms. germ. fol. 1069 überliefert. Nur eine Frau ist namentlich als Vorbesitzerin feststellbar, ohne daß wir Hinweise auf ihren möglichen Beruf erhalten: Barbara Holländersche besaß im 15. Jahrhundert die Handschrift 14 545 der ÖNB Wien.

Die Mehrheit der oben aufgeführten Sammelhandschriften ist ohne Vorbesitzereinträge des 15. Jahrhunderts geblieben. In Kapitel 5 wird dieser Aspekt im Hinblick auf Funktion und Benutzerkreise der gynäkologisch-obstetrischen Texte ausführlicher berücksichtigt.

Frauenheilkundlich-geburtshilfliche Rezeptsammlungen oder Traktate, die teilweise durch Rezepte zur Kinderheilkunde erweitert wurden, bilden in den oben beschriebenen Handschriftentypen entweder den durch eine Überschrift klar abgegrenzten Faszikel eines *Arzneibuchs*[6] oder sind Teil einer allgemeinmedizinischen Rezeptkompilation. Rezeptsammlungen sind häufig nach dem Schema „a capite ad calcem" zur Behandlung von Krankheiten „vom Scheitel bis zur Sohle" gegliedert.

Einzeltexte weisen deutliche Spuren aufeinanderfolgender Überlieferungsstufen auf: Die erste Textstufe bildet die Kompilation des ursprünglichen Textes aus unterschiedlichen älteren medizinischen Quellen. Auf die Abschrift eines Textes von der Hand eines medizinischen Laien können Verballhornungen von Fachtermini zur Bezeichnung einzelner Körperteile oder lateinischer Pflanzennamen etc. hindeuten. Dieser ursprüngliche Textbestand wurde in manchen Fällen von einem oder mehreren Vorbesitzern durch thematisch passende Kapitel aus anderen Werken oder Einzelrezepte erweitert. Sie konnten auf frei gebliebenen Seiten nachgetragen oder als Marginalien an den Rand des urspünglichen Textbestands geschrieben werden.[7]

## 2.2 Rezeptionszeugnisse und Gebrauchsspuren

Rezeptionszeugnisse und Gebrauchsspuren lassen sich in den Handschriften in unterschiedlicher Form nachweisen: Im vorderen oder hinteren Buchdeckel sind teilweise weitere Rezepte oder persönliche Notizen vermerkt. Einzelne Rezepte sind durch Unterstreichungen hervorgehoben. In der Berliner Hs. Ms. germ. fol. 1069 finden sich außerdem kleine Zettel oder Blätter (Pflanzenteile), die als Lesezeichen eingelegt wurden.

### 2.2.1 Nachträglich eingefügte Rezepte und Randglossen

Einige Handschriftentexte wurden nicht fortlaufend abgeschrieben. Es blieb Platz frei, um Erweiterungen einfügen zu können. Nach diesem Verfahren ist das *Speyrer Frauenbüchlein* angelegt worden: Es ist in sechs größere Abschnitte gegliedert. Der Schreiber oder die Schreiberin führte den Text nicht in einem Zug aus, sondern ließ Platz für Nachträge frei und schrieb Rezepte an den Rand bereits festgehaltener Teile. Vergleichbar mit der Anlage des *Speyrer Frauenbüchleins* ist der Aufbau einiger Handschriftentexte, die in der vorliegenden Untersuchung herangezogen wurden. An erster Stelle ist der gynäkologische Teil der Handschrift Ms. germ. qu. 17 der UB Frankfurt zu nennen: Hier sind halbe Seiten und ganze Spalten für spätere Rezeptnachträge freigeblieben. Auch die drei unterschiedlichen frauenheilkundlichen Teile in Ms. germ. fol. 1069 sind wahrscheinlich nacheinander eingetragen worden. Auf Bl. 196$^{rab}$ sind gynäkologische Rezepte notiert; die rechte Spalte blieb frei, es wäre also Platz für weitere Nachträge vorhanden gewesen. Anschließend folgt der Kurztraktat *Sieben Erklärungen zur weiblichen Sexualität und zur Reproduktion*, Bl. 196$^v$-197$^v$. Der außerdem überlieferte Traktat *Von der Natur der Frauen und ihren Krankheiten*, Bl. 198$^r$-207$^r$, wurde zuerst in das Manuskript geschrieben. Die frauenheilkundlichen Rezepte und der Kurztraktat sind Nachträge von einer anderen als der Haupthand und zwar auf Blättern, die ursprünglich durch ein Glossar von lateinischen und deutschen Pflanzennamen gefüllt werden sollten. Auch die frauenheilkundlichen Rezepte, die vor dem *Traktat von Empfängnis und Geburt* in die Handschrift Cgm 728 der BS München eingetragen wurden,

ergänzte eine Hand des 16. Jahrhunderts, allerdings mit allgemeinmedizinischen Rezepten. Ähnlich sieht es im Falle der Handschrift
B 245 der ZB Zürich aus: Der ursprüngliche Textbestand ist durch
eine Vielzahl thematisch passender Rezepte erweitert worden. Sie befinden sich in kleinerer Schrift am jeweiligen Blattrand. Auf den meisten Blättern stehen drei Textspalten, zwei ursprüngliche und eine
Nachtragsspalte, nebeneinander.

Randglossen können den ursprünglichen Text ebenfalls erweitern.
Neben einem Rezept in der Handschrift Ms. germ. fol. 1069 unter
dem Titel „ist gůt zů hand siechtagen" steht ein Benutzereintrag: „ein
heist hentsucht"[8] – eine Erkrankung der Hand wurde durch den
Namen „Handsucht" gekennzeichnet. Bei einer Beschreibung der
„Gartenkresse" im selben Kodex findet sich der kurze Hinweis: „der
den samen tert vnd isset ist gůt wider die minne"[9] – der gedörrte
Samen dieser Pflanze sollte als Mittel gegen die Lust erfolgreich sein.
Ergänzungen oder Berichtigungen von Schreibfehlern erscheinen in
den Handschriften ebenfalls als Randglossen. Auch kritische Bemer-
kungen zum vorliegenden Inhalt sind auf diese Weise über die Jahr-
hunderte erhalten geblieben. In einer edierten Handschrift der Biblio-
thek in Wolfsthurn hat ein Leser an den Rand von Rezepten gegen
Menstruationsstörungen geschrieben: „Das ist ganz verkehrt, aber-
gläubisch und praktisch Ketzerei". Blätter aus dem Buchblock dieser
Handschrift wurden herausgetrennt. Ob hier derselbe „Kritiker" am
Werke war, läßt sich heute nicht mehr entscheiden. Wegen dieses
Eingriffs bleibt den neuzeitlichen Leserinnen und Lesern nun ein
Rezept verborgen, welches, wie dem Fragment zu entnehmen ist, eine
Anweisung enthalten hatte, mit deren Hilfe man sich unsichtbar ma-
chen konnte.[10]


## 2.2.2 Tilgungen

Neben herausgerissenen Seiten sind in der Berliner Handschrift Ms.
germ. fol. 1069 Passagen so gründlich durchgestrichen, daß sie heute
nicht mehr zu entziffern sind (vgl. Abb. 4). Beim Durchblättern des
Kodex stößt man auf eine größere Zahl von Tilgungen: Teilweise
sind ganze Textpassagen geschwärzt, einzelne Sätze oder Wörter wurden durch kräftige Durchstreichungen unleserlich, große Kreuze ver-
unstalten die Blätter, und aus einem Blatt hat jemand kurzerhand die

störende Passage fein säuberlich nach der Überschrift herausgetrennt.
Getilgt wurden Segen, Beschwörungsformeln und Zaubersprüche,
Planetenlehren, Teile einer Darstellung der „verworfenen Tage", Genesungsproben und eine Anweisung, mit deren Hilfe einer Frau Geheimnisse zu entlocken waren. Dem verbleibenden Textrest läßt sich
entnehmen, daß dazu einer Schlafenden ein getrocknetes Taubenherz
und ein Krötenkopf auf die Brust gelegt werden sollten.[11]

In Johannes Hartliebs deutscher Übersetzung des *Buchs Trotula*
sind Teile des Textes schon bei der Abschrift ausgelassen worden.
Die Texteingriffe werden im Inhaltsverzeichnis und am Rand beispielsweise mit den Worten angezeigt „das Kapitel ist herausgeschnit-
ten worden, damit keine Sünde dadurch geschieht": „daz capitel ist
als her aus geschniten das nit sund dar durch geschecht".[12] Viele
Handschriften, in denen Zeugnisse volksmagischer Praktiken überliefert waren, sind im Zuge der Inquisition verbrannt worden, so daß
heute nur noch ein ausschnitthafter Wissensbestand erhalten geblieben ist.[13]

# 3. Die Rezepte: Aufbau, Inhalt und Anwendung

Überraschend ist die Vielfalt der Behandlungsmethoden und die große Auswahl an Arzneigrundstoffen, die in der mittelalterlichen Frauenmedizin verwendet wurden. Vielen damals bereits angewendeten Rezepten wird nach der Analyse ihrer pflanzlichen Bestandteile Heilkraft zugesprochen. Es ist inzwischen erwiesen, daß Heilkräuter wie beispielsweise Frauenmantel, Eisenkraut, Ringelblume, Johanniskraut, Mönchspfeffer oder Melisse, um nur einige zu nennen, für Frauen von medizinischem Nutzen sind – ein Wissen, über das die medizinischen Praktikerinnen der Vergangenheit bereits verfügten.

## 3.1 Aufbau der Rezepte

Medizinische Rezepte aus dem Mittelalter sind dreigliedrig aufgebaut: Zuerst werden Titel und Indikation genannt, dann folgt die Komposition der Arzneigrundstoffe, an die sich Anwendungsvorschriften sowie gegebenenfalls zusätzlich eine Schlußfloskel anschließen. Auch die frauenheilkundlichen Rezepte folgen diesem Muster: Nach der Angabe von Symptom und Indikation, eventuell auch nur der Bezeichnung des zu behandelnden Körperteils, markiert das Wörtchen „item" bzw. „so" den Beginn des Rezepttextes. Dessen Medikationsanweisungen werden häufig auffordernd mit Wörtern wie „nym" oder „man sol" eingeleitet. Angaben der Krankheitsursachen sowie Diagnosen sind, wenn sie überhaupt erscheinen, der bereits erwähnten Viersäftelehre verpflichtet. Die Arzneistoffe werden einzeln als „Simplicia", meistens jedoch in Form von zusammengesetzten Rezepturen „Composita" genannt. Zu den Bestandteilen der Arzneien zählen Mineralien, tierische Drogen oder Heilpflanzen. Teilweise wird die lateinische oder dialektale Benennung des Pharmakons mit Hilfe eines volkssprachigen Synonyms erklärt, z. B. „nym millefolium das ist gars kraut". Die Pflanzen tragen manchmal die Namen von Heiligen, z. B. „St. Johans krut", antiker Göttinnen und Götter, z. B. „artemisia", oder mythischer Gestalten, z. B. „zentaur".[1]

Hinweise auf optische Unterscheidungskriterien von morphologisch ähnlichen Pflanzen sind zu verzeichnen, z. B. „so nÿm der würczen von der arthamessia die die prawnnen stingell hatt".[2] Erklärungen der Zubereitungsform, der Anwendung (Hinweise auf Körperteil bzw. Zeitangaben) sowie der Wirksamkeit einer Arznei schließen sich an. Im folgenden Beispiel, einem Rezept gegen Schmerzen in der Gebärmutter, werden Kamillenblüten, Borretsch, Wermut, Beifuß, wilder Salbei, Blätter der Silber-Weide[3] und Melde kleingeschnitten und gekocht für ein Kräuterbad verwendet oder so heiß wie möglich auf den Bauch gelegt, und zwar so oft, bis die Schmerzen abgeklungen sind:

> Wenn ainer frawn wee ist an der muetter κ So nim gamillen pluemen vnd wolgmuet vnd wermutt vnd peibos vnd wildn saluay vnd weiß velber pletter vnd wild papel vnd schneid es klain vnd sewd das vnd pad dy frawn darinen vnd leg dy krutter vnd matery als haissist dw magst auf den pauch vnd thue das oft vnd das vertreibt all wetagen der mutter.[4]

Sind unter einem thematischen Schwerpunkt wie beispielsweise der Behandlung von Menstruationsstörungen mehrere Rezepte subsumiert, so erscheinen diese nach der Überschrift als zusammengehörige Gruppe von Texten. Die einzelnen Rezepte werden über das schon genannte „item" hinaus durch Formulierungen wie „ain anders" bzw. „aliud" voneinander abgegrenzt. Die Mehrzahl der Texte ist nach diesem einfachen Gliederungsschema aufgebaut.

## 3.2  Inhalt der Rezepte

Im 15. und 16. Jahrhundert sind die verwendeten Grundstoffe der Arzneimittel noch „nahezu ausschließlich" von der antiken und arabischen Tradition geprägt.[5] In der medizinischen Therapie gehen Komponenten aus sehr unterschiedlichen Wissensbereichen ineinander über: Erfahrungswissen ist mit volksmedizinischen Anschauungen, christlichen Ritualen und astrologischer Weltsicht verbunden. Die Behandlungsmethoden sind nur vor einem Bild des Universums als Makrokosmos zu verstehen, in dem alles aufeinander bezogen ist.[6] In der Pflanzenheilkunde[7] (Phytotherapie) wirkte die antike Signaturenlehre fort, die auf der Theorie basierte, „daß jede Pflanze durch

Gestalt, Farbe und andere Merkmale anzeigt, gegen welche Leiden
sie hilft."[8] Die Verwendung tierischer Drogen ging einerseits von direkten Analogiebeziehungen aus; so wurde beispielsweise der Hirsch
als Synonym für Lebenskraft angesehen: Der Verzehr innerer Organe
des Hirschen, beispielsweise seiner Leber als Ort, in dem das Blut als
grundlegender Lebensstoff gebildet wird, kam einer Einverleibung
seiner Vitalität gleich.[9] Bei der Therapie von Frauenleiden wurden
häufig Organe weiblicher Tiere verwendet. Andererseits sind auch
konträre Analogiebeziehungen anzutreffen: Hasengalle galt als proba-
tes Schlafmittel, weil der Hase besonders wachsam ist.[10]

## 3.2.1 Maße, Gewichte und verwendete Geräte

Alle in den frauenheilkundlichen Rezepten enthaltenen Angaben sind
als Handlungsanweisungen formuliert. Zur Ermittlung der richtigen
Mengenverhältnisse enthalten sie anschauliche Vorgaben:[11] „zwei Eierschalen voll"[12] oder „so schwer wie ein Gerstenkorn".[13] Auch Hinweise auf die Tageszeit, zu der das Medikament angewendet werden
sollte oder auf Ort und Dauer der Behandlung werden erteilt.[14] Die
zur Herstellung der Arzneimittel benötigten Geräte, Töpfe, Pfannen
und ähnliches, die in den Rezepten genannt werden, entstammen in
erster Linie dem häuslichen Bereich.[15] Lediglich ein Gebärstuhl und
ein spezieller Topf mit Röhrchen, der für Räucherungen gebraucht
wurde, sind spezifische Arbeitsgeräte, die wohl selten zum häuslichen
Inventar zählten.[16]

## 3.2.2 Inhaltsstoffe

Bei den Bestandteilen der Arzneien handelt es sich in erster Linie um
Pflanzen, die selbst gesammelt werden konnten, möglicherweise im
heimischen Kräutergarten wuchsen oder auf dem Markt von Kräuterfrauen verkauft wurden. Daneben fanden Körperbestandteile von
Tieren Verwendung, die von Haustieren oder aus der Jagdbeute
stammten. Drogen animalischer Herkunft sind in vielfältiger Form
belegt: Fett, Fleisch, Mark, innere Organe, Hoden und Haare. Außerdem Exkremente, Labferment aus Hasenmägen (Labferment ist ein
Enzym, welches das Casein der Frischmilch zur Gerinnung bringt)

und sonstige Bestandteile der sogenannten „Dreckapotheke" von Hasen, Igeln, Ziegen, Bären, Ebern, Hunden, Hühnern, Schafen und Pferden.[17]

Manche Rezepte basieren auf exotischen Inhaltsstoffen: Neben Myrrhe und Weihrauch werden geschabtes Elfenbein, die Schale von Granatäpfeln (hier: „Magramäpfel"), Ingwer und Zimt sowie Zypressenholz und Korallen genannt.[18] Bei weniger leicht zugänglichen Arzneistoffen, wie Mineralien oder Pflanzen aus dem Mittelmeerraum, finden sich Hinweise, daß diese in einer Apotheke erworben werden konnten, z. B. „nym Bechstein vnd drachenblut von Atramentt das fint man in den Apoteken"[19] oder: ein „puluer das die apotecker woll kennen vnd haist stamonee".[20]

Verwendung fanden auch Öl, Butter und Schmalz.[21] Als Grundlage für Heiltränke dienten in erster Linie Wein und Wasser, aber auch Bier und Milch. Zucker und Honig waren Grundbestandteile von „Trochisci", „Zeltlein" und „Küchlein", kleinteiligen, bohnenförmigen Vorformen von Pillen und Tabletten.

## 3.3 Anwendungsformen

In der mittelalterlichen Frauenheilkunde wurden vielfältige Anwendungsformen praktiziert, die anschließend in einem Überblick vorgestellt werden.

### 3.3.1 Äußere Anwendungen

*Heilbäder*, z. B. Schwitzbäder oder Wannenbäder mit Kräuterauszügen werden in den Texten häufig genannt.[22] Auch *Einreibungen* des Körpers mit Kräuterauszügen, Waschungen gegen Körpergeruch, z. B. mit Minzeauszügen in Wasser,[23] oder ein Schwitzbad im Bett[24] werden erwähnt. Bei Einreibungen[25] verwendeten die Frauen Salben,[26] Kräuterauszüge in Öl oder alkoholische Lösungen, z. B. soll bei ausbleibender Menstruation der Unterleib in einem Bad mit in Wein, Bier oder Honig ausgekochtem Beifuß eingerieben werden.[27] Eine

Salbe konnte sich aus einfach zu beschaffenden Komponenten zusammensetzen: Mit einer Mischung aus Kümmel und Gänseschmalz salbte die Frau ihre „heimliche stat", die Scham. Dadurch sollte die zu lange andauernde Menstruation versiegen.[28] Hebammen statteten sich zur Geburtshilfe mit einer Hebammensalbe aus, mit der sie die Geburtswege geschmeidig machten, damit das Kind leichter geboren werden konnte: „dar vmb Haben etlich Hebammen aÿn salben do mit sy salben die stat der purt So kumpt dan daß kint leichter her fur".[29] Im zitierten Beispiel wird die Zusammensetzung der Hebammensalbe nicht beschrieben; in anderen Texten finden sich Hinweise auf die Verwendung von Lilienöl.[30] Auf eine Verstärkung der Wirksamkeit von Salben durch die Körperwärme zielen Anweisungen mit der Empfehlung, die eingeriebene Haut mit einem Tuch zu bedecken.[31] Ähnlich wirken *Umschläge*.[32] Die Frauen tränkten ein Tuch mit einer Flüssigkeit und wickelten es um einen Körperteil. Neben Leintüchern werden in den Rezepten kleine Wollbäusche genannt.[33] Auch ein Umschlag unter Verwendung einer Socke[34] war für den Hausgebrauch geeignet. In den Texten erwähnte *Kataplasmen*[35] setzen sich aus einem Brei oder einer Paste zusammen, die auf eine Unterlage aus Wachs, Stoff oder ähnliches gestrichen und auf der Haut befestigt wurden. Kleine Stoffbeutel, die mit Arzneimitteln gefüllt waren, legte man der Frau auf den Leib.[36] Zum Warmhalten dienten zusammengefaltete Tücher oder Lammfelle.[37] Die genannten *Verbände* bestanden aus einem Handtuch, einem Schleier[38] oder einer Natterhaut.[39] Pulverisierte Arzneigrundstoffe benutzten die Frauen als Puder.[40]

Einige Anweisungen umschreiben den genauen Ort, an dem ein Arzneimittel oder Gegenstand anzuwenden war. Sie sind zum Teil der sogenannten „Rechts-Links-Theorie" (vgl. Kapitel 8.3) verpflichtet: Bilsenkraut sollte zur Geburtseinleitung auf die rechte Hüfte gebunden werden.[41] Wollte die Frau das Ende einer zu lange andauernden Menstruation herbeiführen, sollte sie Hirtentäschchen bzw. Christophskraut in der rechten Hand halten[42] oder einen grünen Frosch zu Pulver brennen und in einem Säckchen bei sich tragen. Es wird angemerkt, um die Wirksamkeit der letztgenannten Behandlungsmethode zu testen, könne die Frau das Säckchen mit dem pulverisierten Frosch einer Henne an den Hals binden. Werde diese am darauffolgenden Tag getötet, flösse kein Tropfen Blut.[43]

Neben den genannten Methoden sind als weitere äußere Behandlungsformen das *Schröpfen* und der *Aderlaß* zu erwähnen.[44] Frauen

wurden bei ausbleibender Menstruation an der „Saphena magna" zur
Ader gelassen, die auch „vrouwen-âder" oder „rosen-âder"[45] genannt
wurde und sich an der Innenseite des Fußes beim Knöchel befindet.
Mit dem Hinweis auf die eigene Beobachtung und die Garantie der
Wirksamkeit wird in einem Beispiel die Durchführung eines Aderlas-
ses erklärt: Dieser sollte nach Meinung eines Meisters drei oder vier
Tage vor dem Beginn der Menstruation an der Rosenader durchgeführt werden, weil das abgehende Blut die Menstruation in Gang
setzt und die Gebärmutter reinigt.

> Wie man ẏn zw hilff sol kumen
> ZV dem ersten mal sullen die frawen die des also enpfinden wann es sie dúnckt
> das es schẏer an ir zeẏt seẏ dreẏ tag oder vier dar vor So spricht der maister das
> sie sullen laßen an dem fuß zw der röß ader wann das plut vbet den naturlichen
> fluß vnd macht ẏn fertig vnd raẏnigt die muter das ist die kindtlege vnd offent die
> verstopffung der egeschriben ẏberflussigkait ich habs gesehen von rechten maistern
> das sie eß hießen tün das es woll halff.[46]

## 3.3.2 Innere Anwendungen

Neben äußeren Anwendungsformen praktizierten Frauen auch unterschiedliche Formen der Einverleibung von Heilmitteln. Über die *Nase*
konnte der Geruch von Heilpflanzen aufgenommen werden: „Tä-
schelkraut" (Bursa pastoris), das zur Behandlung von zu starker Menstruation diente, wurde „an den Wegen" gefunden. Nachdem die
Frau das Kraut gepflückt und in die rechte Hand genommen hatte,
entfaltete es seine Wirkung, wenn sie seinen Geruch einsog: Der Blutfluß versiegte.[47] Der Geruch der Steinraute (Asplenium ruta-muraria
L.) sollte Schmerzen in der Gebärmutter lindern,[48] während das
Aroma der Blume „Serpentin" (Schlangenknöterich, Polygonum bistorta L.) nach damaliger Auffassung die Austreibung einer Totgeburt
bewirkte.[49] Eingeatmete „wiswurtz", weiße Nieswurz, ein Hahnen-
fußgewächs, sollte hingegen als Niespulver[50] die Menstruation anregen. Starkes Niesen, das durch ein verabreichtes Mittel ausgelöst
wurde und zur Kontraktion der Unterleibsmuskeln führte, galt auch
als probate Methode, um die Plazenta nach der Geburt auszutreiben:

> vnd ob die nach pürd nit von stat wolt geen / nach dem so das kind geporn ist /
> so sol man die frauen niessent machen mit ainem nießstüpp vnd sol iren múnd
> vnd nasen verhalten so lang sy múg erleẏden.[51]

Eine weitere Behandlungsmöglichkeit war die *Inhalation*: Der Dampf
von in Essig gekochtem Schwefel sollte die Reinigung einer mit „bö-
sem Blut verstopften Gebärmutter"[52] bewirken.

Heilmittel wurden natürlich auch oft über den Mund aufgenommen. Der *Trank* bildete im Mittelalter die am häufigsten angewendete
Arzneiform.[53] Neben Pflanzenauszügen als Rezeptgrundlagen sind
Bestandteile tierischer Herkunft in Wasser, Wein u. ä. vermerkt, z. B.
gestoßener Bachkrebs in Wein,[54] Hundemilch und Wein, gesüßt mit
Honig,[55] oder Ziegenharn. Bei letzterem wird vorsorglich angemerkt,
man solle der Frau nicht erzählen, was ihr kredenzt werde, damit es
sie nicht anwidere: „man sol jras geben dz sy es nit wusse dz es jra
nit widerstand".[56] Auch pulverisierte Steine, z. B. der Adlerstein[57] und
gemahlene Jakobsmuscheln,[58] wurden getrunken. Sympathetisch-ma-
gischer Natur sind zwei Heilanweisungen: Ein Getränk aus roten Korallen und rotem Wein sollte die Menstruation einleiten,[59] weißer Klee
in Weißwein den Weißfluß („Fluor albus") beenden.[60] Ungekocht mit
Wein vermischt wurden Gewürze bzw. Heilpflanzen in folgendem
Beispiel: Unter Zusatz von Nelken, Zitwer (Curcuma zedoaria Roxb.)
und Muskat galt Wein als Trank gegen Ohnmachtsanfälle.[61]

Neben der Vermischung von Arzneigrundstoffen mit einer Flüssigkeit, die nicht erwärmt zu werden brauchte, wurden Tränke auch
auf folgende Arten hergestellt: Bei einer *Abkochung* kochte die Arznei-
mittelherstellerin die pulverisierten Heilpflanzen zusammen mit Wein,
Wasser, Milch oder Bier kurz auf und süßte sie anschließend mit
Honig. Litt eine Frau an Husten, von dem angenommen wurde, er
könne das Kind im Mutterleib schädigen, so konnte sie Bibergeil
nehmen, ein dunkelbraunes, wachsartiges Sekret aus ätherischen Ölen
und Harzen, das einen widerlichen Geruch hat. Das Bibergeil galt
im Mittelalter auch als Allheilmittel gegen schwere Geburten und
Impotenz. Es stammt nicht, wie damals angenommen wurde, aus
dem Hodensack, sondern aus den Bauchdrüsen des Bibers.[62] Für
den Hustensaft wurde das Bibergeil zusammen mit Honig und Ysop
(Hyssopus officinalis L.), so lange wie Eier zum Hartwerden brauchen, in süßem Wein gekocht und durch ein sauberes Tuch gefiltert.
War die Wirkung auf nüchternen Magen zu stark, konnte die Patientin
Eier oder Fleisch dazu essen und den Trank mit einem Löffel gesto-
ßenem Muskat geschmacklich verfeinern.[63]

Eine weitere Herstellungsform von Tränken bildete das *Mazerat*:
Drogen wurden in zerkleinerter Form entweder direkt in Wasser,

Wein oder Öl als Extraktionsmittel gegeben, oder man füllte sie vorher in einen kleinen Stoffbeutel, um den fertigen Trank vor der Anwendung nicht durchsieben zu müssen. Der Prozeß der Mazeration konnte sich über einen oder mehrere Tage erstrecken.[64] Zur Einleitung der ersten Menstruation nach dem Kindbett diente folgendes Rezept:

Das erst. nempt 6. lorber vnd schneÿd sy klain vnd .3. lange pfeffer körner / vnd ein halbs quintlein saffran / vnd pindt dz alles in ein thůchlein / vnd giestet [!] dar an als vil als zwo eÿer schalen voller weins / vnd gebt jr dar von ain guten trünck vmb vesper zeitt / auch wenn sy schlaffen wil geen so geb man jr ain trünck da von.[65]

[Das Erste. Nehmt 6 Lorbeerblätter und schneid(et) sie klein und drei lange Pfefferschoten und ein halbes Quintlein Safran und binde(t) das alles in ein Tüchlein und gießt soviel Wein dazu, wie in zwei Eierschalen paßt. Und gebt ihr davon zur Vesperzeit einen guten Trunk und einen weiteren, wenn sie schlafen gehen will.]

Arzneimittel wurden auch in fester Form eingenommen: Gegen Ohnmachtsanfälle während der Geburt legte die Hebamme der Schwangeren gestoßene Muskatblüten auf die Zunge.[66] Um Schmerzen in der Gebärmutter zu lindern, sollte die erkrankte Frau in Essig gekochten Salbei längere Zeit im Mund behalten.[67] Zur Herstellung eines besonderen Medikaments, des *Kuchens* oder *Straubets* rührte die Frau aus Eiern, Mehl und zerkleinerten Drogen einen Pfannkuchenteig an und buk ihn aus:

So ain fraw jr kranchaitt zw lang hatt
So nÿm ain muscat nússz oder 2 oder 3 vnd nÿm ain aÿ vnd klock es woll denn tutter vnd das weÿssz vnd reib ain halbe můscatt klain vnd nÿm ein waiczein mell oder ain linneins vnd mach ain taiglein dar aus vnd salcz es nicht vnd tůe die můscatt dar in vnd pach es auf ainer warmen hertstatt vnd newssz es so dw haissest mügest des nachts so dw dich des nachts schlaffenn wilt legenn des morgens mach aber ain taigle wie vor vnd nÿm die ander halb muscatt dar vnter vnd pach es auch wie vor vnd ÿssz es nüchter vnd pis nüchter lang dar auff ᴋ.[68]

[Wenn eine Frau ihre Krankheit (= Menstruation) zu lange Zeit hat. So nimm eine Muskatnuß oder zwei oder drei und nimm ein Ei und schlage den Dotter und das Eiweiß zusammen auf. Und zerreibe eine halbe Muskatnuß und nimm Weizenmehl oder Mehl aus Leinsamen und mache einen Teig daraus und salze diesen nicht. Und tue die zerriebene Muskatnuß dazu und backe den Teig auf einer warmen Herdstelle und iß den Pfannkuchen so heiß, wie du kannst, zur Nachtzeit, wenn du dich schlafen legen willst. Am Morgen mache einen Teig, wie vorher beschrieben, und rühre die andere geriebene halbe Muskatnuß darunter und back den Teig, wie es vorher beschrieben ist, und iß den Pfannkuchen auf nüchternen Magen und bleibe lange Zeit danach nüchtern.]

Eine weitere Arzneiform war das *Latwerg* oder *Elektuarium,* welches auf der Basis von Honig und Zucker hergestellt wurde und eine pastenartige Konsistenz aufwies. Die Herstellung beschreibt ein Rezept zur Öffnung einer geschlossenen Gebärmutter, die nach damaliger Auffassung eine Konzeption verhinderte. Leider vergaß der Schreiber, den Anfang des Rezepts wiederzugeben. Es ist aber anzunehmen, daß als Grundstoffe des Elektuariums Honig oder Zucker und ein wenig Flüssigkeit gedient haben. Am Schluß des Rezepts erscheint die Anweisung: „vnd mach electuarium".[69]

In einigen der untersuchten Rezepte werden Anweisungen erteilt, tierische Körperbestandteile, wie z. B. Hasenmägen, Hirschnieren, Galle, Herz, Leber des Igels, Sperlingshirn oder die Niere eines Wiesels zu kochen und zu pulverisieren,[70] um sie anschließend als Arznei zur Verfügung zu haben. Auch zerkleinerte Pflanzenbestandteile, vermischt mit Zucker, werden erwähnt: gegen geschwollene Brüste sollte ein Pulver aus zwei Lot Birnbaummistel, vermischt mit einem Lot Zucker helfen.[71] Nach dem 1555 eingeführten Nürnberger Medizinalgewicht entspricht 1 Lot 1/24 eines Pfunds, während im ‚Civil‘ oder ‚Krämergewicht‘ ein Lot 1/32 Pfund ausdrückt. Die hier angegebenen 2 Lot der Birnbaummistel würden dem Gewicht einer Unze (30 g) gleichkommen.[72]

Eine in der Frauenheilkunde oft angewendete Heilmethode war die *Räucherung.*[73] Dazu wurden in einem mit Wasser gefüllten Kessel Kräuter, Honig, Körperbestandteile von Tieren etc. zum Kochen gebracht. Diesen setzte die Helferin der Frau zwischen die Beine und bedeckte sie rundherum mit Decken. Der aus dem Gefäß aufsteigende Dampf sollte in die Scham dringen und den therapeutischen Erfolg erzielen. Besonders oft wurde eine Räucherung angewendet, um eine mit Menstrualblut „verstopfte" Gebärmutter zu reinigen und das Blut zum Abfließen zu bringen. Bei Unfruchtbarkeit dienten Räucherungen zur Erweiterung der weiblichen Geschlechtsorgane und damit zur besseren Aufnahme des männlichen Samens:

**Das ain fraw früchtpar werde**
Jtem das ain fraw fruchtpar werde So nÿm zelidoni krawtt vnd verbenna kräut vnd haber stro vnd sewd es alles mit ainander in ainem wasser in ainem kessell vnd mach da mit ain schwaÿss pad in ainem vasz oder pad zúber vnd wann sÿ aus dem pad gett So nÿm weÿssen weirach vnd römischen kümich der auch weÿssz seÿ vnd wirff die zwaÿ auff ain glúett vnd raúch sÿ dar ob das jr der rauch woll vnten auff gee vnd leg sÿch dann also warm nider an jr pett zw ainem mann so wirt sÿ fruchtpar.[74]

[Damit eine Frau fruchtbar wird. Ebenso damit eine Frau fruchtbar werden kann. So nimm Schöllkraut und Verbena (Eisenkraut) und Haferstroh und koche die alle miteinander in einem Kessel mit Wasser und mache damit ein Schweißbad in einem Faß oder in einem Badezuber. Und wenn die Frau das Bad verlassen hat, nimm weißen Weihrauch und weißen römischen Kümmel und wirf die zwei auf eine Glut und setze die Frau darüber, damit der Rauch in ihre Scheide dringen kann. Und lege sie danach so erwärmt zu einem Mann ins Bett, und sie wird fruchtbar sein.]

Vor dem Beginn einer Geburt wurden *Zäpfchen* und *Klistiere* angewendet, um einer möglichen Verstopfung vorzubeugen.[75] *Pessare*, mit Kräutern gefüllte, fingerförmige Leinensäckchen, die wie ein neuzeitlicher Tampon mit einem Rückholfaden versehen waren,[76] führten Frauen in die Vagina ein, um Unterleibsbeschwerden zu behandeln oder die Menstruation zu beenden. Zum gleichen Zweck diente ein mit Pflanzensaft, Muttermilch oder Bärenfett getränktes Wollbäuschchen.[77] Teile von Pflanzen, z. B. Wermut (Artemisia absinthium L.), wurden auch direkt in die Vagina geschoben.[78]

# 4. Frauenkrankheiten und ihre Behandlung

## 4.1 Grundlagen

Die mittelalterliche Medizin basiert auf der antiken Humoralpathologie, der zufolge im menschlichen Körper die vier Säfte Blut („Sanguis"), Schleim („Phlegma"), schwarze Galle („Melan-chole") und gelbe Galle („Chole") wirkten. Trat zwischen diesen ein Ungleichgewicht („Dyskrasie") ein, erkrankte der Mensch. Abgeleitet vom Vorherrschen eines dieser vier Säfte wurden die vier Temperamente. Nach der Temperamentenlehre war jeder Mensch nach seinem speziellen Säfteverhältnis als Sanguiniker, Phlegmatiker, Melancholiker oder Choleriker einzustufen. Die vier Temperamente standen in Beziehung zu den vier antiken Elementen: der Sanguiniker zur Luft, der Phlegmatiker zum Wasser, der Melancholiker zur Erde und der Choleriker zum Feuer. Luft galt als feucht und warm, Wasser als feucht und kalt, Erde als trocken und kalt, Feuer als trocken und warm. „Je nach dem Mischungsverhältnis und Anteil der Elemente ergaben sich die Qualitäten feucht, kalt, trocken und warm, die nun wiederum auf das individuell verschiedene Mischungsverhältnis der Säfte übertragen wurden, von welchem Gesundheit und Krankheit abhingen."[1] Krankheiten konnten von feuchtem, kaltem, trockenem oder warmem Charakter sein und wurden mit Heilpflanzen von entgegengesetzter Qualität behandelt.[2]

Der antiken Theorie zufolge waren Frauen grundsätzlich von kälterer und feuchterer Konstitution als Männer. Es herrschte die Lehrmeinung, der heiße männliche Organismus sei in der Lage, schädliche Körpersäfte zu verbrennen. Der schwächere Frauenkörper könne sich durch die monatliche Reinigung vor einer schädlichen Säfteverhaltung schützen. Die Menstruation hatte also nach damaliger Auffassung eine wichtige Funktion, um die Gesundheit einer Frau und die Geburt gesunder Kinder zu gewährleisten. Die wässerige und kühle Konstitution der Frauen, die von den mittelalterlichen Naturwissenschaftlern beschrieben wird, diente den zeitgenössischen Theologen nicht nur als Erklärung für die physische Schwäche des weiblichen Geschlechts, sondern auch für dessen geringere Verstandesleistungen im Vergleich mit den Männern, da die niedrigere Körpertemperatur eine vollständige Entwicklung der Ratio verhindere.[3] Die Weichheit des Frauenkörpers wurde als Erklärung für eine größere Anfälligkeit gegenüber „Phantasiegebilden", für die ausgeprägtere Tugend- oder Lasterhaftigkeit bzw. Eitelkeit der Frauen herangezogen.[4]

Die Klassifizierung bestimmter Krankheitsbilder im Spätmittel-alter wie auch in den darauffolgenden Jahrhunderten ist recht diffus, und es existiert auch keine verbindliche medizinische Terminologie.[5] Aufgrund mangelnder anatomischer Kenntnisse der Zeit (beispiels-weise war die Existenz des Blutkreislaufs unbekannt) und des Weiter-bestands größtenteils antiker Theorien zur Erklärung körperlicher Phänomene sowie terminologischer Uneindeutigkeiten bei der Be-schreibung der weiblichen Geschlechtsorgane ist das Verständnis der Rezepte mit einigen Schwierigkeiten verbunden.

Zur Diagnostik von Frauenkrankheiten zählten neben einer Prü-fung des Gesamthabitus die Urinschau[6] und die Begutachtung des Monatsbluts („Katamenienschau"). Dieses wurde von einem vor die Scheide gelegten Leintuch aufgesogen. Nachdem das Blut getrocknet war, wurde es betrachtet und sein Geruch geprüft.[7] Farbe und Ge-ruch ließen nach damaliger Auffassung Rückschlüsse auf das Vorherr-schen eines der vier Körpersäfte zu. Die Frauenkrankheiten werden oftmals mit Begriffen umschrieben, die einer Frau mit heutiger Kör-perwahrnehmung fremdartig erscheinen: „Appostem" oder „inwendi-ges Eis", „böse" Feuchtigkeit, Eiterflüsse, „wild feür", ein „verswor-ner" Leib.[8]

Ausführlicher werden nachfolgend Anweisungen zur Behandlung von Menstruationsstörungen, Gebärmuttererkrankungen, Bruster-krankungen und Geburtsfolgen vorgestellt. Daneben sind in den Handschriften auch Rezepte gegen andere körperliche Beschwerden überliefert. Erwähnt werden: Ausfluß, ein aufgetriebener Bauch, Bauchschmerzen, Fieber, geschwollene Füße, Kopfschmerzen („wilde hauptschüs", „wiltnüs in das haupt"), Weißfluß, Wassersucht, schwere Glieder, Schlaflosigkeit, Rückenschmerzen, Ohnmacht, Nasenbluten und Husten.[9]

Die vorliegende Untersuchung bietet einen Überblick über bisher unbekannte Texte. In diesem Rahmen ist es nicht möglich, Krankheitsbilder in jedem Fall zu bestimmen und Behandlungsmethoden aus medizinhistorischer Sicht zu werten. Insofern sollen die Ausführungen als Materialbasis und Anregung verstanden werden.

## 4.2 Menstruationsstörungen und Gebärmuttererkrankungen

Es lassen sich mehrere Arten von Menstruationsstörungen unterscheiden, für die in den gynäkologischen Rezeptsammlungen Therapievorschläge gemacht werden: zu lange, zu starke, ausbleibende, unregelmäßige, geringe und schmerzhafte Monatsblutung, wobei die beiden zuerst genannten Beschwerden in den Texten häufig zusammen therapiert wurden.[10] Konnten eine Schwangerschaft, das jugendliche Alter oder die Menopause als Gründe für eine ausbleibende Monatsblutung ausgeschlossen werden, so mußte es andere Erklärungsmöglichkeiten geben, z. B. die Temperamentenlehre:

> Vnd dar vmb so merk dz der mentsch hat vier quarterne [gemeint ist „Charactere" oder „Temperamente"] Dz erst quartere ist als ein sangwineus [die Eigenschaften der Sanguinikerin fehlen] Dz ander heis vnd truken als ein colericus das tritte kalt vnd truken als ein melancolicus dz vierde vnd dz letzte ein flegmaticus kaltt vnd fücht vnd dar nach jeklichs ist compleixiert dar nach hat sÿ jren vszflusz.[11]

Der Temperamentenlehre zufolge kommt es bei Phlegmatikerinnen zu Menstruationsstörungen: „Nu hant sÿ mentschliche oder gemeinliche jn dem letzten quartere dz meist teill die flegmatice nit". Je „subtiler" die „Komplexion" der Frau ist, desto schwerer und länger verläuft ihre Monatsblutung.[12] Gebärmuttererkrankungen werden sehr detailliert beschrieben: Im Uterus sammelt sich „faules" Blut, Eiter oder Wasser, er kann „verstopfen" oder zu faulen beginnen, Wucherungen, Warzen und Würmer breiten sich in ihm aus. Neben nicht genauer definierten Schmerzen in der Matrix wird die Gebärmutterschwellung beschrieben. Ein Text erwähnt eine Verlagerung des Organs.[13]

Im Sinne der Viersäftelehre mußte der weibliche Körper regelmäßig vom Menstrualblut gereinigt werden, da dieses sonst wegen einer schädlichen Säfteverhaltung zur Erkrankung führen würde. Diese Auffassung vertrat neben antiken Autoritäten im Mittelalter z. B. Hildegard von Bingen.[14] Das Krankheitsbild, das in Cgm 728[15] mit den

Namen „magtlaid" oder „junkfrawen" umschrieben wird und durch
Eiter oder faules Blut im Uterus ausgelöst wurde, ließ sich anhand
einer Beschreibung an bestimmten körperlichen Phänomenen erkennen: an eng stehenden Augenbrauen, roten Augen und starkem Fieber. Die hier genannten körperlichen Phänomene beschreiben die
„Suffocatio matricis"[16] oder Hysterie,[17] welche als die gefährlichste
Gebärmuttererkrankung angesehen wurde. Nach antiken und mittelalterlichen Vorstellungen entstand sie aus einer Ansammlung von
Menstrualblut, schädlichen Säften im Uterus oder durch eine Zurück-
haltung des weiblichen Samens (vgl. Kapitel 8.2). Die genannten Körpersäfte zersetzten sich und bildeten faule und übelriechende Gase,
welche im Körper aufstiegen oder die Gebärmutter bis unter das
Herz trieben.[18] Zu einer Verhaltung des weiblichen Samens kam es
nach dieser Theorie besonders bei Jungfrauen und Witwen infolge
ausbleibenden Geschlechtsverkehrs. Als bestes Gegenmittel galt die
baldige Heirat der Frau mit nachfolgender Schwangerschaft. Galen
(um 130 – 200 n. Chr.) empfahl als weitere therapeutische Möglichkeit
die Masturbation, die allerdings im Mittelalter offiziell verpönt war.[19]
Zur Therapie von Gebärmutterschwellungen aufgrund der Verhaltung des Samens oder Menstrualbluts sind in den gynäkologischen
Texten auch Rezepte für Arzneien überliefert, die Frauen und junge
Mädchen von ihrem Leiden kurieren sollten. Eine Mischung aus Salbei oder Schwefel und Essig konnte Abhilfe schaffen:

> Jtem es sint etlich frowen oder megt schwerent in der bermůtter dz kompt da von
> dz sy nit man habent oder die man zů lang von jn sint den hilf also nim salbin
> vnd beis sy̆ wol mit essich vnd hab dz lang in dem mund vnd sol ŏch schwebel in
> essich beisen vnd die schinbein da mit wol riben.[20]

Doch auch bei vorhandenem männlichem Partner wurde die Gesundheit der Frau als ernsthaft gefährdet angesehen, wenn dieser den Geschlechtsverkehr zu schnell vollzog, so daß die Frau nicht zum Orgasmus gelangte. Kam es deshalb zu einer Verhaltung des weiblichen
Samens, so verstopfte der Uterus und das Menstrualblut konnte nicht
abfließen. Die Frau war nicht mehr empfängnisbereit, Stiche und
Schmerzen quälten ihren Leib, schwerer Atem, Übelkeit und Ohnmachtsanfälle kamen hinzu. Manchmal wanderte ein apfelgroßes Gebilde in ihrem Unterleib umher. Bei mangelnder Hilfe dauerte diese
Krankheit namens „Edica", gemeint ist die ‚Schwindsucht',[21] lange
Zeit an und führte dazu, daß der Frauenleib verdorrte, die Brust
schwand und schließlich der Tod eintrat.[22]

## 4.3   Die Brust

### 4.3.1   Brustkrebs und andere Brusterkrankungen

Zur Behandlung von Brusterkrankungen sind in den frauenheilkundlichen Texten zahlreiche Rezepte überliefert, die bisher unbekannt
waren. In einer bereits vorliegenden Veröffentlichung von Gerhard
Eis zur Geschichte der Therapie des Brustkrebses[23] werden mehrere
Rezepte aus unterschiedlichen Handschriften zitiert, die sich zum
Vergleich anbieten. Er weist darauf hin, daß vor seiner Publikation
keine Quellen zur Therapie des Mammakarzinoms bekannt geworden
seien, die älter als die Barockzeit sind. So können die bisher unbekannten Rezepte als Grundlage für die weitere Erforschung des The-
mas „Brusterkrankungen und Brustkrebs" herangezogen werden.[24]
   In der Hausväterliteratur der Barockzeit finden sich nur operative
Behandlungen des Brustkrebses (Brustamputation). Im späten 16.
und frühen 17. Jahrhundert sind in Köln mindestens neun Brustam-
putationen von Wundärzten ausgeführt worden, obwohl diese Operation als sehr riskant galt. Bereits im Mittelalter waren bei medizinischen Operationen sowohl die Vollnarkose als auch die Lokalanästhe-
sie bekannt. Der Preßsaft von Alraune, Bilsenkraut und (Wasser-)
Schierling wurde mit Opium vermischt und damit ein Schwamm getränkt. Diesen feuchtete der Chirurg oder die Chirurgin vor der Operation mit heißem Wasser an und legte ihn dem auf dem Rücken
liegenden Patienten über Mund und Nase. Die Narkoseflüssigkeit
drang beim Atmen in Mund und Nase, wurde dort resorbiert und
leitete eine mehrstündige Vollnarkose ein.[25] Wahrscheinlich wurden
auch Brustkrebsoperationen unter Vollnarkose durchgeführt. Nach
dem Abschneiden der Brust nahm der Chirurg eine Kauterisation der
großen Wunde mit einem glühenden Eisen vor.[26]
   Die älteren medizinischen Rezepte empfehlen hingegen nur unblu-
tige Maßnahmen, die bei Karzinomen nicht erfolgreich gewesen sein
können.[27] Gerhard Eis verweist auf unsichere diagnostische Befunde,
die sich auch in den Formulierungen erhaltener Rezepte ausdrücken:
„Die älteren Quellen unterscheiden zwar in den Überschriften meistens zwischen ‚Geschwulst', ‚Schwellen', ‚Härte' und ‚Schwären' der
Brust und dem eigentlichen Krebs, der *cancer* (auch *gantzer* und biswei-
len bereits *krebs*) genannt wird, aber was an konkreten Anhaltspunk-

ten für die Unterscheidung angeführt wird, ist sehr wenig, ja geradezu
ein Beweis für die Unsicherheit der Diagnose." Nach seiner Ansicht
hielten die medizinischen Praktiker und Praktikerinnen relativ lange
an den unblutigen Behandlungsmethoden fest, weil sich wohl teilweise Heilungserfolge einstellten. In diesen Fällen können aber nur
Erkrankungen wie die Mastitis, eine Entzündung der weiblichen
Brustdrüse, vorgelegen haben. Die Krebsmittel, die nach seiner
Kenntnis in den mittelalterlichen Handschriften häufig genannt werden, sind Schafskot, tierische Galle und Kardobenediktenkraut.[28] In
den von mir ermittelten Rezepten werden fast ausschließlich pflanzliche Drogen verwendet, z. B. Bohnenkraut bzw. die Blätter des Weiß-
oder Rotkohls und Andorn. Daneben sind Anweisungen erwähnenswert, in denen eine Socke, Taubenkot und ein Segensspruch[29] die
Therapie unterstützen sollen. In dem Segen wird die hl. Agatha angerufen, der während ihres Martyriums die Brüste mit einer Zange zerrissen, verbrannt und schließlich abgeschnitten wurden.[30] Eine ganze
Gruppe von Möglichkeiten zur Behandlung von Brusterkrankungen
ist im Traktat *Von der Natur der Frauen und ihren Krankheiten* überliefert
(s. S. 240 – 242). Offensichtlich hat der Kompilator oder die Kompilatorin alle erreichbaren Rezepte zu diesem Thema zusammengetra-
gen.[31]

### 4.3.2 Kosmetische Rezepte zur Brustverkleinerung

Mehrere Handschriften überliefern Rezepte kosmetischer Natur zusammen mit Anweisungen zur Behandlung von Brusterkrankungen.
Sie sollten dazu dienen, die Brüste einer heranwachsenden Frau zu
verkleinern, um einem zeitgenössischen Schönheitsideal zu entsprechen. Eine Rezeptgruppe zum Thema überliefert Cod. 2898 der
ÖNB Wien.

Ob auch ain fraw oder ain Junckhfraw wolt klaine prüstlein habenn.

1. Man sol nemen Cicuta safft vnd damit sol dӱ Junckhfraw stätiklichen salben ire
prüstl wenn sy zum ersten wachsen werdenn so beleibent ir die prüstl hert vnd
vesst vnd klain oder

   [Man soll den Saft von geflecktem Schierling (Conium maculatum L.) nehmen
   und damit soll die Jungfrau ihre Brüste oft einreiben, wenn sie zu wachsen
   beginnen, dann bleiben sie fest und klein. Oder]

2. Man sol nemen tawbenmist vnd sol den ir mit ezzich wol mischen sam ain Confect Vnd das sol die Junckfraw auf ir prust pflasstern das macht sỹ vesst oder

[Man soll Taubenmist nehmen und soll ihr den mit Essig mischen wie ein Konfekt, und das soll die Jungfrau auf ihre Brust streichen, das macht diese fest. Oder]

3. Ob ainer frawen dỹ prüsst ze gros sind von übriger milich Man sol nemen Ochsenmist vnd kriechisch hew. vnd sol dỹ miteinander zestözzen vnd mit ol mischenn vnd auf dỹ prúst pflastern das vertreỹbt ir dy geswulst oder

[Wenn einer Frau die Brüste von übriger Milch zu groß, (d. h. geschwollen sind), soll man Ochsenmist und Griechisches Heu/Bockshornklee (Trigonella foenum-graecum L.) nehmen und soll die (wahrscheinlich in einem Mörser) miteinander zerstoßen, Öl darunter mischen und als Pflaster auf die Brust streichen, das vertreibt ihr die Schwellung. Oder]

4. Man sol linsat fain zestozzenn vnd mit hönig mischen vnd auf dỹ prússt pflastern das hilft auch als oben geschriben steet oder

[Man soll Leinsamen (Linum usitatissimum L.) fein zerstoßen und mit Honig mischen und als Heilpflaster auf die Brust streichen. Das hilft auch, wie es oben geschrieben steht]

5. Man sol nemmen piessen Wurczen vnd Mỹnczenn vnd Ponmel vnd sol die miteinander wol zestözzen vnd auff dỹ prússt pflastern das hilft auch als vorgeschribenn stet von den prüssten.[32]

[Man soll Runkelrübe (Beta vulgaris L.)[33], Minze (Mentha spec.) und Bohnenmehl (Samen von Vicia Faba L.) nehmen und soll die miteinander zerstoßen und auf die Brust streichen. Das hilft auch, wie es vorher von den Brüsten geschrieben steht.]

## 4.4 Geburtsfolgen

Infolge von Geburten konnte es zu schweren Verletzungen kommen, die das Leben von Frauen gefährdeten oder dauerhafte Leiden zurückließen. In der handschriftlichen Vorstufe von Pseudo-Ortolfs *Frauenbüchlein* werden insgesamt dreißig Krankheiten erwähnt, die nach der Entbindung das Leben einer Frau nachhaltig beeinträchtigen oder ihren Tod hervorrufen konnten: Kindbettfieber, Gebärmuttervorfall, Krebs, Unfruchtbarkeit, Verletzungen der Harnblase mit Fistelbildungen, Darm- und Gebärmutterrisse, Verlust der Libido etc.[34] Im Traktat *Von der Natur der Frauen und ihren Krankheiten* wird ebenfalls

das Zerreißen der Gebärmutter[35] und die Belastung durch einen Gebärmuttervorfall erwähnt.[36]

Es herrschte auch die Auffassung, wenn die Flüsse im Kindbett
nicht genug abgeflossen seien, sammele sich faules Blut in der Gebärmutter. Dieses schwäche die Konstitution und erzeuge Schmerzen.
Die Frauen meinten, den Männern (beim Geschlechtsverkehr) nicht
mehr „nützlich" sein zu können. Sie litten bei Wetterwechseln und
Neumond an Unruhe und Beschwerden:

**Von dem faullen pluett der permûter**
So die weiber nit zw rechter zeitt jr krankait habent oder genúg verfliesentt in
kindelpett so legt sich das selbe faull plûett inwendig an die permûter vnd swechet
die ser vnd machett sÿ rauch vnfrüchpar dauon so werdenn die weiber so swach
vnd so wee das sÿ ain gedank gewinent vnd mainent das sÿ mannen nit mer mügen
nücz sein vnd habennt dauon vil vnrúew vnd wee so sich das weter verkertt oder
so der man newr wirtt.[37]

Zur Behandlung einer schädlichen Blutansammlung bot sich eine
Räucherung auf der Basis von Nesseln in starkem Wein auf einem
Gebärstuhl an:

der dz wenden wel der nem neslen vnd sûd die mit starckem win vnd setz sÿ vf
einen halben sessel vnd las den rôch in die scham vntz dz sich der siechtum
besert.[38]

## 4.5 Die Lebenserwartung von Frauen im Spätmittelalter

Eine Reihe von Kommentatoren erwähnen einen feststellbaren
Frauenüberschuß in der Bevölkerung des 14. Jahrhunderts. Auch im
darauffolgenden Jahrhundert gab es in vielen Städten nördlich der
Alpen einen Frauenüberschuß von 109–120 Frauen auf 100 Männer.
Frauen dominierten außerdem die älteren Jahrgänge der Bevölkerung,[39] was bei dem stets drohenden Tod im Kindbett besonders
interessant ist. Erklären läßt sich dieser Befund mit einem Wandel
der Ernährungsgewohnheiten. Im Laufe des Mittelalters veränderten
sich die Anbaumethoden (Dreifelderwirtschaft), d. h., die Ernteer-
träge erhöhten sich. Außerdem wurde verstärkt Fleisch konsumiert,
besonders Schweine- und Kaninchenfleisch, an Fastentagen Fisch.
Seit dem 14. Jahrhundert läßt sich eine Bereicherung der Speisezettel

um Gerichte mit Salzheringen, Käse und Eiern verzeichnen.[40] Zu einer „Umstrukturierung der Nahrungserzeugung" kamen die schwindenden Bevölkerungszahlen infolge der großen Seuchen des Spätmittelalters. Die „riesigen Menschenverluste" hatten eine starke Verbesserung der Ernährungssituation zur Folge.[41]

Entscheidend ist, daß Frauen vor allem durch den erhöhten Fleischverzehr verstärkt Eisen zu sich nahmen, das sie wegen des Eisenverlusts bei der Menstruation generell in höherem Maße benötigen als Männer. Weitere gute Eisenquellen waren bei den mittelalterlichen Eßgewohnheiten Bohnen und anderes grünes Gemüse, Rosinen, Pilze, Trockenpflaumen und Hafermehl.[42] Wahrscheinlich nahmen Frauen bei den frühmittelalterlichen Ernährungsgewohnheiten ständig zuwenig Eisen auf. Eine Frau verliert normalerweise ungefähr alle 27 Tage 43,4 ml Blut (+ − 2,3 ml), in dem 20 − 23 mg Eisen enthalten ist. Im gebärfähigen Alter benötigt sie ungefähr doppelt soviel Eisen wie ein Mann; während der Schwangerschaft steigt der Bedarf sogar auf den dreifachen Wert an (3 − 7 mg Eisen pro Tag). Dieser Bedarf bleibt während der Stillzeit bestehen. Zwar ist die Anämie selten eine primäre Todesursache, fällt sie aber mit anderen Prädispositionen, z. B. einer schweren Geburt mit hohen Blutverlusten, einer Abtreibung, starken Blutungen aufgrund von Gebärmutter- oder anderen Erkrankungen zusammen, so kann die Gesundheit der Frau ernsthaft gefährdet werden. Bei einem durchschnittlichen Beginn der Menstruation mit 14 Jahren ist die Frau im Alter von 23 Jahren anämisch. Wird sie in dieser Zeit schwanger, tritt die Anämie schon mit 21,7 Jahren auf; bei zweimaliger Schwangerschaft mit 20,3 Jahren. Schon eine dritte Schwangerschaft bedeutete ein gefährliches Risiko. Ein weiterer Faktor, der ebenfalls eine Anämie begünstigen konnte, war die im Mittelalter sehr hohe Belastung der menschlichen Organismen mit Würmern und anderen Eingeweideparasiten.[43]

Daten bezüglich der Gesundheit, Lebenserwartung und Häufigkeit der Schwangerschaften im Mittelalter lassen sich auch der Auswertung von Skelettfunden entnehmen. Die Untersuchung von 760 Skeletten aus der Zeit von 1200 bis 1550, die durch Grabungen im Kloster Æbelholt in Dänemark freigelegt wurden, führte zu dem Ergebnis, daß das mittlere Sterbealter von Frauen in dieser Zeit bei 27,7 Jahren, von Männern bei 34 Jahren lag. Es handelt sich teilweise um die Skelette des Klosterpersonals, die im Klosterhof bestattet wurden und ein „annähernd ausgeglichenes Geschlechterverhältnis" aufwei-

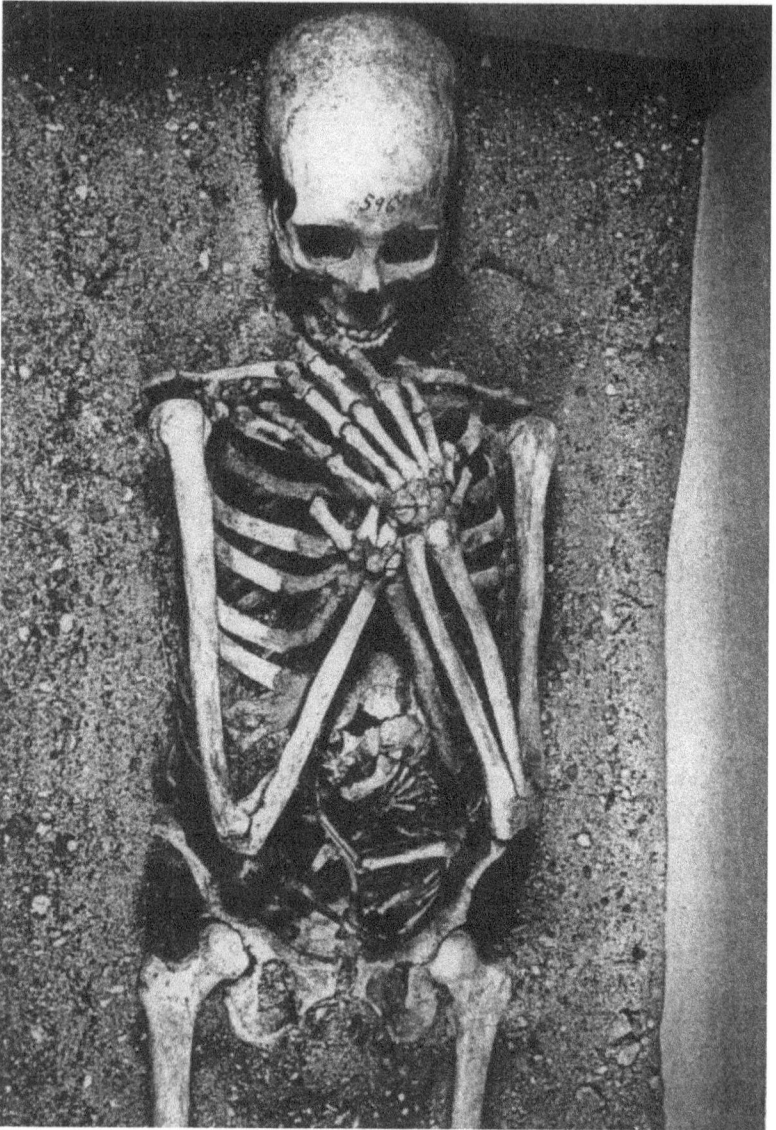

Abb. 5: Frauenskelett mit skelettiertem Fötus, Kloster Æbelholt/Dänemark

sen. Das Personal hatte im Vergleich mit den Mönchen andere Lebensbedingungen, wurde z. B. schlechter ernährt und hielt sich häufiger in unbeheizten Räumen auf. Die Skelette, die in der Kirche und auf dem Friedhof gefunden wurden, zeichnen sich durch einen deutlichen Männerüberschuß aus − hier wurden die Klosterangehörigen bestattet. Auf dem Friedhof wurden allerdings auch Kinder und gestorbene Schwangere beigesetzt.[44] Da die Menschen, deren Skelette ausgewertet wurden, nicht alle zur selben Zeit gelebt haben, sondern innerhalb eines Zeitraums von 350 Jahren, halte ich die daraus abgeleiteten Mittelwerte zur Lebenserwartung von Frauen im Spätmittelalter für weniger aussagekräftig als die detaillierte Untersuchung einer Veränderung der Ernährungsgewohnheiten.

# 5. Entstehung und Funktion der frauenmedizinischen Texte

## 5.1 Entstehung

Bei den hier untersuchten medizinischen Texten handelt es sich um Kompilationen, d. h. Wissen aus disparaten Quellen wurde zu einer neuen Rezeptsammlung zusammengestellt und nahm möglicherweise durch einen einleitenden Kommentar traktathaften Charakter an. Ein direkter Hinweis darauf, daß die Texte aus unterschiedlichen Quellen kompiliert wurden, findet sich in zwei Handschriften. Im ersten Fall wird bemerkt, es gäbe zum Thema Frauenheilkunde und Geburtshilfe viel zu sagen, weshalb auf das Beste und Bewährteste zurückgegriffen worden sei: „Die maister schreÿben vil von dem geprechen das zw lange were zw sagen doch hab ich auß ÿn allen das aller peste vnd das bewerts genumen."[1] Über den fünften Teil eines allgemeinmedizinischen Arzneibuches, der sich dem hier relevanten Thema widmet, wird ausgeführt, sein Inhalt wäre aus unterschiedlichen Büchern „zusammengeklaubt" worden: „Jtem jn den quinttern sein allerley erczney geschriben vnd zu samen geclaubet von vil puchern".[2] Mehrere Entstehungsstufen sind zu bedenken: Ursprünglich empirisch gewonnene und mündlich tradierte Erkenntnisse wurden aufgeschrieben. Spätere Kompilator/inn/en kombinierten mehrere dieser überlieferten Quellen miteinander. Der Prozeß konnte sich oftmals wiederholen. Handelte es sich bei Schreiber oder Schreiberin eventuell um eine Person mit medizinischen Kenntnissen, so ergänzte diese gegebenenfalls während des Schreibprozesses den Vorlagentext durch eigene Kommentare oder Rezepte. Gelangte der Kodex nach seiner Fertigstellung in den Besitz einer Hebamme oder eines Wundarztes, so erfuhr er möglicherweise erneut Erweiterungen durch Nachträge von Rezepten an den Rändern oder auf freigebliebenen Blättern. Nach dieser komplexen Textgenese können dem Buch nun verschiedenartige Informationen entnommen werden.

## 5.2 Entschuldigungsfloskeln

Die Vermittlung gynäkologischer und geburtshilflicher Inhalte ver-
letzte möglicherweise das weibliche Schamgefühl. Es wurde aufgrund
herrschender gesellschaftlicher Normen angenommen, Frauen könnten auf eine offene Thematisierung dieser Inhalte peinlich berührt
reagieren. Dieses Faktum war den Textproduzenten bewußt. Andererseits wollten sie durch die Aufklärung in medizinischen Fragen etwas
zur Gesunderhaltung von Frauen beitragen. Zwei Kommentare weisen deshalb eine interessante Form der Abgrenzung von der zitierten
Quelle auf, welche die gewählte Vorgehensweise zu rechtfertigen versucht. Der Kompilator oder die Kompilatorin schreibt über die medizinische Quelle: „Das puech schambt sich nit davon zereden".[3] Hier
wird das Wissen um einen möglicherweise vorhandenen Rezeptions-
zusammenhang formuliert, der folgendermaßen gedacht sein könnte:
Die Textvorlage („das puech") stellt Wissen zur Verfügung, welches
eventuell von Rezipientinnen und Rezipienten gelesen werden
könnte, die sich durch sexuelle Bezüge unterhalten lassen wollen. Obwohl dieses der Fall sein könnte, wird hier trotzdem der Inhalt der
Quelle wiedergegeben, weil er im Sinne der Frauenaufklärung von
Bedeutung ist. Ähnlich ist das zweite Beispiel zu interpretieren. Auch
hier heißt es: „das puch mit seiner lere schamt sich nicht".[4] Es wird
auch darauf hingewiesen, daß es bei der mündlichen Vermittlung von
Sachverhalten zu Komplikationen kommen könne, weshalb das einschlägige Wissen hier in schriftlicher Form überliefert werde. Die
Ausführungen richteten sich nur an Personen, für die sie relevant
seien, andere sollten sie weder lesen noch ihren Inhalt erfragen:

> Jtem das puch mit seiner lere schamt sich nicht wan muß man oft gar gros reden
> da mit das man es recht verstee wer sein nicht bedarff oder den lewtten nicht mag
> wil oder kan ratten bedarff sein nicht lesen noch darnach fragen.[5]

Hinweise auf eine Tabuisierung gynäkologischer Kenntnisse finden
sich noch in mehreren Handschriften, die den *Traktat über die Menstruation* von Pseudo-Trotula überliefern.[6] Dieser sollte nur von „vernünftigen" Menschen mit der richtigen Einstellung zu Gottes Schöpfung gelesen oder gehört werden:

> Dis bůch haysset die gehaim der frowen dis bůch sol och niemen lessen noch
> heren lessen dan er sÿ vernüfftig dan vil gehaimer not gott an die frowen geschaffet
> hantt Das es nit gůt wer das es die vnvernÿfftigeñ soltent wissen dar vmb ist es
> zů hietteñ.[7]

Etwas abweichend erscheint der Textanfang in einer Parallelüberlieferung:

> Disew hernach geschribeñ stuckh der sein vij die sol nÿmant leseñ noch horeñ er sei dann vernũnftig vnd verstentig wan got hat die fraweñ vil haÿmlich siechtag an gelegt.[8]

In einer anderen Handschrift entschuldigt sich der offensichtlich männliche Kompilator oder Verfasser bei den „lieben" Frauen wegen des Inhalts der von ihm vermittelten Rezepte. Sie sollten sich keine schlechte Meinung von ihm bilden, weil er nur die Absicht habe, in Anerkennung ihres „züchtigen" Wesens zu schreiben:

> Hye ist zw merckhen ee dann das ich sag als yn deñ register des sechsten tail verlassen ist so wil ich von vrlab pitten von deñ lieben frawen dz sy mich nit vermerckhen noch jn úbler maÿnung haben ob ich iren natürlichen frewlichen rechten jn disez tail jn ettlicher maß offen waren wers wann durch jr frewlichen zẅcht willen wil auch der zẅcht geprauchen vnd was ich hie sag von frewlichen naturlichen rechten das wil ich mit chürcz pechennen vnd doch dem synn genüg thüen dz sÿ nach frewlichen zuchten wol versten mügen was ich main vnd von welicher laÿ ich red.[9]

Die Vermutung, die frauenheilkundlichen Texte könnten zu „vnczymlicher mynn vnd buelschafft" anleiten, äußert ebenfalls Johannes Hartlieb im Prolog zu seiner Übersetzung der *Secreta mulierum* des Pseudo-Albertus Magnus. Aus diesem Grunde fordert er seinen Auftraggeber, Kaiser Friedrich III., mit eindringlichen Worten zur Verschwiegenheit auf, denn bei einer Lektüre des Textes durch unwürdige Menschen mit unlauteren Absichten drohe ihm, Hartlieb, göttliche Strafe und der schädliche Einfluß der Gestirne. Weiter heißt es:

> Mein aller gnadigister herr, es ist wol war, das Albertus Magnus in seinem buch Secreta mulierum gar vill geschriben hat. Er hat aber der sach kayne beruerdt vnd melt doch, das sein buech nwr ain anweysenn sey czw der gerechten verborgen gehaim der frawen. Warvmb er solichs verschwigen vnd nit gemelt hat, darff nyemant sprechen, das er solichs nit gewist hab, wann sunder czbeyfel er ist gar ein grosser, kunstreycher man gewisen, vnd ich main, er hab das darvmb gelassen, das er besorgt hab, die hoch gehaim vnd kunst werdt müsbraucht vnd czwe vnczymlicher mynn vnd buelschafft gepraucht vnd genuczt.[10] [...] Wann erkennt ich ewr gemüett nit so verschwigen, trew vnd verhalten, so ist kain güet, gnad, mit, vorcht noch not so gross, graußamlich oder hefftig, das ich die gehaim wolt tewtschen vnd vrsach sein, zu öffen den vnwirdigen. Wann was hulf mich aller welt reichtung, so ich gotts vngnad hett vnd zornigkliche straf taglich warten vnd leyden müest.[11]

Auch der Verfasser oder die Verfasserin[12] der mittelniederländischen gynäkologisch-obstetrischen Handschrift GKS. 1657 der Königlichen

Bibliothek Kopenhagen wendet sich in der Vorrede eindringlich an Frauen und Jungfrauen, um die lauteren Absichten bei der Kompilation des vermittelten Wissens hervorzuheben. Wenn sie den Inhalt des Kodex, der als „Secreet" bezeichnet wird, lesen oder hören sollten, möchten sie ihn oder sie nicht verfluchen oder in anderer Weise angreifen, denn das Buch sei nicht zu ihrer Schande verfaßt worden, sondern zum Nutzen aller Frauen, die sich als Heilkundige oder Geburtshelferin betätigten:

> ALlen vrouwen ende Joffrouwen die dit lesen selen / oft hoeren biddic / dat sij my niet en willen vloeken noch jn enegher manieren begripen / want dit Secreet niet en es gheordeneert noch ghemaect tot harer scanden maer ten orbore ende profijte van allen vrouwen die des te doen selen hebben oft moghen in wat manieren dat sijn sal.[13]

Wie es die oben zitierten Beispiele belegen, sollten unsachgemäße Erwartungen gegenüber Schriften, die unter dem Titel „Frauengeheimnisse" subsumiert wurden, möglichst schon in den Vorreden der gynäkologisch-obstetrischen Aufklärungsschriften enttäuscht werden: „dergestalt erzeugte Lüsternheit, die kaum durch den sachlichen Inhalt motiviert war, sondern durch die Vorstellung genährt wurde, was der Text wohl enthalten könne, resultierte schließlich darin, daß die Schriften 1603 auf den Index kamen. Demzufolge konnten sie nur in den protestantischen Ländern weiter verbreitet werden."[14]

## 5.3  Wer verfaßte die Texte?

Alle hier im Mittelpunkt des Interesses stehenden Texte sind anonym überliefert, so daß nur eine Analyse der Kommentare innerhalb der Vorreden bzw. der Rezeptsammlungen Rückschlüsse auf das Geschlecht der Kompilator/inn/en zuläßt. Es ist in Betracht zu ziehen, daß erstens medizinisch vorgebildete Frauen für Hebammen und zur Selbstmedikation von Frauen schrieben. Zweitens, daß lateinkundige Männer überlieferte gynäkologisch-obstetrische Texte für Frauen übersetzten, die in den Bereichen Frauenheilkunde und Geburtshilfe tätig waren.[15] Drittens, daß Männer für Männer informative Texte verfaßten oder kompilierten, auch wenn sie sonst in der Frauenheilkunde und Geburtshilfe eine marginale Position einnahmen. Hinweise auf das Geschlecht des Verfassers oder der Verfasserin lassen sich den von mir untersuchten Texten kaum entnehmen. Eine Formulierung wie: „als ich es dann offt gehöret hab sagen von den frawen",[16] deutet lediglich darauf hin, daß hier jemand Informationen aus Gesprächen mit Hebammen oder anderen medizinischen Praktikerinnen ausformulierte. Die Bewertung der beruflichen Qualitäten der Hebammen in einem anderen Text: „so ist es gůt dz die frowen vernůftig wis frowen bin jnen habint die jnen jn denen nôtten helfen sôllent",[17] könnte meines Erachtens sowohl auf die Einschätzung einer Frau als auch eines Mannes hindeuten. So muß die Frage, ob es sich um männliche oder weibliche Verfasser handelte, leider ungeklärt bleiben.

Als Motivation, medizinische Kenntnisse über das weibliche Geschlecht zu vermitteln, wird in einem frauenheilkundlichen Text die Konstitution der Frauen angeführt. Nach dem hier formulierten Frauenbild ist der weibliche Organismus durch falsche Behandlung gefährdet, weil „zarte" Frauen nicht genug auf ihre „schwache" Gesundheit achteten oder Männer sie aufgrund mangelnden Einfühlungsvermögens nicht im gebührenden Maße schonten:

> Darvmb jst von erst zw wissenn vnd mit fleiss zw merkenn das die merung aller welt kümpt von frawen Nún jst gar vil vnd manigerlaÿ jierung vnd swachait der weiber in wendig vnd aus wendig dem leib die denn weiben kóment oft von vnuerstantnus Vnd merlich die vast zart sintt vnd das añ in se[l]ber nit erkennent oder ain taill grob mann habennt die jr nit schonnent.[18]

In einem weiteren Text wird die Bedeutung der vermittelten Verhaltensanweisungen zur Verhinderung von Komplikationen während des Geburtsverlaufs hervorgehoben. Der Kommentar verarbeitet empirische Erfahrungen. Es wird ausgeführt, bei komplizierten Geburten seien Leben oder Gesundheit der Mutter und ihre zukünftige Reproduktionsfähigkeit ernsthaft gefährdet:

> Man sol hie[19] merken vnd wissen wie man einer frawen helffen sol die ein kind nit wol gepern mag als uil frawen daran sterbent vnd uerderbent an irm gesunt oder an jrn slossen.[20]

An anderer Stelle wird die entschiedene Abgrenzung von vorherrschenden Lehrmeinungen aufgrund eigener Erfahrungen formuliert: „aber daß ist nit war, daß etlich sprechen".[21] Abgeleitet von der Viersäftelehre wird in einem weiteren Text die Auffassung vertreten, für Frauen könne es lebensgefährlich sein, wenn sie von ihren Männern nicht sexuell befriedigt würden. Wegen einer dadurch hervorgerufenen Ansammlung des Menstrualblutes in der Gebärmutter könne eine Schädigung des Samens und des möglicherweise gezeugten Kindes erfolgen. Die Verhaltung dieser Körpersäfte sei die Todesursache Tausender von Frauen (s. S. 226):

> [O]uch sol man verstan dz oft ein frow ŏch nit kint treit das sẏ jr bermŭtter ŭber gat mit dem flus der leber das es jr samen vnd al frucht verseret da von so sol sich ein jetlichẏ frow hŭtten vor einem man der sich nit verstet won jch mein das tussent vnd dar zŭ tussentt frowen sterbint das sẏ jr natur nit zeerweken habint vnd doch man habint.[22]

In einem weiteren Kommentar werden vorhandene Schamvorstellungen in bezug auf den Geschlechtsverkehr thematisiert, aber gleichzeitig betont, dieser sei so „süsse", damit die Menschheit nicht aussterbe (vgl. Kapitel 7.3).

## 5.4 Wissen aus praktischer Erfahrung

Feststellungen und Ratschläge der männlichen oder weiblichen Verfasser, Kompilatoren und Schreiber stützen sich auf Fallbeispiele aus eigener Beobachtung, die zu einem für sie überzeugenden therapeutischen Ergebnis führten. In einem Fall ist die Beschreibung recht detailliert. Zuerst wird die therapeutische Form erklärt: Für eine Räucherung der Gebärmutter zur Anregung der Menstruation solle Beifuß in einem Kessel mit Wasser gekocht, der dampfende Kessel einer Frau zwischen die Beine gestellt und ihr Körper rundherum in Decken gehüllt werden. Es wird ausgeführt, in welcher Stadt (Erfurt) die Beobachtung gemacht wurde, daß die Behandlung ein Mann (ein guter Meister) vornahm und die Patientin dessen Ehefrau gewesen sei. Wie der Beschreibung zu entnehmen ist, führte die Räucherung zu einem guten Behandlungserfolg:

> ZV dem andern mal sol man also zw hilff kumen das man neme peẏpas ein michel taill vnd den woll sieden ẏn wasser ẏn einem kessel vnd so er woll gesotten ist so sol man ẏn ettwan ẏn also haẏß mit dem wasser vnd ander der frawen zwischen die paine seczen vnd den dunst vntten auff an sie lassen geen vnd sich vmb vnd vmb schone verdecken so offnet der dünst der da von get die muter vnd enttweicht die muter vnd das geeder dar vmb vnd raẏnigt sie vnd hilfft wol Das hab ich gesehen zw Ertfurt von einem guten meyster das er eß seinem weybe tett vnd halff sie.[23]

In einem anderen Text wird ebenfalls eine Beobachtung wiedergegeben: Fachkundige Meister (offensichtlich Männer) hätten eine Anweisung erteilt, welche sich als richtig erwiesen habe: „ich habs gesehen

von rechten maistern das sie eß hießen tün das es woll halff".[24] Auch
negative Erfahrungen sind dokumentiert, um diese in Zukunft möglichst zu verhindern: „jch hab es gesehen dz frawen erplindet sind
die zu vinster sind gelegen in der kindtpedt".[25] Eine weitere Begrün-
dung für die auftretende Erblindung wird in dieser Passage gegeben,
wenn es heißt, die Frauen seien vernachlässigt worden: „wann zu
meynn zeitten ist es geschehen auß verlasenhait".[26]

Die häufige Anwendung einer geschilderten Methode und die daher gesteigerten Erfolgschancen deuten andere Formulierungen an
wie z. B.: „als vil peschicht als man oft sicht".[27] In diese Richtung
zielen auch Bemerkungen, eine Vorgehensweise habe sich bei Verfasser oder Verfasserin selbst als erfolgreich erwiesen: „dz hab ich dik
selb versůcht".[28] Die geäußerte Auffassung, eine Entbindung könne
negativ verlaufen, wenn die Gebärende zu früh zur Geburt angetrieben werde (weshalb später möglicherweise ihre Kräfte nicht mehr
ausreichten), konnte ebenfalls nur aus eigenen Erfahrungen oder Gesprächen mit Praktikerinnen resultieren:

> Jtem es peschicht oft vnd vill das man die swangerñ frawenn zw früe an treibt zu
> arbaiten in kindes nötenn e die recht zeitt jst da mit maniges kindt vnd auch die
> frawenn vmb das lebenn kömennt.[29]

Ob bei den Adressatinnen der Eindruck einer vermeintlichen Exklu-
sivität der vermittelten Inhalte erzeugt werden sollte oder die Ausführungen auf persönlichen Erfahrungen basierten und bisher nicht ver-
schriftlicht waren, läßt sich im Zusammenhang mit einem selbstbe-
wußten Hinweis auf eigene Originalität nicht exakt klären: „das vindet
man in kainer geschrift auf erdenn".[30] Die Distanzierung von wissenschaftlichen Autoritäten, wie sie in diesem Zitat vorgenommen wird,
weicht stark von den sonstigen Gepflogenheiten der mittelalterlichen
Wissensdarstellung ab.

## 5.5 Verweise, Erklärungen, Prognosen

Verfassereingriffe, die zur Organisation oder Bedeutung des wiedergegebenen Inhalts Stellung nehmen oder Erläuterungen abgeben,
können unterschiedliche Gestalt annehmen. Feststellbar sind erstens
Rückverweise auf vorher Beschriebenes: „alß jch vor gesprochen
hab";[31] zweitens Hinweise auf folgende Ausführungen: „dar vmb sag

ich an disem nach geschriben taill".[32] Erklärungen werden z. B. als
Variation oder Ergänzung von Argumenten zur Erläuterung auftre-
tender Sachfragen angeboten: „Ayn andre antwürt vnd ein pessere".[33]
Um mögliche Mißverständnisse zu vermeiden, erscheinen neben lateinischen die mundartlichen Bezeichnungen von Arzneimitteln: „dÿ
nücz andorn so geneset sÿ dz heist marubium czu latein".[34] Erklärende Zusatzinformationen sollen es ermöglichen, beispielsweise eine
bestimmte Pflanze aufgrund morphologischer Kriterien zu identifi-
zieren, sie werden eingeleitet mit der Formel: „das erkenne also".[35]
Verhaltensregeln sollten das Gelingen einer Behandlung garantieren.
Dazu gehörte eine Anschauung der mittelalterlichen Heilmagie, die
kultische Keuschheit, nach der sexuelle Enthaltsamkeit „eine Voraussetzung für das Gelingen bestimmter Handlungen und Unterneh-
mungen ist." Diese Auffassung spiegelt sich im folgenden Zitat, in
dem Frauen zum Verzicht auf den Geschlechtsverkehr aufgefordert
werden, um den Erfolg einer Heilmethode und eine bessere Wundheilung zu garantieren:[36]

> Jtem der frowen so we ist sol da zwüschent zü keinem man komen mit vnkünschen
> werken es hilft anders kein artznie den es ist gar störig vnd schedlich nit allein zü
> brüsten sunder zü allen geswolsten vnd wunden sol sich einer rein halten vnkünsch
> so genist er dester ee.[37]

Erklärende Hinweise bieten Alternativvorschläge, falls der Bestandteil
eines Kompositums nicht verfügbar war: „Magstu des nit haben".[38]
Sollte die Beschaffung von Ingredienzen schwierig sein, findet sich
in manchen Rezepten der Ratschlag, sich an den Apotheker zu wenden, z. B. um ein „puluer, das die apotecker woll kennen,"[39] zu erhalten. Die Prognosen können einen Hinweis auf die Einbindung von
Alltagserfahrungen in übergeordnete Weltbedeutungsschemata geben:
„also wirt sie mit hilff gottes swanger eins kindlins".[40] Sie dienen
außerdem zur Zusicherung der Wirksamkeit des Dargelegten: „das
hat manige frawen geholffenn";[41] „es hilfft on zwifel"[42] bzw. „proba-
tum est".[43]

## 5.6 Adressatinnen und Adressaten

Die in den Rezepten erteilten Anweisungen richten sich an Personen,
die geduzt werden. Sie dienen einerseits zur Eigenbehandlung von

Frauen, ohne daß von einer Hilfeleistung Dritter ausgegangen werden kann: „vnd halt dich warm dar zw vnd mit růeb".[44] Andererseits richten sie sich an medizinische Praktikerinnen, wohl seltener an männliche Therapeuten. Der Tonfall der Ausführungen ist vertraulich, eine vorhandene Fachkompetenz wird vorausgesetzt. An die Handlungsanweisungen sind pragmatische Bemerkungen nach dem Muster: „darzw hÿlff ir also"[45] gekoppelt. Es finden sich auch Aufforderungen, das Rezept bis zur wiederhergestellten Gesundheit anzuwenden: „vnd tue es oft pis es hilft".[46] Eine Anweisung im *Traktat von Empfängnis und Geburt* ist an die weisen, bewerten Hebammen gerichtet: „Die weissen peberten hebamenn söllen sölliches künnen so sÿ es aber nit wÿssenn noch künden so söllenn sÿ es hie aus der pewertten maister geschrift lernneñ".[47] Auch die in gynäkologisch-obstetrischen Rezeptsammlungen teilweise mitüberlieferten kinderheilkundlichen Rezepte deuten auf eine Rezeption durch Geburtshelferinnen oder von Frauen allgemein hin. Eine der Aufgaben der Hebammen bestand in der Betreuung von Mutter und Kind nach der Geburt. Bei eventuell auftretenden Kinderkrankheiten standen ihnen die pädiatrischen Rezepte zur Behandlung eines Säuglings oder zur Beratung von dessen Mutter zur Verfügung. Dieser Eindruck bezüglich der Adressatinnen der frauenheilkundlich-geburtshilflichen Schriften wird durch die Forschungsliteratur bestätigt. Auch hier herrscht die Auffassung, sie seien in erster Linie für medizinische Praktikerinnen und zur Selbstmedikation von Frauen geschrieben worden. Shulamith Shahar erwähnt, daß sich in einigen volkssprachlichen Schriften umfangreichere Passagen zur praktischen Geburtshilfe finden als in vergleichbaren lateinischen Texten.[48] Eileen Power weist darauf hin, daß frauenheilkundliche Schriften bereits im 13. Jahrhundert ins Englische übersetzt wurden, damit diese von lesekundigen Frauen verbreitet werden konnten.[49] Zur Eingrenzung des Adressatenkreises des Kopenhagener Kodex GKS. 1657 äußert Brigitte Kusche die Vermutung, er habe als Aufklärungsschrift für Frauen über die Funktionen des weiblichen Organismus gedient, zur Schwangerenberatung und als Handbuch für Hebammen.[50] Der Traktat richtet sich an Frauen und Jungfrauen mit unterschiedlicher Vorbildung, die ihn selbst lesen oder vorgelesen bekommen sollten: „Allen vrouwen ende Joffrouwen die dit lesen selen/oft horen".[51]

Für die zweite Hälfte des 15. Jahrhunderts, aus der die meisten der von mir untersuchten Texte stammen, kann die Lesefähigkeit von

Frauen aus unterschiedlichen Gesellschaftsschichten vorausgesetzt werden.[52] Kaufmannstöchter wurden wie ihre Brüder unterrichtet, damit sie nach der Heirat mit einem Kaufmann die Bücher führen und ihren Mann während seiner Reisen vertreten konnten.[53] Dasselbe kann man für die Frauen von Apothekern und andere medizinische Praktikerinnen annehmen. Töchter von Chirurgen erhielten ihre Ausbildung, für die Lesekenntnisse erforderlich gewesen sein müssen, häufig von ihren Vätern (s. dazu auch Kapitel 6). Für Nonnen, die in der medizinischen Versorgung der Bevölkerung eine wichtige Rolle spielten, kann für das Spätmittelalter die allgemeine Lesefähigkeit vorausgesetzt werden. Zur geistlichen Arbeit zählte die Lektüre der Bibel und von Erbauungsschriften, wie auch das Abschreiben von Manuskripten. Bei Rezepten muß neben der Aneignung durch Lektüre natürlich grundsätzlich auch an die mündliche Weitergabe gedacht werden – so können Nonnen oder Pharmazeutinnen ratsuchenden Frauen beispielsweise die Bestandteile einer Arznei und deren Anwendungsweise mündlich wiedergegeben haben.

Die von mir untersuchten Handschriftentexte erweitern diese Befunde, da Ehepaare als Adressaten genannt werden. Im Traktat *Von der Natur der Frauen und ihren Krankheiten* soll ihnen ein Verständnis der biologischen Vorgänge im weiblichen Körper nahegebracht werden, um die Gesundheit der Frau zu erhalten und eine gesunde Nachkommenschaft zu garantieren.[54] Der Kompilator dieses Traktats verfolgt damit eine ähnliche Intention wie Johannes Hartlieb mit seiner Verdeutschung der *Secreta mulierum* des Pseudo-Albertus Magnus. Hartlieb begründet in seinem Prolog der Version für Herzog Siegmund die Heranziehung von Quellen, mit denen er die *Secreta mulierum*-Übersetzung ergänzte, mit den Interessen von Eheleuten, für die der Text von besonderem Nutzen sei:

> Solt ir nwn das buch Secreta mulierum allain nach dem text schaffen czw tewtschen, so wurdt es beschrotten vnd vast vnuerstenlich, auch es bracht denn gelesern klain frummen. Wann aber dy obgenannten bucher auch darjn getragen vnd gruntlich geschriben wurden, so glawb ich, das kain ainig buch in der natur ye gemacht wurd, das buch wurd nuczer vnd lustiger allen eelewtten etc.[55]

Bezieht man in die Überlegungen darüber hinaus die bereits erwähnte anonyme süddeutsche *Secreta mulierum*-Übersetzung ein (vgl. Kapitel 1.1.2), so stellt sich die Frage, inwieweit ein Text dieser Art praktischen Wert für potentielle Benutzer hatte. Margaret Schleissner nennt als Adressaten der Schrift das „ausgebildete städtische Bürgertum"

und geht davon aus, der Text sei von Männern für Männer verfaßt
worden. Ob es überhaupt jemals Leserinnen dieses Textes gab, ist
nach ihrer Ansicht fraglich, da er sich durch geringen Gebrauchswert
auszeichnet und keine praktischen Hinweise für die Berufsausübung
einer Hebamme oder Rezepte zur Kinderpflege enthält.[56]
Kompilationen wie der Traktat *Von der Natur der Frauen und ihren
Krankheiten* oder der *Traktat von Empfängnis und Geburt* bzw. die Vielzahl der frauenheilkundlichen Rezeptsammlungen zeigen im Vergleich mit den beiden *Secreta mulierum*-Übersetzungen eine wesentlich
größere Praxisnähe. Diese Texte, die die Grundlage für die vorliegende Untersuchung bilden, bieten eine Zusammenschau des zeitgenössischen frauenheilkundlich-geburtshilflichen Wissensstands der
zweiten Hälfte des 15. Jahrhunderts und sind handlungsorientiert aufgebaut. Deshalb ist davon auszugehen, daß sie in erster Linie für
den praktischen Gebrauch von Frauen kompiliert wurden. Daneben
mögen die Kompilator/inn/en mit ihrer Abfassung dem Informationsbedürfnis von Männern Rechnung getragen haben. Von medizinischen Lehrbüchern wie dem *Frauenbüchlein* Pseudo-Ortolfs und
Rößlins *Rosengarten* unterscheiden sich die beiden Traktate, denn sie
enthalten wesentlich genauere Anweisungen für die Leitung einer Geburt durch die Hebamme.

## 5.7 Kurzüberblick

Gynäkologisch-obstetrische Texte wurden zur Aufklärung über die
Funktion des weiblichen Körpers und damit zur Sicherung der Gesundheit und der Reproduktionsfähigkeit von Frauen geschrieben.
Die Verfasser bekunden in den Texten den Willen zur Aufklärung
über alle physiologischen Abläufe und Faktoren, welche die Fort-
pflanzungsfähigkeit beeinflussen konnten.
Die Kommentare einiger Texte sind neben der primären Wiedergabe des antiken und arabischen medizinischen Wissens durch eigenständige Beobachtungen geprägt. Empirisches Wissen dient hier als
Ergänzung oder wird geltenden Lehrmeinungen gegenübergestellt.
Wer die Kompilatoren dieser anonym überlieferten Texte waren,
und wer sie in die Handschriften eintrug, läßt sich nur vermuten.

Da, wie oben bereits erwähnt, besonders Nonnen eine Vielzahl der mittelalterlichen Handschriften schrieben, ist nicht grundsätzlich davon auszugehen, daß die Texte von Männern zu Papier gebracht wurden. Frauen vererbten Bücher, die im Mittelalter sehr wertvoll waren, häufig an ihre Töchter. Das vermittelte frauenheilkundlich-geburtshilfliche Wissen könnte von Frauen für Frauen zusammengestellt worden sein. Letztlich klären läßt sich diese Frage anhand der hier untersuchten Kommentare allerdings nicht.

Da die Texte handlungsorientiert sind, wurden sie wohl in erster Linie für medizinische Praktikerinnen und zur Selbstbehandlung von Frauen zusammengestellt. Darauf lassen Anredeformen wie auch Entschuldigungsfloskeln schließen. Der unkomplizierte Aufbau vieler Rezepte mit einer geringen Zahl von Ingredienzen läßt deren selbständige Anwendung im häuslichen Bereich möglich erscheinen. Daneben dürften die frauenheilkundlich-geburtshilflichen Rezepte für Bader, Chirurgen, Apotheker und Akademikerärzte von Interesse gewesen sein. Wie oben erwähnt, überliefern die vorhandenen Vorbesitzereinträge in den Handschriften, die allerdings häufig erst aus dem 16. und 17. Jahrhundert stammen, Namen von Angehörigen dieser Berufe.

# 6. Die Rolle von Hebammen und Ärzten in Frauenheilkunde und Geburtshilfe

Die überlieferten medizinischen Schriften von antiken und arabischen Verfassern beschreiben ausführlich die Therapie gynäkologischer Leiden. Praktisch orientierte Handlungsanweisungen für die Geburtshelferinnen werden hingegen kaum erteilt. In der antiken und arabischen medizinischen Tradition lag die Betreuung der Gebärenden allein in den Händen der Hebammen, denn die Geburtshilfe war kein Bestandteil der Ausbildung männlicher Mediziner. Auch alle Informationen, die zu den Themen Frauenheilkunde und Geburtshilfe in den medizinischen Schriften des Früh- und Hochmittelalters überliefert sind, dürften auf Gespräche mit Hebammen zurückzuführen sein. Im 15. Jahrhundert veränderte sich die Situation. Obwohl Gynäkologie und Obstetrik weiterhin eine Domäne weiblicher Kultur blieben, gibt es Hinweise auf männliche Geburtshelfer und Verfasser frauenheilkundlicher Rezepte.

## 6.1 Medizinische Praktikerinnen im Mittelalter

In der Forschungsliteratur ging man lange Zeit von zwei grundlegenden Annahmen aus: Davon, daß die Hebammen im Mittelalter für die Behandlung *aller* Frauen zuständig gewesen sind, und davon, daß die medizinischen Berufe nach Geschlechtern getrennt ausgeübt wurden. Nach Monica Green bestechen diese Thesen zwar durch ihre Einfachheit, aber sie weist darauf hin, daß es kaum Belege für sie gibt, und regt zu einer differenzierteren Betrachtungsweise an.[1]

Tatsächlich war der Anteil der Frauen an der allgemeinen medizinischen Versorgung der Kranken im Mittelalter hoch, in der Krankenpflege dominierend.[2] In den städtischen Spitälern waren Frauen haupt- und nebenberuflich als Hospitalmeisterinnen, in der Verwaltung von Küche und Kleidung, als Köchinnen, Aufwärterinnen, Waschweiber tätig. Hinzu kamen die Mitarbeiterinnen auf Wirtschaftshöfen, die den Hospitälern angeschlossen waren, z. B. Hofmeisterinnen, Meierinnen oder Hirtinnen. Oft hatten Frauen zusammen mit ihren Ehemännern die Leitung und Verwaltung eines Spitals inne.[3]

Die Heilkunst wurde von Frauen aus allen Bevölkerungsschichten
ausgeübt, die sich, nach heutiger Terminologie, als Ärztinnen, Chirurginnen, Baderinnen,[4] Apothekerinnen, Hebammen und Krankenschwestern sowie als deren Lehrmägde betätigten.[5] Lediglich Akademikerärztinnen gab es nicht. Nachdem Frauen noch im 10. Jahrhundert an der Medizinschule von Salerno eine medizinische Ausbildung
erhielten, wurden sie im Laufe des Mittelalters vom Medizinstudium
ausgeschlossen.[6] Im deutschen Sprachgebiet sind akademisch ausgebildete Ärzte, die sich im Laufe der Zeit zu Konkurrenten der heilkundigen Frauen entwickelten, seit dem 12. Jahrhundert belegt. Um
eine Ausbildung zu erhalten, mußten sie ihr Studium entweder an
der Medizinschule von Salerno oder seit dem 12. Jahrhundert an der
Universität von Montpellier absolvieren. Zwischen dem 12. und
13. Jahrhundert wandelte sich die Medizin durch die veränderte Ausbildungssituation von der praktischen Sachkenntnis einzelner Personen zu einem fester umrissenen Beruf. Im Verlauf des 14. Jahrhunderts erfolgte die Trennung von Medizin und Chirurgie. Die Tätigkeitsbereiche von Ärzten und Apothekern wurden im 15. Jahrhundert
voneinander unterschieden.

Generell läßt sich feststellen, daß die Ausgrenzung von Frauen aus
der akademischen Medizin in Nordeuropa früher vollzogen war als in
Italien oder Spanien. Vertreter der medizinischen Fakultät von Paris
unternahmen seit dem 14. Jahrhundert Versuche, die Berufsausübung
praktizierender Ärztinnen zu verhindern. Diese wurden häufig von
ihren Vätern ausgebildet.[7] Über den Anteil der Ärztinnen an der Gesamtbevölkerung informieren uns die Steuerlisten von Paris: Im Jahre
1292 werden z. B. acht heilkundige Frauen genannt.[8] Ein juristisches
Verfahren gegen mehrere Frauen, die nach den Methoden akademisch ausgebildeter Ärzte praktizierten, dokumentiert ein Pariser Gerichtsprotokoll aus dem Jahre 1322. Der Ärztin Jacqueline Félicie[9]
wurde in diesem Verfahren vorgeworfen, sie habe ihre Patienten und
Patientinnen wie die studierten Ärzte behandelt: Sie fühlte den Puls,
nahm eine Urinuntersuchung vor, ließ zur Ader, verabreichte Heilund Abführmittel und verordnete heiße Bäder. Das Gericht lastete
ihr an, daß Puls- und Urinuntersuchungen nur von Ärzten mit absol-

viertem Universitätsstudium vorgenommen werden dürften. Die
männlichen und weiblichen Patienten hoben in ihren Zeugenaussagen
die erfolgreichen Behandlungsmethoden Jacqueline Félicies hervor.
Einige betonten, andere Mediziner, die sie vorher therapiert hätten,
wären weniger erfolgreich gewesen. Auch hätte die Ärztin ihr Hono-
rar, abweichend vom üblichen Brauch, erst nach der Genesung der
Patienten und Patientinnen gefordert. Die Medizinerin selbst verwies
auf ihre praktische Berufserfahrung, die sie zu den von ihr praktizierten Diagnoseformen befähige, und verteidigte sich mit dem Argument, viele Frauen würden sich nicht von männlichen Ärzten behandeln lassen. Ohne Berücksichtigung dieser Begründungen verurteilte
sie das Gericht zu einer Geldstrafe und verbot ihr, wie auch anderen
namentlich überlieferten medizinischen Praktikerinnen, die weitere
Berufsausübung.

Urteile dieser Art hatten keine allgemeingültige Bedeutung, verweisen aber auf Tendenzen, Frauen aus wirtschaftlich lukrativen Be-
rufen auszugrenzen. Ungefähr zeitgleich mit dem Pariser Urteil ge-
stattete es eine im Jahre 1326 ausgestellte Urkunde der jüdischen
Ärztin Sarah, Frau des Abraham aus Saint Gilles, einen Lehrjungen
namens Salvet in ihr Haus aufzunehmen. Diesen sollte sie innerhalb
von sieben Monaten in der medizinischen Praxis ausbilden.[10] Ein
Aktenvermerk aus dem Jahre 1414 bezieht sich auf Maria de Maillac,
eine ungefähr 30-jährige Witwe aus Tours, über die es in dem Schriftstück heißt, sie habe zusammen mit ihrer Mutter gute Werke geübt
und von dieser die Kunst der Salbenherstellung gelernt.[11] Vom Beginn des 14. Jahrhunderts an wurden im Königreich Neapel 18
Frauen, nach einem Examen vor dem Hofchirurgen, Lizenzen zur
Berufsausübung als Chirurginnen verliehen. Chirurginnen wie Francesca Romano, Maria Gallicia, Lauretta, Clarice aus Foggia, Sibyl aus
Benevento, Margharita aus Bitonto und Raymunda aus Taberna behandelten verschiedene Krankheiten, Abszesse und Fisteln, äußere
Wunden und führten auch Steinoperationen, z. B. die Entfernung von
Harnsteinen, durch.[12]

Daß sich die berufliche Situation medizinischer Praktikerinnen innerhalb weniger Jahre infolge obrigkeitlicher Anordnungen gravie-
rend verändern konnte, belegen zwei offizielle Weisungen aus Eng-
land. Im Jahre 1390 verfügte ein Erlaß, in der Heilkunst tätige Frauen
hätten wie ihre männlichen Kollegen eine Prüfung abzulegen. Zur
Zeit Heinrichs V., der zwischen 1413 und 1422 regierte, war es

Frauen generell und bei Androhung einer Gefängnisstrafe verboten zu praktizieren.[13]

Im deutschen Sprachbereich hatten heilkundige Frauen auch nach der Herausbildung eines abgegrenzten akademischen Ärztestandes, besonders bei der Behandlung der Landbevölkerung und der ärmeren städtischen Bevölkerung, eine wichtige Funktion. Auch wenn die Ärzte mit akademischer Ausbildung über das höchste Sozialprestige verfügten, nahmen sie in erster Linie Kontrollfunktionen wahr. Die praktische Medizin lag weiterhin größtenteils in den Händen von Chirurgen und Chirurginnen, Badern und Baderinnen, Kräuter- und Spitalfrauen, Barbieren, Henkern und Schmieden. Ein Blick auf das medizinische Fachschrifttum des Mittelalters erweist darüber hinaus, daß Frauen als Autorinnen, Auftraggeberinnen und Widmungsempfängerinnen fungierten.[14]

Aktenvermerke aus vielen Städten des deutschen Sprachbereichs deuten immer wieder auf die Tätigkeit von Medizinerinnen hin. Die erste medizinische Praktikerin, deren Betätigung durch die Bezeichnung „medica" definiert wird, ist im Jahr 1288 in Mainz nachgewiesen. Nach Heinrich Schipperges ist nicht eindeutig feststellbar, ob in deutschen Sammelhandschriften des 15. Jahrhunderts mit dem Begriff *medica* Ärztinnen, Hebammen, Kurpfuscherinnen oder „weise Frauen" gemeint sind.[15] Gut 100 Jahre später, um 1400, wird in einem erhaltenen Schriftstück aus Mainz eine weitere Ärztin namens „Denned" genannt.[16] Das Kämmereibuch der Hansestadt Lübeck registriert für den Zeitraum zwischen 1283 und 1298 die Tätigkeit der „Braterschen medica". Weitere überlieferte Zeugnisse sprechen dafür, daß die Medizinerinnen teilweise recht wohlhabend gewesen sein müssen. In der Mitte des 15. Jahrhunderts arbeitete in Lübeck eine Ärztin namens „Barbara". Als sie um 1468 kurz vor ihrem Tod ein Darlehen aufnahm, konnte sie wertvollen Schmuck als Sicherheit hinterlegen.[17] Im Jahre 1351 vermachte eine Augenärztin dem Münchner Domkapitel ein steinernes Haus mit Hofstatt und Garten.[18] In Ulm lebte im Jahre 1361 ebenfalls eine Medizinerin, die eine Hofstatt besaß. Der Bischof von Würzburg erlaubte im Jahre 1419 der jüdischen Ärztin „Sara" gegen die Zahlung einer jährlichen Steuer die Ausübung ihres Gewerbes. Sie verdiente so viel, daß sie ein Rittergut erwerben konnte.[19] Ausführliche Einträge in Akten aus Frankfurt a. M. verweisen auf die Tätigkeit von rund 20 Ärztinnen in der Zeit zwischen 1355 und 1499. Unter ihnen werden vier jüdische Ärztinnen und drei jüdische Augenärztinnen genannt. Die Tochter des verstorbenen Frankfurter Stadtchirurgen Meister „Hans der Wolff" behandelte im Jahre 1394 im Dienste der Stadt verwundete Söldner und erhielt dafür zweimal einen Gulden. Wahrscheinlich wurde sie von ihrem Vater ausgebildet. Im Jahre 1397 nennt das Frankfurter Rechenbuch die Ärztin „Hebel". 1428 erscheint eine jüdische Augenärztin namens „Serlin" in den Quellen. Sie durfte außerhalb des Frankfurter Gettos wohnen. Allerdings verweigerte ihr der städtische Rat die Steuerfreiheit, welche die städtischen Hebammen oft erhielten. Im Jahre 1436 erging an sie die Weisung, entweder wie andere Juden Steuern zu zahlen oder die Stadt zu verlassen. Die jüdische Augenärztin zahlte und praktizierte weiter. Die Existenz von weiteren jüdischen Ärztinnen überliefern sieben Einträge aus dem 15. Jahrhundert in den Frankfurter Rechenbüchern. Zwischen 1495 und 1499 wird eine Frankfurter Ärztin erwähnt, die in der Judengasse wohnte. Im Jahre 1494 erging ein Verbot des städtischen Rates an eine nicht näher benannte jüdische Ärztin, Kranke zu behandeln. Auch ihr Gesuch, „ehrbare Frauen" pflegen zu dürfen, wurde abschlägig beschieden. Ein anderer Hinweis auf die verstärkte Kontrolle medizinischer Praktikerinnen findet sich in einem Eintrag aus dem Jahre 1495. In diesem heißt es, man solle die alte Ärztin rufen lassen und sie in Gegenwart der Stadtärzte fragen, welches Arzneimittel sie einer Frau gegeben habe.[20]

Für den Zeitraum zwischen 1425 und 1473 sind in Hildesheim sechs Ärztinnen durch erhaltenes Aktenmaterial nachweisbar. Eine der Frauen war Augenärztin. Eine andere Frau bekam vom Rat der Stadt das Recht zugesprochen, zusammen mit ihrem Ehemann, der als Wundarzt praktizierte, auf Lebenszeit Wundbehandlungen durchzuführen. Im Jahre 1473 wurde die „Kokschen" von der Stadt Hildesheim für die Behandlung von 17 Verwundeten mit einem „Wundentrank" bezahlt.[21] 1457 praktizierte in Goslar eine Ärztin, die im Schoßregister Erwähnung fand.[22] Die Ratsrechnungen von Görlitz verzeichnen die Behandlung des erkrankten Stadtschreibers durch eine Frau, die „Tauwaldynne". Noch um die Mitte des 16. Jahrhunderts wurde in Köln, wie sich den Aufzeichnungen Hermann Weinsbergs entnehmen läßt, eine medizinische Praktikerin mit Erfolg konsultiert.[23]

Heilkundige Frauen praktizierten aber nicht nur an einem festen Wohnort, sondern reisten wie ihre männlichen Kollegen auch von

Ort zu Ort. In einem Gerichtsprotokoll des Stadtarchivs Münnerstadt (Landkreis Bad Kissingen) heißt es, in der Fastenzeit des Jahres 1492 habe eine durchreisende Ärztin Herberge in der Stadt genommen.[24]

In der mittelalterlichen Pharmazie waren Frauen in unterschiedlichen Funktionen tätig. Arzneimittel wurden im häuslichen Bereich sowohl von den Hausfrauen als auch von Hebammen und Ammen hergestellt. Frauen pflegten die Arzneipflanzengärten. Die Kultivierung der Gärten galt allgemein als Frauenarbeit. Kräuterfrauen sammelten und veräußerten die Arzneimittel.[25] Ein eigenständiger Berufszweig, der der „Wasserbrennerin", stellte Heilmittel aus in Alkohol gelösten Kräuterauszügen her. „Wasserbrennerinnen" wurden ähnlich wie Stadthebammen vereidigt, bevor sie ihren Beruf ausüben durften.[26] Sogenannte „Zuckermacherinnen" stellten Säfte und Sirupe her, die im Mittelalter als „Elektuarien" und „Latwerge" bezeichnet wurden, und verkauften diese.

Frauen waren im Mittelalter, wie oben bereits erwähnt, auch als Chirurginnen tätig. Dieser Lehrberuf konnte ohne akademisches Studium ausgeübt werden. Verordnungen zur Berufspraxis von Wundärzten, die im 14. Jahrhundert in Paris erlassen wurden, richten sich an Frauen und Männer. Im 14. Jahrhundert waren Frauen auch in Italien als Chirurginnen tätig. So entschied 1321 der Gerichtshof Herzog Karls von Kalabrien auf Empfehlung der medizinischen Fakultät der Universität Salerno, daß Francesca Romano nach einer erfolgreich vor den königlichen Ärzten und Chirurgen absolvierten Prüfung berechtigt sei, als Chirurgin zu arbeiten.[27] Ihre Berufsausübung wurde als wünschenswert bezeichnet, da sie Angehörige ihres eigenen Geschlechts behandeln könne. Diesen Umstand bewertete das Gremium als besonders positiv zur Aufrechterhaltung der guten Sitten. Zu den Aufgaben der Chirurginnen gehörte die Versorgung von Wunden, die Durchführung von Operationen und die Behandlung von Hautkrankheiten. Chirurginnen und Hebammen entbanden per Kaiserschnitt.[28] Als Wundärztinnen konnten sich Frauen länger als andere Heilkundige auf dem Gebiet der inneren Medizin gegenüber der männlichen Konkurrenz behaupten.

Demgegenüber nehmen seit dem Ende des 15. Jahrhunderts Hinweise auf selbständig praktizierende Ärztinnen auffallend ab. Es ist anzunehmen, daß Frauen zu dieser Zeit schon weitgehend aus der Allgemeinmedizin verdrängt worden waren. Der Studie von Renate Blumenfeld-Kosinski zufolge läßt sich die schrittweise Verdrängung

der Hebammen als Ausführende von Kaiserschnittentbindungen feststellen.[29] In der ersten Hälfte des 16. Jahrhunderts wurden auch die
oben erwähnten „Zuckermacherinnen" der Kontrolle approbierter
Ärzte unterstellt. Eine 1529 erlassene Nürnberger Ratsverordnung
sollte den Vertrieb der von ihnen produzierten Arzneimittel ein-
schränken. Den „Zuckermacherinnen" werden in diesem Schriftstück
unlautere Absichten zugeschrieben. Es heißt darin, sie würden Arzneimittel mit wohlklingenden Namen versehen und ihre Kunden
durch den Geschmack ihrer Produkte in die Irre führen. Da sie nicht
genau wüßten, wie die Medizin herzustellen sei, sollten die Stadtärzte
in Zukunft Zutaten und Rezepte überprüfen:

> Zum 6ten unterstehen sich die Zuckermacherinnen und andere alte Weiber, oder
> wer die seien, und machen Electuria, Lattwergen, Säfte und geben jedem einen
> besonderen Namen, wissen aber doch nicht, was eigentlich dazu gehört oder wie
> sie sie bereiten sollten, wenn sie nur den Geschmack haben, nachdem sie diese
> nennen. Verkaufen sie doch dieselben und betrügen die Leute damit. Deshalb soll
> hinfort niemand mehr, weder Zuckermacherinnen noch andere, diese Säfte Electu-
> ria etc. verkaufen, wenn sie vorher nicht ihre Zutaten und andere Rezepte durch
> die Ärzte haben prüfen lassen.[30]

Die medizinische Versorgung der Bevölkerung durch Barbiere und
Bader, Nonnen und als „alte Weiber" diskreditierte Arzneimittelher-
stellerinnen wurde von den Apothekern als nachteilig für ihre ökonomischen Interessen eingeschätzt. Der Bericht des Regensburger
Stadtarztes Dr. Scheub aus dem Jahre 1579 an den Rat der Stadt ist
ein Beleg für dieses gewachsene Konkurrenzverhalten:

> Wenn man überlege, was den Apothekern an Verdienst jährlich durch alte Weiber,
> Barbiere und Bader, die sich unterstünden, Arznei zu verkaufen, verloren ginge, so
> käme eine merkliche Summe heraus. Weitere Konkurrenten seien die Klöster St.
> Clara und Heilig Kreuz; sie gäben mehr fest „condita" und gebrannte Wasser aus,
> als alle Apotheker gemeinsam.[31]

Als offiziell anerkannte, zünftig gebundene Apothekerinnen konnten
Frauen im Spätmittelalter und in der frühen Neuzeit kaum noch tätig
werden. Erlasse wie die Überlinger Apothekerordnung von 1558
schrieben Maßnahmen zur Ausgrenzung von weiblichen Konkurren-
tinnen fest:

> Und zum dritten sei solcher Ordnung auch hinzugefügt, daß sie, die Herren Apo-
> theker, hinfort bei ihrem genannten Eid, mitnichten weder ihre Ehefrau noch ir-
> gendeine andere Frau in der Apotheke mit denjenigen Gegenständen und Dingen,
> die der Arznei angehören und zuzuzählen sind, umgehen lassen sollen.[32]

In Nürnberg haben Frauen allerdings auch noch im 16. und 17. Jahrhundert Apotheken geführt: Dorothea Buchnerin war im 17. Jahrhundert als angesehene „freie" Apothekerin tätig.[33] Eine Tafel in der „Mohren-Apotheke" zu St. Lorenz in Nürnberg verweist darauf, daß zwei Frauen diese Apotheke nach dem Tode ihres Mannes weiterführten: Als Inhaberinnen genannt sind Jörg Zellers Witwe (1566–1568, ihr Mann war zwischen 1561 und 1566 Apotheker) und Basilius Beslers Witwe (1651–1653, deren Mann zwischen 1648 und 1651 in der „Mohren-Apotheke" tätig war).

## 6.2 Praktizierten Männer als Frauenmediziner?

Schon im Jahre 1923 stellte Carl Oskar Rosenthal die Frage, inwieweit Männer im Mittelalter und in der Antike Untersuchungen der weiblichen Genitalien ausführten und in welcher Form mögliche Schamschwellen die Berufsausübung von Ärzten beschränkten. Seine Untersuchungen mittelalterlicher Schriften führen zu dem Ergebnis, daß nach Bruno de Longoburgo im 13. Jahrhundert bei Blasensteinoperationen Ärzte und Hebammen zusammenarbeiteten. Bei Jungfrauen führte der Arzt die Untersuchung zur Feststellung eines Blasensteins rektal durch, bei Deflorierten eine Hebamme vaginal. Während der Operation verwendete der Arzt ein Instrument, während die Hebamme „den Stein von innen entgegendrängt[e]".[34] John Gaddesden (1280–1336) erwähnt zu Beginn des 14. Jahrhunderts, Ärzten sei im Falle des Krankheitsbildes der „Hysterie" die „Kompression der äusseren Genitalien gestattet".[35] Helen Lemay vertritt im Gegensatz zu den Ausführungen Rosenthals die Auffassung, daß Ärzte die weiblichen Genitalien nicht untersuchten oder berührten, sondern Untersuchungen des Schambereichs grundsätzlich von Assistentinnen vorgenommen wurden. Ihre Ausführungen stützt sie auf den Traktat *De impraegnatione mulierum* des Mediziners Petrus von Nadillis[36] (2.H.14. Jh.). Dieser schreibt, im Falle einer hysterischen Gebärmutterwanderung (also dem gleichen Krankheitsbild, das der oben zitierte John Gaddesden beschreibt), sei es Aufgabe der Hebamme, eine Diagnose zu stellen und die Erkrankung zu behandeln. Die Aufgabenteilung führt Helen Lemay im Widerspruch zur Auffassung Rosenthals

auf die Gepflogenheiten der antiken Medizin zurück, welche die
weiblichen Geschlechtsteile zur privaten Zone erklärte. Sie meint, daß
die männlichen Ärzte Assistentinnen hinzuzogen, sobald eine inti-
mere Untersuchung der weiblichen Genitalien nötig war. Als typi-
sches Beispiel führt sie den Traktat von Petrus de Nadillis an, in dem
die Aufgabe, eine Gebärmutterverlagerung zu diagnostizieren und zu
behandeln, einer Hebamme zufiel. Diese Tradition sei bis ins 17. Jahrhundert fortgeführt worden, als es erstmalig männliche Geburtshelfer
gab.[37] Die Aufgabenteilung zwischen Therapeut und Therapeutin ist
auch im Zusammenhang mit dem Prozeß gegen Jeanne d'Arc belegt:
Die Untersuchung ihrer Genitalien zur Klärung der Frage, ob sie eine
virgo intacta sei, nahmen Frauen vor, allerdings in Anwesenheit von
Ärzten und Chirurgen.[38]

Nach meiner Ansicht sprechen gegensätzliche Befunde, die aus
unterschiedlichen Schriften abgeleitet wurden, dafür, daß allzu gene-
ralisierende Einschätzungen des Anteils von Frauen und Männern an
der medizinischen Behandlung von Frauen im Mittelalter wenig hilfreich sind. Die Gegenüberstellung der bei Rosenthal und Lemay zitierten mittelalterlichen Schriften läßt den Schluß zu, daß es teilweise
Untersuchungen der weiblichen Geschlechtsteile durch Männer gab.
Generell wurden sie aber wohl von Frauen vorgenommen.

Sehr selten sind aus dem Mittelalter Berichte über das Verhältnis
von männlichen Ärzten und weiblichen Patientinnen überliefert. Michael Scotus schrieb im Jahre 1220 an den Rand eines Manuskripts,
daß er Besuch von der Witwe des Albert Gallus aus Bologna hatte,
die in Begleitung einer Frau namens Maria bei ihm erschien. Die
beiden Frauen zeigten ihm einige eiförmige Steine, deren Herkunft
er diagnostizieren sollte. Eine körperliche Untersuchung der Frau erwähnt er in seinen Aufzeichnungen nicht. Aus heutiger Sicht litt die
Frau namens Maria an den Folgen eines nicht erfolgten Aborts, der
zur Versteinerung zweier Moleneier im Uterus geführt hatte.[39]

Der Florentiner Arzt Antonio Benivieni (1440–1502) beschreibt
die Operation an zwei Patientinnen mit eingeklemmten Harnröhren-
steinen. Diese wurden mit einem Haken fixiert und mit einem anderen Instrument zerkleinert, so daß die Steinreste zusammen mit dem
Urin aus der Harnröhre gespült werden konnten.[40] Neben seiner chirurgischen Arbeit war er auch als Geburtshelfer und Frauenarzt tätig.
Die von ihm erhaltenen Krankengeschichten zeichnen seine praktischen Erfahrungen auf.[41] In Zusammenarbeit mit einem hinzugezo-

genen Kollegen aus Pisa behandelte Benivieni eine Frau, deren Vulva „verfaulte". Die Therapie blieb allerdings erfolglos und das Zerfallen des Organs setzte sich fort, bis es vollständig abgefault war. Trotzdem lebte die Frau noch zehn Jahre ohne äußeres Genitale weiter.[42] Der Chirurg Berengario da Carpi (um 1470–1530) nahm im Jahre 1505 in Bologna bei einer Kürschnersfrau eine Uterusentfernung vor, die diese überlebte. Er berichtet außerdem, schon sein Vater habe eine Totaloperation durchgeführt.[43] Ein weiteres Beispiel, das einen Mediziner als Berater in frauenheilkundlichen Fragen ausweist, mag hier stellvertretend für andere stehen. In einem Gerichtsverfahren, das im Jahre 1326 in Manosque (Haute-Provence) stattfand, wurde der Arzt Anthonius Ymberti von unterschiedlichen Zeuginnen und Zeugen beschuldigt, ihnen trügerische Hoffnungen bei ausbleibender Schwangerschaft gemacht zu haben. Auch hätte er Frauen Mittel empfohlen, mit deren Hilfe sie versuchten, die Liebe ihres Mannes an sich zu binden oder wiederzuerlangen.[44]

Überlieferte Rezepte, Traktate und medizinische Konsilien belegen ebenfalls, daß sich Männer im Spätmittelalter mit gynäkologischen Themen auseinandersetzten und bestrebt waren, Frauenleiden zu kurieren. Der italienische Chirurg Lanfrank (gest. um 1306) erwähnt in seinem um 1296 beendeteten chirurgischen Werk Verletzungen der Gebärmutter. Mondino dei Luzzi beschreibt in seinem 1315 abgeschlossenen anatomischen Lehrbuch Ergebnisse, die er aus der Sektion zweier Frauenleichen gewonnen hatte.[45] In der *Chirurgia magna* Guys de Chauliac aus dem Jahre 1363 werden Vergrößerungen des Uterus und der Klitoris sowie Uterusvorfall und Molenbildung erwähnt und Rezepte zur Behandlung von Sterilität und zur Geburtshilfe überliefert.[46] Im 13. Jahrhundert begründete der Florentiner Arzt Taddeo Alderotti (gest. 1303) die „Konsilienliteratur": Antworten, die Mediziner auf Fragen von Patienten erteilten, wurden aufgeschrieben und verbreitet. Alderotti verfaßte zahlreiche Konsilien zu gynäkologischen Fragen, was auf seine Praxiserfahrung in der Frauenheilkunde hindeutet. Der italienische Arzt Gentile da Foligno (gest. 1348) erwähnt in Konsilien Methoden zur Behandlung von Frauenleiden.[47] Die Konsiliensammlung des Mediziners Bartholomeo Montagnana (gest. um 1460), der an der Universität von Padua tätig war, enthält 305 medizinische Ratschläge, von denen sich 24 auf gynäkologische Fragen beziehen: Sie erklären jeweils Ursache, Diagnose, Verhältnis zu anderen Leiden und Behandlungsmethoden.[48]

Auch aus dem deutschsprachigen Raum sind einige medizinische Texte erhalten, die Männer zur Heilung von Frauenkrankheiten verfaßten. In diesem Zusammenhang sollte noch einmal an die oben zitierten empirischen Beobachtungen erinnert werden. Im *Traktat über die Menstruation*[49] wird erwähnt, ein Meister aus Erfurt habe seine Ehefrau mit einer Räucherung zur Anregung der Menstruation behandelt. Auch andere „Meister" hätten therapeutische Anweisungen erteilt, die sich als richtig erwiesen hätten. In der um 1389[50] geschriebenen Handschrift 3227a des GN Nürnberg ist ein gynäkologisches Rezept von einem medizinischen Praktiker namens Hans Pernecker überliefert.[51] Der Augsburger Arzt Bartholomäus Metlinger (geb. nach 1440), der als Verfasser eines der wichtigsten Werke des 15. Jahrhunderts zur Kinderheilkunde bekannt wurde, stellte, vermutlich für seine Ehefrau, eine „Gebärmutter-Praktik" zusammen. Sie ist in der Handschrift Cod. pal. Lat. 1248 der Vatikanischen Bibliothek in Rom erhalten.[52] Zur Behandlung von Gebärmutterschmerzen sind in der Handschrift 4° 808 der UB München Vorschriften des Regensburger Apothekers Niklas Rem überliefert.[53] Der Arzt Bartholomäus Scherrenmüller (geb. um 1450)[54] setzte sich mit der Geburtspraxis auseinander und verfaßte ein Schwangerenregimen unter dem Titel: *Wie sich die kindenden frawen in dem geberen der kind halten sollent*. Dieser Traktat, von dem kein Text erhalten ist, wird in der zeitgenössischen Literatur erwähnt.[55] Ein westfälischer Kleriker namens Kunsberg van Valkene, der sich sehr für Gynäkologie interessierte, trug möglicherweise selbst frauenheilkundliche Rezepte in das *Stockholmer Arzneibuch* ein.[56]

Richard Kieckhefer leitet aus dem Befund, daß medizinische Handschriften des Mittelalters auch gynäkologisch-obstetrische Rezepte überliefern, die Auffassung ab, daß „Allgemeinmediziner" auch Frauen therapierten.[57] Darüber hinaus könnten Männer aber auch Kenntnisse, die sie in Gesprächen mit Therapeutinnen und Geburtshelferinnen erwarben, in dem Bestreben, das Wissen anderer Männer zu erweitern, zu Papier gebracht haben. Aus den vorliegenden schriftlichen Quellen läßt sich jedenfalls ableiten, daß Ärzte im 15. Jahrhundert in stärkerem Maße als zuvor Frauenkrankheiten therapierten und sich auch theoretisch mit der Gynäkologie auseinandersetzten.[58] Allerdings gibt es keine schriftlichen Hinweise darauf, daß Männer im 15. Jahrhundert zu Diagnosezwecken manuelle Untersuchungen im Körperinneren von Frauen durchführten.[59]

## 6.3 Teilnahme von Männern an Geburten

Die Durchführung von Geburten lag im Mittelalter fast ausschließlich in den Händen von Frauen. Bis ins 17. Jahrhundert existierte in keiner Sprache ein Begriff zur Bezeichnung eines männlichen Geburtshelfers.[60] An Entbindungen in Adelskreisen nahmen allerdings teilweise Männer teil.[61] Ob sie nur geistlichen Beistand leisteten, als Zeugen zugegen waren oder aktiv eingriffen, läßt sich anhand der überlieferten schriftlichen Zeugnisse oftmals nicht klären.

Hans Peter Duerr vertritt in seinem Buch „Intimität – Der Mythos vom Zivilisationsprozeß" die Ansicht, Geburten hätten in Mittelalter und Früher Neuzeit ausschließlich im Beisein von Frauen stattgefunden. Er schreibt: „Daß die mittelalterlichen und frühneuzeitlichen Frauen jeglichen Standes, sobald sie auf dem Geburtsstuhl saßen – denn im Bett wurde damals ganz selten entbunden – ausschließlich von Angehörigen des eigenen Geschlechts umgeben waren, geht aus zahllosen Dokumenten hervor."[62] Die folgende Untersuchung zeigt, daß dieses zwar in den meisten Fällen so gewesen sein mag, daß man aber auch hier nicht generalisieren kann.

An der im Jahre 1101 erfolgten ersten Entbindung von Königin Matilda, der Frau des englischen Königs Heinrich I., nahmen zwei Männer teil: ein Laie namens Grimbald und der Abt von Abingdon, Fariturius. Ihre aktive Teilnahme an der Geburt wird nicht geschildert. Vielleicht waren sie nur als Beobachter zugegen oder äußerten astrologische Prognosen.[63] Wie es bildliche Darstellungen[64] und schriftliche Zeugnisse aus dem Mittelalter belegen, zogen die Hebammen bei Kaiserschnittentbindungen, sofern sie die Operation nicht eigenständig ausführten, Chirurgen oder Chirurginnen hinzu. Seit dem 16. Jahrhundert galt die Geburtshilfe als „Teilgebiet der Chirurgie".[65] Der Chirurg Antonio Benivieni, der oben bereits erwähnt wurde, beschreibt in seiner Konsiliensammlung aus der zweiten Hälfte des 15. Jahrhunderts die erfolgreiche Entbindung einer Frau von einer Totgeburt.[66] Pietro de Argellata (gest. 1423), der ebenfalls als Chirurg tätig war, erklärt Extraktionsmöglichkeiten und Maßnahmen zur Zerstückelung des toten Kindes im Mutterleib. Außerdem beschreibt er die Bildung von Polypen in der Gebärmutter, die er zumindest gesehen haben muß.[67] Auch Eucharius Rößlin erwähnt in dem von ihm herausgegebenen *Rosengarten* die Chirurgen. Ihr Rat sei von Bedeutung, falls vor einer Geburt bei der Schwangeren Feigwarzen, Blasensteine etc. diagnostiziert würden, welche deren Verlauf behindern könnten. Ob diese von den Wundärzten oder den Hebammen entfernt werden sollten, wird im Text nicht ausgeführt:

> Darumb were der gebrest von der bermûter / der frawen gemecht mit geschwer / eyssen / gefyg / fygwarzen / vnd des gleichen / darumb die frawen gemecht sich nit weyter vnnd erstrecken môgen schmerczen halb / So soll man vorhin vor der geburt rat dar zû pflegen durch wund arczet. Des gleichen werend bresten in der blasen / als stein / geschwere / die harnwind / so soll man aber vorhin rat pflegen vnd sûchen die ding zûwenden. Des gleichen ob die fraw presthafftig were zûm aftern mit gefyg / fygwarczen / geschwulst / apostem / eyssen / vnd der gleichen / so soll man aber rat haben vor der geburt / die ding zû wenden.[68]

Weder Eucharius Rößlin im *Rosengarten* noch Pseudo-Ortolf im *Frauenbüchlein* erwähnen die Teilnahme von männlichen Geburtshelfern an Entbindungen. Diese wurden ihrer Darstellung zufolge allein von einer Hebamme und ihren Mitarbeiterinnen durchgeführt.

Gundolf Keil vertritt die Auffassung, männliche Geburtshelfer seien im Spätmittelalter im deutschsprachigen Bereich selten gewesen. Allerdings leitet er aus dem Inhalt der Druckversion des *Frauenbüchleins* den Schluß ab, Pseudo-Ortolf müsse über praktische Erfahrungen in der Geburtshilfe verfügt haben. Darauf deute die Aufzählung vielfältiger körperlicher Beschwerden im *Frauenbüchlein* hin, die als Geburtsfolgen auftreten konnten. Dieser Befund und Bemerkungen im Text, die auf eigene Anschauung hindeuten, lassen Pseudo-Ortolf als Mann erscheinen, der praktische Erfahrungen in der Geburtshilfe gesammelt haben dürfte.[69] Keils Argumente, die aufgrund des Textes der Druckversion stichhaltig sind, müssen nach dem Bekanntwerden der anonymen handschriftlichen Vorstufe des *Frauenbüchleins*[70] neu überdacht werden. Als mögliche Geburtsfolge wird der durch eine Verletzung des Darms hervorgerufene Abgang von Kot durch die Scheide erwähnt. In der handschriftlichen Vorstufe des *Frauenbüchleins* heißt es nicht, wie in der späteren Druckversion, „als jch es dann offt gesehen hab"[71] (was auf die aktive Beteiligung an Geburten hindeuten würde) sondern: „als ich es dann offt gehöret hab sagen von den frawen".[72] Der offensichtlich männliche Verfasser der handschriftlichen Vorstufe entnahm seine Informationen also Gesprächen mit Hebammen. Ob er selbst als Geburtshelfer aktiv wurde, ist nach dem nun vorliegenden Handschriftentext des *Frauenbüchleins* nicht mehr eindeutig zu entscheiden. Es wäre allerdings wenig überzeugend, im

Erstdruck eines Textes aus dem Jahre 1495 fingierte Erfahrungen eines „doctor Ortolffus" in der Geburtshilfe als Garantie für die dargelegten Ausführungen heranzuziehen, wenn Männer in dieser Zeit grundsätzlich keine Geburten leiteten oder nicht an ihnen teilnahmen. Auch andere Befunde sprechen dafür, daß Männer schon im 15. Jahrhundert manchmal als Geburtshelfer tätig waren. Darauf verweist z. B. eine Bemerkung von Anthonius Gaynerius[73] (gest. 1445), der als Professor Medizin an der Universität Pavia lehrte. Zu Beginn des Kapitels über die Geburtshilfe innerhalb seines Traktats über den Uterus schreibt er, daß Frauen, besonders, wenn sie eine „zarte" Konstitution aufwiesen, oftmals männliche Ärzte als Beistand bei schwierigen Geburten zu sich rufen würden.[74] Einem Bericht Caspar Bauhins (1560—1624) zufolge, öffnete um 1500 der Saukastrator Jakob Nufer in dem Dorf Siegershausen seiner lebenden Frau Elisabeth Alespachin „nicht anders als einem Schwein" den Unterleib. Er entband ihr gemeinsames Kind ohne jegliche Verletzung, nachdem vorher mehrere Steinschneider und dreizehn Hebammen kapitulierten, und Elisabeth Alespachin mehrere Tage lang Schmerzen gelitten hatte. Für Mutter und Kind verlief die Operation erfolgreich. Das Kind erreichte das 77. Lebensjahr.[75]

Vom Beginn des 16. Jahrhunderts ist außerdem ein Schriftstück erhalten, das als zusätzliches Indiz für die beginnende männliche Geburtshilfe in dieser Zeit herangezogen werden kann. Im Oktober 1516 wurde der Arzt Alexander Seitz (um 1470 — um 1545)[76] in Freiburg in Baden verhaftet; ihm drohte die Verbannung. Zeitgleich ereignete sich eine schwere Geburt. Die beteiligten Frauen gingen davon aus, daß die Kreißende nur geringe Überlebenschancen hätte. Deshalb wandte sich die Gebärende selbst mit der Bitte an den Landvogt, er solle Dr. Seitz freilassen. Weil sich dieser oft als Geburtshelfer betätigt habe, sei er geeignet, ihr in dieser schwierigen Situation beizustehen. Der Landvogt kam dem Gesuch nach. Diesen Fall dokumentiert ein Schreiben, das die Frauen von Freiburg an den Landvogt richteten. Sie bezeichnen darin Dr. Seitz als „nützlichen und kunstreichen" Mann und versuchen, seine Verbannung abzuwenden:

> Als auch dem Bemelten Uewer Gnaden Landvogt sölicher Brieff von Ueweren Gnaden überantwurt, ward in derselben halben Stund er von einer jungen ersamen Frowen, so in grossen Kindsnöten war, gebetten und angerüfft, dem bemelten Docter uss der Fryheit ze bewilligen, damit und er zu Ira kommen und Iren gehülffen möchte werden. Dasselb ouch also Uewer Gnaden Vogt uff Bitt und der grossen Notdurfft gethan und bewilliget. So bald er ouch zu Iren komen, ist Ir Sach

besser worden, und hat Iren also mit der Hilf Gots gehulfen, und also mit siner Kunst bim Leben enthalten, dann wir die Frowen so daby und mit gewesen hatten Ir ganz und gar verwegen, das Si nit mer mit dem Leben davon komen sölte. Zu dem das Er vormals etwa weniger frommen Frowen by uns gehulffen und durch die Hilff Gots und siner bewerlichen Kunst bim Leben behalten hat. [...] Dann uns zwingt unser Blödi und Arbeitsseligkeit, so wir Frowen liden müssen, uss Schuld unser aller Mutter Eva, Uewern Gnaden also zu schriben, und uns zu beclagen, ein sölichen nützlichen und kunstrichen Man also usser der Eydgnoschafft ze lassen. Sonder bedunckte uns besser zu sin, In harin ze kouffen.[77]

Der Fall des Arztes Alexander Seitz belegt zweifelsfrei, daß es zu Beginn des 16. Jahrhunderts die aktive Betätigung von Männern in der Geburtshilfe gab. Nach Hans Peter Duerr wurde Seitz verhaftet, weil er sich als aktiver Geburtshelfer betätigt hatte.[78] Diese Annahme ist nicht haltbar. Seitz engagierte sich für die Reformation und beteiligte sich im Jahre 1514 am Aufstand des „Armen Konrad". Deshalb verurteilte ihn Herzog Ulrich von Württemberg zum Tode. Seitz flüchtete in die Schweiz und nahm Kontakt zu Ulrich Zwingli auf.[79] Seine Verhaftung in Baden im Aargau und der anschließende Landesverweis erfolgte wegen seiner fortgesetzten politischen Agitation gegen Herzog Ulrich von Württemberg.[80] Noch ein weiterer Umstand legt nahe, daß Alexander Seitz sich auch später in der Frauenheilkunde und Geburtshilfe betätigte und praktische Erfahrungen sammelte. Seitz war von 1519–1521 Stadtarzt in München. Im Jahre 1521 widmete er dem Bürgermeister und Rat der Stadt seinen *Traktat vom Aderlassen*. In der Vorrede und im Text seiner Schrift wirft er den städtischen Würdenträgern, Ärzten, Hebammen, allen Münchner Frauen sowie der gesamten Bevölkerung Bayerns vor, es würde den Hebammen nicht verboten, bei schwangeren Frauen Aderlässe vorzunehmen, obwohl diese häufig zu Fehlgeburten führten. Aufgrund des polemischen Tons seines Traktats wurde ihm dessen weitere Publikation untersagt. Außerdem wurde ihm „der Dienst aufgesagt", d. h., er verlor seine Stellung als Stadtarzt.[81]

Im Jahre 1505 wurde Dr. Wolfgang Wintperger zum Stadtarzt in Krems an der Donau ernannt. Einem Eintrag im Ratsprotokoll zufolge erging an ihn der Auftrag, einer Schwangeren in Rehberg im Kremstal beizustehen.[82] Ein weiterer dokumentierter Fall aus der ersten Hälfte des 16. Jahrhunderts mutet im Vergleich dazu recht mysteriös an. Der Hamburger Arzt Dr. Veit (auch Vitus Volschen) soll im Jahre 1521 in Hamburg öffentlich verbrannt worden sein, weil er sich in Frauenkleidern als Hebamme betätigt hatte.[83] Die meisten

Informationen zu diesem Vorkommnis stammen aus einem Hamburger Zeitungsartikel von 1761. Dessen Verfasser vertritt die Annahme, Dr. Veit sei Arzt gewesen und habe sich wegen einiger nicht genau bekannter Verbrechen als Frau verkleidet. Da der Hebammenberuf für einen Mann mit seiner Ausbildung nahegelegen hätte, habe er als Ausweg zu diesem Täuschungsversuch gegriffen, sei aber entlarvt worden.[84]

Folgende Ergebnisse sind also festzuhalten: Erstens gibt es im Mittelalter mit Ausnahme des akademischen Bereiches keine starre Abgrenzung der medizinischen Berufe nach der Geschlechtzugehörigkeit der Ausführenden. Zweitens deuten schriftliche Zeugnisse seit dem 13. Jahrhundert auf die Behandlung von Frauenkrankheiten durch Männer hin. Drittens sind seit der Wende vom 15. zum 16. Jahrhundert Hinweise auf praktizierende männliche Geburtshelfer überliefert, auch wenn Entbindungen zu dieser Zeit noch in der Mehrzahl von Hebammen geleitet wurden.

## 6.4 Berufspraxis und Lebensumstände der Hebammen

> Her vmb so ist es gût dz die frowen ver-
> nûftig wis frowen bin jnen habint die
> jnen jn denen nôtten helfen sôllent[85]
> [Darum ist es gut, daß die Frauen ver-
> nünftige, weise Frauen bei sich haben,
> die ihnen in den (Kinds-) Nöten helfen
> sollen.]

Aus dem Früh- und Hochmittelalter sind Quellenbelege über die Geburtshilfe nicht in dem Maße vorhanden wie aus dem Spätmittelalter und der frühen Neuzeit. Das empirische Wissen der Geburtshelferinnen aus dieser Zeit, das mündlich tradiert wurde, ist Teil einer „oral history", deren Inhalte kaum zu rekonstruieren sind. In den medizinischen Handschriften wird ein Kenntnisstand dargelegt, der wenig zu Fragen der praktischen Geburtshilfe aussagt. Aber auch in dieser Form konnte er nur aufgrund einer Übernahme des einschlägigen Wissens der Geburtshelferinnen formuliert werden. Die Berufspraxis der Hebammen wird erst durch die Analyse der ersten Hebammenordnungen und -eide differenzierter darstellbar, die seit der Mitte des

15. Jahrhunderts erhalten sind und als schriftliche Handlungsanweisungen formuliert wurden. Berufspraxis und Lebensumstände der spätmittelalterlichen Hebammen lassen sich anhand der erhaltenen Quellen recht gut rekonstruieren (vgl. dazu auch Kapitel 7.8).

Ursprünglich scheint die Betreuung der Gebärenden aus einer Form der Verwandtschafts- bzw. Nachbarschaftshilfe hervorgegangen zu sein. Frauen, die selbst schon entbunden hatten und deshalb über einschlägige Erfahrungen verfügten, halfen anderen Frauen. Diese gegenseitige Betreuung war vielerorts bis ins 19. Jahrhundert üblich.[86] Besonders in den Städten bildete sich außerdem der Hebammenberuf heraus. Die erste Erwähnung einer Hebamme im deutschsprachigen Raum findet sich im Koblenzer Bürgerverzeichnis von 1298: „Frau Aleyt, obstetrix".[87] Andere Bezeichnungen für die Hebamme im deutschsprachigen Bereich waren: Hebmutter, Bademutter, Wehemutter, Kindbettbeseherin, Besechamme, Bademôme, Ammenfrau, weise Frau etc.[88]

Bereits im 14. Jahrhundert wurden „geschworene" Hebammen, die einen Berufseid abgelegt hatten, in Paris, Rouen und Reims erwähnt. Die Stadt Lille stellte nach der Examination durch einen Arzt eine städtische Hebamme ein.[89] Auch im deutschen Sprachgebiet wurden schon in der zweiten Hälfte des 14. Jahrhunderts Verhaltensregeln für Hebammen erteilt: Bei der Vereidigung einer Hebamme in Konstanz im Jahre 1379 forderte man diese auf, sich zunächst um die Frau zu kümmern, zu der sie zuerst gerufen werde, und keine Unterschiede zwischen armen und reichen Frauen zu machen. Gemeinsam mit ihrem Ehemann erhielt sie als Bedienstete der Stadt vom Rat die Befreiung von Steuerabgaben.[90] Zu den Lebensumständen der Hebammen ist bekannt, daß sie normalerweise verheiratete oder verwitwete Frauen in mittleren oder älteren Jahren waren, die eigene Kinder hatten.[91] Oftmals bildeten die Geburtshelferinnen ihre eigenen Töchter zu ihren Nachfolgerinnen aus.[92] Den Familien der Hebammen wurden in manchen Städten Sondervergünstigungen eingeräumt: Sie erhielten, wie oben erwähnt, die Befreiung von Steuern, der Rat ließ sie kostenlos mit Brennholz versorgen, und in einigen Städten wurde den Ehemännern der Hebammen der Wachdienst erlassen.[93] Außerdem stand ihnen meistens ein Wohnhaus zur Verfügung, weil nur Stadtbürgerinnen den Beruf der Hebamme ausüben durften.[94] Die Häuser der Geburtshelferinnen waren durch Schilder gekennzeichnet,[95] und ihre Namen wurden gelegentlich beim sonn-

täglichen Gottesdienst verkündet.[96] Im Beede-Buch der Stadt Frankfurt a. M. ist im Jahre 1459 vermerkt: „Gonnen, das unser here der
pherner [gemeint ist der Pfarrer] verkünde über die cantzeln von der
ammen wegen, und wo sie zu finden sey".[97]

Einen Teil ihrer Entlohnung übernahm der städtische Rat.[98] Die
Geburtshelferinnen erhielten außerdem Geld von den Eltern des neugeborenen Kindes. Bei der Festsetzung des Lohns diente die Größe
des von diesen bewohnten Hauses als Bemessungsgrundlage.[99] Dieses kann man anhand von drei Beispielen verdeutlichen. In Köln
wurde im Jahre 1558 für die Geburtshilfe ein Lohn gezahlt, der dem
Gegenwert von 155 – 450 Eiern entsprach.[100] In St. Gallen setzte sich
der Lohn von Hebammen über mehrere Jahrhunderte hinweg bis ins
17. Jahrhundert aus unterschiedlichen Arten von Einkünften zusammen. Die Hebamme erhielt ein sogenanntes „Wartgeld" für ihre Anwesenheit in der Stadt und ihre jederzeitige Abrufbarkeit. Es betrug
laut dem St. Galler Ratsprotokoll von 1581 120 Schillinge pro Jahr in
vierteljährlichen Auszahlungen. Diese Summe entspricht neun Gulden, acht Kreuzern und vier Hellern (Vergleichszahlen: ein Stück Bar-
chenttuch kostete fast sechs Gulden, 150 l Getreide fünf Gulden,
acht Kreuzer). Weitere Einkünfte dienten zur Deckung des Hauszin-
ses, den die Hebamme für ein Privathaus beanspruchen konnte, wenn
sie nicht im Hebammenhaus lebte, z. B. im Jahre 1581 vier Gulden.
Außerdem erhielt die Geburtshelferin kostenlos eine Staffel Feuer-
holz aus den städtischen Wäldern, deren Wert zeitweilig dreimal so
hoch war wie der Hauszins. Hinzu kam ein Obolus von den Frauen,
denen sie bei der Geburt geholfen hatten.[101] Im Jahre 1381 entrich-
tete der Nürnberger Rat eine Geldsumme von drei Hellern an eine
Hebamme namens „Lugenin" für die Dienste, die sie den Bürgerfa-
milien der Stadt geleistet hatte: „Item dedimus Lugenin 3 haller darumb, daz sie den burgern iren dienst gehiessen hat und ein hebam
sol sein und man sol ir fürbaz alle quattember geben 1 gulden".[102]
Die Reichsstadt Nürnberg, deren Einwohnerzahl zwischen 30 000
und 50 000 schwankte, verfügte über eines der besten medizinischen
Versorgungssysteme. Bei 40 – 50 Geburten auf 1000 Einwohner kann
von 1200 bis 2500 Geburten pro Jahr ausgegangen werden. Die Zahl
der städtischen Hebammen schwankte zwischen 8 und 22 Frauen, so
daß jede von ihnen jährlich zwischen 55 und 200 Geburten leitete.[103]
In Frankfurt a. M. versorgten im Jahre 1479 bei einer Zahl von 8300
Einwohnern vier Hebammen die Gebärenden.[104]

Vergleicht man das Hebammeneinkommen mit dem der Chirurgen, die eine ähnliche Tätigkeit ausübten, so kann von gleichem Lohn für gleiche Arbeit nicht die Rede sein, denn die Männer wurden grundsätzlich besser bezahlt.[105]

Die Hebammenordnungen reglementierten, wie eingangs erwähnt, die Handlungsspielräume der Geburtshelferinnen.[106] Sie waren eigenständige Erlasse innerhalb der Medizinalordnungen, Stadtordnungen oder Polizeiverordnungen, wurden von den Stadtärzten verfaßt und vom Rat verabschiedet.[107] Im Jahre 1452 erschien in Regensburg die älteste erhaltene Hebammenordnung. In dieser wird die Festschreibung von Verhaltensregeln damit begründet: „daz von unordnung der hebamen tzu tzeiten dy frawen verwarlost wurden".[108] Auf folgende Bestimmungen mußte die Hebammenanwärterin, deren guter Leumund für die zukünftige Berufsausübung wichtig war, ihren Eid leisten: Ähnlich wie in der oben zitierten Verfügung aus Konstanz wurde festgelegt, sie dürfe keinen Unterschied zwischen armen und reichen Frauen machen. Ungeschworene Geburtshelferinnen habe sie anzuzeigen. Sie solle während der Geburt nüchtern sein. Die Kreißende dürfe nicht unnötig zur Geburt angetrieben werden. Bei komplizierten Geburten habe sie eine oder mehrere andere Hebammen hinzuzuziehen; wäre dieses nicht möglich, sollten „Ehrbare Frauen" als Zeuginnen zugegen sein. Die Einschätzung der Situation durch die geschworene Hebamme habe grundsätzlich Vorrang vor dem Urteil aller anderen anwesenden Frauen. Unter dem Gesichtspunkt von Belohnung und Bestrafung müßten die Kompetenzen der einzelnen Geburtshelferinnen festgelegt werden, damit der Gerechtigkeit Genüge getan werden könne. Beim Tod der Mutter habe die Hebamme die Verpflichtung, einen Kaiserschnitt auszuführen, damit die Seele des Kindes gerettet werde. Beim Tod von Mutter und Kind sollten alle Hebammen und „Ehrbaren Frauen" zur Begutachtung anwesend sein, um die Schuldfrage zweifelsfrei zu klären. Würden die Toten ohne vorherige Begutachtung beerdigt, drohe der Hebamme die Todesstrafe. Nur die „Ehrbaren Frauen" seien befugt, ihr die Erlaubnis zum Verlassen der Stadt zu erteilen. Im Krankheitsfalle solle eine weitere Hebamme hinzugezogen werden. Nach der Entbindung zähle die Betreuung von Säugling und Kindbetterin ebenfalls zu den Aufgaben der Geburtshelferin.[109]

Wie die Vorgaben verdeutlichen, dienten die Anweisungen zur Festschreibung eindeutiger Kompetenzen. Neben den Stadtärzten

überwachten die sogenannten „Ehrbaren Frauen" die Berufsausübung der Hebammen. Es handelte sich meist um ältere, oftmals
verwitwete Patrizierfrauen, die selbst Kinder hatten. Gegenüber den
Hebammen verfügten sie über Entscheidungskompetenz, mußten
ihre Meinungsfindung allerdings vor dem städtischen Rat vertreten.
Sie bestimmten auch über die Vergabe von Almosen (Nahrung, Win-
deln etc.) an arme Frauen. Ihre ehrenamtliche Tätigkeit dauerte bis
zum Beginn des 19. Jahrhunderts an.[110]

Als im Jahre 1486 Johann Stocker das Amt eines Ulmer Stadtarztes
antrat, erging an ihn die Weisung, die Hebammenausbildung zu übernehmen.[111] Vor der Berufsausübung mußten die zukünftigen Geburtshelferinnen eine Prüfung ihres Könnens vor den Stadtärzten
ablegen. Diese legten anschließend, wie es die folgenden Beispiele
zeigen, schriftliche Gutachten in Form von kurzen Aktennotizen an:

> Eva Keßleryn zu hohenburg vor der höhe [gemeint ist Bad Homburg] ist wol
> genugk wissende, das man ir vertrawen mag, die frawen zur gepurdt zu versorgen.
> Actum 18. tag Julij 1499.
> JOHANNES CUBE doctor. HENRICUS GERATWOL, doctor.[112]

Auf die Hebammenordnungen schworen die künftigen Geburtshelferinnen nach dem Examen den Eid, der alljährlich erneuert werden
mußte.[113] Im Stadtarchiv Ambergs ist im *Ayd- und Gesetzpuech* für die
Jahre 1456 – 1464, Bl. 42ᵣ, ein Hebammeneid überliefert, der in knap-
per Form die wichtigsten Verhaltensregeln für die Geburtshelferinnen
zusammenfaßt. Die Hebamme soll arme und reiche Frauen gleich
behandeln, die Gebärende, zu der sie zuerst gerufen wurde, schnell
aufsuchen, nicht zu einer anderen Schwangeren gehen, es sei denn,
die Erste kann sie entbehren, und sie dürfe die Stadt nicht ohne die
Erlaubnis des Bürgermeisters verlassen:

> Es soll ein hebamme geloben und schweren, das sy hie der frawen armer und
> reicher trewlich nach irem besten verstenntnüsse pflegen und wartten welle und
> zu wellicher frawen sy geuordert wirt, dabey sy ist, dauon sol sy nicht eylen, es
> hab dann gott dieselben frawen beraten und erfrewt. Auch wo man sy zu einer
> frawen zu kommen begert, doran sol sy nicht sômig sein und zu welicher frawen
> sy kompt, wurd sy dann zu einer andern geuordert, so sol sy doch von der ersten
> nicht kommen, sy sehe dann das sy ir empern môge und das sy on eins Burgermei-
> sters urlaub nicht von der Statt ziehen wôlle, alles getrewlich on als geuerde.[114]

In einigen Städten erschien die Hebamme zur Geburt in Begleitung
weiterer Frauen, die in Straßburg „Vortäuferinnen", in Erfurt „Stuhl-
weiber" genannt wurden. Sie wurden von der Hebamme angestellt,

um bei der Geburt zu assistieren, und trugen den Gebärstuhl oder die Hebammentasche. Infolge der praktischen Berufserfahrung, die sie sammelten, wurden sie nach einem Examen oftmals selbst als Hebammen tätig. Im 15. und 16. Jahrhundert wurde die Hebammenausbildung fast ausschließlich von älteren Geburtshelferinnen durchgeführt. Die Hebammenordnung Straßburgs von 1556 legt eine Ausbildungszeit von mindestens einem Jahr fest. In der Prüfungsordnung sind Fragen zu folgenden Themen festgelegt: Schwangerschaftszeichen, Festlegung des Geburtstermins, Diagnose von Begleiterscheinungen der Schwangerschaft und deren Behandlung, Beratungsgespräche, Verhalten bei normalen und komplizierten Geburten, Pflege von Säugling und Kindbetterin.[115] In Nürnberg wurden die Hebammen zu Beginn des 16. Jahrhunderts nachdrücklich verpflichtet, Lehrmägde auszubilden.[116]

Besonders seit dem 17. Jahrhundert faßten Hebammen ihr Wissen in geburtshilflichen Lehrbüchern zusammen, die handschriftlich erhalten sind oder gedruckt wurden. Die Hebamme Catharina G. Schrader (geb. 1656), die in Dokkum und Hallum arbeitete, dokumentierte in einem Berufsjournal den Verlauf von 3000 Geburten, die sie geleitet hatte.[117]

Hebammen wurden auch als Zeuginnen vor Gericht geladen.[118] Dort erfolgte eine Vernehmung bei Vaterschaftsklagen, zum Nachweis vorehelichen Geschlechtsverkehrs und zur Feststellung der Jungfräulichkeit. Auch in Fällen eines Kindstods oder beim Verdacht auf vorsätzlichen Abort erfolgte eine Befragung.[119] Die Geburtshelferinnen mußten vor der Geburt eines unehelichen Kindes den Namen des Vaters ermitteln. Zu ihren Aufgaben zählte es auch, nach der Geburt für die Taufe des Säuglings Sorge zu tragen. Die Freiburger Ordnung von 1510 legt beispielsweise fest, die Hebamme solle sofort nach der Geburt das Kind zur Taufe bringen und dem Kirchherrn die Namen der Eltern melden.[120] In den Jahren 1233 und 1277 verpflichteten die Synoden und Statuten der Städte Mainz und Trier die Priester, Hebammen im Vollzug der Taufe zu unterrichten.[121] Während des Reformkonzils von Trier im Jahre 1310 wurde den Hebammen vorgeschrieben, sie müßten bei einer Kopfgeburt, die aller Voraussicht nach nicht zu einem glücklichen Ende zu führen sei, Wasser über den Kopf des Säuglings gießen und die Taufformel sprechen, um damit die Erbsünde aufzuheben.[122] Konrad Schlatter erwähnt in einer unedierten Predigt aus dem Jahre 1432 die Bedeutung der Erbsünde für die ungetauften Kinder. Nach zeitgenössischer Auffassung glaubte man, die Kinder seien durch den Geschlechtsverkehr ihrer Eltern sündig geboren und mit der Erbsünde belastet. Deshalb sollten sie möglichst schnell nach der Geburt getauft werden, um die Reinigung von der Sünde und das Seelenheil zu erlangen. Falls ein Kind vor der Taufe starb, mußte es die göttliche Gnade entbehren und gelangte, da es selbst keine Sünden begangen hatte, in die Vorhölle. Nach Konrad Schlatter wären die Menschen, hätten Adam und Eva sich nicht verführen lassen, unsterblich und ohne Krankheiten und Mühsal geblieben. Allerdings zähle die Erbsünde nicht zu den Todsünden, wie man es an den Kindern sehen könne, die ungetauft im Zustand der Erbsünde starben:

> Aber werent wir nit in erbesvnde geuallen So werent wir vndôtlich gesin vnd susz ander gebresten vil. Die von erbe svnden kôment. Nv môhtest du sprechen weder sind erbe svnde dote oder degeliche svnde Sú sind nit dotsvnde Vnd daz merckest du wol an den kinden die do sterbent in erbe svnden.[123]

Auf Veranlassung des Bischofs von Brixen führte man um 1480 in Südtirol die Nottaufe ein. Zeichnete es sich während der Geburt ab, daß ein Kind nicht überleben würde, sollte die Hebamme mittels einer mit Weihwasser gefüllten silbernen Taufspritze selbständig die Taufe vornehmen. Das von der Erbsünde befreite Kind konnte anschließend in geweihter Erde bestattet werden. Wie lange sich dieser religiöse Brauch in Südtirol hielt, verdeutlichen die Erinnerungen der Emmy Steger, die von 1939 bis 1985 Hebamme im Pustertal war: „Ich machte auch Nottaufen im Mutterleib, wenn die Kinder schon tot waren. Das Weihwasser kochte ich vorher ab und spritzte es mit dem Taufklistier in den Leib der Mutter. Manchmal machte ich auch bloß die Meinungstaufe in Gedanken, also Kreuzzeichen und Taufspruch über dem Bauch der Mutter."[124] Es ist erwähnenswert, daß Emmy Steger berichtet, in den 46 Jahren ihres Berufslebens sei ihr keine Frau im Kindbett gestorben, selten hätte es eine Entzündung, nie ein Wochenbettfieber gegeben. Das nächste Krankenhaus sei drei bis vier Stunden entfernt gewesen.[125]

Wie den Tagebuchaufzeichnungen des Wiener Stadtarztes Johannes Tichtel aus der zweiten Hälfte des 15. Jahrhunderts zu entnehmen ist, wurden seine Kinder oft schon am Tage ihrer Geburt getauft, um sie vor der ewigen Verdammnis zu schützen.[126] Totgeborene oder ungetaufte Kinder bestattete die Geburtshelferin selbst auf dem Friedhof, in katholischen Gegenden in ungeweihter Erde. Holte sie

ein behindertes Kind zur Welt, mußte sie sich mit dem Pfarrer oder
den Stadtärzten in Verbindung setzen.[127]
Zur Verhütung von Seuchen und Geschlechtskrankheiten führten
Hebammen auch Untersuchungen von Prostituierten durch.[128] In der
Nürnberger Medizinalordnung von 1592 wird es den geschworenen
Hebammen gestattet, Kindbetterin und Säugling mit unschädlichen
Arzneimitteln zu behandeln, die allerdings aus der Apotheke zu beziehen waren. Die selbständige Herstellung von Arzneimitteln wurde
ihnen damit untersagt.[129] Im 17. Jahrhundert mußten die Geburtshelferinnen mit dem Gebärstuhl, Schwämmen, Schere und Messer, Nadel und Faden sowie Lilienöl ausgestattet sein. Kräutermischungen
und Salben durften nicht mehr von den Hebammen hergestellt werden. Lediglich einfache Hausmittel wie Kamillentee konnten sie noch
verabreichen.[130] Daß die Hebammen Kenntnis von der Wirkung bestimmter Kräuter, z. B. von Abtreibungsmitteln, besaßen, ist anzunehmen. Dieser Aspekt des Hebammenwissens diente männlichen
Konkurrenten als Anlaß, die „weisen Frauen" zu diskreditieren. Der
Arzt Eucharius Rößlin, Herausgeber des Drucks *Der schwangeren
Frauen und Hebammen Rosengarten*, polemisierte, offensichtlich aus ökonomischen Gründen, im Jahre 1509 in mehreren Briefen an den Rat
der Stadt Frankfurt a. M. gegen die jüdischen Ärzte und Ärztinnen,
die Apotheker und Hebammen, deren medizinische Kompetenz er
anzweifelte und die er bezichtigte, ihm das Geschäft zu verderben:

> fursichtigen wysen gunstigen liben herren, demnach ich an uwer ersam wyssheit
> vor einem halben jar etlich ansinnen geton, daruber mir wenig antwurt worden, ist
> andermals min ernstlich ansynnen und beger an E. W. die wyll johannes appotek-
> kern auch den schendtlichen juden und judin frembd und heimsch zugelassen ist
> von E. W., das sy mogen und fryheit haben zu raten, zu visitiren, artzny zu machen
> und zu geben, des sy sich zu allen teilen berümen, bin ich ungezwyffeleter hoff-
> nung uwer ersam wissheit werd mir sulichs auch vergunden und zulassen. wo aber
> das U. W. nit gelegen, oder anmutig würd sin, so kan oder mag ich by U. W. sold
> und dinstgelt keinswegs ein benügen haben, dann ich merklichen nachteil gehabt
> hab. zum andren so felt vil merklicher irrung vur betreffen die so mit artzny
> umbgen, als doctores appotecker, barbirer, hebamen, von denen allsampt nachred
> enstet, das sich uweren ersam wyssheit geburdt darin zu handlin; und mir als uwer
> wissheit archiatro geburt furzubringen. bit und beger umb ein antwurt. uwer ersam
> wissheit gehorsamer EUCHARIUS RÖSSLIN doctor.[131]

Die Spannungen zwischen Vertretern einzelner medizinischer Berufe,
die aus ökonomischem Konkurrenzverhalten erwuchsen, spiegeln
sich meines Erachtens in der Kritik wider, die an der Berufspraxis
der Hebammen geübt wurde. Sie erreichte in den Hexenprozessen

ihren Kulminationspunkt: Hebammen wurde unterstellt, sie würden
ihre Arbeit in betrunkenem Zustand ausüben, sie verfügten über Abtreibungsmittel, seien bei Kindsmorden behilflich oder übten Liebes-
zauber.[132] Schon vor dem Erscheinen des *Malleus maleficarum* bezichtigt im Jahre 1483 der Arzt Dr. Johann Widman manche Geburtshelferinnen, sie seien Hexen und Zauberinnen, die gesunde Kinder während der Geburt erwürgten:

> Noch bedunkt mich der swangern frowen halb ein grosz eehaftig noturft sin, sich
> mit hebammen wol zü bewaren und zü versehen, basz dann mich bedunkt bitzher
> geschehen si. dan etlich die swangeren frowen an irer gepurt unzimlich letzen,
> etlich bi armen frawen unfliszig und unwillig sien, etlich unerfaren sien, etlich ouch
> hechtzen und zoberin sien; und dieselben herwirgen vil der kind an der gepurt,
> um die es doch vorhin wol gestanden ist, als ich davon etwas wissen hon, und ein
> gemein unselig regel ist, das alle jen, die vil toter kinder von den frowen bringen,
> vorus da es vorhin wol um ist gestanden, und alle jene, die ungewonlich und nit
> approbiert oder bewert arzni pflegen, sien alle zöbererin. anderswo in groszen
> stetten hat man gesworen hebammen, die den doctor der arzni müszen sweren
> getrülich und rechdlich zü handeln alles des, so sie können und wissen, und was
> sie nit können, rat zu pflegen anderer vernünftiger frowen oder der ärzt. man
> verhort ouch sie durch erzet und wise erfarne frowen. sollichs zimt ewren hohen
> vernunften ernstlich zü betrachten.[133]

In den Hebammenordnungen wird teilweise die besondere Vorliebe
des Teufels für die Verführung von Geburtshelferinnen thematisiert.
Erklären läßt sich dieser Befund durch den zeitgenössischen Irrglau-
ben, Hebammen hätten leichten Zugang zu Material, das für die Hexerei von Bedeutung war: Plazenta, Nabelschnur und Neugeborenen-
schmer. Der Württemberger Hofchirurg Völter berichtet noch im
Jahre 1687, in Tübingen sei gerade eine Hebamme als Hexe verbrannt
worden, weil sie unter der Folter gestanden habe, eine Vaginalatresie
(Scheidenöffnung) durch Zauber hervorgerufen zu haben.[134]

   Da Wöchnerinnen in den meisten Kulturen als „unrein" gelten,
läßt sich darüber hinaus annehmen, daß diese Anschauung eine negative Einschätzung der Hebammen zur Folge haben konnte.[135] Daß
das gesellschaftliche Ansehen der Hebammen ambivalente Züge aufweist, verdeutlichen andere, schriftlich überlieferte Hinweise auf deren Wertschätzung. Auf mittelalterlichen jüdischen Frauengrabsteinen
ist der Hebammen-Beruf die einzige berufliche Tätigkeit, die in den
Inschriften genannt wird. Dieser muß also sehr angesehen gewesen
sein.[136]

   In den von mir untersuchten Handschriftentexten werden Hebammen meistens mit positiven Attributen versehen. Im *Traktat von Emp-*

*fängnis und Geburt* werden sie „weise und bewährt" genannt.[137] In der handschriftlichen Vorstufe des *Frauenbüchleins* Pseudo-Ortolfs wird von „guten, bewährten Hebammen" gesprochen[138] und andernorts auf verschiedene Fertigkeiten einzelner Geburtshelferinnen verwiesen: Manche Gebärenden bräuchten eine Hebamme, welche in der Lage sei, die Kindslage zu wenden.[139] Die Praxiserfahrung der Hebammen und anderer Frauen, die an Geburten teilnahmen, wird hier noch zweimal ausdrücklich genannt.[140] Im *Traktat von der Natur der Frauen und ihren Krankheiten* wird als ein Grund für den möglichen Kindstod angeführt, die „Badmütter" würden den Säugling bei der Geburt „verwahrlosen".[141] An anderer Stelle werden sie aber auch hier als „weise" Frauen bezeichnet.[142] Das Bild der Hebamme wird in den herangezogenen Texten fast ausschließlich mit positiven Zügen versehen. Hinweise auf die Gleichsetzung von „Hebamme" und „Hexe" wie in der oben wiedergegebenen Einschätzung von Johann Widman fehlen völlig. Dieser Befund ist besonders bemerkenswert, denn die Texte wurden in einer Zeit zu Papier gebracht, in welcher der oben erwähnte „Hexenhammer" als schriftliche Grundlage der Inquisition den Weg bereitete.

# 7. Sexualität – Schwangerschaft – Geburt

## 7.1 Jungfrau

Kampfkraft, Aktivität und das Streben nach gesellschaftlicher Autonomie charakterisieren die Jungfrauen[1] in den frühen Heiligenlegenden des 5.–12. Jahrhunderts. Ihrem verschlossenen Körper wurde eine größere Stärke als dem anderer Frauen zugeschrieben, deshalb galten sie als „virago-quasi vir", den Männern ebenbürtig.[2] An der guten Gesundheit und Kraft junger Mädchen vor dem Beginn der Menarche kann nach Soranos von Ephesos abgelesen werden, daß diese einerseits den weiblichen Organismus schwäche, andererseits sei sie als „Voraussetzung der weiblichen Fruchtbarkeit" von Bedeutung.[3] In theologischen Texten des Hoch- und Spätmittelalters werden dem jungfräulichen Leben und der „Gemahlschaft Christi" als Lebensform idealtypische Züge verliehen. Das Leben als Jungfrau ist dem der Ehefrauen und Witwen grundsätzlich übergeordnet. So sagt in einem im 15. Jahrhundert weit verbreiteten „dialogisierten Exempel aus Mystikerkreisen" eine als Ehefrau und Mutter charakterisierte junge Frau, die sich mit einem Geistlichen unterhält, wäre sie nicht schon verheiratet, so würde sie sich „nicht um eine goldene Welt" in den Stand der Ehe begeben.[4]

In den frauenheilkundlichen Texten werden einerseits Maßnahmen zur Vortäuschung der Virginität, andererseits sogenannte „Jungfrauenproben" überliefert, die der hochmittelalterlichen Tradition entstammen[5] und eine nicht mehr intakte „virgo" indizieren sollen. Rezepte zum Vortäuschen der Jungfräulichkeit dienen dazu, der Frau den Status einer akzeptablen Heiratskandidatin zu sichern und damit gesellschaftliche Restriktionen zu vermeiden. Deshalb zielen sie darauf, den äußeren Geschlechtsteilen der Frau den Anschein der Jungfräulichkeit zu geben, d. h. der Scheideneingang soll mit Hilfe der adstringierenden Mittel verengt und die Klitoris verkleinert werden.[6] Hierzu wurden beispielsweise Pflanzen verwendet, die zu den „Sedum"-Arten zählen. Zu diesen Dickblattgewächsen gehören z. B. die Große Fetthenne (Sedum maximum), die in der Volksmedizin häufig als Wundmittel verwendet wurde oder die weiße und gelbe Tripmadam (Sedum album, Sedum reflexum). Die in ihnen enthaltenen Gerbstoffe kamen in einem Absud zur Wirkung, der zum Baden der Vulva verwendet wurde.[7] Wilhelm von Saliceto und Pseudo-Trotula empfehlen zur optischen Wiederherstellung der Jungfräulichkeit heiße Bäder, das Bestreichen der Vulva mit Salben, die sie in ihren Schriften beschreiben, sowie die Einführung von Taubeneingeweiden in die Vagina, damit sich diese mit Blut fülle, das nach der Hochzeitsnacht eindeutige Zeichen auf den Bettüchern hinterlasse.[8] In einer bisher unentdeckten „Jungfrauenprobe" ist ein Ring mit einem „agstein" (Adlerstein) von Bedeutung: Adlersteine bestehen aus einem hohlen größeren Stein, in dem ein kleinerer Stein geschüttelt werden kann. Sie fanden in der Geburtshilfe Verwendung, weil sie mit dem gefüllten Uterus einer schwangeren Frau gleichgesetzt wurden (vgl. Kapitel 7.8). Der Adlerstein sollte in ein Glas mit Wasser oder einer anderen Flüssigkeit gesenkt werden. Bot man das Getränk einer vermeintlichen Jungfrau an und diese mußte nach dem Genuß des Getränks urinieren, so war ihre Entjungferung erwiesen:

> Jtem wildw wissen ob aine ein junckfraw ist oder nit
> So nim ein vingerlein da ain agstain inenn ist vnd sunst nim ain agstain vnd gews wasser dar an in ain glas oder in wen dw wild vnd gibt [!] ainer davon ze trincken vnd ist das si nit ist ain raine maidt so pesaicht si sich ander stat ⁊.[9]

Bei einer weiteren „Jungfrauenprobe" sollte der Geruch von gebratenem oder verbranntem Sellerie (Eppich, Apium graveolens L.) bei vorgetäuschter Virginität zu einem ähnlichen Ergebnis zu führen:

> **Ob eyne eyn meyt sy oder nicht** Nym eppe würcz vnd brat dy. oder burne sy. vnd halde sy der vor dy nasen dy da sprichet daz sy eyn maget sy. ist sy dez nicht sy benetzt sich.[10]

Meines Erachtens deutet die in beiden Fällen bei einer Falschaussage auftretende Verunreinigung der Scham durch den Urin symbolisch darauf hin, daß die Frau den Status der unbefleckten jungfräulichen Reinheit verloren hat. Die Zeichenhaftigkeit dieser öffentlichen Demütigung ist mit dem für andere sichtbar hervortretenden Bauch einer ungewollt Schwangeren zu vergleichen. Eine „Räucherung" diente als Probe dafür, daß eine junge Frau möglicherweise nicht mehr „verschlossen" war:

> Zu erkennen die júnckfrawschafft
> Nym linsen samen vnd portulacaol vnd spren eß auf glüent kolen vnd Heiß sie alzo dem rauch jn sie vachen durch Die scham ist si zerrůt So wirstu wünder werck sehen.[11]

Der Rauch von auf Kohlen verbrannten Linsensamen und verglüh-
tem Portulaköl konnte selbstverständlich nur in den Körper eindrin-
gen, wenn die „virgo" nicht mehr intakt war. Wahrscheinlich spielt
die Verheißung möglicher „Wunderwerke" auf die zeitgenössische
Vorstellung an, der in den weiblichen Körper eingedrungene Rauch
werde sich einen neuen „Ausgang" suchen, also durch Nase, Mund
und Ohren wieder austreten. Neben der Anwendung von „Jungfrauenproben" und der Befragung von Astrologen[12] empfahlen Ärzte
und Naturphilosophen zur Feststellung der Unberührtheit die Untersuchung des weiblichen Körpers und die Urinschau.[13] Erwies sich
der Harn als klar und hell, so wurde die Virginität für erwiesen gehalten.[14] In Schriften aus der jüdischen und arabischen Tradition war
die Existenz des Hymens als Zeichen der Jungfräulichkeit bekannt.
Rhazes (865–925) beschreibt das Hymen im Zusammenhang mit
den Unterschieden des männlichen und weiblichen Körpers.[15] Andererseits wurde seine Existenz noch im 16. Jahrhundert von Medizinern wie Ambroise Paré (1510–1590) angezweifelt:

> Etliche Matronen und Hebammen geben für, es haben diejenige, so noch Jungfra-
> wen unnd ungeschwächt seyen, in dem Halse oder Eingang zu ihrer Gebärmutter
> ein Häutlin [...] dasselbe, sagen sie, werde in dem ersten Beyschlaff zerrissen. [...].
> Wie betrüglich unnd ungewiß aber diese Kenn- unnd Merckzeichen seyen, wird
> auß [...] Historien unnd Zeugnussen mehr dann genugsam erwiesen. Denn [...]
> das Häutlin belangendt, so ist dasselbig ein unnatürlich Ding, und wird unter viel
> tausent jungen Mägdlein kaum in einem gefunden.[16]

## 7.2 Die Beziehung zwischen Frauen und Männern

Die Geschlechterbeziehung wird in den gynäkologisch-obstetrischen
Texten in erster Linie im Zusammenhang mit den Themen „Sexualität" und „Zeugung von Nachkommen" behandelt. Diese Aspekte finden in den nachfolgenden Kapiteln Berücksichtigung. Hier sollen
deshalb nur einige Passagen erwähnt werden, welche die emotionale
Beziehung von Männern und Frauen thematisieren.

In der deutschen Druckversion der ursprünglichen Beitexte zum
Situsbild einer Schwangeren aus dem *Fasciculus medicinae* befindet sich
ein Exkurs (vgl. dazu Kapitel 1.1.4), der interessante Hinweise auf
den Diskurs des beginnenden 16. Jahrhunderts über mögliche Ge-

waltverhältnisse zwischen Männern und Frauen bietet. Die männliche
Gewalt gegenüber Frauen kann danach einerseits in deren Belastung
mit schwerer körperlicher Arbeit bestehen oder sich in direkten tätli-
chen Angriffen äußern. Das Motiv des Verfassers, diese Formen
männlicher Gewaltausübung anzuprangern, ist allein die Sorge um
die Schädigung der Nachkommenschaft. Eine hierarchische Ordnung
der Geschlechter, die grundlegend für die genannten Formen der
Gewaltausübung ist, wird hingegen in der Argumentation nicht erwähnt. Hervorzuheben ist außerdem ein Hinweis auf die Annahme,
die schon Hippokrates und Galen vertraten, es bestehe eine Verbindung zwischen Gebärmutter und Brüsten. Die Muttermilch sei Menstrualblut, welches eine Metamorphose durchlaufen habe.[17]

> ¶ Wiltu wissen wie kindt in müter lyb ernert würt / so merck also / Jppocras
> spricht ain bewerter maister der artzney spricht also / in quedam capitulo die brúst
> der frawen haben ain versamlung mit dem secklin secundinam / da das kindt in
> leit in mûtter lyb / durch ain âderle das von den brüsten dem kind hinab vntz an
> den nabel geet / dardurch die milch der frawen von den brüsten dem kindt zû
> hilff vnd narung kommen mag / damit das es ernert wirt in mûterleyb / darumb
> sol man kain frawen lassen grosse oder vnzymliche arbait thûn / auch sollen sie
> nit schwere frâffeliche ding auff sich oder auff das haupt heben / dann gar lieder-
> lich wúrd dem kind das âderlin enczogen / so ist es dañ auß mit dem kindt vnnd
> kumpt darumb. Aber man findt etliche grobe mann / die nemen sich an das ain
> fraw mer arbait sol dann er / oder sich etwañ vnzymlich halten gegen den gûtten
> frawen das sie leichtlicht über sy erczúrnt werden / vnd sy die gûtten frawen
> schlahē dardurch sie erschrickt / vnd vmb die frucht kumpt / so gibt man dann
> der gûtten frawen die schuld / so ist es des manns schuld / der sich also vnzymlich
> mit ir gehalten hat.[18]

Die Argumentationsweise entspricht anderen didaktischen Schriften
(Predigten, Lehrgesprächen, Traktaten etc.) des 15. und 16. Jahrhunderts, die den Mann grundsätzlich als „Haupt der Frau" bezeichnen,
ihn aber gleichzeitig auffordern, seine Frau zu lieben und zu beschüt-
zen. Ein wichtiger Sinn der christlichen Ehe ist nach den Vorstellungen der Zeit – neben der Vermeidung der Unkeuschheit – die Zeugung und Erziehung von gesunden Kindern. In einer Handschrift
wird eine möglicherweise gestörte Paarbeziehung auf die erfolgreiche
Wirkung eines Zaubers zurückgeführt. Dieser störende Einfluß sei
mit der Anwendung eines Rezepts unter Verwendung von Quecksilber zu beseitigen und der „Ehefrieden" wieder herzustellen:

> Jtem ist eyn weyb vnd eyn man bezewber daß sỹ eyn ander feint sein wiltu dỹ
> wider bringen czu gudem willn vnd früntschafft so nym quecksilber vnd du daß
> ir megde wasch vnd henck dem weÿp dz an den halß so werdent sỹ holt einander.[19]

Um Freundschaft zwischen Mann und Frau zu bewirken, überliefert die Wolfsthurner Handschrift ein Rezept für ein Getränk aus pulverisiertem Baldrian (Valeriana officinalis L.) in Wein:

Wiltu gute freuntschaft machen vnder manne vnd vnder weibe, so nym valerianam vnd stoss die czu puluer vnd gib ins czu trincken in wein.[20]

Die „schwache" weibliche Konstitution wird in einem anderen Text erwähnt: dieser werde in manchen Fällen aus Unwissenheit nicht genügend Rechnung getragen, es gebe aber auch rücksichtslose Ehemänner, die ihren Frauen keine Schonung angedeihen ließen (vgl. Kapitel 5.3).[21] Im Trakat *Von der Natur der Frauen und ihren Krankheiten* wird betont, wenn eine Frau schwanger sei, dürfe sie nicht durch das Verhalten ihres Ehemannes oder anderer Männer erzürnt werden, weil es infolgedessen zu einer Schädigung des ungeborenen Kindes kommen könne. Die Männer seien „grob und unwissend" und verweigerten den Frauen manchmal die Nahrung, auf die sie wegen ihrer Schwangerschaftsgelüste Appetit hätten. Die Aussage wird am Beispiel einer „Jungfrau" belegt, die unreife Äpfel begehrte und deshalb eine Gruppe von Männern aufforderte, ihr welche zu bringen. Diese hatten hingegen gehört, daß es schwangeren Frauen nicht zuträglich sei, grüne Äpfel zu essen, besonders, wenn sie „innere Kälte" verspürten. Deshalb verweigerten sie ihr das Gewünschte. Die Frau fiel daraufhin ohnmächtig zu Boden und blieb einen Tag und eine Nacht lang besinnungslos, ohne etwas zu essen. Dann lag sie drei Tage und Nächte in den Wehen, wobei ihr einmal das Blut aus Nase und Mund schoß. Schließlich brachte sie ein totes Kind zur Welt (s. S. 236).[22]

## 7.3 Sexualität

> ... vnd wie wol die zûsamentfûgvnge
> der mentschen schemlichen ist Doch so
> het es die natur gefûget dz es lustlichen
> ist vnd sûsse dik dz nit gelassen werde
> durch zergenklicheit willen des mentsch-
> lichen geschlechtes willen vfen ertrich[23]

„Und obwohl die Zusammenfügung zweier Menschen nicht frei von Scham ist, hat es die Natur doch so gefügt, daß sie lustvoll ist und sehr süß, so daß aus Gründen der Vergänglichkeit des Menschengeschlechts auf Erden nicht von ihr abgelassen wird." Die Einschätzung in diesem Zitat deckt sich mit der Auffassung des Portugiesen Valescus de Taranta, der an der Wende vom 14. zum 15. Jahrhundert an der medizinischen Fakultät der Universität von Montpellier lehrte. Er veröffentlichte im Jahre 1418 sein Werk *Philonium pharmazeuticum et chirurgicum*, in dem er sich auch mit der Gynäkologie beschäftigt. Er vertritt die folgende, von Paul Diepgen paraphrasierte Meinung: „Gott verlieh beiden Geschlechtern, vor allem der Frau, für den Fortpflanzungsakt das reizvolle Gefühl der Wollust als eine Art Entschädigung für die Mühen, Lasten und Schmerzen der Geburt und des Stillgeschäftes und als Antrieb, trotz dieser Beschwerden weitere Kinder in die Welt zu setzen."[24]

Die mittelalterlichen Theologen sahen den Geschlechtsverkehr nur im Rahmen einer Ehe zur Zeugung von Nachkommen vor. Die sexuelle Lust als Teil der Erbsünde sollte durch die Vernunft besiegt werden. Trat sie in einer Beziehung in den Vordergrund und nahm einen anderen Charakter an als das „debitum", „die wechselseitige Verpflichtung der Gatten"[25] zur Stillung des Geschlechtstriebs, und wurde außerdem versucht, eine Zeugung zu verhindern, machte sich ein Paar des Ehebruchs schuldig.[26] Anale und orale Praktiken zwischen Verheirateten waren verboten.[27] Die Einschätzung der Sexualität konnte einen ambivalenten Charakter annehmen: Einerseits wurde sie im Kernbereich der Sünde angesiedelt, andererseits schien sie von Beginn an Teil des göttlichen Plans zu sein.[28] Viele Traktate zum Thema Sexualität, die arabische Mediziner verfaßten, wurden nicht ins Lateinische übersetzt. Ihre Ausführungen zur Sexualität gingen oftmals auf den *Liber coitus* bzw. *De partu* des Rufus von Ephesos aus dem ersten nachchristlichen Jahrhundert zurück.[29] Dieses Wissen ging aber nicht gänzlich verloren, sondern wurde von den mittelalterlichen Enzyklopädisten adaptiert und auf diesem Wege weitervermittelt.

Auch in den frauenheilkundlichen Texten wird das Thema „Sexualität" in erster Linie im Zusammenhang mit der geregelten Zeugung von Nachkommen erwähnt. „Die Einstellung der Sexualität gegenüber ist offen und sachlich. Die Darstellung basiert auf der Konstitutionenlehre, wonach der Sexualität die gleiche Bedeutung zugesprochen wird wie anderen physiologischen Prozessen, z. B. der Nahrungsverbrennung."[30] Sexuelle Aktivität diente nach medizinischer Anschauung der Gesunderhaltung des Körpers und wirkte besonders bei den Frauen einer schädlichen Säfteverhaltung entgegen. Zur Einleitung des Geschlechtsverkehrs sollte nach der Meinung der mittelalterlichen Autoritäten der Mann die Initiative ergreifen, da sich der weibliche Charakter durch natürliche Scham und Sittsamkeit auszeichne. Avicenna, Wilhelm von Saliceto und Arnald von Villanova raten zu Beginn zur Berührung der weiblichen Brüste, doch sollte der Mann nach Arnald vorsichtig vorgehen, denn die Frauen seien von natürlicher Scheu. Der Verfasser der *Secreta mulierum* rät hingegen zu sanften Worten und der ebenfalls bereits erwähnte Antonius Gaynerius empfiehlt Umarmungen, Küsse und Schmeicheleien. Anschließend solle der Mann die Vulva der Frau reiben, bis sie ihm durch Zeichen der Erregung mitteile, daß sie zum Geschlechtsakt bereit sei. Die Ejakulation sei bis zum Orgasmus der Frau hinauszuzögern. Diese solle danach ruhig liegenbleiben, damit der Samen nicht zerteilt werde und es zu Fehlbildungen eines möglicherweise gezeugten Kindes komme.[31]

Die Frau konnte in der Ehe die Stillung ihrer Lust einklagen. Die erste Beschreibung der Klitoris als weibliches Organ wurde allerdings erst im 16. Jahrhundert von Gabriele Fallopio veröffentlicht, der sich außerdem als deren Entdecker rühmte.[32] Nur im Ehebett waren die Partner gleichrangig, auch wenn der Mann während des Beischlafs, wie es die einleitenden Zitate belegen, durch vermehrte Aktivität einen übergeordneten Part einnahm.[33] Berthold von Regensburg (1210/20–1272) benennt mehrere Anlässe des Jahres, an denen kein Geschlechtsverkehr vollzogen werden sollte: die Fastenzeit, den Markustag, gemeint ist der 25. April,[34] die drei Tage vor Pfingsten, Feiertage und die Nächte davor sowie Schwangerschaft und Wochenbett der Frau.[35] Dionysius der Kartäuser beurteilt zwei Jahrhunderte später in seinem *Ehebüchlein* (1452) den Beischlaf während der Kirchenfeste moderater und wertet ihn als „läßliche Sünde".[36]

Die weibliche und männliche Sexualität in der Ehe wird in vielen der hier berücksichtigten Handschriftentexte erwähnt.[37] Im Kodex 3007 der ÖNB Wien wird die größere sexuelle Lust der Frauen zu bestimmten Zeiten mit der Einwirkung des Planeten Venus auf ihre Scham begründet, der bewirke, daß Frauen Männer zur Unkeuschheit aufforderten:

Item ys ist czu wissen wen der planeta Venus hirst zo begeren dy weyber allir meiste mennir mit en vnkewsch czu seÿn wen der Venus hot an czu sehen dy puntcze des weybes.[38]

In dieser Handschrift wird auch vor der Vermählung mit weißhäutigen Frauen gewarnt, da ihre Lust kaum zu stillen sei und sie gern dick würden, aber selten schwanger:

> Eyn merclichs wer do wil haben Gar eyn geneme weip der sal nicht nemen eyne dy alczu weysz ist wenn dy sulchen mogen nymmer geseteget werden yn der besloffunge vnd werden gerne dicke vnd selden fruchtbar hirvmb spricht Ffridericus das man keÿne libe sal tragen czu alczu weyszen frawen.[39]

Andere Lehrmeinungen überliefern, die weibliche Lust sei schwächer als die männliche. Empfände eine Frau ähnlich hitzig wie ein Mann, so wäre sie unfruchtbar: Ihr Körper sei vergleichbar mit einem Acker, den die heiße Sonne verbrennt.[40] In den medizinischen Handschriften sind (deshalb?) häufiger Rezepte überliefert, die angewendet wurden, um die sexuelle Lust einer Frau zu dämpfen. Ein Kodex, *Meister Blumentrosts Arzneibuch*, bietet drei Alternativvorschläge zu diesem Zweck:

> 1. Wenn die frauen vnkewsch sein
>    So ein frawe vber flussig ist mit dem somen der vnkeẅwscheyt oder mit den glusten Die nem ein swartzen snecken vnd einen weÿssen schnecken die nit schallen haben vnd nym dille wurtz also grun als vil als der snecken wegen vnd puluer das alles zu samen vnd gib ir das puluer zu trincken vnd zu essen So der monde newe ist vnd gib ir des sieben morgen noch einander So doret das hürnbel vnd wirt das weypp keusch Du solt dich hutten das sie es nit erfare Darnach so bereybe ir die macht vnd den bauch mit dem selben puluer So pleybet sie kewsch
>
> 2. So ein weypp vnkeúsch ist so nym genserich wermut nesseln som von beybes celidoniam vnd raüten aller glich stoz sie vnd gib den safft dem weybe zu trincken so wirt sie keusch
>
> 3. Oder gib ir betonia vnd gruen wurtz zu trincken.[41]

Alle drei Rezepte sind noch in anderen Handschriften überliefert. Durch die Anwendung des ersten Rezepts, in dem Schnecken und Dill in pulverisierter Form die Inhaltsstoffe bilden, sollte in der anderen Überlieferung des Rezepts nicht das „hürnbel", womit die Klitoris gemeint sein könnte, zum „Verdorren" gebracht werden, hier heißt es lediglich: „so dorret die vnkeusche begirt vnd wirt das weÿb keüsche".[42]

Rezept zwei und drei sind in zwei weiteren Überlieferungen inhaltlich identisch. Als Inhaltsstoffe des Tranks im oben zitierten zweiten Rezept werden Gänserich (Potentilla anserina), Wermut (Arthemisia absinthium L.), Nessel (Urtica spec.), Beifuß (Arthemisia vulgaris L.),

Schöllkraut (Chelidonium maius L.) und Raute (Ruta graveolens L.)
genannt.

Anstelle der „gruen wurtz" (Sempervivum tectorum L., Haus-
wurz),[43] die im oben zitierten dritten Rezept genannt ist, wird in den
beiden anderen Versionen die „grint wurtz" (Rumex oxylaperthum
L., Mengelwurz)[44] erwähnt.[45]

Innerhalb der gynäkologisch-obstetrischen Rezeptsammlungen
und Traktate werden Anweisungen tradiert, die vergleichbar mit den
schon beschriebenen „Jungfrauenproben" sind und zur Feststellung
dienten, ob eine Frau körperlich am anderen Geschlecht interessiert
sei. In einem Beispiel sollten Rübenstücke in einem Leintuch zer-
quetscht und dieses der Frau nachts an nackte Haut gelegt werden.
Falls diese den Männern zugetan sei, würde sich ein Wurm darin
bilden:

> Jtem wellstu versuechen wellichs weib gerne man hab So soltu nemen rueben vnd
> mül die in ainem leihneñ tuech vnd leg die dem weib an plosse hawt pey ainer
> nacht So vindestu an wurm darjn.[46]

Die gleiche „Lustprobe" ist auch im Traktat *Von der Natur der Frauen
und ihren Krankheiten* überliefert (s. S. 243). Hier sind allerdings die
genannten Pflanzennamen nicht mehr lesbar, denn ein konsternierter
Leser tilgte sie gründlich. In dieser Fassung enthält die Anweisung
einen Zusatz, der sie im Vergleich mit der oben zitierten Parallelüberlieferung erst vollständig erklärt: „vindest du dar jnn würme so man-
not sy gerne jst aber nūt darjn so ist sy nit vnkünsch".[47] In diesem
Traktat heißt es, eine Frau könne an der Krankheit „Edica" erkranken,
d. h. hysterisch werden, wenn der Beischlaf für sie fortwährend unbe-
friedigend bleibe. Ihr Leib würde vertrocknen, ihre Brust schwinden,
und sie habe den Tod zu fürchten. Deshalb solle ein junges Paar sich
vor der Eheschließung durch Scherzen, Küssen und Umarmungen
erregen. Die Frau könne dadurch prüfen, ob sie ihren zukünftigen
Partner sexuell attraktiv finde, um damit die Grundlage für die Empfängnis von Nachkommen und ihre eigene Gesundheit zu sichern:

> sy söllent sich vor [der] ee mit ain andern rissen[48] mit schimpffen mit küssen vnd
> halsen das sy entpfint das sich jra schlos gegen jm entzündet so mag sy den kind
> entpfachen vnd die natürlich gebern vnd mag öch bin jrem man fürbas gesunt be-
> liben.[49]

Hier ist zu unterstreichen, daß sowohl in den bisher unbekannten
frauenheilkundlichen Texten als auch in den edierten Traktaten und
Rezepten in keinem weiteren Fall die sexuelle Anziehung potentieller

Ehepartner als Garant einer fruchtbaren Ehe thematisiert wird. Wie weit diese „Umarmungen" gehen durften, bleibt in diesem Text offen. Untersuchungen belegen, daß es im Laufe des Mittelalters zu einer verstärkten Kontrolle des Sexuallebens kam und das Beilager immer stärker in die Privatsphäre eines Paares verlagert wurde. Das „unordentliche und ungebührliche Beischlafen" vor der Hochzeit wurde unter Strafe gestellt.[50] Die oben zitierten Ausführungen haben also einen ganz besonderen Stellenwert, der sie nur mit wenigen anderen Beispielen aus der Literatur vergleichbar macht. Die Formulierung „schimpfen" (gemeint ist „scherzen"), „küssen", „halsen" (gemeint ist „umarmen") wird nach meiner Kenntnis in zwei weiteren mittelalterlichen Texten benutzt. Im *Renner* Hugos von Trimberg (um 1300) wird die körperliche Annäherung im Kapitel über die Unkeuschheit mit ähnlichen Worten beschrieben: „Helsen, küssen, tasten".[51] Auch Johannes von Brandenturn[52] beschreibt in einer bisher unedierten Predigt des 15. Jahrhunderts, die unter anderem die Vermeidung der Unkeuschheit thematisiert, mit vergleichbaren Begriffen unziemliche Gebärden, die auf sexuelles Interesse an einem anderen Menschen hindeuten. Um die sexuelle Enthaltsamkeit nicht zu gefährden, sollten nach seiner Ansicht deshalb Situationen vermieden werden, die den Körperkontakt mit anderen provozierten:

> **Von der staffel der küscheit** Der erst staffel ist der kuschikeit dz der mönsche mide dz werk der vnlvtterkeit wie man dz volle bringen mag in alle wiss vnd dor zů alle vnzimlich bewegnis der geberd vnd der wort vnd der werk mit kissen vnd mit helsen oder angrifen vnd dz er och keinem gvnst vnd willen dorzů geb.[53]

Ein ähnlich offener Diskurs über die sexuelle Anziehung von Unverheirateten findet sich in den Schriften des oben erwähnten Arztes und Schriftstellers Alexander Seitz (vgl. Kapitel 6.3). Er propagierte aus medizinischen Gründen den Geschlechtsverkehr zwischen Unverheirateten: „solutus cum soluta".[54] Nach seiner Ansicht sollten von diesem lediglich Jungfrauen ausgeschlossen bleiben.[55] Alle anderen ledigen Frauen sollten nach seiner Meinung aus medizinischen und theologischen Gründen den Beischlaf praktizieren, da sie sonst Gefahr laufen würden, an der „Suffocatio matricis", der Hysterie, zu erkranken. War eine Frau aufgrund eines hysterischen Anfalls ohnmächtig oder scheintot, so hatte sie Alexander Seitz zufolge Anspruch darauf, daß ihr ein Mann aus christlicher Nächstenliebe mit seinem „instrumentum naturale" helfe.[56] Seine Auffassung vertrat der Arzt im Jahre 1533 in einer Disputation vor dem Rat der Stadt Basel.

Er konnte sich aber mit seinen medizinischen Darlegungen nicht durchsetzen, sondern wurde vielmehr inhaftiert und mußte schließlich die Stadt verlassen.[57]

Der Bericht über einen weiteren authentischen Fall, in dem die Vorstellung von „erstickenden" Zersetzungsprozessen im Körper eine Rolle spielt, stammt schon aus dem 15. Jahrhundert und ist auf die männliche Sexualität bezogen. Der Kleriker Johann von Wesel beschäftigte sich mit der Erörterung der Frage, ob Kleriker aufgrund des Keuschheitsgelübdes an einem Zersetzungsprozeß ihres Spermas erkranken könnten und deshalb die Samenentleerung durch Onanie angebracht sei. Er nahm damit Überlegungen auf, die in medizinischen Schriften vertreten werden: In den *Problemata* des Pseudo-Aristoteles wird Avicenna die Theorie zugeschrieben: „die verhalnüß (gemeint ist das „Zurückhalten") deß manß sperma vber die rechten zeit verkert sich jn gift".[58] Für Johann von Wesel ging die Übernahme und Verbreitung dieser medizinischen Theorien nicht ohne persönliche Folgen aus: 1479 zitierte man ihn vor ein Ketzergericht in Mainz, das ihn zu Arrest in einem Kloster und zum Widerruf seiner Schriften verurteilte.[59]

Neben medizinischen Argumenten, mit denen in der Gesellschaft des Spätmittelalters die Legitimierung des Geschlechtsverkehrs von Unverheirateten versucht werden konnte, sind auch ökonomische Gründe zu dessen Rechtfertigung denkbar. Das „auf Probe liegen mit" bzw. „Ausprobieren" der Fruchtbarkeit einer zukünftigen Bäuerin durch deren Schwängerung vor der Hochzeit war in der ländlichen Bevölkerung nicht unüblich und gewährleistete die Fruchtbarkeit der nachfolgend geschlossenen Ehe und damit einen Zuwachs an Arbeitskräften auf dem Hof.[60] In Bauernfamilien wurden Kinder wohl eher im Winter gezeugt, da ihre Eltern ihren Körper im Sommer als „primäres Werkzeug im Dauereinsatz" ermüdeten, wie es Arthur E. Imhof formuliert.[61]

## 7.4 Unfruchtbarkeit

Im Spätmittelalter war Kinderlosigkeit offenbar kein seltenes Phänomen. Bei Frauen konnten schlechte Ernährung, schwere Geburten oder anstrengende körperliche Arbeit zum Ausbleiben der Monats-

blutung (Amenorrhoe) führen. Auch in Adelskreisen war Unfruchtbarkeit ein Problem. Eine Studie, der Daten über englische Herzogs-
familien zugrunde liegen, führt zu dem Ergebnis, daß 16 Prozent der
Männer und 17 Prozent der Frauen, deren Ehen über die fruchtbaren
Jahre hinaus andauerten, ohne Nachkommen blieben.[62] Die Geburt
von Kindern war aus erbrechtlichen Gründen, im Hinblick auf die
Altersversorgung, zur Sicherung von Arbeitskräften und zum Fortbestand der Familienwirtschaft[63] in Bauernfamilien von hoher Bedeutung und hatte deshalb direkten Einfluß auf die gesellschaftliche Position von Frauen. Sterilität konnte als Scheidungsgrund gelten.[64]

In den Schriften von Juristen, Theologen und Philosophen wird
die Frage problematisiert, weshalb Gott es zulasse, daß aus einer Ehe
keine Kinder hervorgingen,[65] obwohl die Zeugung von Nachkommen neben der Vermeidung von Unkeuschheit der Hauptgrund für
eine Eheschließung sei.[66] Diese theoretischen Darlegungen, wie auch
der Volksglaube des Mittelalters, schrieben die Gründe für eine unfruchtbare Ehe in erster Linie dem physischen Versagen der Frau
zu.[67] An den überlieferten Volksbräuchen läßt sich ablesen, daß generell die Frau für die Unfruchtbarkeit einer Ehe verantwortlich gemacht wurde.[68] Deshalb versuchten die Frauen durch volksmagische
Praktiken und die Anwendung medizinischer Rezepte ihre Empfängnisbereitschaft zu erhöhen.[69] Weil Unfruchtbarkeit und Fruchtbarkeit[70] als Ausdruck der göttlichen Vorsehung gewertet wurden, riefen
sie außerdem im Gebet Schutzheilige an, die sich für die Empfängnis
der ersehnten Nachkommen einsetzen sollten. Als besonders geeig-
nete Fürsprecher galten die Heiligen Gregor, Albert, Coletta und Verena sowie die biblischen Frauen Sara,[71] Rebekka, Rachel, Elisabeth
und Maria, aus den Apokryphen die hl. Anna.[72] Deren Geburt war
entweder selbst Ausdruck der göttlichen Gnade, in ihrer Vita wurde
die Erhöhung des Gebets einer Unfruchtbaren erwähnt, oder sie hatten selbst Kinder geboren. Für unfruchtbare Frauen lasen die Seelsor-
ger außerdem besondere Messen. Ehepaare mit dem Wunsch nach
Nachkommen gelobten „Wallfahrten im Dienste der Fruchtbarkeit".[73] Auch eine bekannte Persönlichkeit wie die Visionärin und
Medizinerin Hildegard von Bingen wurde bei einer ausbleibenden
Schwangerschaft um ihren Beistand gebeten. Sie erhielt ein Schreiben
von Beatrix von Burgund, der Ehefrau des staufischen Kaisers Friedrich I. Barbarossa. Acht Jahre, nachdem Beatrix, die Erbin des bur-
gundischen Königreiches im Jahre 1156 (im Alter von 10–14 Jahren)

Friedrich I. Barbarossa geheiratet hatte, brachte sie einen Sohn zur Welt, im Jahr darauf einen zweiten, den späteren Kaiser Heinrich VI.[74]

> Die Überbringerin dieses Briefes ist [...] eine adlige Frau und die Gattin eines geliebten Mannes. Sie kommt in tiefer Frömmigkeit zu dir, sehr schlicht, obgleich sie zu Pferd und mit großem Gefolge reisen könnte. Der Grund ihres Kommens ist folgender: Schon lange Zeit blieb sie unfruchtbar, obwohl sie zu Anfang einigen Knaben das Leben schenkte. Da diese aber starben und sie keine anderen Kinder gebar, sind sie und ihr Gatte tief betrübt. Das ist es, weshalb sie zu dir, der Magd und Vertrauten Christi, ihre Zuflucht nimmt. Sie hofft zuversichtlich, du werdest durch deine Verdienste und Bitten bei Gott erlangen, daß sie noch fruchtbar werde und die gesegnete Frucht ihres Leibes zur Fortpflanzung ihres Geschlechtes Christus darbieten könne.[75]

Neben den oben beschriebenen Anrufungen, besonderen Gottesdiensten, Wallfahrten etc., wandten unfruchtbare Frauen, ähnlich wie in der Geburtshilfe, auch erfolgversprechende Beschwörungsformeln, Amulette und Rezepte an. Als Mittel zur Erhöhung der Empfängnisbereitschaft galten pulverisierte Perlen und das Tragen von Perlenschmuck.[76] Der Pariser Theologieprofessor Petrus Aureoli (gest. 1322) erwähnt in seinem Sentenzenkommentar, Hostien würden als Mittel gegen Sterilität gestohlen.[77] Diese Form des Umgangs mit einem Gegenstand aus dem christlichen Ritus wäre von spätmittelalterlichen Autoren als Aberglauben (Superstitio) kritisiert worden.[78] Aus Frankreich sind eine ganze Reihe von Fruchtbarkeitsriten bekannt, die den Geschlechtsverkehr simulierten. Als Ersatz des Ehemannes wurden männliche Heilige herangezogen: Frauen in der Haute Bretagne rieben zu nächtlicher Stunde ihre Bäuche an Statuen des hl. Mirli.[79] Trat die lange ersehnte Schwangerschaft dann endlich ein, so wurde sie nicht selten für ein Wunder gehalten.

In medizinischen Texten des Mittelalters werden die Ursachen für eine ausbleibende Schwangerschaft nicht grundsätzlich auf ein Versagen des weiblichen Körpers zurückgeführt, sondern differenzierter dargestellt.[80] Jordanus de Turre,[81] der zu Beginn des 14. Jahrhunderts Arzt des Königs von Aragon war, nennt als Gründe der männlichen wie weiblichen Sterilität ein Übermaß an Feuchtigkeit, eine heiße oder kalte Konstitution, die Proportionen der Geschlechtsteile oder Funktionsstörungen der Nieren.[82] In einem Text über die männliche Unfruchtbarkeit, der zusammen mit frauenheilkundlichen Rezepten überliefert ist, werden ebenfalls konstitutionelle Gründe angeführt. Genannt werden die Kälte des Samens und eine insgesamt „kalte"

Beschaffenheit des männlichen Körpers, die sich darin äußert, daß der Mann schnell friert sowie schwach, träge und sexuell inaktiv ist.[83] Im Traktat *Von der Natur der Frauen und ihren Krankheiten* wird zu seltener Geschlechtsverkehr als Konzeptionshindernis genannt und für die Geburt geschädigter Kinder verantwortlich gemacht, denn davon wird der Samen so nutzlos und wenig, daß er nicht mehr zur Empfängnis dienen kann.[84] Das *Frauenbüchlein* Pseudo-Ortolfs führt die Unfruchtbarkeit von Frauen ebenfalls auf die Kälte ihres Körpers zurück.[85] Im *Traktat von Empfängnis und Geburt* werden sieben weitere Gründe für Unfruchtbarkeit bzw. mangelnde Zeugungs- und Empfängnisfähigkeit aufgezählt: Noch nicht eingetretene Geschlechtsreife, übermäßiges Essen und Trinken, eine zornige oder traurige Gemütsverfassung, schädliche Speisen und Getränke, übermäßiger Geschlechtsverkehr, Krankheiten, z. B. Infektionen im Kindbett.[86]

In einer Veröffentlichung über die Unfruchtbarkeit von Frauen im Mittelalter betont Claudia Opitz, deren Lebenssituation liege „noch weitgehend im dunkeln". Sie geht von der Annahme aus, diese hätten ihr Schicksal sicherlich nicht passiv akzeptiert, sondern es durch die Anwendung von „Bädern", „Kuren" und „Tinkturen" zu ändern versucht.[87] Dem kann ich nach der Sichtung der gynäkologisch-obstetrischen Schriften zustimmen, denn diese überliefern eine große Anzahl fruchtbarkeitsfördernder Mittel.[88] In einigen Handschriften sind sogar Gruppen von Rezepten gegen die Unfruchtbarkeit überliefert.[89] Da Sterilität auf die Kälte des weiblichen Körpers zurückgeführt wurde, sollten Frauen Bäder unter Zusatz von Kräutern nehmen, die nach damaliger Anschauung von „heißer Natur" waren, z. B. Nessel, Betonie, Beifuß, Wermut, Tausendgüldenkraut und Holunder.[90] Die Körperbestandteile einiger Tierarten galten als besonders fruchtbarkeitsfördernd: Bibergeil oder die Hoden von Hasen, Ebern und Hirschen wurden wohl aus symbolischen Gründen eingenommen, wirkten jedoch als gezielte Hormongaben (vgl. Kapitel 3.2.2). Auch Einreibungen mit Eselsmilch,[91] Hasenfett und pulverisiertem Hasenfleisch[92] sollten die Konzeptionsbereitschaft erhöhen. Mehrmals ist ein Rezept überliefert, in dem beschrieben wird, im Herzen der Hirsche liege ein Knochen, der ohne die Verwendung eines eisernen Gegenstandes herausgelöst werden könne und von der Frau vor dem Beischlaf eingenommen werden solle.[93] Gemeint ist die „Os de corde cervi-Droge", sklerotische Ablagerungen an der Herzkammerscheidewand des Hirsches.

Zur Zeugung eines Sohnes werden einem Ehepaar folgende Maßnahmen empfohlen: Während sich die Frau auf einem Kirchgang befände, wohl um an einer Messe teilzunehmen oder um Heilige aufgrund des Kinderwunsches anzurufen, sollte der Mann durch den Genuß von Hasenhoden seine Zeugungsfähigkeit erhöhen:

> Jtem wen ein frow ze kilchen [gemeint ist „zur Kirche" (alemannisch)] gat eines kindes so schlinde der man testiculum leporis vnd lige den bin siner frowen so wirtz eins suns swanger.[94]

Weitere Anweisungen, die in der deutschen Übersetzung der ursprünglichen Beitexte zum Situsbild einer Schwangeren überliefert sind, sollten zur Begünstigung einer Konzeption dienen. Hier heißt es, eine zu feuchte und angeschwollene Gebärmutter könne durch trockene Speisen und gezielte Massagen trockener, eine zu trockene Matrix mit feuchten Speisen und Bädern feuchter gemacht werden. Während des Beischlafs, als dessen bester Termin die Zeit kurz vor oder nach der Menstruation angegeben wird, solle die Frau ihren Leib in der „rechten schicküng und ordnůng"[95] halten, gemeint ist damit wohl die Rückenlage. Zu einem kleinen Imbiß mit mäßigem Weingenuß wird dem Paar außerdem geraten, weil Mäßigkeit zu dem genannten Ziele hilfreich sei. Zusätzlich erfolgt der Hinweis, daß bei feisten,[96] heißen[97] und mageren Frauen die Empfängnisbereitschaft herabgesetzt sei, weshalb diese ihren Körper mit medizinischen Mitteln zu reinigen hätten.[98]

Die Auffassung, daß die Zeit kurz vor oder nach der Menstruation eine Empfängnis begünstige, vertraten noch Mediziner am Ende des 18. Jahrhunderts. Sie verglichen den weiblichen Monatsfluß mit der Brunftzeit der Tiere. Friedrich Benjamin Osiander schreibt:

> Mit der Entleerung des mit Kohlenstoff überladenen Blutes und des Hindrangs der plastischen Lymphe zu den Geschlechtstheilen nimmt die Irritabilität und positive Electricität im weiblichen Körper aufs neue zu, und damit die Geschlechtslust, die um diese Zeit so mächtig erwacht, dass die Zeugungsbegierde nie stärker ist beim weiblichen Geschlecht, als gleich nach der Zeit der monatlichen Periode. – Dasselbe ist der Fall bei den Thieren zur Zeit der Brunst. – In eben diesem Zeitraum aber ist auch die Empfängniss-Fähigkeit am grössten, so dass manche Frauen durchaus nicht anders schwanger werden, als zur Zeit der kaum geendigten monatlichen Reinigung.[99]

Pseudo-Aristoteles begründet in den *Problemata* die angeblich besonders große Fruchtbarkeit der Jüdinnen mit ihrer Gewohnheit, sich nach der Periode in einem rituellen Bad zu reinigen. Das jüdische

Bad (Mikwe) dient zur Beseitigung ritueller Unreinheit im Sinne von Lv 14,15. Auch diesem Text zufolge weisen Frauen direkt nach dem Ende der Menstruation eine erhöhte Konzeptionsbereitschaft auf.[100]

Nikolaus Simonis vergleicht in seiner um 1525 gedruckten Predigt *Ein Brautstück allen, die den Ehestand lieben,* aus der ich oben bereits zitiert habe, die schlechte körperliche Konstitution unfruchtbarer mit der oft schwanger gewordener Frauen. Er zieht das zynische Fazit, für eine Frau sei es besser, aufgrund vieler Schwangerschaften früh zu sterben, aber gesund gelebt zu haben, als mit unfruchtbarem Leib dahinzusiechen:

> ¶ Darumb sagen die Ertzte nit vnrecht / Das sie sprechen / wo man mit gwalt verhelt der natur werck / das es muß in das fleisch vnd blut schlagen / vnd Veneen werden. Dar auß dan vngesunde / schwache / vnd wüste / stinckende leybe werden. Dan was zur frucht / vnd meren solt kommen / das muß der leyb in sich selbs verzeren / wo den do nicht vngeheurig hunger oder schwere arbeyt / oder die hohe gnad ist / Da wirts dem leib zuuil / vnd müß vngesunt vnd siech da von werden. Als man auch wol sicht / wie schwach vnd vngesunt die vnfruchtbar weiber sint / die aber fruchbar [!] sint / sint gesünder / reinlicher / vnd lustiger / ob sie sich aber auch müde vnd zu letzt tod tragen / das schatt nit / laß nůr tod tragen / sie seint darumb da. Es ist besser kurtz gesunt dan lange vngesunt leben.[101]

In den meisten frauenheilkundlich-geburtshilflichen Rezeptsammlungen sind sogenannte „Sterilitätsproben" (oder auch „Fertilitätsproben") als Indikatoren mangelnder Fruchtbarkeit enthalten, mit deren Hilfe nachgewiesen werden sollte, welcher der beiden Partner für das Ausbleiben der Nachkommen verantwortlich sei. In den gängigen Beispielen bilden Gerstenkörner oder auch Kleie, Feldminze und Malve (Pappel), die über Nacht oder auch einige Tage lang in einem Gefäß, zusammen mit dem Harn des Mannes oder der Frau aufgehoben werden sollten, den Indikator für vorliegende Fruchtbarkeit. Beim fruchtbaren Probanden begannen nach der zeitgenössischen Auffassung die Körner oder Samen zu keimen oder verdorrten zumindest nicht, was durch ihre gleichbleibende Farbe signalisiert würde:

> **Wan lewt nit perhafft sein**
> W]ldw wissen welichs dy schult hab Nym zwai peckh vnd thwe jn yeglichs ain gauffen volle gersten vnd las yeglichs dar auff hårmen des nachts vnd las es also sten vncz an den anderen tag vnd welichs vnschuldig ist an der natur der gersten geswilt vnd tuett sich auff als jn der erd vnd dy ander nit das ist offt webart [gemeint ist: „das hat sich oft bewährt"] vnd ist war.[102]

**Ob eyn wip kinder muge gewynnen**
Wiltu versuchen ob eyn wip kynder muge bekvmen so nym irn harn vnd giz den vf dy wilden pappelen dorret dy pappele dar nach vber dry tage so ist sy vnberhaft. belibet sy aber grune. so mag sy wol kynder gewynnen.[103]

Die beschriebenen „Sterilitätsproben" wurden von Soranos von Ephesos und Albertus Magnus abgelehnt.[104] In den Werken Avicennas, Arnalds von Villanova, Pseudo-Albertus Magnus und Pseudo-Trotulas werden sie überliefert.[105] Wie die oben zitierten Beispiele belegen, erfreuten sie sich in der Volksmedizin einiger Beliebtheit.

## 7.5 Impotenz

Die überlieferten Rezepte belegen, daß nicht nur die weibliche oder männliche Unfruchtbarkeit geheilt, sondern auch das physische Versagen des Mannes beim Geschlechtsakt abgewendet werden sollte. Rezepte gegen Impotenz sind relativ häufig zusammen mit frauenheilkundlich-geburtshilflichen Anweisungen überliefert. Bevor sie anhand einiger Beispiele vorgestellt werden, führt ein Überblick in die gesellschaftliche und juristische Wertung der Impotenz ein.

Neben medizinischen Ursachen führten die wissenschaftlichen Autoritäten des Mittelalters[106] die männliche Zeugungsunfähigkeit auf die Einnahme pflanzlicher oder mineralischer Mittel, den schädlichen Einfluß der Sterne,[107] die Einwirkung des Teufels oder auf Hexerei zurück.[108] Die durch psychische Störungen hervorgerufene Impotenz des Mannes, wie auch der Vaginismus der Frau, galten als „Zauberkrankheit par excellence".[109] Schon salische Rechtstexte definierten es als schweres Verbrechen, bei einem Mann durch Schadenzauber Impotenz hervorzurufen. Auf dem Konzil zu Konstanz (1414–1418) wurde als Strafe dafür die Enthauptung vorgesehen.[110] Die Bulle *Summis desiderantes affectibus* von Papst Innozenz VIII. vom 5. Dezember 1484, welche die Annahme der Existenz von Hexen und Zauberern festschrieb, thematisiert auch das Auftreten der Zeugungsunfähigkeit infolge von Verhexung.[111] Auf der Grundlage dieses päpstlichen Erlasses wurde die Inquisition durchgeführt.[112] Im *Hexenhammer (Malleus maleficarum)* aus dem Jahre 1487 vertreten die Autoren Sprenger/Institoris die Auffassung, es sei Hexen möglich, durch

Zauberei eine Erektion zu verhindern.[113] In Rechtstexten werden im allgemeinen zwei Gründe für die Impotenz unterschieden: zum einen biologische Ursachen, d. h. die dauernde Unfähigkeit des Mannes, die Ehe zu vollziehen, zum anderen Schadenzauber, der partielle Impotenz verursache. Von Philosophen und Juristen wurde die Frage diskutiert, ob die feststellbare Impotenz des Mannes ein Scheidungsgrund sei.[114] Grundsätzlich galt sie als wichtiges Ehehindernis. Die Zeugungsunfähigkeit des Mannes war der einzige medizinische Scheidungsgrund in einem Prozeß, der von einer Frau angestrebt werden konnte.[115] Kam es zur Einleitung eines Gerichtsverfahrens, hatte eine Hebamme die Virginität der Ehefrau nachzuprüfen. Ein Faktor, der bei der Urteilsfindung Berücksichtigung fand, war das Alter der Ehepartner. Eine zwischen jungen Leuten geschlossene Ehe, nach deren Auflösung für die Frau die Möglichkeit bestand, mit einem anderen Partner Kinder zu empfangen, wurde eher wieder geschieden als die eines älteren Ehepaares.[116]

Aus dem Mittelalter sind einige Ehescheidungsverfahren überliefert, die infolge der Impotenz des Mannes stattfanden. Ein Beispiel aus dem späten 14. Jahrhundert kann hier stellvertretend für andere stehen. Nachdem John Poynant und Jean Sikon geheiratet hatten, wurde bekannt, daß die Ehe nicht vollzogen worden sei. Der in dieser Angelegenheit angerufene kirchliche Gerichtshof von Ely stimmte daraufhin einer Trennung des Ehepaars zu. Jean Sikon schloß nach der Scheidung eine zweite Ehe mit Robert Toby, während John Poynant eine außereheliche Beziehung mit Isabel Pybell begann. Als Isabell Pybell schwanger wurde, erhielt das Konsistorium Kenntnis von der veränderten Beziehungssituation und nahm sich des Falles erneut an. Jean Sikon und Robert Toby wurden befragt und sagten vor dem kirchlichen Gerichtshof aus, sie hätten ihre Ehe vollzogen, während Isabel Pybell und John Poynant den außerehelichen Geschlechtsverkehr gestanden. Das Konsistorium bewertete infolge der veränderten Situation sein erstes Urteil als Irrtum, da es von der dauerhaften Impotenz John Poynants ausgegangen war. Am 24. September 1379 begann die offizielle erneute Anhörung der Zeugen. Sachverständige wurden geladen, die John Poynant untersuchten. Letztlich wurde folgendes Urteil gefällt: Weil bei John Poynants offensichtlich nur eine partielle Impotenz aufgetreten wäre, sei der Scheidungsgrund der zuerst geschlossenen Ehe hinfällig. Die zweite Ehe von Jean Sikon mit Robert Toby wurde annulliert und an beide erging die Aufforderung, sich zu trennen, damit Jean Sikon und John Poynant erneut zusammenleben könnten. Bezüglich der Zukunft Isabel Pybells und ihres von John Poynant empfangenen Kindes erging kein Urteil.[117]

Arnald von Villanova (gest. 1331) nennt als Mittel zur Überwindung der durch Zauber verursachten Impotenz („Ligatio") Weihwasser, Gebete und Exorzismen.[118] Der Gegenstand, mit dem der Schadenzauber ausgeführt wurde, sei zu entfernen, sofern er gefunden werden könne. Als Mittel gegen die „Ligatio" erwähnt er Hundeblut und Räucherungen mit Fischgalle oder mit dem pulverisierten Zahn einer Leiche.[119] Johannes Trithemius (1462–1516) empfiehlt ebenfalls, die Türschwelle des Behexten mit dem Blut eines schwarzen Hundes zu bestreichen und darüber die Pflanze „Artemisia" (Beifuß) aufzuhängen.[120] Bezeichnet wurde diese Form des Schadenzaubers, der schon auf antike Praktiken und Vorstellungen zurückgeht, mit dem populären Ausdruck „Nestelknüpfen", „Riemenknüpfen", „Senkelknüpfen", „Bruchverknüpfen" oder „Schloßschließen". Die Benennungen verweisen auf die Annahme einer zauberischen „Verknotung" der Hosennestel, eines Schnürriemens. Nach damaliger Auffassung verknoteten feindlich gesonnene Zeitgenossen während der Eheschließung eines Paares in der Kirche eine Hanfschnur. Die Zahl der Knoten zeigte die Anzahl der Kinder an, die nicht in der Ehe geboren würden.[121] Hier handelt es sich um einen Akt des Analogie-Handlungszaubers.[122] Auch in Frankreich gab es bis in die Neuzeit die Auffassung, die Nestelknüpfer, „Noueurs d'aiguillete", könnten beim Mann Impotenz hervorrufen.[123] Als erfolgreicher Gegenzauber wurden Handlungen praktiziert, bei denen etwas gelöst, aufgeknotet oder geöffnet wurde.[124]

Anhand zweier Quellen aus dem 15. und 17. Jahrhundert läßt sich verdeutlichen, wie verbreitet der Glaube an die Impotenz aufgrund eines Zaubers in der Bevölkerung war. Vom Ende des 15. Jahrhunderts ist aus Innsbruck folgender Fall überliefert: Martin Graf klagte über Schlafstörungen und Impotenz. Eine Schuldige für seinen Zustand war schnell benannt: „Gret Kolers dochter", seine ehemalige Geliebte. Auch die Gegenstände, mit denen sie den Zauber übte, wurden im Haushalt der Familie Graf gefunden: Seine Frau entdeckte im Ehebett eine Spinne, die mit menschlichem Haar sowie Leinen- und Wollfäden umwickelt war. Nachdem Martin Graf die Predigt des dominikanischen Inquisitors Heinrich Institoris gehört hatte, fand er

selbst in einem Gürtel, den seine ehemalige Geliebte zwei Jahre zuvor
geliehen hatte, „menschen har und har von der frauwen glid".[125]

In einer Zeugenaussage aus dem Jahre 1631, die in den Kölner
*Turmbüchern* überliefert ist, bezichtigt ein Mann namens Moyses Moi-
sir die Hebamme Maria Reno(i)t des Schadenzaubers und beschreibt
seinen physischen Zustand mit folgenden Worten: „Von welcher zeit
ahn, er, deponent, nit spuren konnen, daß seine manligheit [gemeint
ist sein Geschlechtsteil], sondern nur allein, wie ein bleckeltgen [Zip-
fel?] alda hangend gehabt."[126]

Bei den medizinischen Rezepten zur Behandlung der Impotenz,
die in den von mir untersuchten Handschriften überliefert sind, handelt es sich um einen relativ kleinen Textbestand, der sich häufig in
parallelen Überlieferungen wiederholt. Grundlagen der Therapie waren Drogen, Hormongaben oder Quecksilber. Das Alter des Probanden, seine sexuelle Aktivität und seine physische Konstitution wurden
für die Impotenz verantwortlich gemacht. Ein Hinweis auf die oben
beschriebenen zeitgenössischen Anschauungen zur Wirkkraft eines
Schadenzaubers fehlt in den medizinischen Rezepten.

1. Wie ein man perhaft werd
Jtem So ein man nit perhafft wer Das er nicht kinder machet der misch honig
zu gayszmilch vnd trinke das xxx tag So wird er perhafftig do vonn.[127]

[Ein Mann, der keine Kinder zeugen kann, soll Honig mit Ziegenmilch mischen und dreißig Tage lang davon trinken.]

2. Der auch von zawber das weyp nicht gemÿnnen mag der nem die rinden des
holtz do sich ein ast an den ander get darab sol man machen ein wasser.[128]

[Derjenige, der aufgrund eines Zaubers impotent ist, soll die Rinde von der
Stelle eines Baumes nehmen, an der zwei Äste aufeinanderstoßen und daraus
ein Wasser machen.]

3. Das einer nit ein weyp auß einem mede machen mag hilff im also Wann der
man das weypp nicht kon gemachen auß einer magt So sol er nemen quecksilber vnd vermach das in wachsse vnd bind das an einen arm oder vff den ars
So gewynnet er sie zu einem weybe.[129]

[Wenn einer aus einem Mädchen keine Frau machen kann, dem hilf auf diese
Weise. Wenn der Mann aus dem Mädchen keine Frau machen kann, soll er
Quecksilber nehmen und dieses in Wachs betten und das an einen Arm oder
auf den Hintern binden. So wird er sie zur Frau machen können. – In der
Homöopathie wird Quecksilber noch heute u. a. bei Samenleiter-, Prostata-
und allgemeinen Drüsenstauungen angewendet, B. K.][130]

4. So man das weypp nit gemynnen mag So nym hasselwurtz vnd sewd die vnd
trinck es in dem bad.[131]

[Wenn man die Frau nicht lieben kann: So nimm Haselwurtz und koche die und trink es in einem Bad.]

5. Wer nit helffen mag wie es ist. Wiltu machen ob du nit wol gehelffen macht ob es dir verthon wer worden Oder ob es dir von alters wegen wer worden oder ob du vil der mynne hettest pflegen Oder in welchen sachen es wer worden Der sol nemen eins daxß hoden vnd sol die sieden mit einem fliessenden wasser oder brunnen vnd sol das trincken acht tag oder viertzehen tag nuchtern vnd wann du schloffen gest du gewinnest gutten lust dor zu als vil du wilt wil aber es nit helffen So wÿß das es in ist an geboren vnd solcher kalter natur ist Das kein frücht von jm sol kumen das ist ein wor ertzeney vnd ist vil vnd dick versucht das es bewert ist worden.[132]

[Wenn ein Mann impotent ist, sei es wegen eines Zaubers, des Alters, zuviel Geschlechtsverkehrs oder aus anderen Gründen: Der soll die Hoden eines Dachses nehmen und mit frischem Wasser kochen, und ein bis zwei Wochen nüchtern davon trinken. Und wenn er schlafen geht, gewinnt er gute Lust dazu. Wenn es dann nicht hilft, mußt du wissen, daß es an der kalten Natur des Mannes liegt, daß keine Frucht von ihm gezeugt werden kann. Diese Arznei hat sich bewährt und ist oft erfolgreich angewendet worden.]

6. Ein anders Jtem nutz nesseln somen mit wein ist auch gut wer nit helffen mag.[133]

[Ein anderes Rezept. Nutz Nesselsamen in Wein, das ist auch gut für denjenigen, der impotent ist.]

7. Jtem hirschorn ist auch gut wilder senff somen ist auch gut der in nutzt.[134]

[Hirschhorn und wilder Senf sind auch gut für denjenigen, der sie nutzt.]

8. Jtem gartten hagen safft ist auch [gut] wer in nutzt.[135]

[Der Saft des Eberreises (Artemisia abrotanum L.)[136] ist auch von Nutzen.]

9. Jtem gladiolus hat zwu wurcze vnd ligt eine vff der andern wer die obern nutzet in essen oder jn trincken der mag wol Wer die vndern nutzet der mag nit.[137]

[Die Gladiole (Gladiolus L.) hat zwei Wurzeln, von denen eine über der anderen liegt. Wer die obere im Essen oder in einem Getränk zu sich nimmt, ist potent. Wer die untere zu sich nimmt, ist impotent.]

10. Jtem wer nit mag der nem ragwurtz vnd dz mendlin vnd stos es vnd mach es eÿn als ein kalmus vnd nutz dz so machstu ser vnd wenn die frawen nit mogen so nemen sie das weyblin vnd thun jm auch also vnd nutz es so gewinen sie ain begir vnd lust dor zů.[138]

[Wer nicht zeugen kann, der nehme Ragwurz (eine Orchideenart),[139] und zwar die männliche Pflanze und zerstoße sie und mach sie ein wie den Kalmus (Acorus Calamus L.) und nutz das, dann bist du sehr potent, und wenn die Frauen nicht können, so nehmen sie die weibliche Pflanze und behandeln sie genauso, dann gewinnen sie Begier und Lust zum Beischlaf.]

Wie diese Beispiele zeigen, war es den mittelalterlichen Kompilatoren offensichtlich ein Anliegen, das gesamte Wissen zum Thema „Schwangerschaft" im Zusammenhang darzustellen und dazu gehörten auch die Rezepte gegen Impotenz.

## 7.6 Geburtenbeschränkung

vnd bôsen wiber die den samen mit künsten vertribent die habend kein kind[140]

[und böse Weiber, die den Samen mit
Künsten vertreiben, die haben keine
Kinder]

Nachfolgend werden einige Methoden zur Empfängnisverhütung vorgestellt, die im Mittelalter praktiziert wurden. An diese schließen sich Ausführungen zum Thema Abtreibung an, um einen Einblick in die Möglichkeiten zur Geburtenbeschränkung in der mittelalterlichen Gesellschaft zu vermitteln.[141] Nachgeburtliche Methoden zur Beschränkung der Kinderzahl können hier nur summarisch erwähnt werden. Es handelt sich um die Aussetzung eines Kindes, die bewußte Kindstötung durch Vernachlässigung im Krankheitsfall, mangelhafte Ernährung oder das Ersticken im Schlaf[142] – Praktiken, wie sie auch heute noch in Indien, China und anderen Ländern zur Tötung unliebsamer Töchter angewendet werden.

### 7.6.1 Empfängnisverhütung

Die Theologen des 13.–16. Jahrhunderts vertreten in ihren Schriften unterschiedliche Meinungen zur praktizierten Empfängnisverhütung: Albertus Magnus hält Männer und Frauen, die sie betreiben, nicht per se für „Mörder", Thomas von Aquin bezeichnet die Verhinderung der Konzeption als schwere Sünde und Jean Gerson vergleicht sie mit der Sodomie, die mit dem Tod durch Verbrennung geahndet wurde.[143] Auch Berthold von Regensburg kritisiert in seinen Predigten die Anwendung von Verhütungsmitteln und die Abtreibung.[144] Die Einnahme von kontrazeptiven Mitteln wurde als Form der Zauberei angesehen. Mechanische Praktiken wie der Coitus interruptus galten als „widernatürlich".[145] Im frühen 14. Jahrhundert sprach sich eine Reihe namhafter Theologen wie William von Pagula, John Bromyard, Nikolaus von Lyra, Peter von Palude und Alvarus Pelagius, gegen die Praxis des Coitus interruptus aus.[146] Trotzdem kann wohl mit einiger Sicherheit davon ausgegangen werden, daß er im Mittelalter wie in späteren Jahrhunderten praktiziert wurde, denn seit dem 14. Jahrhundert wird diese Methode in moraltheologischen Schriften und auch in Handbüchern für Beichtväter erwähnt.[147] Außerdem scheint bekannt gewesen zu sein, daß bestimmte Stellungen beim Geschlechtsverkehr eine Empfängnis begünstigen.[148] Geburtenkontrolle wurde in vor- und außerehelichen Beziehungen praktiziert. Auch nach einer Eheschließung betrieben Paare Methoden zur Familienplanung weiter.[149]

Sowohl die Anwendung magischer Tränke und Amulette als auch pharmazeutische Verhütungsmittel, die gelegentlich in den frauenheilkundlichen Rezeptsammlungen erwähnt werden, sollten vor ungewollter Empfängnis schützen.[150] Mittelalterlichen Auffassungen zufolge schützte das Schlucken einiger Bienen vor dem Eintreten der Schwangerschaft.[151] Eine ähnliche Wirkung wurde noch in der Neuzeit in der Ukraine der Pflanze Gamander (Teucrium chamaedrys L.) zugesprochen, die, am bloßen Leib getragen, eine Frau vor einer ungewollten Schwangerschaft bewahren sollte; der Gamander ist ein Abtreibungmittel.[152] Im Traktat *Von der Natur der Frauen und ihren Krankheiten* wird die Anweisung erteilt, eine Frau solle zur Empfängnisverhütung das Herz eines Hasen bei sich tragen: „als lang sy dz tůt so wirtz nit swanger".[153] Nach der Kopenhagener Handschrift GKS. 1657 hatten u. a. Hasenmist und die Gebärmutter einer Ziege eine ähnliche Wirkung.[154]

Pflanzendrogen, denen eine kontrazeptive Wirkung zugeschrieben wird, sind aus vielen Kulturen bekannt. Vagn J. Brøndegaard verzeichnet insgesamt 160 Pflanzen, die als Verhütungsmittel angesehen wurden.[155] Sie wurden nach dem Beischlaf angewendet und sollten eine „Befruchtung oder die Entwicklung des befruchteten Eies verhindern".

Als wichtigste pflanzliche Verhütungsmittel, die in Antike und Mittelalter bekannt waren, sind zu nennen: Christrose (Helleborus niger L.), Efeu (Hedera helix L.), Giftlattich (Lactuca virosa L.), Milzfarn (Ceterach officinarum DC.), Rittersporn (Delphinium consolida L.), Schierling (Conium maculatum L.), Engelsüß (Polypodium vulgare L.), Sonnenwende (Heliotropium europaeum L.), Frauenmantel (Alchemilla vulgaris L.), Seifenkraut (Saponaria officinalis L.), Salbei (Salvia officinalis L.), Benediktenkraut

(Cnicus benedictus L.), Haselwurz (Asarum europaeum L.) und Schmerwurz (Tamus communis L.).[156]

Ausgehend von der Zuordnung der Pflanzen zu den vier Qualitäten heiß, kalt, trocken, feucht wird Salbeiwein in den *Problemata* des Pseudo-Aristoteles als empfängnisverhütendes Mittel bezeichnet, dessen Wirkung gleich ein ganzes Jahr lang anhalte, weil die „Kälte" des Salbeis die Empfängnis behindere.[157]

Auf Avicenna (980–1037) gehen verschiedene Rezepte zur Empfängnisverhütung zurück. Er hielt sie für angebracht, wenn bei der Frau ein Gebärmutterleiden oder eine Blasenschwäche vorlagen, welche eine Schwangerschaft noch verschlimmert hätten. Zur Verhütung müsse man Faktoren vermeiden, die eine Schwangerschaft auslösen, z. B. eine gleichzeitige Ejakulation von Frau und Mann (zu den Zeugungstheorien vgl. Kapitel 8.2). Nach dem Orgasmus sollte die Frau niesen oder sich aufrecht hinstellen und sieben- oder neunmal rückwärts hüpfen, damit der Samen abfließen könne. Vorwärtshüpfen bewirkte allerdings das Gegenteil. Avicenna schlägt auch verschiedene Mittel vor, die die Frau vor und nach dem Koitus in die Scheide einführen sollte: beispielsweise Teer, Öl vom Granatapfel und Alaun. Nach der Periode und vor und nach dem Koitus konnten Elefantenkot, Kohlknospen oder -samen, die vorher in Teer oder Mentholöl getaucht wurden und Efeublätter eingeführt werden. Drei Unzen Basilikum sollten verhütend wirken, wenn die Frau sie trank.[158] Zum gleichen Zweck dienten Arzneizäpfchen aus Zedernöl oder Pessare unter Verwendung von Minze.[159]

Hinweise darauf, daß im Spätmittelalter mit Kondom oder Diaphragma eine Konzeption verhindert wurde, finden sich in den von mir rezipierten Handschriftentexten nicht. Von chinesischen und japanischen Prostituierten sollen seit sehr langer Zeit Diaphragmen aus Ölpapier verwendet worden sein. Daß in der römischen Kaiserzeit Kondome aus Tierblasen verwendet wurden, erwähnt Antonius Liberalis (um 150 n. Chr.) in seinen *Metamorphosen*. Madame de Sévigné (1626–1696) äußert sich in einem Brief an ihre Tochter zu Kondomen aus „Goldschlägerhaut" („baudruche"), die „capotes" genannt wurden und die nach ihrem Urteil „Panzer gegen das Vergnügen und Spinnweben gegen die Gefahr" waren.[160] Die ältesten bisher bekannten Präservative stammen aus den Latrinen von Dudley Castle bei Birmingham, in die sie königstreue Soldaten während des englischen Bürgerkrieges warfen. Sie bestehen aus Därmen, meistens

Blinddärmen von Schafen, die, nachdem sie „eingeweicht, desinfiziert und getrocknet waren, mit Öl bestrichen und mit einem Haltebändchen versehen wurden". Weil das Schloß kurz nach der Kapitulation der Soldaten im Jahre 1646 abbrannte, ist eine genaue Datierung der Kondome möglich. Da Präservative auch als Schutz vor Geschlechtskrankheiten dienten, muß die Frage offenbleiben, ob die beschriebenen Modelle vorrangig zu diesem Zweck oder zur Schwangerschaftsverhütung Anwendung fanden.[161]

Eine weitere Methode zur Empfängnisverhütung, die nicht zwingend bekannt gewesen sein muß, um wirksam zu werden, ist der „Stilleffekt". Bei einer Frau, die ihr Kind selbst stillt, ist in dieser Zeit die Konzeptionsbereitschaft deutlich herabgesetzt, wobei es allerdings Ausnahmen gibt, denn manche Frauen werden trotz des Stillens schon zwei Monate nach der Entbindung wieder schwanger. Es ist anzunehmen, daß sich dieser Effekt gegen Ende der Stillzeit abschwächt, was im Mittelalter, in dem oft länger als zwei Jahre gestillt wurde, eine Rolle gespielt haben wird.[162] Pseudo-Aristoteles verweist in einer Passage der *Problemata* auf die ausbleibende Menstruation während der Stillperiode. Er vertritt die antike Theorie, das Menstrualblut durchlaufe während der Schwangerschaft eine Metamorphose, verwandele sich zuerst in die Nahrung des Kindes im Mutterleib und dann in die Muttermilch (vgl. Kapitel 8.1).[163] Nach dieser Auffassung konnte eine schwangere Frau, die zusätzlich einen Säugling stillte, das Kind in ihrem Leib durch den Nahrungsentzug schädigen:

> War vmb habent die frauen die do kinder seügen nit die menstrüa daß ist darumb wan Daß menstrüum verkert sich jn milch vnd eß Sprechen die arczt daß ein fraw die swanger ist vnd seügt ein ander kint die selb verderbt vnd vergifft daß kint daß noch jn müter Leib ist wan die narüng die si jm nÿmpt Oder enzeucht die ist den zweÿen kinden Nit genügsam.[164]

Die Beispiele haben gezeigt, daß die Empfängnisverhütung im Mittelalter in unterschiedlichen Formen praktiziert wurde. Wie erfolgreich die Methoden im einzelnen waren, läßt sich aus heutiger Sicht ohne differenzierte demographische Daten kaum klären.

## 7.6.2 Abtreibung

### a) Die gesellschaftliche Bewertung der Abtreibung
Die gesellschaftliche Einstellung gegenüber dem künstlichen Abort war in der Antike eine andere als im Mittelalter und in der frühen

Neuzeit. Der Fötus wurde in der Antike als Ding gesehen, das auf einer Stufe mit dem Vieh stand. Der Schutz des mütterlichen Lebens genoß bei schwierigen Geburten absoluten Vorrang.[165] Erst infolge des Christentums setzte seit dem 3. Jahrhundert die Erörterung des Beseelungsprozesses ein: Obwohl im katholisch-kanonischen Recht die künstliche Abtreibung als schwerwiegende Sünde galt, wurde zwischen einer Abtreibung vor oder nach dem 40. bzw. 80. Schwangerschaftstag unterschieden (vgl. Kapitel 8.8), der aufgrund der Schriften von Aristoteles als Beseelungstermin galt. Seiner Auffassung zufolge wurde Knaben nach dem 40., Mädchen nach dem 80. Schwangerschaftstag die Seele eingehaucht. Seit Gratian (um 1140) wird in den kirchlichen Rechtsbestimmungen die Auffassung vertreten, eine Abtreibung vor dem 40. Schwangerschaftstag sei milder zu beurteilen als zu einem späteren Zeitpunkt.[166] Trat eine Fehl- oder Frühgeburt ein, bedeutete sie nach damaliger Auffassung die Entscheidung des göttlichen Ratschlusses. Ein Eingriff in den Entwicklungsprozeß eines Kindes im Mutterleib wurde als Verstoß gegen die Allmacht Gottes bewertet.[167] Im Mittelalter war die Abtreibung in jeder Form verboten.[168] Strafbestimmungen zur Ahndung von Abtreibung und Empfängnisverhütung werden allerdings in den mittelalterlichen Rechtstexten wie z. B. dem *Sachsenspiegel* aus dem frühen 13. Jahrhundert nicht erwähnt.[169] Erst die *Peinliche Gerichtsordnung* Kaiser Karls V. aus dem Jahre 1532, die sogenannte *Carolina*, legt rechtsverbindliche Grundlagen zur Bewertung dieser geburtenbeschränkenden Maßnahmen fest. Danach gilt die Abtreibung eines bereits beseelten Kindes als „erschwerte Form des Totschlags" und Form des Verwandtenmordes, die mit dem Tode zu bestrafen war. Bei der Abtreibung „eines noch nicht lebendigen (also unbeseelten) Kindes", die als Fahrlässigkeit angesehen wird, erfolgt keine Verhängung der Todesstrafe. Die Empfängnisverhütung wird als „einfacher Totschlag" behandelt.[170]

Weil die Grenzen der Wirkung von Abortiva und Emmenagoga fließend sind, ist aus heutiger Sicht kaum zu entscheiden, ob ein Mittel mit abortiver Wirkung lediglich zur Behebung von Menstruationsstörungen genommen oder zur Fruchtabtreibung eingesetzt wurde. Da die Möglichkeiten zur Feststellung einer Schwangerschaft sehr eingeschränkt waren und oft erst die Kindsbewegungen zweifelsfrei die „anderen Umstände" spürbar machten, war es darüber hinaus bis weit in die Neuzeit schwierig, zwischen einer gefährlichen Säfteverhaltung des Menstrualblutes und einer eingetretenen Schwangerschaft zu unterscheiden. Barbara Duden erwähnt eine Schneidersfrau, die im April 1724 zu ihrem Arzt Johann Storch kam und berichtete, sie habe seit Weihnachten „Verstopfung ihrer Monatszeit gehabt und sich schwanger zu sein eingebildet". Dann sei die Monatsblutung wieder eingetreten und etwas „Hautiges" mit abgegangen – aus heutiger Sicht lag ein Abort vor. Die Schneidersfrau erlebte die Situation nicht als traumatisches Geschehen, sondern beschrieb ihrem Arzt lediglich die Veränderungen, die sie an ihrem Körper festgestellt hatte.[171]

So konnte im Mittelalter auch unter Bezug auf die „Viersäftelehre" die verbotene Einleitung eines Aborts als Maßnahme zur Reinigung der Gebärmutter ausgegeben werden. Um die Gebärmutter zu „reinigen", sollte der Frau ein Trank aus Petersilie (Petroselinum crispum) gegeben werden. Als Alternative wird empfohlen, morgens in Bier gekochte Wurzeln und Blätter der Schwertlilie (Iris germanica L.)[172] zu trinken:

Jtem von der reinigüng der permütter
So leg petersilien der fräuen jn jr tranck daß pürgirt oder firbet die matrix vnd nym feyel würcz mit sampt den pleterñ vnd seüd sy wol jn pier gib daß der fraüen Zu trincken deß morgenß.[173]

Ein Rezept dieser Art konnte offiziell und vom therapeutischen Gesichtspunkt aus „in bester Absicht" nach einer Geburt angewendet werden, oder wenn die Monatsblutung ausblieb und eine Vergiftung des Körpers aufgrund faulen Blutes zu befürchten war.[174] Eine Abtreibung wird auf diese Weise sicher oft vertuscht worden sein.

Hier zeigen sich Konflikte zwischen öffentlichem Strafrecht und Lebenspraxis, die auch Frauen des 20. Jahrhunderts kennen. Eine amerikanische Studie zum Wachstum der Weltbevölkerung, die im September 1993 veröffentlicht wurde, kommt zu dem Ergebnis, daß pro Jahr bis zu 200 000 Frauen, besonders in der sogenannten „Dritten Welt", an den Folgen illegaler Abtreibungen sterben.[175] Auch in Europa ereignen sich weiterhin Todesfälle, weil in manchen Ländern Abtreibungen offiziell verboten sind:

Sizilianerin starb bei Abtreibungsversuch mit Petersilie. Eine 36 Jahre alte Frau aus Corleone in Sizilien ist bei dem Versuch, mit einem Sud aus Petersilie abzutreiben, gestorben. Nach Berichten von gestern habe die Mutter von drei Kindern keinen Arzt gefunden, der bereit gewesen sei, eine Abtreibung vorzunehmen. Die Anwendung verkochter Petersilie gilt im italienischen Süden als altes Hausmittel für Abtreibungen.[176]

b) Abtreibungsmethoden und ihre Geschichte

Zwei kürzlich erschienene Untersuchungen, die sich mit der Anwendung von Abortiva in der römischen Kaiserzeit[177] bzw. im 16. und 17. Jahrhundert[178] beschäftigen, erweitern das bisher bekannte Wissen zu diesem Thema erheblich. Als wichtiges Ergebnis eines Vergleichs dieser beiden Arbeiten ist festzuhalten, daß die Abtreibungsmittel, welche die Kräuterbuchverfasser der frühen Neuzeit zitieren, größtenteils schon in den Werken antiker Autoren, besonders in den Schriften von Dioskurides (ca. 50 n. Chr.) erwähnt werden.[179] Dieser nennt insgesamt 117 Pflanzen, die zur Einleitung der Periode geeignet sind.[180]

Seit der Antike bekannt sind z. B.: Rosmarin (Rosmarinus officinalis mL.), Thymian (Thymus vulgaris L.), Ysop (Hyssopus officinalis L.), Sellerie (Apium graveolens L.), Beifuß (Artemisia vulgaris L.), Schwertlilie (Iris spec.), Diptam (Dictamnus albus L.), Osterluzei (Aristolochia clematitis L.), Gauchheil (Anagallis arvensis L.), Mistel (Viscum album L.), Engelwurz (Angelica archangelica L.), Haarstrang (Peucedanum officinale L.), Tausendgüldenkraut (Centaurium erythraea L.), Bärlapp (Huperzia selego), Mutterwurz (Ligusticum spec.).

Pflanzliche Drogen, die in höherer Dosierung zweifelsfrei als Abtreibungsmittel dienen konnten (wobei immer zu berücksichtigen ist, daß die Übergänge von Perioden- und Abtreibungsmitteln verschwimmen), sind: Petersilie (Petroselinum crispum), Raute (Ruta graveolens L.), Polei (Mentha pulegium L.), Rainfarn (Chrysanthemum vulgare L.), Zaunrübe (Bryonia dioicia Jacq.), Arnika (Arnica montana L.), Seidelbast (Daphne spec.), Gnadenkraut (Gratiola officinalis L.) und Porst (Ledum palustre L.).

Die Abtreibungsmethoden der Griechen waren auf drei unterschiedliche Arten wirksam: 1. gab es starke Purgier- oder Brechmittel, die zu einer Schwächung des Kindes im Mutterleib führten, 2. wurden Scheidenspülungen vorgenommen oder Pessare in den Körper eingeführt, die direkt auf den Uterus wirken sollten, 3. waren mechanische Methoden bekannt. Dazu zählten starke körperliche Bewegungen, Stöße gegen den Leib, Tanzen und andere Belastungen, die eine Fehlgeburt auslösen sollten.[181] Die Kenntnisse mechanischer Methoden zur Auslösung einer Fehlgeburt wurden auch im Mittelalter von Frauen angewendet, die ungewollt schwanger geworden waren. In einem medizinischen Text ist eine Anspielung auf diese Praxis enthalten: „alß daß etliche posse weyber [gemeint ist „böse Frauen"] wol wissen Daß das kint vnzeittigs oder todt geporen wirt".[182]

Drogen mit abortiver Wirkung dienten in Antike und Mittelalter allerdings nicht nur zur Einleitung eines künstlichen Aborts, sondern auch zur Beschleunigung der Wehen, der Austreibung von Totgeburten oder als „Emmenagoga" zur Therapie von Menstruationsstörungen.[183] Der bereits erwähnten antiken humoralpathologischen Auffassung zufolge war der weibliche Körper „kälter" und „feuchter" als der männliche und wurde deshalb mit Pflanzen therapiert, die als „warm" und „trocken" galten. Zu diesen zählten die Abortiva bzw. Emmenagoga fast ohne Ausnahme.[184]

Im Mittelalter galten als wichtigste menstruationsfördernde bzw. abtreibende Mittel Sadebaum, Haselwurz, Raute, Petersilie, Safran, Polei und Mutterkorn.[185] In den genannten Pflanzen enthaltene ätherische Öle bewirken einen Blutandrang im Becken und provozieren damit den Eintritt der Menstruation.[186] Im St. Galler Klosterplan (um 820) war im Zentrum des Kreuzgangs die Pflanzung eines Sadebaums (Juniperus Sabina L.) vorgesehen.[187] Im Kopenhagener Kodex GKS. 1657 wird erwähnt, „verdorbene Weiber" würden den Sadebaum wegen seiner „menstruationsfördernden" Eigenschaften verwenden.[188] Noch am Ende des 18. Jahrhunderts berichtet ein Göttinger Professor, auf einer Reise nach Schwaben den Eindruck gewonnen zu haben, daß der Garten der örtlichen Hebamme oder des Barbiers an einem darin wachsenden Sadebaum zu erkennen gewesen sei.[189] In einer anderen Veröffentlichung vom Ende des 19. Jahrhunderts heißt es, der Sadebaum oder „Segenbaum" sei „in den Alpen fast überall der Anrainer ländlicher Wirthschaften, und es wird zu ihm recht häufig gegriffen." Die Justiz erhalte nur in wenigen Fällen Kenntnis von Abtreibungen, die mit dieser Pflanze vorgenommen worden seien.[190]

Hildegard von Bingen beschreibt in der *Physica* die gefährlichen Folgen, welche die Einnahme der Haselwurz (Asarum europaeum L.) für schwangere Frauen habe. Die Pflanze enthält das toxische ätherische Öl Asaron, welches entzündliche Veränderungen der Gebärmutter auslöst und zum Abort führen kann.[191] Noch Otto Brunfels (1489/90 – 1534) warnt in seinem *Kräuterbuch*[192] vor dem Gebrauch dieser Droge, erwähnt aber ihre Wirksamkeit zur Austreibung von Totgeburten:

Die frawen die mit kinden gon / sollen dißes wasszers [gemeint ist: das aus der Haselwurz destillierte Wasser] [193] nit trincken dann es treibet die geburt / todt / vnnd lebendig. Welches ich gern wolt verschweigen / böser schlepseck halben / welche / wann sye so ein stücklin wisszen / vertreiben / vnd tödten sye die kinder in muter leib / vnd setzen darnach wider ein kräntzlin auff [gemeint ist: „ein Kranz als Zeichen der Jungfrauschaft"]. Dieweil aber soliche Ding auch vndert weilen von nöten / das man die todt geburt vß treibe / vnd soliche notwendige fäll / offt sich begeben bey den frummen / kan man nit gar schweigen. doch wil ich mich hyerin massen so vil müglich / vnd soliche schädliche ding / der bößen halben / nit gäntzlich anzeygen.[194]

Nach Heinrich Marzell war die Haselwurz bis ins 20. Jahrhundert hinein „im Badischen, in Schwaben, in der Schweiz, in Vorarlberg und Tirol und im Egerland" als Abortivum bekannt und wurde als „Geheimmittel" verwendet.[195] Ebenfalls bis ins 20. Jahrhundert war in Frankreich die o. g. Raute das gängigste Abtreibungsmittel.[196]

Vor dem Hintergrund der bereits von Larissa Leibrock-Plehn durchgeführten Analyse von Kräuterbüchern der frühen Neuzeit bot es sich an, die gynäkologisch-obstetrischen Rezeptsammlungen und Traktate des 15. Jahrhunderts im Hinblick auf überlieferte abtreibende oder menstruationseinleitende Mittel zu untersuchen. In der handschriftlichen Vorstufe des *Frauenbüchleins* Pseudo-Ortolfs wird vor der Einnahme von Petersilie, Rettich, langem Pfeffer, Safran und Löwenzahn gewarnt, um eine Schwangerschaft nicht zu gefährden.[197] Der Kompilator oder die Kompilatorin des Traktats *Von der Natur der Frauen und ihren Krankheiten* stellte Rezeptgruppen unter den Überschriften „Nit komen mag" und „Nit en hat" zusammen, welche therapeutische Anweisungen zur Behandlung einer ausbleibenden Monatsblutung umfassen (s. S. 245–247). Die Vielzahl der genannten Emmenagoga bzw. Abortivmittel und die unterschiedlichen Anwendungsformen heben diese Rezeptgruppe in ihrer Bedeutung von den Anweisungen in anderen handschriftlichen Überlieferungen ab. Dort finden sich in erster Linie einzeln überlieferte Rezepte.[198] Mittel zur Abtreibung oder Empfängnisverhütung wurden bemerkenswerterweise auch in Rezeptsammlungen überliefert, die eindeutig aus dem klerikalen Umfeld stammen.[199] Im Traktat *Von der Natur der Frauen und ihren Krankheiten* ist ein Rezept unter der Überschrift „Das schadet einer schwangeren Frau" enthalten, welches auf eine möglicherweise schwangerschaftsgefährdende Wirkung der Anwendung hindeutet: Der Anweisung zufolge galt es schon als gefährlich, die Poleiminze, deren abortive Wirkung bekannt war, bei sich zu tragen (s. S. 255).[200]

Vom Anfang des 15. Jahrhunderts ist der Fall der Hebamme Adelheid von Stuttgart überliefert, die im Jahre 1409 aus Schlettstadt ausgewiesen wurde, weil sie jemanden über die Wirkung eines Abtreibungsmittels beraten hatte.[201] Nachdem schon seit dem Ende des 15. Jahrhunderts in den städtischen Apothekerordnungen der Verkauf von Mitteln mit abtreibender Wirkung verboten wurde, war er seit dem frühen 17. Jahrhundert an ein ärztliches Rezept bzw. die Genehmigung der Behörden gebunden.[202] Wie weit die einschlägige Kenntnis von Pflanzen mit abortiver Wirkung durch die mündliche Weitergabe zum allgemeinen Wissensstand der Bevölkerung gehörte, läßt sich nur vermuten. Mögliche Unterschiede zwischen dem Wissensstand der städtischen und der ländlichen Gesellschaft sind einzukalkulieren. In welchen Größenordnungen im Mittelalter Abtreibungen vorgenommen wurden und in welchem Verhältnis sie zu anderen Formen der „Familienplanung", wie beispielsweise der Kindstötung, standen, läßt sich rückblickend nicht beantworten.[203] Die relativ breite Überlieferung von Anweisungen in den frauenheilkundlichen Rezeptsammlungen und Traktaten läßt darauf schließen, daß bei ausbleibender Menstruation häufiger zu Mitteln gegriffen wurde, die den Blutfluß einer Frau wieder in Gang brachten.

Auch bildliche Darstellungen belegen die in der Bevölkerung der frühen Neuzeit fortdauernde Abtreibungspraxis: Ein in das Jahr 1701 datiertes Fresko in der Kirche von Guraszáda im Komitat Hunyad in Rumänien trägt eine Unterschrift, deren deutsche Übersetzung lautet: „Die Frau, die Gräser trinkt, um keine Kinder zu empfangen." Dargestellt ist eine Frau, der in der Hölle ihre abgetriebenen Kinder zum Mahl serviert werden. Im Volksglauben gab es die Auffassung, Frauen, die ihre Kinder abgetrieben hätten, müßten diese zur Strafe in der Hölle verzehren. Ausgrabungen in der Burg von Diósgyör (Nordost-Ungarn) förderten die Reste einer Ofenkachel mit grüner Bleiglasur zutage, die um 1530 gefertigt wurde. Auf dem Bruchstück ist eine Frau abgebildet, die in jedem Arm ein Kind hält. Den Oberkörper eines der beiden Kinder hat sie bereits verschlungen.[204]

Es ist festzuhalten, daß sich im Hinblick auf die Kenntnis der Wirkung abortiver bzw. emmenagoger Drogen eine ungebrochene Überlieferung verfolgen läßt: Sie läßt sich in der Antike feststellen, geht über die arabische Weitervermittlung in lateinische medizinische Kodizes ein, wird in landessprachliche Rezeptsammlungen übernommen und bis in die Neuzeit weitergegeben. Damit läßt sich die in der Forschungsliteratur als Kritik an den Thesen von Heinsohn/Steiger[205] geäußerte Auffassung erhärten, daß Frauen auch im 16. und 17. Jahrhundert Abtreibungsmittel anwendeten.

c) Haben Prostituierte häufig abgetrieben?

Pseudo-Aristoteles behauptet, Prostituierte seien seltener als andere Frauen durch ungewollte Schwangerschaften belastet, denn: „durch ein lassung manigerley sam so werdenß jre jn strüment Der enpfa-

hüng vinster vnd schlipffig daß sie jren samen nit behalten mügen".[206] Eine ähnliche Auffassung vertritt auch Wilhelm von Conches, der das Innere der Gebärmutter von Prostituierten mit schmie-
rigem Marmor vergleicht, von dem alles abgleiten würde.[207] Trotzdem stellt sich die Frage, ob Prostituierte im Mittelalter häufiger zu
geburtenregulierenden Maßnahmen gegriffen haben und inwieweit
sich diese Annahme durch Quellenmaterial stützen läßt. Ein Indiz für
die Abtreibungspraxis von Prostituierten findet sich in dem bisher
unedierten Fragment eines Fastnachtspiels.[208] Gleichzeitig belegt dieser Text, daß die Poleiminze (Mentha pulegium L.) als Abtreibungsmittel weit verbreitet gewesen sein muß. Sie verfügt über einen hohen
Gehalt an Pulegon, das die Menstruation anregt und blutreinigend,
in stärkerer Konzentration auch abtreibend wirkt.[209]

Folgende Informationen lassen sich dem verbliebenen Inhalt des
Spieltextes entnehmen: Der männliche Protagonist namens Carl
Armbruster hatte mit Salome Helperin, wahrscheinlich einer Prostituierten, ein Kind gezeugt. Wegen der unehelichen Schwangerschaft
macht ihm sein Vater massive Vorwürfe und droht ihm darüber hinaus Prügel an. In einem heftigen Wortwechsel mit Salome Helperin
versucht Carl Armbruster, dieser die Schuld an der Situation anzula-
sten. Sie reagiert besonnen und erinnert ihn mit den Worten: „denckt
wie es an jenem ortt, uns beiden hat so wol gethan", an die vergange-
nen Freuden.[210] Auch der Pastor schaltet sich ein und redet den jungen Leuten ins Gewissen. Als Salome Helperin sich verteidigen will,
versucht er sie mit der Entgegnung: „Schweig still dú schlepsack,
halt den múnd", mundtot zu machen.[211] Der hier verwendete Begriff
„schlepsack", den auch Otto Brunfels im oben wiedergegeben Zitat
über die Wirkung der Haselwurz verwendet, ist eine im 16. und
17. Jahrhundert gebräuchliche abwertende Bezeichnung für Prostituierte und andere Frauen aus den sozialen Randgruppen der Gesellschaft.

In einem anschließenden Monolog, der in unserem Zusammenhang entscheidenden Textpassage, klagt die Frau:

Ô weh, ô weh der grossen noht,
Den schaden hab ich zẃ dem spott,
Dz poleẏ wasser hilfft nichts mehr,
wie es als hat gethan biß her.[212]

Offensichtlich hatte sie bisher (zur Einleitung einer ausbleibenden
Periode?) Poleiwasser verwendet. Nach aufregenden und bühnen-

wirksamen Gesprächen, die den Charakter dieses Textfragments prägen, entwickelt sich die Handlung letztlich zu einem versöhnlichen Ende: „Jetz geht Carl und Salome heim, vnnd schlaaffen wieder beÿ einander."[213] Dieses Textbeispiel zeigt, daß die abortive Wirkung des Poleis im 16. Jahrhundert (und wohl auch vorher) bekannt gewesen sein muß, da die Anspielung in einem Bühnenstück genügte, um den Zuschauern und Zuschauerinnen mitzuteilen, Salome Helperin hätte früher Abtreibungen vorgenommen.

Darüber hinaus gibt es bis jetzt wenige Hinweise, die die These belegen können, daß die „lichten frauwen"[214] Abtreibungen vornahmen: 1471 bezichtigen Ursel von Costenz und mehrere andere Prostituierte die Frauenwirtin des Nördlinger Frauenhauses der Verabreichung eines Abtreibungsmittels. Die Mischung aus Immergrün, Karotten, Lorbeer und Nelken hatte bei der Prostituierten Els von Eystett in der zwanzigsten Schwangerschaftswoche eine Fehlgeburt ausgelöst.[215] In einem anderen Verhör im Jahre 1629 erklärte eine Kölner Prostituierte, sie hätte: „zu vertreibungh der frocht sievenbaum [Sadebaum] und andere sachen gebraucht".[216] Eine weitere Prostituierte sagte im Jahre 1641 aus, eine Kollegin hätte ihr den Rat gegeben, in die Apotheke zu gehen und dort ein Mittel zu kaufen „damitten wan sie schwanger wurde daßelb vertreiben kondte".[217] Offensichtlich kursierten unter den Frauen Hinweise auf abtreibende Mittel, die sie bei einer ungewollten Schwangerschaft auch anwendeten.

## 7.7 Schwangerschaft

> Wanne dy frauwen kinder dragen. so sollen sy sich bewaren vor vroste vnd vor suffene. vnd vor grozem vasten. vnd vor grozem ruffene. daz sy daz kint icht vngeduldich machen.[218]
> [Wenn die Frauen Kinder tragen, sollen sie sich vor Kälte schützen, vorm Saufen, Fasten und vor Raufereien, damit das Kind im Leib nicht ungeduldig wird.]

Verläßliche Daten über die Häufigkeit von Schwangerschaften im Mittelalter sind wegen der fehlenden demographischen Grundlagen in Form von kirchlichen Tauf-, Heirats- und Sterberegistern kaum zu erstellen. Die Registrierung der Bevölkerung in Kirchenbüchern setzt in katholischen Ländern in der Mitte des 16. Jahrhunderts ein, in protestantischen Gebieten zwischen der Mitte des 16. und dem Anfang des 17. Jahrhunderts.[219] Eine unedierte Predigt des oben bereits erwähnten Johannes von Brandenturn, die im Jahre 1435 geschrieben wurde, thematisiert die Häufigkeit von Geburten in zeitgenössischen Ehen. Sie deutet wegen des knappen Quellenmaterials zu diesem Thema zumindest eine Tendenz an. Nach dieser Beschreibung wird eine Frau in ihren fruchtbaren Jahren nicht jedes Jahr, sondern eher alle zwei bis drei Jahre schwanger. Johannes von Brandenturn verweist auch auf Frauen, die wesentlich seltener empfangen und kaum ein Kind in zehn Jahren gebären. Darüber hinaus erwähnt er die hohe Kindersterblichkeit in der spätmittelalterlichen Gesellschaft:

> ¶ Es ist ein grosser vnderscheid zwischend den liplichen kinden [gemeint sind Kinder aus einer weltlichen Paarbeziehung] vnd den geistlichen kinden [gemeint sind Nonnen und Geistliche] wan in der liplichen E so wirt kvm des jores Ein kind geboren oder joch in zwigen joren eins oder in drin jo etlich frôwen gewûnnend kvm in x joren ein kind.[220]
> ¶ Nvn sind aber Etliche frôwen die niemer wend enphfochen noch geberen vnd ob sy joch geberend so sterbend doch die kind gar bald also sind ôch Etlich die gar kvm entphfochend vnd ob sy joch enphfochend so wend sy doch niemer geberen vnd ob sy joch geberend so lont sis doch gar schier sterben.[221]

Neben den „Schwangerschaftszeichen", die in medizinischen Texten erwähnt werden (vgl. Kapitel 8.7), gab es für Frauen nur wenige Anzeichen, um festzustellen, ob sie schwanger waren: 1. das Ausbleiben der Menstruation, wobei zu bedenken ist, daß es auch als Krankheit gewertet werden konnte, 2. Veränderungen des Muttermunds, die von einer Hebamme bei einer Untersuchung festgestellt werden konnten, 3. die ersten Kindsbewegungen, 4. die Wölbung des Leibes. Neben dem Ausbleiben der Monatsblutung gab es also faktisch kaum Indizien zur Feststellung einer Schwangerschaft im Frühstadium.[222] In diesem Zusammenhang sind Scheinschwangerschaften von Katharina von Aragon und Anne Boleyn, zwei Frauen Heinrichs VIII., zu erwähnen. Obwohl die medizinische Versorgung der beiden Frauen gut gewesen sein muß, wurden bei ihnen in mehreren Fällen Krankheiten als Schwangerschaften diagnostiziert, weil eindeutige Erkennungskriterien zur Feststellung der Gravidität fehlten.[223]

War anhand der oben genannten Kriterien eine Schwangerschaft erkannt worden, so wurden im Spätmittelalter Empfängniszeit und

Schwangerschaftsdauer mit astronomischen Berechnungen ermittelt.[224] Im Traktat *Von der Natur der Frauen und ihren Krankheiten* sind unter dem Titel „Zeichen" vier Arten von Indizien beschrieben, die auf eine eingetretene Schwangerschaft hindeuten: 1. beginnt die Frau zu niesen, ihre Hüften werden schmaler und sie friert sehr; 2. verschließt sich der Muttermund; 3. bleibt die Monatsblutung aus; 4. setzt die Abneigung gegen bestimmte Speisen und das Auftreten von Schwangerschaftsgelüsten ein.[225] In diesem Teil des Traktats ist eine „Schwangerschaftsprobe" enthalten.[226] Außerdem wird beschrieben, welche negativen Folgen nicht befriedigte Schwangerschaftsgelüste nach sich ziehen konnten (s. S. 236–238, vgl. Kapitel 7.2).[227]

Die Auffassung, daß sich Gemütsbewegungen der Mutter auf den Zustand des Kindes in ihrem Leib auswirken, wurde auch damals vertreten.[228] Aus der Sorge der Kirche um die Seele des ungeborenen Kindes entstanden Verhaltensregeln für Schwangere. Frauen wurden ermahnt, um eine „unzeitige Geburt" (Fehlgeburt) zu vermeiden, regelmäßig zu essen, sich nicht zu verkühlen, nicht herumzuspringen, zu laufen und zu tanzen, nicht schwer zu heben oder sich in Menschenmengen von anderen wegstoßen zu lassen.

Von Schwangern frowen
Jtem die schwangern frowen sôlent sich hûtten vorr grosser keltÿ vnd vorr fasten vnd vor niessen vnd vor bôssem gesmak vnd vor lôffen vnd vor schwerem heben vnd vor grossem trinken vnd sol lûgen dz sÿ nit fâlle mit dem sitzen oder nider pletschen.[229]

In Texten bis zur frühen Neuzeit werden folgende Ursachen von Fehlgeburten erwähnt, die durch spezielle Verhaltensregeln ausgeschlossen werden sollten: Das Heben von schweren Lasten, zu heftige Bewegungen, ungestümer Koitus, Niesen, Brechen, Darmirritation, sitzende Lebensweise, einschnürende Kleider, Fußbäder, unnötiges oder zu starkes Aderlassen etc.[230]

Im Spätmittelalter und den darauffolgenden Jahrhunderten herrschte allgemein die Auffassung, eine Schwangere müsse sich außerdem vor dem Erschrecken und „Versehen" schützen, weil dieses negative Auswirkungen auf die Körperbildung des Kindes haben und Feuermale oder verkrüppelte Gliedmaßen bewirken könne.[231] Der Begriff „Versehen" bezeichnet den Einfluß von Imaginationen auf die Kindsbildung: „Eine Frau gebar ein Mädchen, welches über und über mit Haaren bedeckt war, weil die Mutter während der Schwangerschaft oft das Bild des St. Johannes (Johannes der Täufer in Fellkleidung) betrachtet hatte."[232] Um einen Abort oder die Fehlbildung ihres Kindes zu vermeiden, war es nach spätmittelalterlicher Auffassung für eine Schwangere ratsam, einen Sympathie-Zauber zu üben. Während sie dreimal über ein Grab stieg, sollte sie folgenden Spruch aufsagen: „Dies soll mir helfen gegen das Übel der verzögerten Geburt, dies gegen eine schlimme Fehlgeburt, dies gegen das Übel der bresthaften Geburt".[233]

## 7.8 Geburtsverlauf

> jn dem viiij Moneth So treibt die natür nach dem gemeinen laüf Daß kint von der vinster der permüter an Daß liecht der welt[234]
>
> [Im neunten Monat treibt die Natur, nach dem allgemeinen Verlauf, das Kind aus der Finsternis der Gebärmutter zum Licht der Welt.]

Um einen annähernden Eindruck von den Rahmenbedingungen und Abläufen während einer spätmittelalterlichen Geburt zu vermitteln, bietet sich die Analyse unterschiedlicher Quellen an: dazu eignen sich Berichte über die Geburt christlicher Heiliger, die Auswertung von Chroniken, Gerichtsprotokollen, theologischen Texten und medizinischen Schriften ebenso wie medizinische und religiöse Darstellungen in der zeitgenössischen Malerei und Graphik. Diese Quellen können durch Passagen aus den frauenheilkundlich-geburtshilflichen Texten ergänzt werden. Hinzu kommt die Wiedergabe der detaillierten Beschreibung einer Geburt vom Ende des 15. Jahrhunderts, die sich anhand eines erhaltenen Gerichtsprotokolls rekonstruieren läßt.

Nach der handschriftlichen Vorstufe von Pseudo-Ortolfs *Frauenbüchlein* sollte sich eine schwangere Frau in den letzten beiden Wochen vor der Geburt darum kümmern, eine „wohlbewährte" Hebamme zu finden, die sich durch besonnenes Verhalten auszeichnete:

> Aůch sol ein ÿetliche fraw in der zeit besehen vmb ein gute wolbewårte hebamme die suptil hend hab / vnd nit erschrocken sey oder vil wordt hab sy sol ain auffmercken haben zů den wercken der geberenden frawen.[235]

Es wird weiterhin empfohlen, die Schwangere solle Schweißbäder meiden, größere Gefühlsschwankungen ausschließen, keinen Geschlechtsverkehr üben und sich durch die richtige Ernährung vor Verstopfung schützen. Gekochte Speisen und Suppen sollten auf dem Speisezettel stehen, und auf saure, bittere und stark gewürzte Kost müsse verzichtet werden.[236] Während der Geburtsvorbereitung war es üblich, daß Schwangere den Schrein von Heiligen aufsuchten, um sich deren spirituellen Beistands zu versichern und sich mit geweihtem Öl salben zu lassen. Von Bedeutung als Schutzpatrone der Schwangeren waren der hl. Antonius von Padua, die hl. Dorothea und der hl. Rochus.[237] Außerdem beichteten sie vor der Geburt und empfingen die Sakramente. Sowohl ihnen als auch dem Kind in ihrem Leib wurde der Segen erteilt.[238]

Die Geburt selbst konnte innerhalb verschiedenartiger Rahmenbedingungen stattfinden: Es ist generell von Unterschieden zwischen Stadt und Land auszugehen. Die medizinische Versorgung auf dem Land oder im Gebirge war insgesamt schlechter als in der Stadt, und Entbindungen fanden wohl eher mit Hilfe von Nachbarinnen statt. Teilweise hatte auch der Ehemann die verantwortungsvolle Aufgabe zu übernehmen.[239] Auf dem Land wurde, in Analogie zur Geburt Jesu, auch in Viehställen entbunden.[240] In den größeren Städten standen seit dem 13. Jahrhundert in den Spitälern einige Betten für mittellose Gebärende bereit, außerdem für Frauen, die während der Schwangerschaft verwitweten oder unehelich entbanden. Die Aufnahme bedürftiger Frauen im Eßlinger Katharinen-Spital wird bereits im Jahre 1253 erwähnt.[241] In Nürnberg wurde 1339 der „Siechkobel" gegründet, in dem ebenfalls arme Schwangere eine Unterkunft finden konnten. Diese Spitäler wurden mit Spendengeldern finanziert. Bei unehelichen Geburten versuchte der städtische Rat den Namen des Kindsvaters zu erforschen, damit dieser die Spitalskosten übernehmen könne.[242] Ob die Entbindungen im Spital darauf zurückzuführen waren, daß die anderen Frauen der unehelich Schwangeren den Beistand verweigerten, kann anhand des Quellenmaterials nicht geklärt werden. Über die Umstände, in denen Geburt und Kindbett in Spitälern stattfanden, ist, abgesehen von Ernährungshinweisen, kaum etwas bekannt: Kindbetterinnen erhielten mehr Wein als üblich und wurden mit dem Fleisch zweier Hühner gestärkt, das ihnen in Portionen von je einem Viertel serviert wurde.[243]

Generell fand die Niederkunft aber zu Hause statt. Frauen aus dem Adel oder der städtischen Oberschicht erfuhren eine bessere Versorgung als ökonomisch schlechter gestellte Kreißende, denn zu ihrer Betreuung wurden oftmals mehrere Hebammen herangezogen.[244] In den Städten erschienen die Hebammen oft zusammen mit den bereits erwähnten „Vortäuferinnen" oder „Stuhlweibern" (vgl. Kapitel 6.4).

Nach den ersten Wehen schlossen die Frauen Türen und Fenster, weil die Kälte als schädlich für die Gebärende angesehen wurde. Gegen diese Vorgehensweise wendeten sich erst die Mediziner des 18. Jahrhunderts mit dem Argument, sie würde die Kreißende ermüden und die Geburt unnötigerweise verlängern.[245] Zur Geburtseinleitung sollte die Schwangere nach dem Traktat *Von der Natur der Frauen und ihren Krankheiten* ein warmes Kräuterbad mit Salbei nehmen und ihren Körper anschließend mit Rosenwasser erfrischen. Der Hebamme wird in diesem Traktat geraten, ein Niespulver aus weißer Nieswurz (Veratrum album L.) zur „Öffnung" der Gebärmutter zu verabreichen (s. S. 252).[246] Konstitutionelle Unterschiede zwischen den einzelnen Gebärenden wurden für leichte und schwere Geburten verantwortlich gemacht:

> Ovch soltu wůssen das die wetagen der geburt gar vngelich ist vnder dennen frowen die grosses libes sind die geberend gar schwarlichen Ovch die frowen die gar wit sind wenn an jnen die port der geburt gar eng ist vnd betrungen.[247]

Insgesamt zielten viele der geburtshilflichen Praktiken darauf, den Verlauf der Entbindung zu beschleunigen. Aus diesem Grunde sollten die Frauen auch bis kurz vor deren Beginn körperlich arbeiten. Ein Getränk unter Verwendung von zerriebener Myrrhe ist zur Antreibung der Geburt überliefert.[248] Zu diesem Zweck wurde Gebärenden auch schwarzes Bilsenkraut (Hyoscyamus niger L.) an das rechte Bein gebunden. Es wird geraten, die Pflanze rechtzeitig zu entfernen, damit die Eingeweide nicht ebenfalls aus dem weiblichen Körper gezogen würden. Zum gleichen Zweck dienten auch zerriebene Lorbeerblätter, die auf den Bauch gelegt werden sollten.[249]

Vor und während der Geburt stand den Hebammen ein vielfältiges Repertoire an Segen und Beschwörungsformeln zur Verfügung (vgl. Kapitel 1.4). Amulette in Form von Steinen oder Münzen wurden zur Geburtserleichterung benutzt. In der Geburtshilfe wurde der Milchstein verwendet, ein weißer Chalzedon, der die Milchstockung in der Stillperiode verhindern sollte. Vom Blutstein oder Hämatit nahmen die Frauen an, er würde, als Amulett getragen oder in Wasser geschabt, Blutungen stillen. Die Wirkung des „Trudensteins" galt als apotropäisch gegenüber dem schädlichem Einfluß von Zauberinnen und Unholdinnen; er mußte über ein Loch verfügen und möglichst klein sein.[250] Ein grüner, herzförmiger Malachit entfaltete eine wehenfördernde und vor Dämonen schützende Wirkung, wenn er der Gebärenden unter das Kreuz gelegt wurde.[251] Karneol, Achat und Roteisenstein sollten ebenfalls für einen erleichterten Geburtsverlauf sorgen. Als hilfreiches Mittel gegen „Mutterschmerzen" galten die Bezoare oder Tiersteine, die im Magen unterschiedlicher Tierarten wie z. B. Gazellen oder Ziegen gefunden wurden.[252] Ein am Bein der Kreißenden festgebundener Magnet oder ein Adlerstein (Aetit) sollte das Kind schnell und schmerzlos aus dem Mutterleib herausziehen: „Jtem man sol der frawen geben ein magneten in die hant wenn si gepern wil so gepirt si reschleich on smerczen.[253] Schon Plinius berichtet, der Adlerstein helfe Schwangeren. Dieser hat meistens die Größe eines Taubeneis; in ihm befindet sich ein kleinerer Stein (aus Eisen-, Silicium- oder Aluminiumoxidverbindungen), der beim Schütteln zu klappern beginnt. Es herrschte die Auffassung, Adler trügen einen „männlichen" und einen „weiblichen" Adlerstein in ihr Nest, weil sie ohne diese keine Jungen bekommen könnten.[254]

Münzen, die als Amulette in der Geburtshilfe Verwendung fanden waren z. B. die ungarischen Dukaten des Matthias Corvinus (1443 – 1490), auf denen häufig eine Madonna abgebildet ist. Die Frauen banden sie den Schwangeren an den Körper. In Bayern und Österreich hielten Gebärende Frauentaler mit Mariendarstellungen während der Geburt in der Hand, oder sie nahmen Metallspäne ein, die von den Münzen geschabt worden waren.[255]

Die „Rose von Jericho" (Anastatica hierochuntica), eine Trockenpflanze aus Ägypten, Palästina und den arabischen Ländern, die sich bei Wasserzufuhr langsam öffnet und eine frische Farbe annimmt, wurde ins Wasser gelegt, wenn die Wehen einsetzten. Zur Erklärung dieses Volksbrauchs gibt es zwei Deutungsmuster. Das erste geht davon aus, wenn sich die Rose öffne, habe die Frau eine komplikationsfreie Geburt. Das zweite besagt, die Wehen würden nicht länger dauern, als die Rose brauche, um sich zu entfalten.[256] Es gab auch den Brauch, daß eine Frau vor der Geburt ein Kleidungsstück ihres Mannes, z. B. seine Hose oder seine Nachtmütze, auf den Bauch legte oder sogar anzog.[257]

Auch die äußeren Rahmenbedingungen mußten während einer Geburt stimmen. In einer Handschrift ist vermerkt, die Anwesenheit einer Elster oder eines Hasen im Haus würde den Geburtsverlauf erschweren: „Jtem man meint wo ein atzel oder ein has jn einem husz sÿe das die frowen nit sanfte dar jn geberint" (s. S. 252).[258]

Um die Geburtswege zu erweitern und erweichen, wurden in der spätmittelalterlichen Geburtshilfe Räucherungen durchgeführt.[259] Die Hebamme salbte außerdem ihre eigenen Hände und die äußeren Geschlechtsteile der Gebärenden mit Rosen- oder Lilienöl, das waren Pflanzenauszüge in Olivenöl.[260] Kontrahierten die Muskeln des Scheideneingangs oder des Muttermundes, versuchte die Geburtshelferin, sie vorsichtig zu dehnen.[261] Den 1531 geschriebenen Aufzeichnungen einer Hebamme oder „Ehrbaren Frau" aus Konstanz ist zu entnehmen, daß zur Vermeidung eines schmerzhaften Dammrisses auch der Dammschutz praktiziert wurde. Diesen erwähnt schon Pseudo-Trotula.[262]

Anhand der inneren und äußeren Untersuchung des Körpers der Schwangeren ermittelte die Geburtshelferin die Kindslage. Illustrierende Darstellungen der Kindslagen in spätmittelalterlichen Handschriften sind relativ selten und wenig naturgetreu: Meistens zeigen sie ein voll entwickeltes Kind, das in einem Uterus in unterschiedlichen Positionen wie in einer Blase umherschwebt.[263] Seit der Antike herrschte die Auffassung, das Kind entscheide selbst, wann es geboren werden wolle.[264] Nachdem es seine Körperbildung abgeschlossen habe, empfinde es Nahrungsmangel und suche einen Ausgang aus dem Mutterleib. Durch seine Bewegungen würden die Eihäute zerreißen, und es spüre die frische Luft, die durch die Scheide in den weiblichen Körper eindringe. In der Kopflage als der einzig natürlichen Geburtslage[265] bewege es sich dem Lufthauch entgegen, bis es geboren sei. Bei vorliegender Kopflage konnte die Hebamme der Geburt ihren Lauf lassen. Bei einer anderen Position machte sie die Scham mit einer Hebammensalbe geschmeidig und mußte versuchen, die Lage des Kindes im Mutterleib zu wenden:[266]

Jtem jn welicher maß oder wie kümpt daß kint von müeter leib
Do merck daß Etlich frawen mer schmerczenß leyden jn der gepürt etlich mynder vnd das geschicht alzo daß kumpt vnter stünden jn dem aüsz gang her fur reck ein füeß Oder ein hant vnd daß ist gar schedlich So Sollen den die heffammen

daß kint wieder Hinder sich schieben vnd aüsz dem selbenñ kumpt der fraüen grosser schmerczen vnd zu solichen sachen sol man nemen frawen die zu den sachen wol kunden dar vmb Haben etlich Hebammen aÿn salben do mit sy salben die stat der purt So kumpt Dan daß kint leichter her fur vnd dar vmb so wist daß daß kint ausz natur Jm auß gang von der müter sich von Ersten mit dem heupt erzeigt vnd daß Selb ist guth vnd nücz.[267]

Im *Traktat von Empfängnis und Geburt* werden Verhaltensregeln für die Änderung der Kindslage erteilt, wobei darauf verwiesen wird, der Schwangeren Zeit zu lassen und sie nicht zu früh zur Geburt anzutreiben. Die Hebamme müsse den Mutterleib in Rückenlage abtasten, um festzustellen, ob das Kind noch in der Gebärmutter sei. Stellte sie eine Fußlage des Kindes fest, sollte sie ihre Hände mit einem weichen und feuchten Tuch umschlingen, das Kind von außen greifen und es vorsichtig wenden:

**Wie man das kindt im müter leib scheibenn soll**
Jteñ nach der ler der natürlichen alten maister geschrift so soll mann ein nassz feichts linds tůch nemeñ fur die henntt vnd das kindt greÿffenñ wol peschaidennlichenn wo es haupt vnd füessz hab das sol mann im růkenn mit den vingernñ aussenn auff müetter leÿb so vil es die swanger fraw erleidenn mag nit zw vil hartt greÿffenñ.[268]

Der Traktat *Von der Natur der Frauen und ihren Krankheiten* enthält die wichtige Anweisung, Hebammen sollten ihre Hände in warmem Wasser reinigen und sie dann in die Vagina der Gebärenden schieben, um die Kindslage zu wenden – ein bemerkenswerter Hinweis darauf, daß während Geburten auf Hygiene geachtet wurde: „Jtem vnd ist es sach dz sich ein kind verkert so sôllent die hebammen Jr hend netzen jn warmem waser vnd jn die geburt griffen vnd dz kind zůrecht schiken" (s. S. 252).[269] An anderer Stelle wird in diesem Traktat ergänzt, wenn beispielsweise die Arme des Kindes vorfielen, was eine Geburtssituation sehr kompliziere und den Tod der Mutter oder des Kindes hervorrufen könne, sollten die weisen Badmütter (Hebammen) in den Geburtskanal greifen und das Kind in eine andere Lage schieben. Die Geburt werde manchmal auch durch ein enges Becken der Kreißenden behindert, was zu inneren Verletzungen und großen Schmerzen führe. Deshalb sei es sehr wichtig, daß sich vernünftige und erfahrene Frauen um die Gebärenden kümmerten und ihnen in den „Kindsnöten" beistünden (s. S. 235):

Ovch wen sich die kinder an der geburt verkeret so ist grosser we tag an denen frowen Wenn den wirt hindernüsse an des kindes armen also dz die mütter oder dz kind stirbet Da sôllent die wissen badmüttern die bÿ denen frowen sind hin jn griffen vnd das kind schiben zů siner rechten geburt Es sind ŏch etlich frowen als eng dz sÿ zerrissend die habend ŏch grossen wetagen Her vmb so ist es gůt dz die frowen vernůftig wis frowen bin jnen habint die jnen jn denen nŏtten helfen sŏllent.[270]

Wie eine Entbindung stattfand, ist am besten aus der Beurteilung bildlicher Darstellungen abzuleiten, auch wenn möglicherweise idealisiert und typisiert wurde. Fundierte sozialhistorische Quellen sind Votivtafeln, im Gegensatz zu den oftmals idealisierenden Darstellungen in der Malerei.[271] Sie sind mit schriftlichen Beschreibungen zu ergänzen. Eine Illustration in einer englischen Handschrift des 15. Jahrhunderts zeigt eine Frau, die während der Wehen in ihrem Bett liegt. Über dem Bett ist an einem Balken ein Seil befestigt, an dem sie zieht.[272] Bei der Rückenlage sollte der Rücken stark abgestützt werden.[273] Im Spätmittelalter war in den europäischen Ländern die Verwendung eines Gebärstuhls weit verbreitet.[274] Es handelte sich um einen vierbeinigen Stuhl mit fester Rückenlehne, starken Griffen zum Festhalten während der Wehen und leicht nach hinten geneigtem Sitz. Er wies einen halbrunden Ausschnitt auf, dessen Rand Gesäß und Schenkeln der Kreißenden Halt bot. Ihre Vagina blieb für den Zugriff der Hebamme frei. Vor der Geburt wurde der gesamte Stuhl mit sauberen Leinentüchern umwickelt, um ihn bequemer und implizit steriler zu machen. Diese Tücher wurden während der Geburt hinter dem Rücken hin und her gezogen: „vnd so es zeit ist so sol die hebamm die diecher wol erheben / vnd sy keren ÿeczünd aüff die rechten seyten ÿeczünd auff die lincken / vn[d] sol sÿ selten nider lassen".[275] Die Hebamme saß während der Geburt auf einem niedrigen Hocker vor dem Gebärstuhl oder hockte auf dem Boden, während die Gebärende von weiteren Frauen gestützt wurde, die hinter dem Stuhl standen. Dem *Frauenbüchlein* Pseudo-Ortolfs zufolge wurden Gebärstühle dieser Art in „welschen landen" entwickelt und benutzt.

Im deutschsprachigen Gebiet konnte eine Bank als Ersatzlösung dienen.[276] In Aargau stellte die Stadtverwaltung der städtischen Hebamme im Jahre 1429 einen Gebärstuhl zur Verfügung.[277] Arme Frauen entbanden aber auch, indem sie sich auf den Fußboden hockten und ihren Rücken gegen eine Zimmerwand preßten. In anderen Fällen hockte sich eine andere Frau hinter sie, nahm sie fest zwischen ihre Knie und legte die Arme um ihren Leib. Die vertikale Gebärhaltung scheint in der zweiten Hälfte des 15. Jahrhunderts üblich gewesen zu sein. Dieses zeigen einige der Abbildungen aus der Handschrift Georg. 7 b der Anhaltischen Landesbibliothek Dessau (vgl. die Abbildungen 6 und 7).

Die beschriebenen vertikalen Gebärpositionen erzeugen eine Beschleunigung des Geburtsverlaufs um bis zu zwei Stunden[278] infolge einer Verstärkung der Uteruskontraktionen.[279] Ein „hängender" Beckenboden kann besser entspannt werden, weil das Kind zentriert auf den Muttermund drückt, wodurch dieser sich leichter öffnet. Die Hebamme hat während der Niederkunft eine bessere Sicht auf den Damm, wenn die Kreißende auf dem Gebärstuhl sitzt. Der Dammschutz und die „Entwicklung der Schultern" sind einfacher zu realisieren. Auf bildlichen Darstellungen von Entbindungen auf dem Gebärstuhl ist zu erkennen, daß die Gebärenden sich auf die hinter ihnen stehenden Frauen stützen. Der runde Rücken bewirkt eine Begradigung des Geburtsweges und sorgt für die Lösung von Verspannungen.[280] Da diese Gebärposition der Stuhlganghaltung ähnelt, wird sie von den Gebärenden während der Austreibung des Kindes „meistens automatisch richtig eingenommen".[281] War die Schwangere hingegen stark übergewichtig, so bot sich nach der handschriftlichen Vorstufe von Pseudo-Ortolfs *Frauenbüchlein* eine Entbindung in Knie-Ellenbogen-Lage an.[282] Um den Geburtsverlauf positiv zu beeinflussen, wurden außerdem Massagen (Kristellern) und Atemtechniken angewandt. Die Hebamme sollte nach Pseudo-Ortolf die Frau nicht zu früh zur Geburt antreiben, sondern erst, wenn sich das Kind zeige, damit die Geburt die Kreißende nicht soviel Kraft koste und sie hinterher krank und geschwächt sei:[283]

> vnd wann sich dz kind recht erzai[g]t / da sol sy der frawen helffen vnd die fraw
> ir selbs aüch dz sy nit schreÿ oder den aûtem nit vast auff zieh vnd des gleichen.
> Es sol die hebam zu der zeit gar lindiglich nach daühen vnd den bauch ober halb
> des nabels vnd die huff trücken Auch sol die hebam mit kainer fraüen an fahen
> zu arben / Es seÿ dann dz sich das kind ain ersten erzaig zu dem greüffen oder
> so man es sicht wann ir arbeÿt ist vmb sünst vnd man krencket die frawen dar mit
> vnd arbenten sich ab / vnd wan sy dann arbenten sol so ist sy gancz schwach vnd
> kranck worden ҡ.[284]

Pseudo-Aristoteles beschreibt, daß eine Totgeburt, die nicht abgeht, oder ein kompletter Durchriß des Damms bei der Gebärenden große Schmerzen auslöst:

> War vmb haben Etlich frawen grossen schmerczen jn jrem gepern
> Antwurt das ist von vil sach wegen alß das offt geschicht daß die zwai locher der
> heimlicheit zu eynem werden vnd zü stünden daß die heffammen zü den sachen

wol künden zu zeitten das das kint todt jn müter leib vnd hat kein außganck nach der enpfinlicheit.[285]

Öffnete sich die Fruchtblase während der Geburt nicht, mußte die Hebamme sie mit einer Schere aufschneiden, damit das Fruchtwasser abgehen konnte. War die Fruchtblase schon geplatzt und das Kind noch nicht geboren, sollten die Geburtswege mit Öl, Butter oder Eiweiß geschmeidig gehalten werden:

> So sich erzeiget dz pürdlein in der gepurt vnd zerpricht nit so sol man es mit den neglen öffnen / oder einem tail nemen zwischen zwen finger / vnd dz offnen mit einem scherlein dz die feuchtikait herauß sey lauffen Ob es sich wår begeben dz dz půrdlein zerpråch bey einer frauen vnd dz kind nit bald hernach volget / vnd dz die håimlich stat etwas trücken würd so sol man sy feücht vnd flüssig machen mit ölle oder mit maÿschem bůtter oder dz weÿß von einem aÿ wann es thut den fraüen grosse hilff.[286]

Löste sich die Plazenta[287] nicht von selbst, gab die Hebamme der Entbundenen ein Niesmittel, damit der beim Niesen geübte Druck auf die Bauchmuskeln zum Ausstoßen der Nachgeburt führte. Das Niesen zur Austreibung der Plazenta beschreibt schon Avicenna. Beide Nasenöffnungen und der Mund sollten fest zugehalten werden, wodurch der Bauch angespannt und die Plazenta herausbefördert werde.[288] Half dieses Vorgehen nicht, wurde zu wehentreibenden Mitteln wie Raute, Salbei und Krokus gegriffen,[289] eine Räucherung mit Hennenfedern[290] oder mit Safran, Bibergeil, Myrrhe oder Zimt vorgenommen,[291] Sadebaumwasser bzw. Wasser aus Wegerichblättern[292] verabreicht. In der handschriftlichen Vorstufe von Pseudo-Ortolfs *Frauenbüchlein* wird außerdem erwähnt, eine geschickte Hebamme mit kleinen Händen könne die Plazenta vorsichtig ablösen.[293] Stellte die Geburtshelferin beim Waschen der Frischentbundenen einen Dammriß fest, so nähte sie ihn mit einigen Stichen zu oder brachte starke Pflaster an, die ebenfalls von einer Naht zusammengehalten wurden. Darüber strich sie Pech und verschloß die Wunde für den Verlauf des Heilungsprozesses.[294]

Wenn das Kind geboren war, wurde es abgenabelt. Die Nabelenden verband die Hebamme mit einem fettgetränkten Stückchen Leinen.[295] Das erste Bad des Säuglings und die anschließende genaue körperliche Untersuchung nahm ebenfalls die Hebamme vor. Darauf wickelte sie es fest ein; nur die Hände blieben frei beweglich. Das Weinen des Säuglings nach der Geburt deuteten die medizinischen Autoritäten der Antike und des Mittelalters als Reaktion auf die Kälte, die das Kind, welches in der Gebärmutter wie in einem warmen Bad gelegen habe, bei seinem Eintritt ins Leben erschrecke. Auch das „Nuckeln" wurde als Reaktion auf die Kälte angesehen.[296] Deshalb vertraten sie die Auffassung, nach der Geburt müßten für das Kind ähnliche Lebensbedingungen wie im warmen Mutterleib geschaffen werden.[297] Es gab in der Volkskultur daher den Brauch, das neugeborene Kind in das Hemd seines Vaters zu wickeln, da dieses noch dessen Körperwärme ausstrahlte: „Das Kind kommt aus der Wärme der Mutter in die des Vaters."[298]

Waren die Schmerzen und Aufregungen der Geburt von Mutter und Kind glücklich überstanden, konnten sich beide nun eine Zeitlang ausruhen. Daß durch Schwangerschaft und Geburtsschmerzen oft eine enge Bindung zwischen Mutter und Kind entsteht, bemerkt Meister Ingold in einer Predigt des 15. Jahrhunderts, der schreibt: „het ein mûter jr kint liep dar vmb das sû smertzen vnd we het gelitten".[299] Einschätzungen dieser Art sind zur Widerlegung der These geeignet, aufgrund der hohen Säuglingssterblichkeit habe es im Mittelalter keine enge emotionale Bindung zwischen Eltern und Kindern gegeben. Ebenfalls als Widerspruch zu dieser These ist nach meiner Auffassung die folgende Anweisung zu lesen: Die gerade entbundene Frau sollte ihr Kind an der linken Körperseite zum Herzen hin ablecken. Ohne selbst Schaden zu nehmen, könne sie damit das Neugeborene vor Krankheiten schützen. Der Begriff „malozig" meint „leprös", „aussätzig". Als „Malatzei" wurde im 15. Jahrhundert die „Krankheit der sondersiechen, aussätzigen Leprosen bezeichnet, welche in besonderen Malatz-Gassen wohnten".[300] Mit dem „vallenden we" ist die Epilepsia" gemeint, auch „Apoplexia", „Kataplexia" oder „Fallsucht" genannt:[301]

> Do ein fröwe ei[n]s kindes geniset Also schiere es von ir kommet So sol sie dz kint lecken an der lincken siten gegen dem hertzen So lecket sie allen den siechtagen des kindes von iřne vnd schadet ôch der mûter nit Vnd wurt dz kint niemer malozig noch gewinnet niemer dz vallende we.[302]

## 7.8.1 Der Fall Catherine Partenay – eine Geburt im Jahre 1486

Sehr selten sind aus dem Spätmittelalter Berichte überliefert, in denen das Geschehen während einer Geburt detailliert beschrieben wird. Im Kartensaal von Schloß Truscat (Sarzeau, Morbihan) in der Bretagne wurde das Duplikat der Sterbeurkunde von Catherine Partenay, Frau von Pierre de Francheville entdeckt, die am 5. Juli 1486 nach der

Geburt ihrer Tochter Vincente in Vannes verstarb.[303] Auch der Säugling überlebte die Geburt nur kurze Zeit. Pierre de Francheville trat daraufhin das Erbe seiner Tochter an, was die Familie von Catherine Partenay dazu veranlaßte, ein Gerichtsverfahren gegen den Ehemann der Verstorbenen in die Wege zu leiten, weil sie bezweifelte, daß die Tochter einige Zeit nach der Mutter gestorben sei. Erst diese Bedingung machte Pierre de Francheville zum Erben seiner Tochter. Das Gerichtsverfahren endete im Mai 1495. Aufgrund der Zeugenaussagen der Hebamme Guillemette und des Priesters Jean Le Roux läßt sich der Verlauf der Geburt detailliert rekonstruieren.

Eine Frau bat die über 50-jährige Hebamme Guillemette, Frau von Jean Le Dino, ungefähr eine Woche vor der erwarteten Entbindung zu der Schwangeren. Sie blieb bis zum 5. Juli Tag und Nacht bei ihr. Der Bericht läßt darauf schließen, daß sie zusammen mit einer Kammerzofe im gleichen Raum wie die Schwangere übernachtete. Catherine Partenay befand sich in schlechter körperlicher Verfassung, denn Bauch und Beine waren (wahrscheinlich infolge von Wassereinlagerungen) stark angeschwollen, außerdem hatte sie ein schwaches Herz. Am Morgen des 5. Juli fühlte sie sich besonders schwach und klagte über Schmerzen. Während sich Hebamme, Kammerzofe und Ehemann um sie kümmerten, trafen ihre Schwester Jeanne Partenay, mehrere andere Frauen und der Priester Jean Le Roux ein. Der Priester forderte alle Anwesenden auf, den Raum zu verlassen, bevor er der Schwangeren die Absolution erteilte. Anschließend setzte man Catherine Partenay auf einen Gebärstuhl, aber die Geburt ging nicht voran und die Kreißende litt große Schmerzen. Deshalb wurde sie zurück ins Bett gebracht, dann erneut auf den Gebärstuhl gesetzt. Diese Prozedur wiederholte sich einige Male. Als die Geburt schließlich begann, wurde sie von ihrer Schwester, die hinter dem Gebärstuhl stand, gestützt und gehalten. Auch die Hebamme kniete hinter dem Stuhl, als sie das Kind auffing. Der wieder hinzugekommene Priester war offensichtlich wegen der aufregenden Geburtsumstände irritiert und taufte das gerade geborene Mädchen auf den männlichen Namen „Vincent". Das Kind wurde betreut und gewickelt, es bewegte sich und öffnete den Mund, doch die Hebamme spürte an seinem Herzschlag, daß es nicht überleben würde. Auch der Frischentbundenen ging es körperlich schlecht, sie fühlte sich schwach und klagte über große Schmerzen. Die Hebamme sah Catherine Partenay im Bett liegen und sterben. Der Säugling, der in ihrem Schoß lag und um den sie sich gekümmert hatte, starb ebenfalls kurz darauf. Die Tote und ihr Kind wurden vor der Bestattung in ein für diesen Anlaß erworbenes großes weißes Tuch gewickelt. Anschließend versammelten sich Nachbarn und Abgesandte der Kirche, um Abschied von ihr zu nehmen.

Als Ursachen der schweren Geburt mit dem negativen Ausgang für Mutter und Kind lassen sich aus den Aussagen der Hebamme folgende Faktoren rekonstruieren: Catherine Partenay mußte schon ein fortgeschrittenes Alter erreicht haben, denn sie hatte eine weitere Tochter geboren, die bereits mit einem Mann namens Bertran Bino verheiratet war. Während ihrer zweiten Schwangerschaft erfuhr sie, daß ihre erstgeborene Tochter schon seit zwei Jahren tot war. Die auf den Namen „Vincent" getaufte zweite Tochter war offensichtlich ein Siebenmonatskind. Vor ihrer Geburt waren der Schwangeren darüber hinaus Blut und Fruchtwasser abgegangen. Es handelte sich also um eine Frühgeburt bei einer älteren Frau, die aufgrund des Todes ihrer ersten Tochter starkem psychischem Druck ausgesetzt war.

## 7.8.2 Extraktion von Totgeburten und Kaiserschnitt

Neben den oben erwähnten schwierigen Kindslagen war ein totes Kind im Mutterleib eine besondere Herausforderung an das Können der Hebamme. Totgeburten wurden auf ein Fehlverhalten der Mutter zurückgeführt. Es herrschte die Auffassung, diese habe sich zu sehr bewegt, getanzt oder das Kind erdrückt. Starb das Kind erst während der Geburt, konnte dieser Umstand dem mangelnden Können der Hebamme angelastet werden: „Ouch so verwarlosetz dik die bad mütter jn der geburt".[304] Die Möglichkeiten zur Feststellung einer Totgeburt im Mutterleib waren sehr begrenzt: Die Hebamme erwärmte eine Hand in warmem Wasser und legte sie der Schwangeren auf den Leib. Regte sich das Kind nicht, wurde es für tot gehalten. Nach Pseudo-Aristoteles galt es als Zeichen, daß ein Kind tot geboren werde, wenn es auf dem Weg durch den Geburtskanal schrie, was auf ein Leiden hindeute. Nach der Auffassung der Theologen hätte es Angst, nicht rechtzeitig getauft zu werden, damit seine Seele gerettet werden könne.[305] Im von Eucharius Rößlin herausgegebenen *Rosengarten* wird eine Gruppe von zwölf „Zeichen" referiert, mit deren Hilfe ein totes Kind im Mutterleib festgestellt werden konnte.[306] In den frauenheilkundlichen Texten werden folgende Mittel zur Austrei-

bung von Totgeburten erwähnt: Die Schwangere sollte an Schlangenknöterich riechen oder die Wurzel der Pflanze in ihre Vagina einführen. Als hilfreich galt auch ein Umschlag mit Beifuß, der über Nacht
auf dem Leib seine Wirkung entfaltete oder die Einnahme von gesto-
ßenem Salbei. Ebenfalls genannt werden: ein Getränk aus Ysop oder
Wacholderblättern in warmem Wasser; Myrrhe in Wein, die Muttermilch von einer anderen Frau, vermischt mit Öl, Hundemilch oder
schwarzes Hundehaar, das mit Wein und Honig vermischt werden
sollte, sowie die herausziehende Kraft des Steines Jaspis.[307]

Eine gewaltsamere Alternative zu den genannten Mitteln war die
Zerstückelung des toten Kindes im Mutterleib und dessen Extraktion
mit eisernen Haken und gezähnten Zangen. Für die Anwendung dieser Verfahren mußte die Hebamme allerdings die Zustimmung der
„Ehrbaren Frauen" einholen.[308] In den von mir untersuchten gynäkologisch-obstetrischen Texten werden keine Anweisungen zur Aus-
führung von Kaiserschnittoperationen erteilt, obwohl diese seit dem
Frühmittelalter an gestorbenen Frauen praktiziert wurden. Schon in
den Viten Gebharts, des Bischofs von Konstanz (geb. um 949), und
des Abtes Burckhardt von St. Gallen (geb. 919) ist überliefert,
diese seien durch Kaiserschnittoperationen[309] entbunden worden, als
ihre Mütter während der Schwangerschaft starben. Die Frühgeburten überlebten, weil man sie in den Körper frischgeschlachteter
Schweine bettete, die dann wie ein „Brutkasten" Wärme ausstrahlten.
Schon im antiken Rom wurden Kaiserschnittoperationen durchgeführt. Die Lex Regia ordnet an, keine bei der Geburt gestorbene
Frau dürfe beerdigt werden, bevor das Kind aus ihrem Leib geholt
worden sei.[310]

Peter von Breslau erklärt in der bisher unedierten 10. Predigt des
„Leiden-Christi-Zyklus" die Etymologie des Begriffs „Kaiserschnitt".
Seine Definition stimmt mit der Deutung bei Plinius, *Naturalis historia*
7,47 überein, in welcher der Titel „Cäsar" damit erklärt wird, daß der
erste Namensträger aus dem Leib seiner Mutter geschnitten wurde:[311]

> zů dem anderen so ist der nam keiser gesprochen von einem sollichen entsprungen
> vnd het sin anvang genummen von einem keiser der wz Julius gesprochen oder
> belymdet der gar ein mehtiger keiser wz vnd von dem grosse ding gewissaget
> worent wie wol er ein heiden was vnd wunderlich ding wurden mit im gewúrcket
> do er dennoch in můterlichem lichnam wz vnd das in einem sollichen wen in
> diser keiser Julius dz kint der herre geboren solte werden do starp sin můter an
> der geburt eb sú in gebar also dz man die můter můste vf snyden vnd dz dz kint
> also von jr kam vnd behielt dz leben von diser geschiht wart in der nam cesar dz

ist in dem tûtsch gesprochen ist keiser geben wen cesar noch der vs legung ist also vil geprochen also ein gesnittener oder der gesnitten ist vnd dannan von ist den keiseren der nam bliben wen do vor hiessen sû nit keiser.[312]

Die erste Beschreibung eines Kaiserschnitts befindet sich im 7. Buch der *Practica sive lilium medicinae* Bernhards von Gordon aus dem Jahre 1305. Auch bildliche Darstellungen der Schnittentbindung sind aus dem Mittelalter bekannt; meistens handelt es sich um Szenen, die die Geburt des Antichrists illustrieren.[313]

In den Dekreten der mittelalterlichen Synoden und Konzilien werden die Hebammen verpflichtet, nach dem festgestellten Tod der Gebärenden die „Sectio caesarea" durchzuführen, um das Leben des Säuglings zu retten oder um diesen zumindest taufen zu können.[314] In der Kölner Synode von 1281 heißt es beispielsweise, die Hebamme solle, wenn der Tod einer Gebärenden eingetreten sei, deren Mund mit einem Stück Holz aufsperren. Dadurch bekomme das Kind genug Luft, bevor es mit einem Kaiserschnitt gerettet werden könne.[315] Eine gleichartige Anweisung befindet sich noch in Artikel 11 der *Städtischen Ordnung* St. Gallens aus dem Jahre 1757.[316]

Seit der Reformation wurde die Frage, ob im Zweifelsfalle das Leben von Mutter oder Kind zu retten sei, in der Regel zugunsten des mütterlichen Lebens entschieden. Bei schweren Geburten wurde der Säugling notfalls im Mutterleib zerstückelt.[317] In der bereits erwähnten Regensburger Hebammenordnung von 1452 heißt es, falls die Hebamme eine problematische Geburt befürchte, solle sie sich schon vor der Geburt an eine Frau, wohl eine Chirurgin, wenden, die nach dem Tod der Gebärenden einen Kaiserschnitt ausführen könne. Hätte sie die Frau nicht rechtzeitig zur Geburt bestellt oder sei diese während der Entbindung nicht erreichbar, so solle sie selbst, ohne zu zögern, die Schnittentbindung ausführen, egal, ob sie vorher den Auftrag dazu erhalten habe oder nicht. Sollten sie oder andere Hebammen dem Kind aus Angst vor der Operation die Hilfe entziehen, würden sie ohne Gnade an Leib und Gut bestraft werden.[318]

Wie eine Kaiserschnittoperation vonstatten ging, wird in der Württembergischen Hebammenordnung von 1480 beschrieben, die im *Crailsheimer Kirchenbuch* überliefert ist. Danach baten viele Mütter, wenn sie während der Entbindung merkten, daß sie sterben müßten, die Hebamme um die Kaiserschnittentbindung, damit ihr Kind gerettet werde. Dann sollte eine geschickte Geburtshelferin die linke Körperseite der noch lebenden Frau aufschneiden. Es wird betont, es

dürfe nicht die rechte Seites des Leibes sein, denn bei Frauen liege
das Herz rechts, bei Männern links. Der Schnitt sollte in der Nähe
des Schambeins ausgeführt werden und ungefähr so breit sein wie
eine Hand. Die Helferinnen müßten den Körper der Frau anschließend mit tiefliegendem Kopf in Rückenlage betten. Mit einer eingeöl-
ten Hand sollte die Hebamme vorsichtig die Eingeweide beiseite
schieben und die Gebärmutter öffnen. Nun werde der Körper wieder
in die Seitenlage gedreht und das Kind herausgenommen. Zeigte die
Mutter noch Lebenszeichen, sollte sie vorsichtig erneut in Rückenlage
gebracht und die Wunde mit einem seidenen oder einem anderen
Faden vernäht werden. Darüber müsse ein Pflaster aus drei Eiern
und Hanfstoff sowie Armenischer Erde (Bolus armenicus) befestigt
werden, sofern letztere zur Verfügung stehe. Zur Stärkung sollte der
Frau anschließend ein wenig guter Wein eingeflößt werden. Hätte sie
die Besinnung wieder erlangt, müsse ihr eine Mixtur aus der Wurzel
der großen Schwarzwurz und Berg-Galbanum gereicht werden, die
in Wein gekocht worden seien.[319]

Im Stadtarchiv Frankfurt a. M. ist das Schreiben eines gewissen
Jost von Pern aus dem Jahre 1411 erhalten, der sich in diesem für
die Freilassung einer ihm nahestehenden älteren Hebamme namens
„Mutter Guetgin" einsetzt, die wohl an einer Alterspsychose litt und
deshalb eingesperrt worden war. Er deutet seine Verwunderung über
den Geisteszustand der Hebamme an und schreibt, „Mutter Guetgin"
sei von Jugend an, wie weitere weibliche Familienmitglieder, Geburtshelferin gewesen und verfüge über größere Berufserfahrung als viele
andere. Sie habe in Frankfurt und in anderen Städten sieben Kinder
mit Kaiserschnittoperationen entbunden und sie so vor der ewigen
Verdammnis gerettet, der sie ungetauft anheimgefallen wären. Außerdem hätte sie Frauen operiert, die an Geburtsfolgen litten. Dabei
könnte es sich um einen Vorfall des Uterus, Dammrisse oder andere
Verletzungen gehandelt haben. Jost von Pern betont allerdings, ohne
das Können der Hebamme hätten die Frauen keinen Beischlaf mehr
pflegen können:

> wie sie in die dorheit kommen ist dass nympt mich wunder [...] dan sie hath hie
> zu franckenfurtt und anderswo sieben kynder von iren müddern geschniden, mit
> verlab zu redden, die alle zu der helligen dauff [gemeint ist: heiligen Taufe] sinth
> kommen, die sust von andern personen musten verdorben syn. Auch manicher
> erbarn frauwen widder geholffen hath, die keyns mans nymmer mer wertt wären
> geworden, heth sie nest goth gethan mit iren kunsten, das manicher ver zu thun
> were.[320]

Der Herausgeber dieses Schreibens hält es aufgrund seiner Kenntnisse der damaligen Geburtshilfe für ausgeschlossen, daß die Hebamme wirklich sieben Kaiserschnittoperationen durchgeführt habe. Mir scheint es aber unter Berücksichtigung der inzwischen vorliegenden Untersuchungen durchaus möglich zu sein.

1563 wurden in Wiesensteig in der Nähe Ulms 63 Frauen für die Entstehung eines Unwetters verantwortlich gemacht, das die gesamte Ernte vernichtet hatte. Unter den auf Scheiterhaufen verbrannten Frauen waren auch zwei Hebammen. Über sie wird erwähnt, sie hätten zwei Kinder aus dem Mutterleib geschnitten, d. h. durch Kaiserschnitt entbunden.[321]

## 7.9 Uneheliche Schwangerschaft und Geburt

Ein Aspekt, der hier noch kurz erwähnt werden soll, ist die Geburt eines Kindes außerhalb der christlichen Institution Ehe. Sie bedeutete für eine Frau, sich einer Vielzahl von Restriktionen auszusetzen und gleichzeitig eine mögliche Gefährdung ihrer ökonomischen Situation.[322] Die Hebamme war verpflichtet, eine uneheliche Geburt anzuzeigen und den Namen des Kindsvaters zu erforschen. Kam sie dieser Pflicht nicht nach, so mußte sie mit Bestrafung rechnen. Diese reichte von Geldstrafen bis zu einer Gefangennahme bei wiederholtem Verstoß gegen die Ordnung. In der Heilbronner Ordnung heißt es, wenn die Hebamme einen Meineid bei der Meldung einer unehelichen Geburt ablege, sei sie „am Leib zu strafen".[323] Nach der Geburt durfte sie das uneheliche Kind nur unter dem Mantel zur Taufe tragen.[324] Michael Schröter verweist auf eine veränderte Bewertung der unehelichen Schwangerschaften um die Wende des 16. zum 17. Jahrhundert: Frauen waren nun infolge ihres „Fehltritts" starken sozialen Restriktionen ausgesetzt, während der Mann vergleichsweise glimpflich davonkam.[325] Es gibt jedoch Hinweise darauf, daß dieser Prozeß schon einige Zeit davor in Gang gekommen war. In die deutsche Druckversion der ehemaligen Beitexte zum Situs einer Schwangeren aus dem *Fasciculus medicinae* vom Ende des 15. Jahrhunderts wurde als Zusatz ein moralischer Exkurs integriert (vgl. dazu Kapitel 7.2), der in den lateinischen Druckfassungen fehlt und sich u. a. dem Thema „uneheliche Schwangerschaft" widmet:

> Herwiderumb seind auch etliche iunckfrawen / wann sie schon mercken das sie schwanger seind worden beschemen sie sich deß / vnd gürten sich / vnd hond also ir wesen nach als vor vnnd mainen sie wöllen es lenger verdrucken / etliche verdruckt es also das sie darumb kumpt. etliche thůnd es gern / so sie nit den vatter dartzů wissen / vnder weilen wissen sie den vater wol / sie beschemen sich aber das sie auß dem weg seind gedretten / vnd vnrecht haben gethon / vnnd mainen dann es wissen das nieman / nicht destminder so waißt es doch der all-mechtig got der alle ding waißt / vor dem sie sich aler mayst fürchten müssen vor dem sie nicht künnen oder mögen haimlich thůn / vor dem selben müssen sie sich schemen / wann er würd sie auch straffenn. Es were besser man hett scham vnnd schand vor der welt dann das ain mensch sein schand vor der welt nit wil thůn. wann dardurch verleürt man gotes huld vnd kumpt zů der straff gottes / vnd zů des teüffels spöt zů der hellischen pein vnd zů den ewigen schanden.[326]

Diese Ausführungen beschreiben weibliche Reaktionen auf zu erwartende gesellschaftliche Sanktionen bei vorehelicher Schwangerschaft. Die Unkeuschheit der Frauen wird im zitierten Textbeispiel anhand der jungen Frauen vorgeführt, die vor der Ehe schwanger geworden sind und aus Scham ihren Zustand zu verbergen suchen, indem sie „den Gürtel enger schnallen". Frauen, die „vsz dem weg seind gedretten", können nach der Meinung des Verfassers zwar den Versuch wagen, ihr Tun vor der Welt zu kaschieren. Gott werde es dennoch erkennen und sie dementsprechend bestrafen. Das Eingeständnis der Schande wäre besser, als bei deren Verschweigen der ewigen Verdammnis anheimzufallen. Welchen Pflichten oder Strafen sich der Kindsvater zu unterwerfen hat, wird nicht erwähnt. Uneheliche Schwangerschaften sind auch dieser Argumentation zufolge allein ein Problem der Frauen.

Der bereits oben zitierte Konrad Schlatter,[327] Prior der Straßburger Dominikaner in der ersten Hälfte des 15. Jahrhunderts, behandelt in einer bisher unedierten Heiligenpredigt auf St. Andreas[328] unter der Überschrift „Sant Andreas tag hört dis" ebenfalls das Thema „uneheliche Schwangerschaft". In einem von ihm erwähnten Exempel versucht eine Frau vor der Geburt ihres unehelichen Kindes ihr Fehlverhalten mit Hilfe des Teufels zu korrigieren. Dieser fühlt sich aber nicht zuständig und rät ihr, sie solle sich an den hl. Andreas wenden. Der Heilige weist sie darauf hin, daß sie für ihre Tat Strafe und Leid verdient habe, setzt sich aber als Fürsprecher bei Gott für ihre Belange ein. Obwohl ihr geholfen wird, ist sie, der Darstellung

zufolge, allein für die uneheliche Geburt verantwortlich, denn der
Kindsvater wird wiederum nicht erwähnt:

> Ein ander exempel ein frowe wz swanger eines vnelichen kindes vnd do die zit
> kam dz sú geberen solte do rúfte sú den bósen geist an dz er ir húlffe Do sprach
> der bóse geist wz rúffest du mich an Rúffe sant Andres an vnd sú súchete sant
> Andres vnd do sú zú ime kam do bat sú in dz er ir zú hilffe kam do sprach er du
> lidest billich wenne du hest es wol verschuldet Doch erbarmet er sich vber sú vnd
> bat got fúr sú vnd ir wart geholffen.[329]

Der hl. Andreas, der hier auf den fiktiven Rat des Teufels hin angerufen werden sollte, galt im Mittelalter als zuständiger Heiliger bei Hei-
rats- und Kinderwünschen.[330]

Daß die Angst vor gesellschaftlicher Diskriminierung unverheira-
tete Schwangere oft zu verzweifelten Taten trieb, ist in der Literatur
nicht erst seit Goethes *Faust*[331] belegt. Ein Fall aus dem Jahre 1502
ist ein besonders grausames Beispiel. Ennelin Heberling gab zu Protokoll, sie habe „ein lebendig kind geboren und das gedoufft und im
darnach sin kelen mit ein hackmesser abgehowen und in die proffeten
[gemeint ist eine Abortgrube] geworfen, ir schand damit zu bedek-
ken."[332] Man verurteilte sie dazu, lebendig begraben zu werden: Sie
wurde in eine Grube gestoßen, mit einem Reisigbündel und darüber
geschütteter Erde bedeckt und konnte nur noch über ein Rohr atmen,
das von ihrem Mund bis an die Oberfläche reichte.

Drudeken Schroders, die 1470 in Essen lebte und ein uneheliches
Kind erwartete, hatte in Eltern und Nachbarn Verbündete zur Seite,
die ihr „Mißgeschick" vor dem Rat der Stadt verteidigten, was zu
dieser Zeit strafmildernd wirkte. Die Geburt eines Kindes ohne die
Anerkennung durch den leiblichen Vater und die Verwandtschaft war
problematisch, da die Verwandten nur bei ehelichen Kindern als Bürgen fungieren konnten. Stellten sich hingegen wohlgesonnene
Freunde und Verwandte an die Seite der unehelich Schwangeren,
übernahmen sie dadurch offiziell die Funktion von Bürgen, an die
sich der Rat bei erneuten Verfehlungen der Frau halten konnte. Drudeken Schroders durfte bis zur Taufe ihres Kindes in Essen bleiben,
mußte die Stadt aber drei Tage danach verlassen und ihr Brot an-
derswo verdienen. In den Satzungen von 1473 wird allerdings eine
Strafzahlung festgelegt, ohne daß eine Ausweisung erfolgte.[333]

Unehelich geboren zu sein, bedeutete im Spätmittelalter eine Art
von Stigmatisierung: „Man kann sagen, daß es das normale Schicksal
der Unehelichen im mittleren und unteren Bürgertum war, von der

normalen Berufsausübung und von der geselligen Solidarität ausgeschlossen zu sein."[334] In den Zunfturkunden der Lübecker Lohgerber, Barbiere, Leineweber, Kerzengießer und Zimmerleute ist festgelegt, daß sowohl die zukünftigen Meister als auch ihre Ehefrauen ehelich geboren sein müssen, um den angestrebten Status zu erreichen. Ein zukünftiger Lohgerber „schal dat bewisen, dat he echte vnde rechte geboren zy; desulven gelikes schal men ok bewisen van der vrouwen wegen".[335] Eine Fehlgeburt konnte bei unehelich gezeugten Kindern schnell zur Verurteilung der Schwangeren führen, weil medizinische Kriterien zur Unterscheidung eines natürlichen von einem künstlich herbeigeführten Abort kaum bekannt waren.[336]

Unterschiedliche Quellen des 15. Jahrhunderts erwähnen Kindsaussetzungen: Dem Prediger Johannes Geiler von Kaysersberg zufolge wurden in Straßburg am Ende dieses Jahrhunderts bis zu zwanzig Kinder pro Jahr von ihren Müttern ausgesetzt: „vom huse armen kintbettern, die es armüt oder abgang ir libesnahrung halp nit zu erziehen und vielleicht selbs nit zu essen hatten".[337] In einer Chronik der Stadt Basel ist vermerkt, Frauen setzten ihre Kinder vor dem Rathaus oder dem Spital aus.[338] Auch in anderen Städten wurden Waisen- oder Findelkinder in den Spitälern untergebracht.[339] Im Ulmer Haus für Waisen- und Findelkinder lebten gegen Ende des 15. Jahrhunderts im Schnitt 120 bis 150 Kinder.[340] Einige Städte richteten öffentliche Findelhäuser ein: Nürnberg bereits im 14. Jahrhundert, andere Städte wie Freiburg im Breisgau, Augsburg, Ulm und München in der darauffolgenden Zeit. Die Findelhäuser wurden von einem Ehepaar, dem „Findelvater" und der „Findelmutter", geleitet, die mit Köchen, Dienern und oftmals Lehrerinnen zusammenarbeiteten. Je nach der Größe der Institution konnte die Zahl der betreuten Kinder stark schwanken: Das Straßburger Findelhaus beherbergte im Jahre 1482 eine Gruppe von 25 Waisen, während 1563 in Nürnberg 212 Findelkinder lebten.[341]

## 7.10 Wochenbett

Für den Aufenthalt im Wochenbett galt ein Zeitraum von sechs Wochen als angemessen, doch lassen Bemerkungen in der *Postille* des Predigers Johannes Geiler von Kaysersberg erkennen, daß das Kindbett sich durchaus über die doppelte Zeit erstrecken konnte.[342] Kopf und Schultern sollten im Wochenbett hoch gelagert werden, damit die Flüsse besser abgingen. Der Wöchnerin wurde empfohlen, sich warm zu halten und den Leib mit einem mehrfach zusammengelegten Tuch zu bedecken. Ihre Betreuerinnen praktizierten Räucherungen, die auf rituelle Ursprünge zurückgehen.[343] Es galt als wichtig, daß die Kindbetterin stark schwitzte. Wie oft die Bettwäsche gewechselt wurde, läßt sich anhand der Texte nicht belegen. In späteren Jahrhunderten war der Wechsel teilweise mit Tabus belegt bzw. erfolgte wegen der Arbeitsbelastung eher selten. Dem Kindbettfieber wurde damit Vorschub geleistet.[344] War sie nach der Geburt stark genug, durfte die Frau im Zimmer auf und ab geführt werden.[345] Während des Wochenbetts sollte sie allerdings weder das Haus verlassen noch Treppen steigen.[346] Die Hebamme kümmerte sich zwischen acht und vierzehn Tage lang jeden zweiten oder dritten Tag um das Wohl von Mutter und Kind. Für sie war es deshalb sinnvoll, wenn die gynäkologisch-obstetrischen Rezeptsammlungen durch Anweisungen zur Behandlung von Säuglingen erweitert waren. Um die Versorgung der Kindbetterin und des Haushalts kümmerten sich deren Verwandte. Mittellose Frauen wurden von Witwen oder Beginen betreut.[347] Beginen lebten aus religiösen oder ökonomischen Gründen in klosterähnlichen Gemeinschaften. Zu reicheren Frauen kam eine Kindbettkellnerin (oder: Kindbettkellerin)[348] als Krankenwärterin und Haushaltshilfe.[349] Noch im 20. Jahrhundert war diese Form der Betreuung einer Kindbetterin im Gebirge gängig. Die Hebamme Anna Sinn aus Koloman in Südtirol berichtet in ihren Erinnerungen: „Solange die Frau im Bett liegen mußte, wurde für die ganze Arbeit die ‚Ammerin' auf den Hof geholt, wenn nicht die Großmutter oder eine andere Frau da war. Die ‚Ammerin' war eine – meistens ältere – Frau aus dem Dorf, die immer zur Zeit des Wochenbettes auf die Höfe ging. Sie bekam von den Bauern für die Arbeit, die sie machte, ein wenig Butter, Speck und Eier. Manchmal halfen sich auch die Nachbarinnen gegenseitig aus."[350] Die Kindbettkellnerinnen wurden auf ihre Aufgaben von Hebammen vorbereitet. In Memmingen mußten sie sogar eine Prüfung bei einer Hebamme oder einer „Ehrbaren Frau" ablegen.[351]

Selbst die in manchen Fällen nach einer Entbindung auftretende Kindbettpsychose wird in einem Handschriftentext thematisiert. Sei die Frau schwermütig, zornig oder traurig, müßten sich ihre Betreuerinnen besonders einfühlsam um sie kümmern:

> Ein ỳetliche kindtpedterin sol sich hüten vor aller schwermütikeit. traůrigkait vnd zoren / vnd sol jr auch nicht fürchten / wann solich sach pringt den frawen vil übels / vnd haben sy forht so sol man jr wol hůtten ⁊c.³⁵²

In den untersuchten Handschriften werden auch Ernährungsregeln für die Kindbetterin erteilt. In den ersten Tagen nach der Entbindung sollte sie neben gekochten Eiern flüssige Nahrung essen, wie z. B. Hühnersuppe, Brühe von Lammfleisch oder an den fleischlosen Tagen Erbsenbrühe mit langem Pfeffer und Safran. Eine „gelbe Kindbettsuppe" unter Verwendung von Safran (Crocus sativus), der menstruationsfördernd, in höherer Dosierung auch abortiv wirkt, scheint zu den gebräuchlichen Nahrungsmitteln für Kindbetterinnen gehört zu haben.³⁵³ Nach drei oder vier Tagen konnten junges Hühner- und Lammfleisch gereicht werden. Zehn Tage nach der Geburt durfte die Frischentbundene junge Vögel, das Fleisch älterer Hühner, gebratene Eier, ein „milch sůpplein" sowie ein Weizen- oder Kraftmus zu sich nehmen. Auch eine Käsebrühe, die mit einem jungen Käse gekocht worden war, mundete ihr nun wieder.³⁵⁴ Vor dem Genuß von in Schmalz gebackenen Eiern, jeder Art von „kůchlein", Obst und Fisch, Met und Bier wird allerdings gewarnt.³⁵⁵ Die hier anhand der Ausführungen in der handschriftlichen Vorstufe von Pseudo-Ortolfs *Frauenbüchlein* zusammengefaßten Angaben geben die Grundlagen der mittelalterlichen Ammendiät wieder, die auf den Vorgaben von Soranos von Ephesos (2. Jh. n. Chr.) basieren:

> Scharfe, gewürzte Speisen wurden untersagt, ebenso Knoblauch, Rettich, Zwiebel, Hülsenfrüchte, ja selbst gebratenes Rind- und Hammelfleisch. Soranus stellt geradezu einen Küchenzettel für die ersten drei Wochen auf: in den ersten acht Tagen durften nur leichte Speisen gegessen werden, Eier waren verboten; in der zweiten Woche wurde Fisch und Fleisch erlaubt, Wild und Geflügel erst in der dritten Woche, Gemüse wurde in der Antike ganz vermieden, da man der Ansicht war, daß es die Milch verwässere.[...] Nach mittelalterlicher Anschauung trugen Erbsenbrühe, Fleischbrühe, Safran, Eier und Weißwein viel zur Verdünnung der Milch bei.³⁵⁶

Nur im *Trakat von Empfängnis und Geburt* befindet sich folgende Anweisung für die Ernährung von Wöchnerinnen. Ein lebendiger, gesunder und frischer Igel (wie man ihn bei Brunnen findet), der keine Mäuse verspeist hatte, sollte, nachdem er eingefangen war, durch Nahrungsentzug seinen Verdauungstrakt leeren. Nachdem ihm leben-

dig die Haut abgezogen und sein Inneres in kaltem Wasser gereinigt
worden sei, könne er zuerst in Wasser gekocht, dann gebraten werden. Nach einem Haferbrei sollte er zum Frühstück serviert werden,
denn er kräftige und helfe, Ohnmachten zu vermeiden:

> **Ein hübsche ler von dem das hilft kindern vnd kindelpeterin**
> Jteṁ nym ain lebentigenn jgell der gesunt vnd frisch seẏ vnd der nit mäūs hab
> gessenn den man peẏ průneñ wasser findett vnd las in aus deweñ vnd lebentig
> die hautt ab ziechenn vnd das ẏnnder schon aus säubernn aus ainem kaltenn wasser
> dar nach erwallen in ainem wasser dar nach las in pratteñ vnd gẏb jr in zw essenn
> an dem morgenn nach ainem haber preẏ an dem morgeñ das machet die kraft woll
> pehaltenn vnd hẏlft den selben menschen vast woll für die amecht fürwar ||.³⁵⁷

Gerhard Eis veröffentlichte ein frauenheilkundliches Rezept aus Cod.
652 der Universitätsbibliothek Innsbruck (aus der Mitte des 12. Jahrhunderts), welches als Aphrodisiakum und zur Stärkung einer
Frischentbundenen angewendet werden sollte. Es basiert auf einer
gegengeschlechtlichen Hormongabe aus Hirschhoden, die, nachdem
sie kleingeschnitten und pulverisiert worden waren, in einem ausge-
blasenen Ei aufgehoben wurden.³⁵⁸

Die Gefahren des Geschlechtsverkehrs im Kindbett, der Unfruchtbarkeit nach sich ziehen könne, werden im *Traktat von Empfängnis und Geburt* unter Bezug auf etliche Meister, vornehmlich die medizinischen Autoritäten Plinius d. Ä., Avicenna und Richardus Anglicus,
erwähnt. Sie sind wohl als Verhaltensregel für die Ehemänner gedacht:

> So ain fraw mit den mannen vnkewschennt so sẏ in kindelpetteñ seintt das seẏ der
> permúetter gar grosser schadt wenn sẏ jst zw krannck zw new zw zartt auch
> vnsaúber vnd perawbt seẏ die perhaftúng vnd fruchtparikaitt an zweẏffell.³⁵⁹

Während der Zeit des Kindbetts lud die Wöchnerin befreundete
Frauen zu den sogenannten „Kindbetthöfen" ein, bei denen Speisen
serviert und zum Tanz gebeten wurde.³⁶⁰ Im süddeutschen Sprachgebiet war bis in die Neuzeit das „Weißet" oder der „Chercha" gebräuchlich: Die Besucherinnen brachten der Kindbetterin ausschließlich weiße Nahrungsmittel, wie Zucker, Eier, Milch oder Weißbrot,
als Geschenk mit. Wahrscheinlich liegt den „weißen Gaben" die Vorstellung vom „Trudenbannen" zugrunde: die Frauen nahmen an, die
Truden (Hexen oder Zauberinnen) würden sich durch das Schlüssel-
loch in den Schlafraum begeben und könnten Mutter und Kind gefährlich werden, wenn ihnen nicht die „weißen Gaben" ausgehändigt würden.³⁶¹

War eine Frau bei der Entbindung gestorben, hatte sie nach zeitgenössischer Auffassung den mit der Geburt verbundenen Status der
„Unreinheit", den erst der erste Kirchgang beendete, nicht mehr
überwinden können. Ihre Leiche durfte nur in die Kirche getragen
werden, wenn eine Entweihung des Raums durch Blut oder Leichenwasser[362] ausgeschlossen werden konnte. Bestattungen wurden normalerweise am Todestag und ohne Sarg vorgenommen. Aus dem Inhalt mehrerer Synoden, die sich eindeutig gegen den Ausschluß solcher Frauen von christlichen Begräbnissen richteten, die infolge einer
Geburt gestorben waren, ist abzuleiten, daß die Gemeinden die Beer-
digung „unreiner" Frauen auf ihrem Friedhof zu verhindern suchten.
Legte man ihre Körper dann aufgrund obrigkeitlicher Weisung in die
„geweihte Erde", so erhielten sie einen Platz in einem abgelegenen
Winkel des Friedhofs. Noch die protestantische Kirchenordnung der
Stadt Breslau von 1528 vermerkt, die Totengräber sollten diese
Frauen nicht in der Nähe der oft benutzten Wege bestatten, sondern
„an eynem winckel oder an der mauer, do man am wenigsten zu
thun hott".[363]

## 7.11  Säuglingspflege

Vnd habend alwegen die herten brüste
die besten milch.[364]
[Die harten Brüste haben immer die beste Muttermilch.]

Da man allgemein glaubte, die Milch der Wöchnerin (das Kolostrum)
wie auch die Milch der Haustiere sei in den ersten Tagen nach der
Geburt schädlich für den Säugling, ernährte man diesen mit der Milch
einer anderen Frau.[365] Die Auffassung, daß das Kolostrum in den
ersten 14 Tagen nach der Geburt unrein sei, findet sich noch bei
Bartholomäus Metlinger im *Regiment der jungen Kinder* aus dem Jahre
1473.[366] Deshalb ließen die Betreuerinnen der Frischentbundenen die
Muttermilch, um einer Brustentzündung vorzubeugen, von einem
jungen Haustier oder einer anderen Frau absaugen. Außerdem erhielt
das neugeborene Kind oftmals Rosenhonig, von dem angenommen
wurde, er fördere die Ausscheidung des Kindspechs (Mekonium).[367]

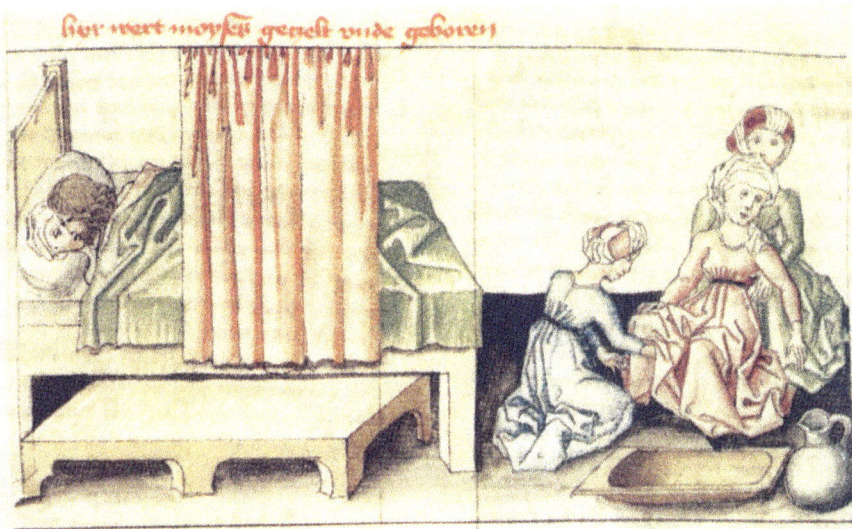

Abb. 6: Zeugung und Geburt Moses

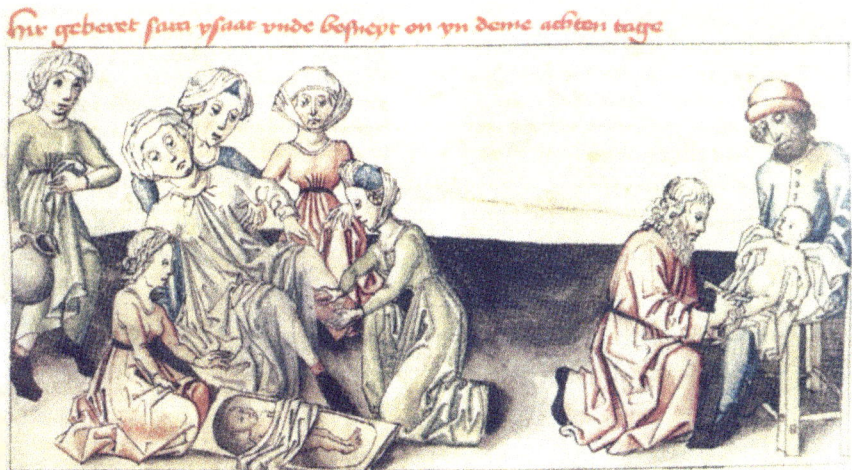

Abb. 7: Sara gebiert Isaak; dieser wird am achten Tag nach der Geburt beschnitten

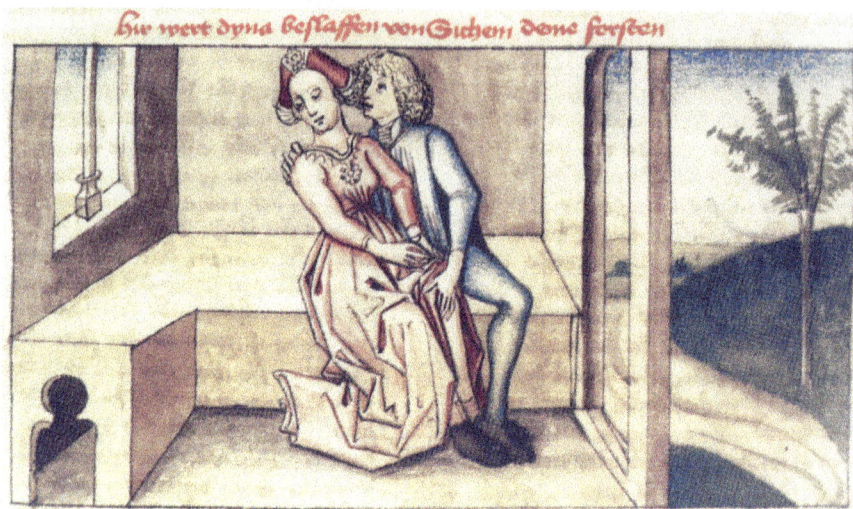

Abb. 8: Dina wird von Sichem geschändet

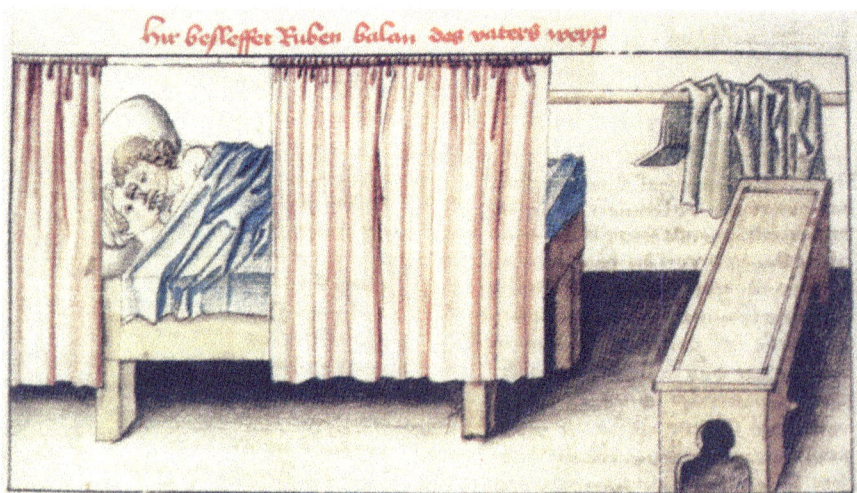

Abb. 9: Ruben schändet Bilha, die Frau seines Vaters

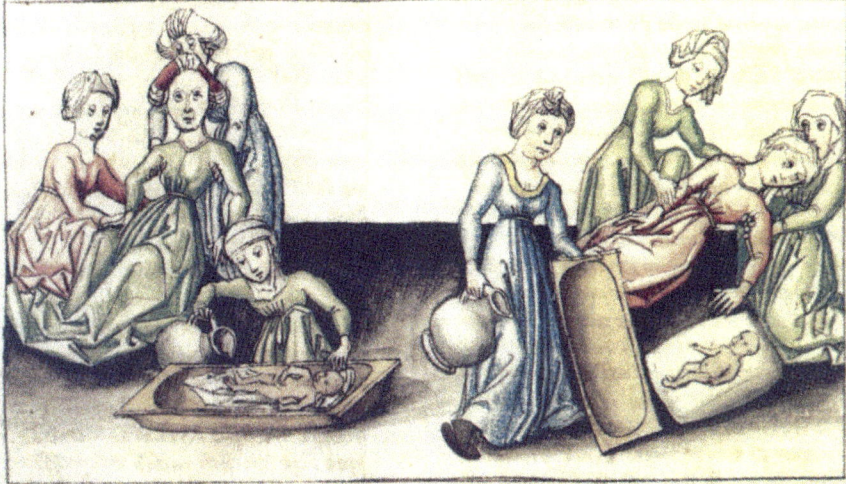

hir gebert Rachel yoseph vnde Bala oir mart dan vnde neptalym

Abb. 10: Rahel gebiert Joseph, Bilha gebiert ihre Söhne Dan und Naftali

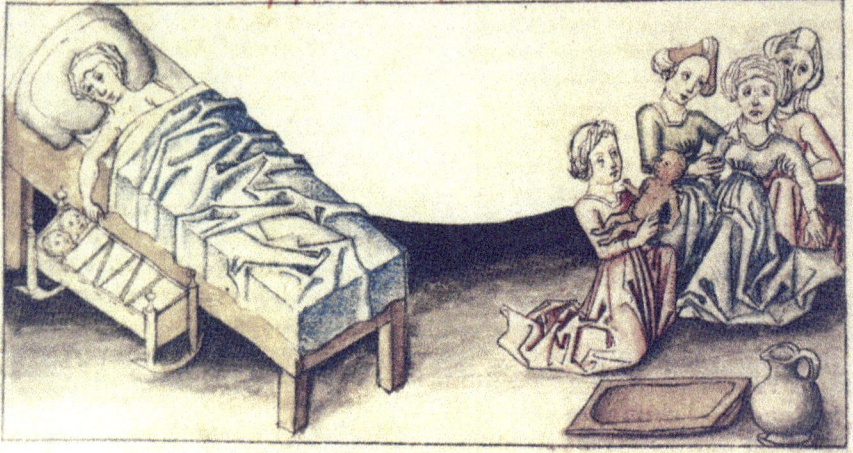

Abb. 11: Lea und ihre Magd Silpa mit ihren Söhnen

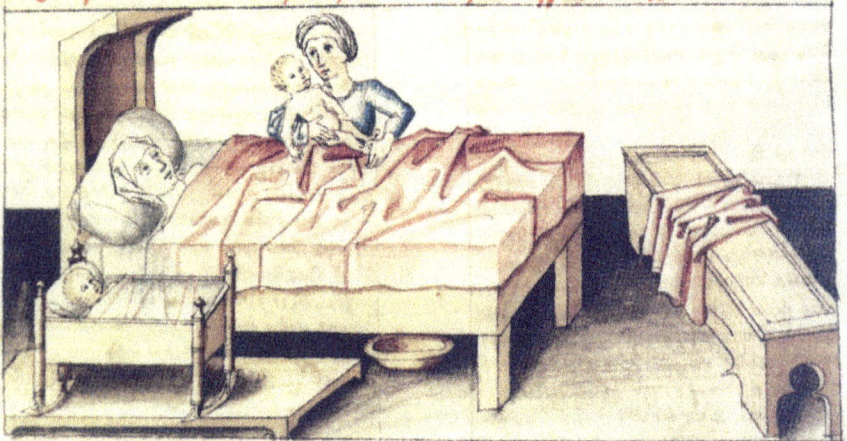

Abb. 12: Tamar hat die Zwillinge Perez und Serach geboren

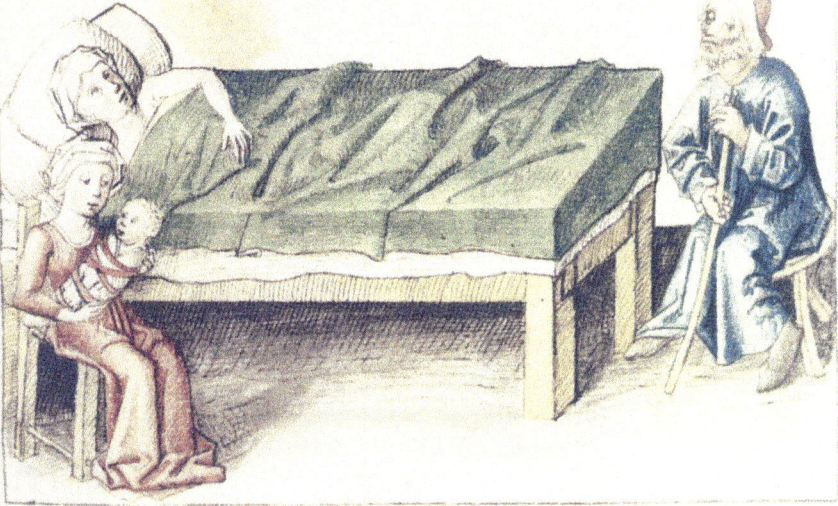

hir wert noe geborn von lamech vnde ſynem wybe

Abb. 13: Geburt Noahs

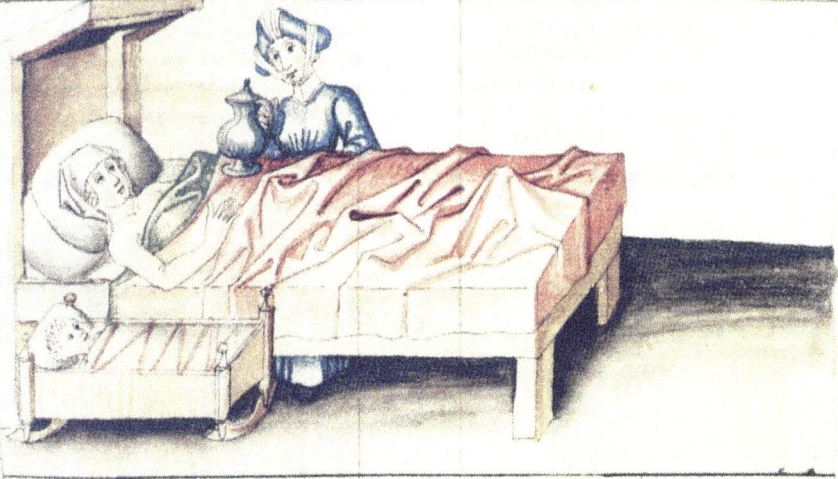

hie wart ein nuwer koning geborn der dem volcke groſe ſwere uff ſate

Abb. 14: Geburt eines Pharao, der dem Volk Israel große Beschwernisse auferlegte

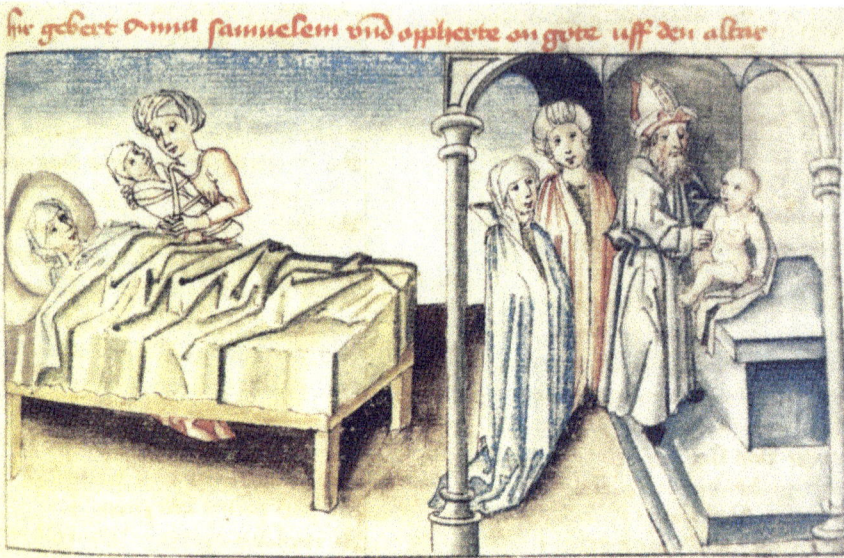

Abb. 15: Samuels Geburt und Hannas Opfer

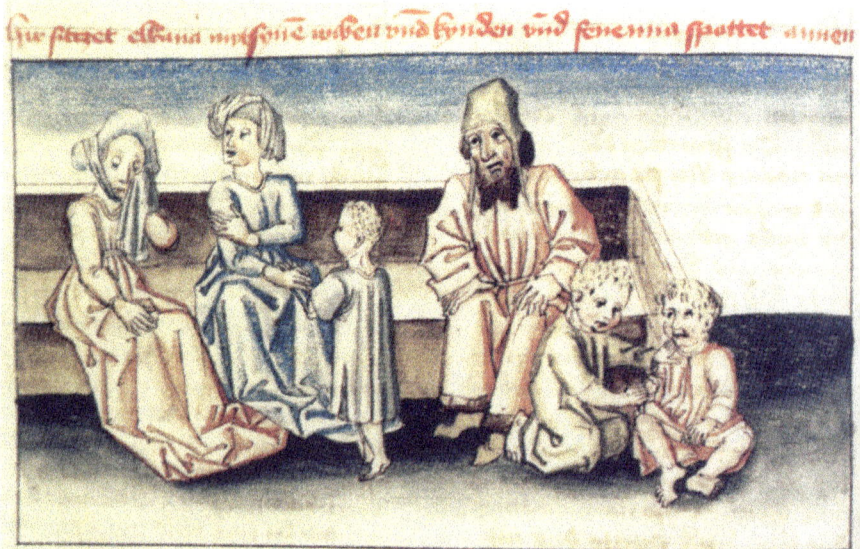

Abb. 16: Peninna verspottet Hanna wegen ihrer Kinderlosigkeit

Stillte die Mutter nicht selbst, so mußte die Wahl der Amme sorgfältig getroffen werden, denn es herrschte die Vorstellung, daß diese Frau ihre Tugenden und Laster zusammen mit der Muttermilch an den Säugling weitergeben könne. Sie sollte zwischen 25 und 35 Jahre alt sein, bereits zwei- oder dreimal entbunden haben und zwar am besten einen Knaben. Die ideale Amme war hübsch und dunkelhaarig, kräftig und von gesunder Konstitution; sie wies ein breites Becken und mittelgroße Brüste auf.[368] Im Mittelalter wurde ungefähr alle drei Stunden gestillt; im *Rosengarten* heißt es hingegen, es genüge, den Säugling zwei- bis dreimal pro Tag zu nähren.[369] Zur Vermehrung der Milch von Mutter oder Amme sind eine Reihe von Rezepten überliefert. Empfohlen werden der Genuß von Met und neuem Bier, während vor Wein gewarnt wird. Bewährt hätten sich auch in neuem Bier gekochter Fenchel, Poleiminze gemischt mit Wein und der Verzehr von Minze bzw. schwarzem Bilsenkraut:

> Ein fraw die ein kint saugt vnd hat abganck an der milch die sol trincken met vnd neüeß Pier vnd hüth sich vor aüsz daß sie Nit wein trinck Oder seüd fenichel kraüt mit seynem samen jn gütem jüngen pier daß da süß ist vnd trinck daß selb so wirt si vber flüssick mit milch Jtem aber nÿm pulegium Polley vnd misch den mit wein vnd gib daß der ammen zu drincken daß mert auch die Milch Jtem den Frauen die do kint seügen den ist auch guth daß sie offt essen münczen oder palsen.[370]

Als pflanzliche Stillmittel, die den Spiegel des Prolaktins, des maßgebenden Hormons für die Milchproduktion erhöhen, gelten seit der Antike: Fenchel (Foeniculum vulgare L.), Kreuzblume (Polygala spec.), Küchenschelle (Pulsatilla spec.), Bockshornklee (Trigonella foenum graecum L.) und Mondraute (Botrychium lunaria L.).[371]

Im Mittelalter wurden die Säuglinge, im Gegensatz zu den darauffolgenden Jahrhunderten, täglich gebadet.[372] Ihre Wiegen standen in der Nähe des mütterlichen Bettes, so daß dessen schwere Vorhänge kühlen Luftzug von ihrem Körper abhielten.[373] Als „Schnuller" verwendeten die Mütter und Ammen ein „Zäpflin", das aus Brot und Zucker bestand.[374] Aus Angst vor dem bösen Blick und um das Zahnen zu erleichtern, trugen die kleinen Kinder, wie es auch bildliche Darstellungen des Jesuskindes wiedergeben, häufig Korallenanhänger oder -armbänder. Der Koralle wurde eine apotropäische Wirkung zugeschrieben.[375] Das Vorhandensein vieler Gegenstände zur Betreuung von Säuglingen und kleinen Kindern deutet nach Cornelia Löhmer auf eine ausgeprägte affektive Beziehung zwischen Eltern und Kindern hin:

Wiege, Kinderbadetrog, Lauflerngestell, Saugflasche, Breinapf und Schnuller sind Gegenstände, die speziell für den Umgang mit Kindern hergestellt wurden. Wie weit sie tatsächlich verbreitet waren, kann nicht mit Sicherheit nachgewiesen werden, doch die Tatsache, daß es solche ‚Hilfsmittel‘ gab, daß sie vielfach sogar als Kennzeichen für die erste Lebensstufe des Kindes dienten, ist ein Indiz für die besondere Sorgfalt und Aufmerksamkeit im Umgang mit Kleinstkindern.[376]

Die Vielzahl von Rezepten zur Pflege von Säuglingen und Kleinkindern, die in Drucken und Handschriften überliefert sind, dürfte diese Auffassung bestätigen.

Daß die Entwöhnung des Kindes vom Stillen im Spätmittelalter durch das Bestreichen der Brüste mit Senf praktiziert wurde, erwähnt Johannes Geiler von Kaysersberg in einer Predigt:

> Ein frowe die ein kind wil entwenen von der milch so strichet sú senff an die brůst vnd wen das kind aber sugen wille vnd der bitterkeit entpfint zů hant keret es sich von der [brůst] vnd wen[d]et sich enweg onnen zů sugen.[377]

## 7.11.1 Exkurs: Literatur zur Kinderheilkunde

In der ersten Hälfte des 15. Jahrhunderts wurden kinderheilkundliche Rezepte in den umfassenden *Gesundheitsregimina* überliefert, deren Inhalt allgemeinmedizinisches Schrifttum zusammenfaßte.[378] Der bekannteste Text dieser Art ist das 1429 in gereimten deutschen Versen verfaßte *Regimen Sanitatis* des Priesters Heinrich von Laufenberg.[379] Drei weitere Traktate zur Kinderheilkunde, die in Textausgaben vorliegen, entstanden im Verlauf des 15. Jahrhunderts: Bartholomäus Metlingers *Regiment der jungen Kinder*, dessen Druck 1473 in Augsburg erschien, die *Regierung der Kinder*[380] eines anonymen Autors und Bartholomäus Scherrenmüllers[381] *Gesundheitsregimen* für Graf Eberhard im Bart aus dem Jahre 1493. Hierbei handelt es sich um eine Übersetzung der 1275 vollendeten *Summa conservationis et curationis* Wilhelms von Saliceto.[382]

Das sinnvolle Verfahren, Verhaltensanweisungen zur Pflege des Neugeborenen bzw. des Kleinkinds mit Rezepten zur Geburtshilfe zu verknüpfen, wie es die in diesem Buch untersuchten Texte teilweise unternehmen, war bisher außerdem aus den Druckversionen des von Eucharius Rößlin herausgegebenen *Rosengartens* bekannt. Bis ins 17. Jahrhundert waren Geburtshilfe, Frauen- und Kinderheilkunde eng miteinander verbunden.[383] Das zwölfte Kapitel des *Rosengartens* umfaßt 36 Rezepte zur Therapie von Säuglings- und Kinderkrankhei-

ten. Ähnlich wie im *Rosengarten* finden sich als Abschluß des Traktats
*Von der Natur der Frauen und ihren Krankheiten* einige kinderheilkundliche Rezepte: wenn ein Kind wund („frat")[384] werde, solle es mit
Speichel bestrichen werden.[385] Gegen das Lispeln wird empfohlen,
Wegerichsaft mit Hühnerschmalz zu mischen und seinen Mund damit
zu bestreichen. Frische Butter, die zusammen mit Honig gekocht
wurde, sollte den Husten kurieren. Ein Amulett aus der „bononien
wurtzen" (Paeonia officinalis L, Pfingstrose), das um den Hals ge-
hängt wurde, sollte gegen die Epilepsie („große Sucht")[386] wirken.
Wegerich und Raute galten als Mittel gegen Schmerzen beim Zahnen.
Im weiteren werden mehrere Schlafmittel genannt: 1. wurde es als
hilfreich angesehen, die Stirn des Kindes mit einer Mischung aus
Muttermilch und Rosenwasser zu bestreichen; 2. bot sich eine Räucherung mit Osterluzei (Aristolochia clematis L.) an oder 3. konnten
die Schläfenadern mit Hirschmark[387] oder Mohnöl bestrichen werden. Gegen „die rûr" (Durchfall)[388] half ein Bad in Rosenwasser (s.
S. 259 f.).[389]

Dem *Traktat von Empfängnis und Geburt* zufolge waren Kinder mit
einer gesunden Konstitution an gut wachsenden Nägeln und Haaren
und einer frischen Hautfarbe zu erkennen. Schwitzte ein Kind hingegen oft, so deutete dies auf ein schwaches Herz hin.[390] Im Rahmen
einer anderen frauenheilkundlichen Rezeptsammlung sind zwei Anweisungen überliefert, die nicht der Säuglingspflege dienen, sondern
das Gedächtnis steigern bzw. dem Kind magische Fähigkeiten verlei-
hen sollen. Dies mutet erstaunlich an, weil die beiden Rezepte im
Rahmen des praktisch orientierten frauenheilkundlich-geburtshilflichen Kontextes erscheinen und keine weiteren Hinweise zur Säuglingspflege mitüberliefert sind.[391]

Wie hoch die Kindersterblichkeit im Spätmittelalter war, ist kaum
zu ermitteln. Schriftliche Zeugnisse, z. B. Kirchenbücher, die für demographische Aussagen grundlegend sind, gab es in dieser Zeit noch
nicht. Arthur E. Imhof gibt zu bedenken, daß die Säuglingssterblichkeit im Sommer größer gewesen sein müsse als im Winter, weil die
„Sommerdiarrhöen" aufträten. Auch hätten Frauen aus der Landbevölkerung im Winter mehr Zeit zur Verfügung gehabt, ihre Aufmerksamkeit dem Neugeborenen zu widmen, weil die Arbeit außerhalb
des Hauses geringer gewesen sei.[392]

Immerhin mag das Schicksal der später heiliggesprochenen Dorothea von Montau (1347–1394) hier stellvertretend für andere die

Höhe der Kindersterblichkeit beleuchten und wie sie erlebt wurde.
Aus ihrer Ehe waren insgesamt acht Nachkommen hervorgegangen,
von denen sieben im Kindesalter starben: 1378 waren bereits drei
ihrer Kinder gestorben, 1384 weitere vier. Lediglich die jüngste Tochter namens Gertrud überlebte. Als Reaktion auf die vielen Schicksals-
schläge führte Dorothea von Montau ein von Religiosität geprägtes
Alltagsleben. Nach dem Tod ihres Mannes trat sie in ein Kloster
ein.[393]

## 7.12 Kirchgang, Taufe und Kindsfest

> wenn so ein kint geborn wûrt vnd en-
> pfangen ist worden von mannen vnd wi-
> ben so ist dz kint in der erbsv́nd vnd dz
> weis der tûffel wol wan er weis all
> sünd.[394]
>
> [Wenn ein Kind von Frau und Mann ge-
> zeugt und geboren worden ist, befindet
> es sich im Zustand der Erbsünde. Das
> weiß der Teufel wohl, denn er kennt
> alle Sünden.]

Im Spätmittelalter wurde die Taufe möglichst schnell vollzogen, um
die Seele des Neugeborenen zu schützen. Der Pfarrer tauchte in Anwesenheit von Hebamme, Paten und Vater das Kind nackt ins Tauf-
becken. Danach gab er ihm Salz in den Mund, Öl auf Brust und
Schultern und heiliges Salböl (Chrisam) auf den Kopf. Anschließend
wurde dem Säugling das Westerhemd (Taufhemd) übergestreift, und
auf den Kopf bekamen Mädchen das Westerhäubchen und Jungen
den Westerhut gesetzt.[395]
Der erste Kirchgang der Mutter fand nach 20–40 Tagen statt und
war eine öffentliche kirchliche Feier, während der die nun entbundene
Frau von der „Unreinheit" durch Schwangerschaft und Geburt „gereinigt" wurde, um wieder ein vollwertiges Mitglied der Gemeinde zu
sein. Noch bis ins 20. Jahrhundert hinein begaben sich Frauen, die
vorher entbunden hatten, in Begleitung der Hebamme zu einer Reini-
gungszeremonie, die im Vorraum der Kirche stattfand. Erst danach
durften sie selbst das Gotteshaus wieder betreten.[396] Der aus unter-

schiedlichen Kulturen bekannte Reinigungsritus hob die Tabus auf, denen sie während der Schwangerschaft unterworfen war und die neben einer veränderten Lebensführung besonders ihre Ernährung und Sexualität betrafen.[397]

Im Anschluß an die kirchliche Feier richteten die Kindseltern ein Fest aus.[398] Ähnlich den Kleiderordnungen gab es im Spätmittelalter auch obrigkeitliche Reglementierungen der Gestaltung von Festen. Die Ordnung der Stadt Nürnberg verbot beispielsweise im 15. Jahrhundert zum Schutz des Säuglings vor „Verwahrlosung" große Tauffeste: „und nach der Tauf ist es nit fein [...] mit den Frauen ein großes Fressen und Trinken zu veranstalten".[399] Auch allzu prunkvolle Tauftücher waren verpönt. Zur bescheidenen Tauffeier durften neben dem Ehemann und den Paten nicht mehr als zwölf Frauen geladen werden, die mit Lebkuchen, Frankenwein oder Met bewirtet wurden.[400]

# 8. Vorstellungen von Frauenkörper und Kindsbildung im geschichtlichen Zusammenhang

## 8.1 Die Funktion der Menstruation

Vor dem Hintergrund der Viersäftelehre wurde die Monatsblutung der Frau als notwendiger Reinigungsprozeß gesehen, dessen Ausbleiben nicht nur auf eine vorliegende Schwangerschaft, sondern möglicherweise auch auf eine gefährliche „Stockung" des Körpersaftes hindeutete, die Vergiftungserscheinungen nach sich ziehen konnte.[1] Im antiken *Corpus Hippocraticum* werden als mögliche Folgen einer ausbleibenden Monatsblutung „Verlust der Balance mit Frösteln, Rükkenweh, Fieber, schleimigem Erbrechen, blutigem Urin und Tod" genannt.[2] Pseudo-Trotula referiert die aus der Antike stammende Auffassung, Frauen seien von Natur aus kälter, feuchter und schwächer als Männer und könnten die schädlichen Körpersäfte, die sich in ihnen anstauten, nicht wie diese verbrennen.[3] Deshalb habe die Natur die Menstruation vorgesehen, um den weiblichen Körper zu reinigen und die Empfängnis zu ermöglichen.[4]

Wie zum Thema Abtreibung schon erwähnt wurde, verwendeten die Frauen als menstruationsfördernde Mittel („Emmenagoga") häufig die gleichen Substanzen wie zur Einleitung eines künstlichen Aborts: „Manch frühe, als ,Verstockung' mißverstandene Schwangerschaft mag auf diese Weise beendet worden sein, ohne daß Therapeut(in) oder Patientin die damalige Rechtsauffassung verletzt hätten."[5]

In den untersuchten medizinischen Texten wird das Phänomen der Monatsblutung aus verschiedenen Blickwinkeln betrachtet, so daß sich heutige Leserinnen und Leser ein gutes Bild vom damaligen Umgang damit machen können. Äußeres Merkmal für das Einsetzen der ersten Monatsblutung und die beginnenden sexuellen Begierden der Jungfrau – „das sÿ wiplich recht entpfindet" – sei eine Veränderung der Hautfarbe: „die mủs den blöd sin an der varw vnd wirt ŏch schwartz varw vnder den ŏgen"[6] oder „so schinent jnen die adern blau vnder denen ŏgen".[7] Erklärt wird die Entstehung der ersten Monatsblutung folgendermaßen: Das Blut gelangt durch eine röhrenartige Verbindung von der Leber (dem blutkochenden Organ) zur Gebärmutter, die vor dem ersten Geschlechtsverkehr verschlossen ist. Infolge einer Umwälzung des Blutes in den Röhren bei der Gebärmutter verspürt die Jungfrau einen Reiz („Kitzel"), der den Wunsch nach einem Mann bewirkt, egal, wie gut sie behütet wird. Wenn dieses Gefühl vergeht, beginnt der Monatsfluß, der rot oder schwarz ist (s. S. 224):

> wan der vrsprung von der rören der leber der ist stark vnd dik vnd wen der kompt so můs er jn die bermůtter die ist den nit geoffnet da von dz sÿ noch keinen man gehept het So vmb wellet sich den die rören bÿ der bermůtter vnd gewünnent den da von ein kützlung dz sÿ den da von jn gedenk kumpt man zů haben wie vast sÿ doch vor laster behůtt ist wenn des das vergat so gewůnt sÿ den dem nach jren flus der ist den rott ŏch etwen schwartz gevar.[8]

Den Beginn der Menstruation erst von einem bestimmten Alter an erklärte man sich damit, daß die jungen Mädchen vor der Geschlechtsreife von heißer Natur seien und die überflüssige Feuchtigkeit verbrennen würden: „die jungen megde hand des vsflusses nit Wenn die Natur jn jnen heis ist vnd stark dz es bin jnen vertöwet wirt".[9] Ihr Körper gliche in dieser Beziehung dem männlichen Organismus, der nach humoralpathologischer Lehre wegen seiner heißen Konstitution schädliche Säfte verbrenne: „die manne habent des vszflusses nit wen es sich mit der hitzigen natur zerzert sich".[10] In den antiken Schriften von Aristoteles, Plinius und Galen wird die „hitzige Natur" der Männer als Grund dafür genannt, daß diese (vermeintlich) länger als Frauen leben würden. Albertus Magnus schreibt zwar auch, die Männer seien von heißerer Natur als die Frauen; er kommt dann aber zu einem Umkehrschluß. Die Frauen würden aus mehreren Gründen älter als die Männer: wegen der reinigenden Wirkung der Menstruation und weil sie sich beim Geschlechtsverkehr nicht in dem Maße wie ihre Partner verausgaben, in geringerem Maße körperlich arbeiten und weniger Nahrung konsumieren würden als diese. Ähnlich argumentiert auch Michael Scotus; beide Autoren stützen ihre Ausführungen auf die Lehrmeinung Avicennas.[11] In den Schriften Pseudo-Trotulas differiert die Angabe des Beginns der Menarche von Kodex zu Kodex und liegt zwischen 13 und 15 Jahren.[12] Pseudo-Albertus Magnus setzt in *De secretis mulierum* ein Alter von dreizehn Jahren an. Die genannten Datierungen werden von den meisten mittelalterlichen Autoritäten wiederholt.[13] Zwei Texte erwähnen 13 bzw. 16 Jahre als generelles Alter, in dem die erste Monatsblutung auftritt.[14]

Die unterschiedliche Länge des Zyklus bei verschiedenen Frauen wird mit ihren verschiedenen Temperamenten erklärt. Sie sei außerdem abhängig vom Gang des Mondes, der über alle feuchten Dinge herrsche.[15] Danach hatten z. B. Sanguinikerinnen ihre Monatsblutung bei zunehmendem Mond: „jn dem ersten virtel deß monß".[16] Generell setze die Menstruation alle 27 Tage ein.[17] In der Handschrift Ms. germ. oct. 121 der Staatsbibliothek zu Berlin ist eine Anweisung überliefert, die einem Meister namens „Ysaac" zugeschrieben wird, womit wohl der jüdische Arzt Isaak ben Soleiman (gest. 932) gemeint ist. Sie basiert auf der Zahlenmagie. Ihr zufolge kann eine Frau ihre Menstruation so viele Tage aussetzen, wie sie Korianderkörner schluckt.[18]

Über vor oder während der Menstruation auftretende Schmerzen und andere Begleiterscheinungen ist die Einschätzung zu lesen, der Monatsfluß „schinde" die Frauen so sehr wie die Männer ein Harnstein.[19] Der in einem Text als Autorität genannte arabische Arzt Averroës erklärt in dieser Zeit auftretende stechende Schmerzen im Rückenbereich damit, daß das Menstrualblut seinen Aufenthaltsort nicht in der Gebärmutter habe, denn diese sei allein die „stat der geperung", sondern in einer Ader im Rücken, von der die Beschwerden ausgingen.[20] Eine andere Lehrmeinung lautet, je „gröber" die Natur, also die konstitutionelle Beschaffenheit einer Frau sei, desto stärker habe sie unter den schmerzhaften Begleiterscheinungen der Menstruation zu leiden.[21] Zur Zeit der Monatsblutung könne sich auch Appetitlosigkeit einstellen, weil der weibliche Körper stärker an der Austreibung des Menstrualblutes als an den Verdauungsprozessen „arbeite", weshalb roh genossene Speisen unverdaut blieben.[22] Daß von dieser Auffassung abgeleitet wurde, menstruierende Frauen sollten nur gekochte Speisen zu sich nehmen, läßt sich nur vermuten.

Die unterschiedliche Dauer des Monatsflusses wurde mit der „heißen" bzw. „kalten" Konstitution einer Frau begründet: ein heißer Organismus könne die giftigen Körpersäfte schneller verbrennen, so daß eine geringere Menge auszuscheiden wäre.[23] Eine weitere These lautet, auf die Gesundheit einer Frau verweise die Röte des Menstrualblutes:[24] Hier handelt es sich offensichtlich um einen Hinweis auf die oben erwähnte „Katamenienschau", bei der das Menstrualblut, ähnlich wie der Urin bei der Harnschau, einer optischen Begutachtung unterzogen wurde, von der nach damaliger Vorstellung Hinweise auf den Gesundheitszustand der Untersuchten abgeleitet werden konnten. Vor dem Hintergrund der Theorie, die Menstruation sei ein Prozeß zur Reinigung von giftigen Körpersäften, konnte die Menge des ausgeschiedenen Blutes den vorher bestandenen „Vergiftungsgrad" des Frauenkörpers indizieren.[25] Die monatliche Ausscheidung wird in unterschiedlichen Texten nachdrücklich als „böses Blut"[26] bezeichnet, das eine giftige Wirkung habe.[27] Wer dieses Blut zu sich nehme, könne davon tobsüchtig („tobend") werden;[28] ein Hund, der es fresse, werde am dritten darauffolgenden Tag tollwütig.[29] Die in den Handschriftentexten genannten Auffassungen über die negativen Auswirkungen des Menstrualblutes gehen auf die Naturgeschichte des Plinius (Gaius Plinius Secundus, 23 – 79 n. Chr.) zurück.[30] Böse Dämpfe, die sich während der Menstruation des Hauptes der Frauen bemächtigten (weshalb sie dieses mit „vil schleyrlein" umwänden), seien die Ursache für „giftige" Blicke, die auf einem klaren Spiegel sichtbare Male hinterließen.[31] Die Kraft des Menstrualblutes wurde für so stark gehalten, daß damit der härteste Leim erweicht werden könne.[32] Ein während der Menstruation gezeugtes Kind werde wegen der Giftigkeit des Blutes aussätzig geboren: „welches kind den gemacht vnd entpfangen wirt wen die frowen den flusz habend Das kind wirt vssetzig vnd dz kan jm niemant gebüssen".[33] Auch die Geburt von Kindern mit Fehlbildungen wurde bis in die Neuzeit hinein neben „falschen" Stellungen beim Geschlechtsverkehr dem Beischlaf mit einer Menstruierenden zugeschrieben.[34] Schon in der Bibel heißt es, der am verpönten Geschlechtsakt mit einer Menstruierenden beteiligte Mann werde ebenso wie das gemeinsame Lager unrein.[35] Mittelalterlichen Anschauungen zufolge hatte er seine Verfehlung außerdem mit Heiserkeit zu büßen.[36] Es wurde auch die Meinung verbreitet, rothaarige Menschen seien während der Menstruation gezeugt worden[37] und es sei besonders gefährlich, mit einer Rothaarigen während ihrer Monatsblutung zu schlafen.[38]

In den medizinischen Schriften wird daneben immer wieder die Meinung vertreten, da sich in einer älteren Frau eine größere Menge des giftigen Blutes ansammele, werde sie unrein; ihre Ausdünstungen könnten sogar schädlich für ihre Mitbewohner sein. Sie selbst sei allerdings vor Kontamination geschützt, weil das Gift die Eigenschaft habe, nur andere Dinge oder Menschen, aber nicht sich selbst zu vergiften.[39] Diese Auffassung wird z. B. von Albertus Magnus vertreten.[40] Pseudo-Aristoteles empfiehlt deshalb Vorsicht und weiß die Ärzte auf seiner Seite: „dar vmb so raten die Arczt daß man sich wol vor jn hüten sol vor den alten weiben jn den sachen".[41]

Die Funktion des Menstrualbluts war allerdings nicht durchgängig negativ besetzt, denn es herrschte die Annahme, dieses verwandele sich während der Schwangerschaft und ernähre das Kind über die Nabelschnur im Mutterleib:[42]

> Wann ain fraw schwanger wirt so verleüst sy jren außflůß wann dz menstruum verwandelt sich zu milch vnd da von nert sich dz kind in müter leib durch seinen nabel vnd nit dürch sein münd vnd da von hat es kain stulgang / aber es hat sein harm in müter leib da von kümpt dz wasser vor der geburtt vnd dar nach dz kind ꝛc.[43]

Die nach der Geburt einschießende Muttermilch wurde ebenfalls als Menstrualblut angesehen, das eine Metamorphose durchlaufen habe und über eine Verbindung zwischen Gebärmutter und Brüsten, die bei Avicenna als „vena rivertis" bezeichnet wird, aufgestiegen sei.[44] Diese Erklärung für die Entstehung der Muttermilch ist schon in den hippokratischen Schriften nachweisbar,[45] Galen[46] vertrat sie genauso wie Albubather (Abū Bakr al-Hasan ibn al-Hasīb, um 230/844) in seinem *Kitāb al-Māwālid* (Buch von der Nativität),[47] und in manchen Gegenden war sie bis ins 20. Jahrhundert gängig.[48] Menstruationsstörungen traten danach besonders bei Frauen auf, die nicht schwanger geworden waren und deshalb stärker zur Verhaltung schädlicher Körpersäfte tendierten.[49] In den frauenheilkundlichen Texten wird die Menstruation häufiger mit dem Begriff „Blume" oder „Blüte" umschrieben. Der Frauenleib wurde mit einem Baum verglichen, der Blüten treibt, bevor er Früchte ansetzt. Im Traktat *Von der Natur der Frauen und ihren Krankheiten* wird erklärt (s. S. 244):

> Von der frowen heimlikeit dz da heist menstrua
> Jtem nu wil jch dir sagen von der frowen heimlikeit vnd von jra blůmen das heist in latin menstrua vnd spricht man jm der flusz vnd Die meister nementz [!] einen blůmen wan als kein bŏm ane blůst vnd blůmen kein frucht bringt also mag ŏch kein frow kein kind anen den selben blůmen gewünnen oder gebern.[50]

Eine Randbemerkung im Zürcher Kodex B 245 enthält eine Anweisung zur Beendigung einer starken Menstruation. Diese wird mit dem Begriff „Rosen" umschrieben. Mit eindeutiger Farbsymbolik heißt es hier, das Menstrualblut solle mit einem weißen Tüchlein aufgefangen und dieses unter einem weißen Rosenstock vergraben werden: „Item welche frowe ir Rosen zu vil hab die foch den rosen in ein wayß tuchlin grab es vnder ein weyssen rosen stock".[51]

Neben vielfältigen Anweisungen zur Beeinflussung der Menstruation enthalten frauenheilkundliche Texte auch Erklärungen für das

Einsetzen der Menopause. Diese erklärten die medizinischen Autoritäten wie den Beginn der Menarche aufgrund der Viersäftelehre: eine Frau sei jenseits ihres fünfzigsten Lebensjahres von so kalter Natur, daß in ihr kein Same mehr ausreifen könne: „Vnd wen sÿ uber fünfzig jar komend so habend sÿ es den nit me wen jr natur den so kalt ist Dz den jn jnen sômlich same nit gewürken kan".[52] Pseudo-Trotula differenziert in *De passionibus mulierum* den Beginn der Menopause nach der körperlichen Beschaffenheit der jeweiligen Frau: Bei dünnen Frauen setze diese im 50. Lebensjahr ein, bei „feuchten" Frauen erst zwischen dem 55. und 60., bei dicken Frauen allerdings schon ab dem 35. Lebensjahr.[53] Daß der Beginn von Menarche und Menopause, neben individuellen Abweichungen, seit der Antike nicht konstant blieb, haben die Forschungen von G. Backman ergeben. Danach kam es in der Antike meistens im 14. Lebensjahr zur ersten Monatsblutung. Von ungefähr 1500 an ist bei jungen Frauen im gesamten Europa eine verzögerte Menarche zu verzeichnen, die an ihrem Kulminationspunkt gegen Ende des 18. Jahrhunderts dazu führte, daß die Menarche erst mit 17,5–18 Jahren begann. Seit dem Anfang des 19. Jahrhunderts ist diese Tendenz wieder rückläufig. Die Menopause begann nach Backman in der Antike um das 40. Lebensjahr. Vom Ende des Mittelalters bis in unsere Zeit verschob sich das Einsetzen des Klimakteriums bis ins 45. Lebensjahr; in den letzten hundert Jahren bis ins 48. Lebensjahr.[54] Erklären läßt sich dieses Phänomen mit einer Veränderung der Ernährungsbedingungen, die von der jeweils herrschenden ökonomischen Situation abhängig sind.[55]

## 8.2 Zeugungstheorien und Vererbung

Seit der Antike werden Antworten auf die Frage formuliert, welchen Anteil Frauen bzw. Männer an der Zeugung ihrer Nachkommen haben und wie geistige Eigenschaften und körperliche Merkmale weitervererbt werden.[56] Die beiden wichtigsten Zeugungstheorien gehen auf das *Corpus Hippocraticum* und auf Aristoteles zurück.

Der Verfasser der Schrift über die Fortpflanzung aus dem *Corpus Hippocraticum* vertritt die sogenannte „Zweisamentheorie", nach der ein weiblicher Samen und das Sperma des Mannes gleichwertig zusammen einen neuen Menschen formen.[57] In hinduistischen Schriften erscheint diese Vorstellung schon tausend Jahre vor dem *Corpus*

*Hippocraticum.*[58] In der medizinischen Literatur wurde meistens das Vaginalsekret als weiblicher Samen bezeichnet. Galen erwähnt allerdings in seinen Schriften eine weibliche Prostata, aus der von Frauen Samen ejakuliert werden könne.[59] Da männlicher und weiblicher Same in allen Teilen der beiden Körper gebildet würden, stellten sie eine Art „repräsentativen Extrakts" der beteiligten Organismen dar.[60] Diese Theorie von der Gleichwertigkeit des männlichen und weiblichen Samens wurde später von Galen aufgenommen und modifiziert. Nach seiner Theorie ist neben dem Menstrualblut auch weiblicher Samen an der Zeugung beteiligt. Dieser sei allerdings von minderer Qualität und Menge als das männliche Sperma.[61] Galen sah die weiblichen Geschlechtsorgane als Umkehrung der männlichen, weshalb er von in den weiblichen Körper eingebetteten Hoden spricht[62] und damit die Grundlage für die bis in die Neuzeit fortdauernde undifferenzierte terminologische Bezeichnung von Gebärmutterhals und Scheide legte:[63]

> Galienus der spricht dz der sam kom von dem hirn vnd vsz der leber vnd usz allen gelidern vnd gat durch die adern Die da heist in venilis vnd ere kochet sich jn denen hoden vnd güsset sich denen frowen vs der rören die sy da vornen hand vnd die frowen habend jr hoden jnwendig vnd die adren jr hoden [!] vnd güst sich jnen vs denen hoden jn die rören als du gehört hast.[64]

Diesem „Gleichwertigkeitsprinzip" des weiblichen und männlichen Samens stand mit der aristotelischen Theorie vom „Leistungsdualismus", nach der der Mann als alleiniger Samenspender galt, ein zweites Erklärungsmodell gegenüber.[65] Nach Aristoteles (384 bis ca. 322 v. Chr.) ist der Anteil der Frau beim Zeugungsakt von untergeordneter Bedeutung; sie übernimmt lediglich die Funktion einer Gehilfin bei der Entstehung eines Kindes. Er vergleicht die Funktion des weiblichen Körpers mit der Erde eines Ackers, in die der männliche Same gesät wird – dieser ist also letztlich für die Entstehung der Nachkommen verantwortlich. Der männliche Samen zeichnet sich nach der aristotelischen Theorie durch Beweglichkeit aus und determiniert infolge seiner Einwirkung auf das Menstrualblut in einer Art Fermentierungsprozeß die morphologische Bildung des zukünftigen Menschen, ähnlich „wie Lab die Milch im Eimer zum Gerinnen bringt."[66] Dem Menstrualblut als Zeugungsbeitrag der Frau wird eine mindere Qualität als dem Sperma zugeschrieben. Die Bildung des Spermas erfolgt nach dieser Theorie aufgrund der „Sperma-Blut-Antithese": Das Blut wird durch einen „Kochungsprozeß" in den

Blutgefäßen stetig verfeinert, bis als „wertvollstes Produkt" das Sperma entsteht.[67] Wegen ihrer kalten und feuchten Natur ist die Frau auch nach Albertus Magnus, der in den *Quaestiones super de animalibus* die aristotelische Theorie übernimmt, unfähig, einen Zeugungsbeitrag zu liefern, der ähnlich wie das männliche Sperma zu einer aktiven Funktion geeignet ist.[68] Im Idealfall zeugt der Mann in einem Knaben ein Ebenbild seiner selbst. Die Geburt eines Mädchens ist als Folge einer Entartung oder Fehlbildung zu bewerten, weil es während der Zeugung zu einer „Abbremsung" des „väterlich-schöpferischen Impulses durch die rohe kalte Materie des Menstrualblutes" gekommen war.[69] Die aristotelische Zeugungstheorie, nach der die Frau als minderes Wesen und quasi als „verhinderter Mann" galt, übernahmen weitere Autoritäten der Scholastik wie z. B. Thomas von Aquin (1225 oder 1226–1274), der Schüler von Albertus Magnus.[70] Nach Isnard W. Frank „kann man mit einer gewissen Vorsicht" sagen, daß das Frauenbild der mittelalterlichen Theologen in Abhängigkeit von deren Beeinflussung durch naturwissenschaftliche und naturphilosophische Anschauungen positiver oder negativer geprägt war.[71]

Neben anderen Theorien wurde die Geschlechtsdeterminierung in der Antike damit begründet, daß einer der beiden Partner eine größere Samenmenge abgegeben habe (Alkmaion, 6. Jh. v. Chr.) oder daß bestimmte, im Samen enthaltene Kräfte das Geschlecht festlegen würden (Parmenides, geb. um 515 v. Chr.). Wenn es infolge ungünstiger Bedingungen nicht zu einer Verschmelzung dieser Anteile käme, entwickle sich ein Hermaphrodit.[72] Die „Zweisamentheorie" wird noch in medizinischen Handschriften des 15. Jahrhunderts als Modell zur Erklärung der Geschlechtsdeterminierung referiert: „Vnd wen der frawen samen herschet über des mannes samen so wirt es ein meitlin hers[ch]et aber des mannes samen über der frowen so wirt es ein knab".[73] Albertus Magnus vergleicht den Samen mit der Kraft eines Blitzes, der einmal Mädchen, in anderen Fällen Knaben erzeuge.[74] Nach Galen beeinflußt die Mutter durch das Menstrualblut, welches während der Schwangerschaft eine Metamorphose durchmache und als Muttermilch hervorgebracht werde, die Bildung eines Kindes stärker als das väterliche Sperma.[75] Ausgehend von den Theorien der antiken Mediziner entwickelten die mittelalterlichen Theologen eine eigene Einschätzung der Bedeutung des weiblichen und männlichen Samens: der weibliche Same sei für die Empfängnis nicht zwingend notwendig, aber daran beteiligt, indem er dafür sorge, daß das Kind schöner werde.[76]

Zwei von Brigitte Kusche untersuchte spätmittelalterliche Texte in den mittelniederländischen Handschriften GKS. 1657 und Ms. 593 vermitteln die Zweisamentheorie, Ms. med. 798 hingegen die aristotelische Auffassung. Sie leitet von diesem Ergebnis ab, „daß sich schwangere Frauen in Flandern und Brabant des Gefühls erfreuen durften, gleichberechtigt an der Entstehung ihres Kindes beteiligt zu sein."[77]

## 8.3  Die „Rechts-Links-Theorie"

Ebenfalls aus den antiken Schriften von Aristoteles und Galen stammt die Auffassung, daß sich Knaben auf der rechten Seite des Uterus in der Nähe der Leber entwickelten und mit besserem und wärmerem Blut versorgt würden als Mädchen, die auf der linken Seite, in der Nähe der kälteren Milz heranreiften.[78] Der Organismus einer zukünftigen Frau erhielt nach dieser Theorie schon im Mutterleib durch die geringere Wärmezufuhr, die mit „Lebensenergie", „Kraft" und „Seele" gleichgesetzt wurde,[79] eine minderwertigere Versorgung, welche die schlechtere konstitutionelle Verfassung der Frauen im Vergleich mit den Männern begründete.[80] Diese sogenannte „Rechts-Links-Theorie" wird als Erklärungsmuster für die körperlichen Unterschiede der zwei Geschlechter auch in den mittelalterlichen frauenheilkundlichen Texten oftmals herangezogen. Danach sollten Veränderungen des weiblichen Körpers während der Schwangerschaft wie z. B. ein Anschwellen der Brust auf der rechten bzw. linken Seite auf die Empfängnis eines Sohns bzw. einer Tochter hindeuten. Schon bei Galen findet sich die Auffassung, der aus dem rechten Hoden eines Mannes stammende Same sei zur Zeugung von Söhnen bestimmt. Im *Corpus Hippocraticum* wird ebenfalls die Theorie überliefert, daß die Knaben auf der rechten Seite des Uterus, die Mädchen auf der linken heranreiften.[81] Die frauenheilkundlichen Texte enthalten Hinweise, die, basierend auf der „Rechts-Links-Theorie", Verhaltensweisen beschreiben, um das Geschlecht des möglicherweise gezeugten Kindes zu beeinflussen. So wird empfohlen, wenn das Paar einen Sohn haben wolle, solle sich die Frau direkt im Anschluß an den Beischlaf auf die rechte Körperseite drehen, damit der Zeugungsgrundstoff auf der rechten Seite des Uterus heranreifen könne. War eine Tochter erwünscht, mußte sie sich auf die linke Seite

drehen. Es ist anzunehmen, daß diese Methode in erster Linie die
Zeugung von männlichen Nachkommen garantieren sollte:

> vnd ein frow sol ligen recht vf dem rugen vfrecht zů der tatt vnd sunder mit vsz
> gezognen knůwen vmb das dz sich der sam nit verspile Vnd wen sÿ wellend dz es
> ein knab werd so leg sich die frow vf die rechten sitten Nach dem schimpf Das
> sich der sam dar jn fůge wan die knaben wellent dar jnn geborn werden Vnd die
> tochtren in der lingen siten.[82]

In einer anderen Textpassage wird die Intention, die Zeugung eines
Knaben zu begünstigen, noch deutlicher. Die Frau soll sich danach
beim Geschlechtsverkehr nicht auf die rechte Seite legen, weil sie sich
anschließend vielleicht von ihrem Partner abwenden und zum Schlafen auf die linke Seite drehen könnte. Dann würde der Samen in die
linke Seite der Gebärmutter laufen und könnte gegebenenfalls die
Entstehung eines Mädchens verursachen:

> [M]an sol ŏch merken dz kein frow bin jrem man vf der rechten sitten ligen sol
> dar vmb lit sÿ gegen jm vf der rechten sitten vnd er den mit jra schertz vnd
> schimpft vnd ob sÿ sich den nach der arbeit von jm kert vnd sÿ sich nach der
> arbeit vf die ling sitten leit durch růwen vnd gemachs willen was sich den samens
> jn jra entzůndet hat von der anrůrung des mannes vnd sich den die kamern gelich
> vf entschlossen hat so sigt den der sam in die kamer zů der lingen sitten die jn
> der bermůtter sint da werdent das meist teil meitlen vs leit sÿ sich aber vff die
> rechten sitten so gerat es gewonlich zů knaben.[83]

In einem Trotula zugeschriebenen Rezept wird die Hormongabe aus
dem rechten Hoden eines Hasen zur Zeugung eines Sohnes empfohlen: „Jtem nach der Reinigunge der frauwen zÿt [gemeint ist die Men-
struation] So nem ein frauwe den rehten hoden ein [!] hasen vnd
drinck in mit win so gebirt sie ein sůn".[84] In einem weiteren Rezept
wird die Einnahme der rechten Niere eines Wiesels empfohlen.[85]
Klaus Arnold hat festgestellt, daß im Mittelalter ebenfalls auf Grab-
steinen und in der Kirche die rechte Seite für die Männer reserviert
war.[86] Auch in Sprichwörtern findet sich die Auffassung: „A table et
au lit, la droite appartient au mari" – „Bei Tisch und Bett gehört der
Platz zur Rechten dem Ehemann".[87]


## 8.4 Modelle vom Aufbau der Gebärmutter


In Zeiten, als die Sektion menschlicher Leichen aufgrund religiöser
Glaubensgrundsätze verboten war, übertrug man Erkenntnisse, die

aus der Sektion von Tieren gewonnen wurden, auf den Aufbau des menschlichen Organismus. Vor diesem Hintergrund sind unterschiedliche Theorien zu verstehen, die das Bild vom weiblichen Uterus betreffen. Die heute gebräuchlichen Bezeichnungen „Uterus" (Gebärmutter) und „Cervix" (Gebärmutterhals) gehen auf den Mediziner Andreas Vesalius (1514–1564) zurück, der 1543 das erste vollständige Lehrbuch der menschlichen Anatomie veröffentlichte.[88] In den mittelalterlichen Texten wird die Gebärmutter wie erwähnt als „matrix" bezeichnet. Die wichtigsten Vorstellungen werden anschließend kurz vorgestellt.

## 8.4.1 ‚Uterus simplex' und ‚Uterus duplex'

Seit der Antike wird die Gebärmutter in medizinischen Schriften als Organ beschrieben, das mit einer oder mehreren Höhlungen versehen ist und in dem ein Kind oder, bei Mehrlingsschwangerschaften, mehrere Kinder heranwachsen. In dieser Zeit galt der Uterus als zweiteiliges Organ („Uterus duplex"). Aristoteles nennt ihn zweispitzig oder zweiteilig, Praxagoras und Philotimos schildern seinen Aufbau als „zweibuchtig",[89] Galen bezeichnet ihn in unterschiedlichen, voneinander abweichenden Darstellungen als gedoppelt oder mit zwei Ausbuchtungen versehen.[90] Er übertrug die Kenntnisse, die er bei Sektionen von Tieren (Ungulaten) mit „Uterus duplex" bzw. „bicornuatus" (zweihörnig)[91] gewonnen hatte, auf die Gebärmutter der Frauen.[92] Lediglich Rufus und Soranos von Ephesos hatten schon vor Galen den „Uterus simplex" mit einer Höhlung beschrieben.[93] Ihre Auffassungen gingen aber nicht in den allgemeinen Bildungskanon ein, so daß im Mittelalter in der christlichen Welt die anatomischen Auffassungen Galens dominierten.[94] Auch in der islamischen Welt scheint die Theorie von einem zweikammerigen Uterus im weiblichen Körper allgemein akzeptiert worden zu sein.[95] Im Laufe der Zeit wird in medizinischen Schriften allerdings immer häufiger eine Mehrkammerigkeit der Gebärmutter beschrieben, die über die zwei Kammern des „Uterus bicornuatus" hinausgeht: Drei Kammern erwähnen Bartholomäus Anglicus und Lanfrank, fünf beschreibt ein anonymer griechischer Traktat, sieben Kammern nennen Copho und Richard von Salerno, Wilhelm von Conches, Michael Scotus, Mundinus und Pseudo-Galen.[96]

## 8.4.2  Der ‚siebenkammerige Uterus'

Die weiteste Verbreitung fand im Mittelalter das integrative Modell
des ‚siebenkammerigen Uterus', und zwar zu einer Zeit, in der erstmals seit Jahrhunderten die Sektion menschlicher Leichen wieder
möglich war. Diesem Modell zufolge ist die Gebärmutter in sieben
Kammern untergliedert.[97] Daß von sieben Kammern ausgegangen
wurde, deutet auf die magisch-mystische Bedeutung hin, die dieser
Zahl seit dem babylonischen Reich beigemessen wurde: sie verweist
darauf, daß eine Mondphase sieben Tage lang dauert, auf die sieben
Planeten, auf die besondere Bedeutung, die diese Zahl in der Bibel
hat (sieben Schwerter Mariae, Todsünden, Tugenden).[98] In den drei
Kammern auf ihrer linken Seite, dem kühlen Einfluß der Milz ausgesetzt, entwickeln sich die weiblichen Föten; auf der rechten Seite, in
der Nähe der warmen, blutkochenden Leber reifen die männlichen
Föten heran und in der darüberliegenden Scheitelkammer gegebenenfalls die Zwitter. Das Modell des siebenkammerigen Uterus bietet
Erklärungsmöglichkeiten für unterschiedliche Phänomene, die mit
der Reproduktion verbunden sind: Mehrlingsschwangerschaften, Intersexualität, Hermaphroditismus, Geschlechtsdeterminierung, gynäkologische und sexologische Probleme, Gestaltbildung des Embryos
usw. und ist damit als theoretischer Entwurf durchaus faszinierend.[99]
Viele handschriftliche Texte und später auch Drucke, die den siebenkammerigen Uterus beschreiben, sind mit erklärenden Illustrationen
ausgestattet.[100] Eine detaillierte Beschreibung des siebenkammerigen
Uterus findet sich in der spanischen Druckausgabe des *Fasciculus medi-*
*cinae* von 1495. Diese Textpassage wird in der Forschungsliteratur zu
diesem Thema bisher nicht erwähnt:

> Und jene Mischung des Samenmaterials, von der wir gesprochen haben, wenn die
> empfangen wird in dem rechten Teil des Uterus der Frau, wo es 3 Ventriculos
> oder Sinus gibt, so entsteht männliches Geschlecht, und wenn in dem linken Teil
> desselben Uterus, wo es 3 andere Sinus gibt [empfangen wird, B. K.], so entsteht
> weibliches Geschlecht, und wenn mitten im Uterus [empfangen wird, B. K.], wo
> es einen anderen Sinus gibt, ausser den andern, so entsteht ein Hermaphrodit,
> welches eine menschliche Form ist, welche die Natur (Geschlecht) des Mannes
> und der Frau hat. Und der Grund dieser Verschiedenheit, dass nämlich ein Knabe
> in der rechten Seite und ein Mädchen in der linken und ein Hermaphrodit in der
> Mitte erzeugt wird (entsteht) ist, dass in der rechten Seite mehr Wärme und Le-
> benskraft (Energie) besteht, und die Natur braucht mehr Wärme und Energie um
> einen Knaben als ein Mädchen hervorzubringen. Deshalb entsteht rechts ein

Knabe und links ein Mädchen, und der Hermaphrodit entsteht so von 2 geschlechtlichen Naturen, Mann und Frau, weil die Energie der rechten Seite einen Knaben
hervorbringen will und die linke ein Mädchen, derart, dass die Frucht mit beiden
Eindrücken, aber unvollkommen bleibt, und sie wird beurteilt nach dem, der überwiegt.[101]

Die einzelnen Kammern des Uterus werden im *Traktat von der Natur
der Frauen und ihren Krankheiten* mit Matrizen verglichen, welche die
Physiognomie des Kindes prägen (s. S. 231 f.):

> welche kinder jn einer kamer werdent entpfangen die sind alle ein andern gelich
> Vnd hervmbe das der forme der kamern vil ist also werdent die kind mengerleÿ
> an der gestalt Dz sÿ vnder wilent gelich sind ein andern vnd vnder wilent sind sÿ
> ain andern vngelich.[102]

Die Ähnlichkeit mit der elterlichen oder familiären Physiognomie
wird auf der Grundlage der Zweisamentheorie mit dem Überwiegen
des männlichen oder weiblichen Samens erklärt: „Das kompt ŏch da
von wann des vatters sam mer ist denn der mŭtter so wirt es dem
vatter gelich".[103] Robert Reisert, der ein Buch über den siebenkammerigen Uterus veröffentlicht hat, vertritt die These, dieses vielseitige
theoretische Modell sei wahrscheinlich aus der byzantinischen Medizin hervorgegangen.[104] Der byzantinische Schriftsteller (und Nicht-
mediziner) Michael Psellos (1018 – 1079) erörtert in einer Sammlung
von 193 Fragen zu unterschiedlichen wissenschaftlichen Themen in
sechs Abschnitten die Zeugungsvorgänge und in diesem Zusammenhang auch die Mehrkammerigkeit des Uterus. Einen siebenkammerigen Uterus beschreibt er in zwei Textpassagen allerdings nicht, sondern nach seiner Vorstellung ist die Gebärmutter in mehrere „Buchten" untergliedert. Da dieser Text bei Reisert nicht erwähnt wird,
bietet sich hier die Wiedergabe der einschlägigen Passagen an. Im
3. Teil zum Thema „Wann männliche und weibliche Nachkommen
entstehen" heißt es:

> So wie es einen rechten und einen linken Hoden gibt und wie der rechte mehr
> warm ist und der linke weniger warm (als der rechte): so besitzt auch die Gebär-
> mutter zwei Buchten für die Aufnahme des männlichen Samens, die rechte und
> die linke, zumal auch der männliche Samen eben wärmer als der weibliche ist.
> Der in die rechte Bucht (der Gebärmutter) eingeworfene Samen wird infolge der
> Wärmewirkung zu einer männlichen, der in die linke hineingelangte wird wegen der
> Kühle zu einer weiblichen Frucht. Wenn sich der in die rechte Gebärmutterbucht
> eingeworfene Samen weiblich entwickelt, so hat das Kind dann dennoch ein männ-
> liches Aussehen und zeigt auf dem Kinne einen Haarwuchs. Sobald aber der in die
> linke Bucht geworfene Samen männlich auswächst, so wird das Kind einen mehr

weiblichen Typus erlangen und weichlicher werden, als es seinem Geschlechte entspricht. Solche Übergangsbilder werden unter den Männern wie unter den Frauen gefunden.[105]

Die Widersprüche in den Ausführungen von Michael Psellos legen die Vermutung nahe, daß dieser implizit die Annahme vertritt, das Geschlecht des zukünftigen Kindes werde davon determiniert, ob der männliche Same aus dem rechten (= männlich) oder linken (= weiblich) Hoden stammt. Der 5. Abschnitt „Warum Zwillinge und Drillinge zustande kommen" lautet:

> Auch für die Entstehung von Zwillingen und Drillingen wird einer viele Ursachen aufzählen (können): die Beschaffenheit des Samens, die Zeugungskraft des Familienstammes, die in der Gebärmutter vorhandenen Buchten; denn es umfassen die Gebärmutter gar verschiedene Hohlräume. Wenn nun in deren weiterer Verzweigungsbuchten der Samen zerteilt worden ist, so entstehen Zwillinge und Drillinge: und die Menge des abfließenden Samens ist schuldig an der Zahl der geschwängerten (Hohlräume). Die Gebärmutter hat (wie erwähnt) viele Buchten und zwei besonders auffällige Höhlungen, die durch einen in der Mitte (zwischen diesen) befindlichen Hymen voneinander getrennt werden; wenn in diese der Samen eingeworfen worden ist, so entstehen dann als Frucht Zwillingsembryonen. ERASISTRATOS leitet davon auch die Überschwängerungsfälle ab wie bei den Tieren: es mag nun einer noch andere Ursachen dafür nennen, sei es, daß er sie selbst herausfindet, sei es, daß er hierbei den alten Autoren nachgeht.[106]

Wie die zitierte Passage verdeutlicht, wird von Michael Psellos das Modell des siebenkammerigen Uterus nicht genau beschrieben, denn er spricht von zwei Höhlungen, die durch ein Hymen getrennt sind und verschiedene Hohlräume aufweisen, die sich in weitere „Buchten" verzweigen. Die Siebenzahl nennt er nicht. Selbstverständlich läßt die Beschreibung in einem einzelnen Werk keine allgemeingültigen Schlüsse auf die gesamte byzantinische Medizin zu, sondern kann hier nur als Hinweis für weitergehende Untersuchungen dienen. Das Modell des siebenkammerigen Uterus wurde in erster Linie in Schriften aus dem Umkreis der Medizinschule von Salerno weitergegeben; daneben sind Einflüsse anderer Quellen zu verzeichnen,[107] unter denen die *Philosophia mundi* des Wilhelm von Conches eine hervorragende Stellung einnimmt.[108] Der älteste bisher bekannte lateinische Text, der das Siebenkammermodell des Uterus einführt, ist der pseudo-galenische Traktat *De spermate*, dessen handschriftliche Tradierung im 13. Jahrhundert einsetzt.[109] In einer arabischen Quelle, Albubathers (um 230/844) oben bereits genanntem Buch *Kitāb al-Mawālid*, welches 1218 von Salio in Padua unter dem Titel *De nativitatibus* ins

Lateinische übertragen wurde, wird dieses Modell ebenfalls schon erwähnt.[110]

Nach diesem Blick auf die Beschreibung des Gebärmuttermodells in byzantinischen, lateinischen und arabischen Schriften bietet sich eine Übersicht über bisher bekannte landessprachliche Texte an, die das Uterusmodell zur Erklärung heranziehen. Bereits veröffentlicht ist die Schilderung von Aufbau und Funktion des siebenkammerigen Uterus aus einem mittelniederländischen Pseudo-Trotula-Text.[111] Erwähnt wird das Theorem auch in den *Secreta mulierum* des Pseudo-Albertus Magnus (neben der Beschreibung eines zwei- und dreikammerigen Uterus) und dient hier u. a. zur Erklärung von Mehrlingsschwangerschaften.[112] Einige weitere volkssprachliche Texte sind außerdem bekannt geworden: Drei davon, die in deutschsprachigen Handschriften überliefert sind, werden den Mittelpunkt einer angekündigten Untersuchung bilden.[113] Christine Boot äußert die Vermutung, daß zukünftige Handschriftenuntersuchungen weitere Belege für die Verbreitung dieses Uterusmodells hervorbringen würden, „die die Annahme einer starken volkssprachigen Verbreitung der Sieben-Zellen-Theorie bestätigen."[114] Ihre Auffassung kann ich mit den von mir gefundenen und edierten Texten unterstützen, denn in mehreren von ihnen wird das Uterus-Modell herangezogen:

[N]u sol man verstan dz ein frow wol siben kamer hat vnd wol siben kint mit ein andern getragen mag an wunder vnd die kamern stant gelich in der bermůter vnd gelich enmitten in der frowen lichnam vnd in der rechten sitten so lit das schlos der knaben vnd in der lingen sitten so lit dz schlos der meitlen.[115]

Als vns meister Trocula beschribet dz die matrix sÿe zůsament gefalten als ein tůch vnd von der wachsunge der frucht so wirt sÿ gewittet Vnd du solt ŏch wůssen dz die matrix ist als ein breitt bůttel der vornen eng ist in dem sich der same beschlůsset vnd der mund gat fůr die porten Vnd jn der matrix jn der rechten sitten sind der kamern drÿ Da die knaben jn werdent entpfangen Vnd in der linken sitten sind der kammern [Verschreibung, im Text steht „knaben"], ŏch drÿ da die tochtern jn werdentt entpfangen vnd dar jnn ligend Vnd jn der mitlosten kunt die samen die da zwůschent von beden dem man vnd der frowen jn der vnkůnscheit vergosen werdent wen die frow swanger ist.[116]

War vmb geperen etlich frauen mer kindt Dan einß daß ist zwilling
Antwůrt Aristotiles jn libro de hůmano natůra jn der permůtter sindt siben zellen vnd behaltüng deß samenß vnd gemanigklich mugen si geperen kinder Jn welicher zel sich vermist der sam des Manß sünderbar jn der rechten seyten sind Drÿ zel dar auß sie gepern mügen drÿ Meydlein Aber ein zel ist jn der mitte dar auß geporen wirt ein kint genant zwidarm Daß do Hat zwaierleÿ heimlicher scham des manß vnd des weibß dar vmb wan ein Fraw tregt siben kint das ist mer wünderlich dan naturlich.[117]

Im letzten Text liegt ein Fehler beim Abschreiben vor, denn die rechten Kammern werden fälschlich als Kammern der Mädchen bezeichnet, während über die Kammern, in denen die Knaben geformt werden, nichts ausgesagt wird.

In einem bereits edierten anatomischen Traktat aus dem 15. Jahrhundert wird der Aufbau des siebenkammerigen Uterus ebenfalls erwähnt.[118] Nach dieser Beschreibung sind die rechte und die linke Uterushälfte jeweils in drei Winkel unterteilt, in denen Mehrlinge heranwachsen können. Die nicht in Winkel gegliederte Scheitelkammer ist danach mit der Ader verbunden, aus der das Menstrualblut fließt: Die angenommene schädliche Wirkung des Monatsflusses verursacht also die Fehlbildungen. Die Passage über den siebenkammerigen Uterus lautet in diesem Traktat:

> Die muter ist ein holes gelid vnd hutlechtes / vnd in wendig ist es füchtig darumb das es den samen behalten mag / die selbig muter die hat dry zell / die ein zell die an der rechten siten ist da die menlich geburt in lyt / Die mitel zell da die merwunder oder halbe tire oder vnhalbe menschen [hier ist der Text unvollständig] / Darumb so heysset sy der frowen sichtag zelle Wan in Ir endet sich die adern dar ab der frawen siechtum sich lasset / Der rechten siten zelle die hat dry winckl was geburde darIn kumt die gewint menschlichs bilde / vnd was geburd in der linken zelle kumpt Das ist in der lincken siten zelle die gewynnen wiplich gebilde / der frawen sichtag zelle die hat keinen winckl /.[119]

Zwei altfranzösische Quellen überliefern das Theorem ebenfalls. Im Traktat *Die Macht der Liebe* Richards von Fournival aus dem 13. Jahrhundert[120] wird den einzelnen Kammern, die der Entwicklung der Föten dienen, eine Funktion zugeschrieben, die von der lateinischen Tradition abweicht. In seiner Darstellung werden die Kammern von männlichen und weiblichen Föten im Verhältnis von vier zu drei belegt; für die Entwicklung von Hermaphroditen ist kein Platz vorhanden. Erst in einer weiteren altfranzösischen Quelle, dem Traktat *Les secres as dames*, der zwischen 1418 und 1453 entstand und in vier Handschriften aus der zweiten Hälfte des 15. Jahrhunderts überliefert ist,[121] findet sich wieder eine Zuweisung der Kammern (die hier abweichend als „chambres ou lieulx" bezeichnet werden), welche mit der lateinischen Tradition übereinstimmt. In den *Secres as dames* erfährt die Funktion der in Kammern gegliederten Gebärmutter eine weitere Modifikation, denn sie dient hier nicht nur zur Festlegung des Geschlechts, sondern auch zur Ausprägung weiblicher und männlicher Charaktereigenschaften. Die idealtypische Frau, die in einer „weiblichen" Kammer herangereift ist, zeichnet sich demnach durch Sanftheit, Aufrichtigkeit und Güte aus; an anderer Stelle wird zusätzlich ihre Schamhaftigkeit erwähnt. Entwickelt sie sich hingegen in einer „männlichen" Kammer, so scheint sie äußerlich ebenfalls eine Frau zu sein; in ihrem Inneren verbirgt sich allerdings ein „männliches" Herz, welches ihren Charakter hart und böse macht. Männliche Föten können im umgekehrten Fall weibliche Charaktereigenschaften annehmen; sind sie allerdings „richtige Männer", so weisen sie die positiven Eigenschaften Verläßlichkeit, Mut und Verschwiegenheit auf. Negative Eigenschaften (Eitelkeit, Stolz, Geiz, Habgier und Schändlichkeit) können bei beiden Geschlechtern auftreten und erfahren keine geschlechtsdeterminierte Zuschreibung.[122]

Das Erklärungsmodell des siebenkammerigen Uterus findet sich, wie der Überblick verdeutlichen sollte, mehrere Jahrhunderte lang in der medizinischen Literatur. Es scheint für die Gelehrten so überzeugend gewesen zu sein, daß es Mondino dei Luzzi in seinem 1315 beendeten chirurgischen Lehrbuch sogar noch nach der Sektion zweier weiblicher Leichen vertrat.[123] Noch im 1501 veröffentlichten *Antropologium de hominis dignitate, natura et proprietatibus* des Leipziger Mediziners Magnus Hundt (1449–1519) befindet sich eine Abbildung des ‚siebenkammerigen Uterus'. Erst nachdem die anatomischen Kenntnisse weiter zugenommen hatten, widerlegten Verfasser wie Berengario da Carpi im Jahre 1524 dieses Wissenschaftsmodell.[124]

## 8.5 Hermaphroditen

Konrad von Megenberg schreibt in seinem *Buch von den natürlichen Dingen* (1350), eine ungünstige Verschmelzung des männlichen und weiblichen Samens verursache die Entstehung von Zwitterwesen:

> Ez geschiht auch, dz zwuo würkent kreft gleich kreftich sint. der aineu würkt manneszaichen vnd diu ander frawenzeichen: die machent ain purt, diu paidez hât volkomen vnd würkt auch paideu werk. die laüt mit paiden dingen haizent ze latein ermofrodite.[125]

Neben dieser relativ einfachen Erklärung des Zwitters bietet sich, wie den bereits angeführten Zitaten zu entnehmen ist, vor allem das Modell vom ‚siebenkammerigen Uterus' zur Deutung dieses Phänomens an. In den *Problemata* von Pseudo-Aristoteles bildet die Erörterung der Frage nach der Entstehung und gesellschaftlichen Akzeptanz von Intersexualität den Inhalt mehrerer weiterer Fragen. Auch in dieser Schrift wird die Bildung eines Zwitterwesens, hier *zwidarm* genannt, mit dem Modell des siebenkammerigen Uterus erklärt; im Text werden Zellen, keine Kammern erwähnt: „ein zel ist jn der mitte dar auß geporen wird ein kint genant zwidarm Daß do Hat zwaierleÿ heimlicher scham des manß vnd des weibß".[126] Das Heranreifen eines Hermaphroditen wird quasi als Unfall beschrieben, denn eigentlich hat die „natür willen zu geperen Ein knaben vnd nimer nit ein maydlein",[127] und obwohl fast alle Glieder eines „knebleins" ausgebildet wurden, kann die Natur „wegen der Vnkeüscheit der materi des samenß"[128] keinen Knaben hervorbringen, sondern bildet eine weibliche Scham. Deshalb ist der Zwitter „an der mandlichen heÿmlicheit vnüermügent".[129] Die im Text daran anschließende Frage, weshalb es keine Frauen mit zwei Vaginen oder Männer mit doppeltem Penis gäbe, wenn es doch zur Entstehung von Hermaphroditen käme, wird damit erklärt, daß sowohl Gott als auch die Natur nichts Überflüssiges entstehen ließen.[130] Die nächste Frage behandelt das Problem, ob ein Zwitter auf den Namen eines Jungen oder eines Mädchens getauft werden solle. Sie wird nach patriarchalischer Weltsicht damit entschieden, daß ein männlicher Name gegeben werden solle, denn der Mann sei würdiger als die Frau. Um seine rechtliche Stellung festzulegen, solle sich der Hermaphrodit entscheiden, ob er seine Sexualität als Mann oder als Frau zu praktizieren gedenke: „welicher heimlicher scham Er mer geniessen mug".[131] Offensichtlich sollte diese einmal gewählte Festlegung beibehalten werden, denn die Nutzung von Vagina und Penis während des Geschlechtsverkehrs wurde als Verstoß gegen die christliche Grundordnung bewertet, der mit dem Feuertod zu ahnden sei: „So ist Er nach auf seczung der Cristenlichkirchenn Zü verprennen".[132]

Die Forderung an den Hermaphroditen, er müsse sich entscheiden, ob er seine Sexualität mit dem männlichen oder dem weiblichen Geschlechtsteil ausleben wolle, findet sich auch bei Ambroise Paré (1510–90). Dieser wiederholt als Gründe für die Entstehung von Zwitterwesen lediglich die galenische Theorie: „Der Grundgedanke der Auffassung Galens ist: «Alle Teile, die bei den Männern vorhanden sind, kann man auch im Körper der Frauen sehen.» Die Entstehung des Hermaphroditismus führt Galen wie Anaxagoras auf eine abwegige Bahn des Spermas zurück, und zwar entspricht dem Weg

vom rechten Hoden zum linken Ovar ein Hermaphrodit mit prädo-
minierendem männlichem Geschlecht, dem Weg vom linken Hoden
zum rechten Ovar ein solcher von weiblichem Typus."[133] Dann fügt
er hinzu, daß allein ein Arzt die Geschlechtszugehörigkeit festzustellen habe und daß die Entscheidung für das männliche oder weibliche
Geschlecht, egal, ob sie vom Arzt oder vom Zwitter selbst getroffen
wurde, verbindlich sei – eine Änderung müsse mit dem Tod bestraft
werden.[134] Die in den *Problemata* gestellte Zusatzfrage, ob es einem
Hermaphroditen möglich sein könne, Priester zu werden, wird zwar
formuliert, aber nicht beantwortet.[135]

Im spanischen Traktat über Zeugung und Schwangerschaft aus
dem Jahre 1495 wird das Thema Hermaphroditismus ebenfalls kurz
erwähnt. Der Hermaphrodit wird hier als „unvollkommene Frucht"
bezeichnet, deren Geschlechtszugehörigkeit danach beurteilt wird, ob
männliche oder weibliche Merkmale überwiegen.[136] Der oben bereits
genannte Albubather erklärt die Geburt eines Zwitters nicht mit dem
Überwiegen des männlichen oder weiblichen Samens bei der Zeugung oder mit der Heranreifung in der Scheitelkammer der Gebärmutter, sondern macht dafür den schädlichen Einfluß bestimmter
Sternzeichen auf die Entwicklung des Kindes verantwortlich.[137]

## 8.6 Zwillingsbildung

Neben der Erklärungsmöglichkeit, die das Modell vom siebenkammerigen Uterus bot, in dessen verschiedenen Kammern sich mehrere
Föten entwickeln konnten, wurde das Heranwachsen von Zwillingen
auch mit wiederholtem Geschlechtsverkehr begründet, bei dem eine
Mehrfachbefruchtung auftrat oder mit der Teilung des Samens in
zwei Portionen:

> Nu geschicht es doch dik dz zwo frücht worden sind Wen die fröw mit jrem man
> zeschaffen hat Also dz sich ein nůwer sam zůsament gemischet hat gelich als zů
> dem ersten Ovch wirt gesprochen ist es sach dz mit der frucht ŏch ein andre
> frücht entspringt oder gemacht wirt da bÿ macht du merken
> Jtem her vmb ist es wen ein fröw jetzunt ein kind gebern wil jn kurtzer zitt Als
> über drÿ tag Oder das ander uber vier tag Dar nach dz kompt dar von vnd wen
> sich die teilheit der same zů einer zitt jetlicher jn zweÿ teÿle so werdent zweÿ kind
> dar vsz.[138]

In einem anderen Text wird die Zwillingsbildung, wiederum unter Zugrundelegung des Modells vom siebenkammerigen Uterus, damit erklärt, daß sich während des Beischlafs mehrere Kammern „mit bestem Willen" öffneten und daß in ihnen anschließend (wie es öfter geschehe), mehrere Föten gleichzeitig heranreiften: „tůnd sich aber die kamern jn der besten wil gegen ein andern vff jn dem lib vnd der man siner arbeit pfligt mit der frowen so werdent zweÿ kint da von als da ŏch oft beschicht".[139] Der in diesem Text vertretenen Theorie widersprechen die Ausführungen zur Zwillingsbildung in den *Problemata* von Pseudo-Aristoteles. Hier wird die Frage beantwortet, warum es unmöglich sei, daß Zwillinge ein unterschiedliches Geschlecht aufwiesen – eine Aussage, die konträr zu möglichem Erfahrungswissen gemacht wird. Es könnten sich lediglich zwei oder drei Knaben bzw. Mädchen entwickeln, denn: „naturlich ist eß nit müglich daß ein Teil des samens val jn die gerechten seyten vnd der ander jn die lincken seyten der müter Sünder er velt nür jn ein teill Eintweder jn die rechten oder jn die lincken seyten".[140]

In den *Problemata* heißt es außerdem, Zwillinge seien eigentlich nur halbe Menschen und nicht so kampftüchtig wie andere. Sie stürben auch früher, weil sich die Materie des Samens, die eigentlich zur Bildung eines Individuums bestimmt war, nun auf zwei Organismen verteile.[141] Die Beschreibung der Existenz von siamesischen Zwillingen geht in den *Problemata* auf Albertus Magnus zurück. Dieser beschreibt siamesische Zwillinge, die am Rücken zusammengewachsen waren und vier Flügel hatten. Mit ihren vier Füßen konnten sie in verschiedene Richtungen gehen. Die darauf bezogene Frage dient zur Klärung des Problems, ob ein solches Doppelwesen als Individuum anzusehen sei oder ob es sich um zwei einzelne Menschen handele. Pseudo-Aristoteles klärt die Frage mit dem Hinweis, man solle untersuchen, ob ein oder zwei Herzen in seiner Brust schlügen und danach eine Entscheidung treffen.[142]


## 8.7 Schwangerschaftszeichen und Geschlechtsproben

In den frauenheilkundlich-geburtshilflichen Schriften wird zwischen Zeichen unterschieden, die direkt nach dem Koitus auf eine Konzeption hinweisen, und anderen, die erst im Verlauf einer Schwangerschaft auftreten. Systematisch aufgelistet sind unter dem Titel „Czeichen von der entphounge" in Cod. 3007 der ÖNB Wien sechs Zeichen, die auf eine Empfängnis hindeuten. 1. Sollte eine Frau Knoblauch mit ins Bett nehmen. Roch sie am nächsten Morgen dessen Geruch, war sie schwanger. 2. Wird eine Räucherung mit Muskat und Nelken empfohlen. Konnte die Frau das Aroma der ätherischen Öle wahrnehmen, war sie nicht schwanger. 3. Begehrte die Frau nach dem Beischlaf aufzustehen, wollte sie die Samenmischung in ihrem Körper, die sie möglicherweise geschwängert hatte, wieder ausfließen lassen. 4. Die jungen Frauen, die erstmals ein Kind empfangen, bekommen Kopfschmerzen und frieren. 5. Nach Avicenna ist das Glied des Mannes nach einer Empfängnis trocken.[143] 6. Der Frau sollte nachts eine Mischung aus Honig und Wasser zu trinken gegeben werden. Fühlte sie anschließend Schmerzen in der Nähe des Nabels, hatte sie empfangen:

> Das erste das weip sal mit ir nemem [!] knobeloch in das bette Jst das sy noch dem sloffe rewcht den knobeloch so ist sy nicht swanger rewcht sy [d]en abir nicht zo ist sy swanger Czu dem andern mol saltu ouch machen eynen roch von edelen gecrewten alz von muscaten nelken adir von andern gecrewten Rewcht sye den roch zo ist sy nicht swanger Das dritte das weip noch der besloffenunge begert czu vorlossen wen worvmb sy welde dy materie gerne wedir vorlisen Das vierde dy iungen weyber des ersten so sy entphoen zo thut en das hewpt we vnd sy wenen sich czu haben das kalde [!] Das funfte Spricht Avicenna Jst das yn der czeit der man fulet seyn glet feüchte adir trewge sey vnd das sich dy matrix czu thuende ist enczufangin Das sechste du salt nemen honig vngemenget mit wasser vnd gip ys dem weybe des nachtes czu trincken So froge ap sy ynne fule wetagen vmb denn nabil ffulit sẏ wetagen zo hot sy entphangen.[144]

Weitere Indikatoren, die direkt nach dem Geschlechtsverkehr auf die Empfängnis hindeuten, sind die Empfindung von Kälte, Schmerzen im Lendenbereich, in der Höhe der Nieren und eine Veränderung der Physiognomie.[145] Galen nennt als wichtigste Schwangerschaftszeichen Flecken im Gesicht, das Zusammenziehen des Muttermunds, einen „weichen Uterus", das Ausbleiben der Menstruation, Erbrechen, Schwangerschaftsgelüste und Kindsbewegungen.[146] Optische Zeichen, die nach Leopold von Österreich, einem Astrologen des 13. Jahrhunderts, auf den Beginn einer Schwangerschaft hindeuten, sind Veränderungen der Brust, der Augen und der Hauttönung.[147] Ein „Experiment" in Form eines „Schwangerschaftstests" soll mit Hilfe des „Mellicratums" durchgeführt werden. Dieses Mittel wird mit drei Tropfen dünnem oder zerlassenem Honig und drei Löffeln lauwarmem Wasser hergestellt (vgl. Punkt 6 der oben zitierten Anweisung aus Cod. 3007 der ÖNB Wien). Verspürt die Frau nach der Einnahme des „Mellicratums" ein „gerimpel jm pauch", so hat sie empfangen.[148] Eine Analogie der Zusammensetzung des „Mellicratums" zur Säftemischung während des Geschlechtsakts ist augenfällig.

In den medizinischen Texten werden auch Versuche beschrieben, anhand der Analyse körperlicher Merkmale zu bestimmen (die häufig auf der „Rechts-Links-Theorie" basieren), ob die Frau mit einem Knaben oder einem Mädchen schwanger geht. Auf die Empfängnis eines Mädchens deutet hin, wenn sich die Frau schwer fühlt und sie bleich ist, ihr Bauch an der linken Seite „scheyblot", also rund, an der rechten Seite „langlot", länglich ist, und sie in der linken Brust Schmerzen verspürt. Wird die Muttermilch auf einen flachen Gegenstand gegossen, so läuft sie auseinander wie Wasser, gießt man sie in den Harn der Frau, schwimmt sie auf der Oberfläche.[149] Schmerzen in der rechten Brust verweisen hingegen auf die Empfängnis eines Knaben. Dieses Zeichen erwähnen Aristoteles, Constantinus Africanus und Galen, die von Bartholomäus Anglicus als Autoritäten zitiert werden. Eine frische Hautfarbe der Schwangeren und leichte Kindsbewegungen deuten ihren Lehrmeinungen zufolge auf die Empfängnis eines Knaben hin.[150] Ein Test zur Geschlechtsbestimmung des Kindes soll mit einem Tropfen Blut oder Milch aus der rechten Brust der Frau durchgeführt werden: sinkt der Tropfen in einem Gefäß mit klarem Wasser zu Boden, trägt sie einen Knaben, schwimmt er an der Oberfläche, ein Mädchen.[151] Volksmedizinische „Proben" intendieren, die Schwangere abzulenken, um ihr dann Entscheidungen abzuverlangen, bei denen beobachtet werden kann, ob sie spontan mit der rechten oder der linken Körperseite agiert.[152] Eine überlieferte „Probe" zur Geschlechtsbestimmung, die auch in diesen Kontext paßt, lautet: Man biete der Schwangeren eine Lilie und eine Rose an. Wählt sie die Lilie, geht sie mit einem Sohn schwanger, die Bevorzugung der Rose deutet auf die Empfängnis einer Tochter hin.[153] Bräuche dieser Art sind aus ländlichen Gegenden bis ins 20. Jahrhundert überliefert: In der Haute-Bretagne forderte man beispielsweise die Frau auf, sich auf den Schoß ihres Mannes zu setzen. Hing dabei ihr rechter Fuß stärker zu Boden als der linke, kündigte sich die Geburt eines Sohnes an.[154]

## 8.8 Kindsbildung im Mutterleib

War das Sperma in den weiblichen Körper eingedrungen, so mußte sich die Gebärmutter nach einer bestehenden Auffassung fest schließen, um das Herausfließen des Samens zu verhindern und um Mehrfachbefruchtungen unmöglich zu machen.[155] Wie die Kindsbildung in den frauenheilkundlich-geburtshilflichen Texten des 15. Jahrhunderts beschrieben ist, soll nachfolgend an zwei Beispielen vorgestellt werden.

Der *Traktat von Empfängnis und Geburt*[156] rekurriert vor der eigentlichen Darstellung der Entwicklung eines Kindes im Mutterleib in mehreren Unterpunkten u. a. auf das Buch Genesis, in dem der Beginn der Menschheit beschrieben ist, und auf zeitgenössische astrologische Vorstellungen (Einfluß der Planeten, Tierkreiszeichen, unter dem ein Mensch geboren ist etc.), welche nach damaliger Anschauung die Persönlichkeitsentwicklung beeinflußten. Die Kindsbildung im weiblichen Körper wird folgendermaßen dargestellt: ohne daß explizit von einer der beiden Zeugungstheorien ausgegangen oder das Modell des siebenkammerigen Uterus erwähnt wird, ist der männliche und weibliche Zeugungsbeitrag in den „Siegeln" der Gebärmutter angelangt. Offenbar handelt es sich bei den „Siegeln" um die „Matrizen" in den Kammern des Uterus, in denen nach zeitgenössischer Auffassung die Physiognomie des zukünftigen Menschen geprägt wurde. Zu Beginn der Entwicklung ist der Zeugungsbeitrag breiförmig: „als ain tÿkes müessz"; dies könnte ein Hinweis auf die aristotelische Zeugungstheorie sein, die von der Einwirkung des männlichen Samens auf das Menstrualblut in einer Art Fermentierungsprozeß ausgeht. Für die Darstellung vor dem Hintergrund dieser Zeugungstheorie spricht auch die Beschreibung der nächsten Entwicklungsstufe: „dar nach jst es 3 tag als ain tike milch".[157] Anschließend nimmt der Grundstoff die Konsistenz geronnenen Blutes an: „dar nach wirt es 4 tag als ain erstocktes plüett". In der nächsten Phase, durch die Einwirkung von „Dämpfen" in der Gebärmutter, wird das Geschlecht festgelegt. In dieser Zeit treten häufiger Fehlgeburten auf: „So es das mitell vnd die ab schid hatt genomenn so gewintt dann manige fraw ir plüemenn." In dieser Entwicklungsphase sollen sich die Frauen vor der Einbildungskraft schützen „wenn das kint fürmpt sich gernñ dar nach"; die Mutter kann über ihre Imagination also die Körperbildung ihres Kindes beeinflussen. Hiermit ist die erste Entwicklungsstufe abgeschlossen, auf die Gott direkten Einfluß genommen hat und an der väterliche und mütterliche Anteile beteiligt waren. Bei genügend vorhandener Hitze und Wärme seines Blutes kann das Kind nun mit göttlicher Hilfe Mark, Adern und Gliedmaßen ausbilden. Kopf, Herz, Lunge, Leber, Magen, Gedärme – der übrige Leib entwickelt sich daneben unter dem Einfluß der Sterne. Danach formt Gott unter einem der 12 Tierkreiszeichen den ganzen Menschen, bevor er ihm anschließend die Seele einhaucht, die im Himmel „súbtilich geschepft" wurde. Ist die Mutter in der Zeit der „Eingießung" der Seele gesund, wird sie auch ein gesundes Kind zur Welt bringen und heranwachsen sehen. Mögliche Krankheiten der Mutter gehen auf das Kind über. Ist dieses während der Monatsblutung seiner Mutter gezeugt worden, so erblickt es „feld sich oder ausseczig" das Licht der Welt.[158]

Besonders bemerkenswert an dem hier beschriebenen Entwicklungsmodell ist die Verquickung christlicher Glaubensgrundsätze (der Mensch ist von Gott geschaffen, der ihm die Seele einhaucht) mit astrologischen Vorstellungen (direkter Einfluß der Planeten, Sterne und Tierkreiszeichen auf die Persönlichkeitsbildung),[159] die sich im Spätmittelalter großer Beliebtheit erfreuten. Vergleicht man sie beispielsweise mit der Beschreibung der Kindsentwicklung bei Thomas von Aquin, der, wie oben schon erwähnt, im Hinblick auf die Bedeutung des männlichen und weiblichen Zeugungsbeitrags der aristotelischen Theorie folgte, so gibt es bemerkenswerte Übereinstimmungen. Nach seinen Vorstellungen wird die Geistseele als „forma" dem Körper erst eingehaucht, wenn das „biologisch-leibliche Substrat" dafür bereit ist, um so das zukünftige Individuum zu kreieren. Er erwähnt ebenfalls äußere Faktoren wie den Stand von Sonne und Planeten, die klimatischen Verhältnisse und die Winde, welche Einfluß auf die Zeugungsbeiträge ausüben und auch an der Geschlechtsdeterminierung beteiligt sein können.[160]

Der Traktat *Von der Natur der Frauen und ihren Krankheiten* beschreibt in einem ersten Schritt wesentlich geraffter die Entwicklungsstadien eines Kindes in den einzelnen Monaten bis zur Geburt. Als Zeugungstheorie liegt hier die „Zweisamentheorie" zugrunde: „So müs jr beder sam gelich zü samet gegossen werden Wenn von eines mentschen samen kein fruch[t] wirt".[161] Im ersten Entwicklungsmonat kommt es zu einer Vermischung des männlichen und

weiblichen Samens, der seine Konsistenz ändert: „hartet sich die jnge-
gosen natur zů sament".[162] Im zweiten Monat bilden sich die ersten
Glieder aus (es wird nicht genau spezifiziert, um welche es sich handelt). Im dritten Monat wachsen Arme und Beine: „scheident sich
die bein vnd die arme vsz dem klose". Im vierten Monat entwickeln
sich Herz, Lunge, Leber, Milz und Nieren. Die Bildung der wichtigsten Sinnesorgane (Mund, Augen, Ohren und Nase) ist am Ende des
fünften Monats abgeschlossen. Im sechsten und siebten Monat bilden
sich Mark und Gehirn. In einem zweiten Schritt wird anschließend
noch detaillierter erklärt, wie sich das Kind im Mutterleib entwickelt:
„Nu soltu merken wie dz kind jn siner mŭtter lib beginet zů wachsen
vnd zewerden".[163]

In den ersten sieben Tagen ist der Zeugungsbeitrag mit Milch zu
vergleichen, die durch die Hitze der Gebärmutter eindickt. In den
folgenden neun Tagen gerinnt er zu dickem Blut, welches sich anschließend in weiteren zwölf Tagen zu einem Stück Fleisch formt.
Aus diesem bilden sich Herz, Hirn, Lunge und Nieren. In weiteren
achtzehn Tagen entwickeln sich Hände und Füße. Nach dem 46. Tag
wird dem so entstandenen Körper von Gott die Seele eingegossen,
wodurch er zu leben beginnt und bis zu seiner Geburt stetig wächst
(s. S. 233 f.). Diese Beschreibung der Kindsbildung entspricht den
Angaben im ersten gedruckten anatomischen Text in englischer Sprache: *The Englishemans treasure: with the true anatomy of mans body...* von
Thomas Vicary (gest. 1561). Bei diesem handelt es sich um eine
Kompilation aus den Schriften Galens und mittelalterlicher Autoritäten.[164] Anschließend wird, je nach dem Geburtstermin des Kindes im
Verlauf eines Monats, die Zuordnung zu einem der vier menschlichen
Temperamente festgelegt. Als Autorität, auf die sich die Ausführun-
gen stützen, wird *Alberchtus* genannt. Die Angaben entsprechen der
Beschreibung von Albertus Magnus in seiner Schrift *De animalibus*,
bei der es sich um eine Paraphrase von Avicennas *De animalibus* IX,10
handelt.[165] Die oben beschriebene Entwicklungstheorie scheint aus
Avicennas Werk auch in salernitanische Schriften aufgenommen worden zu sein. In diesen heißt es: In den ersten sechs Tagen ist der
Samen vergleichbar mit Milch, in den nächsten neun verwandelt er
sich in Blut, in den zwölf Tagen darauf verfestigt er sich, in weiteren
18 Tagen formt er sich, in der Zeit darauf setzt sich die Entwicklung
bis zur Geburt fort.[166] Im *Corpus Hippocraticum* werden vier Stufen
der Embryonalentwicklung geschildert: 1. das Sperma, 2. das Sperma

verwandelt sich in Blut; Herz, Leber und Hirn werden ausgebildet; 3. die Organe entwickeln sich, alle Teile des Körpers erscheinen wie der Entwurf eines Bildes; 4. alle Teile des Körpers sind sichtbar, das Kind kann einen Namen erhalten. Nach der Lehrmeinung einiger medizinischer Autoritäten entwickelt sich als erstes Organ die Leber, nach Aristoteles wird zuerst das Herz ausgebildet, dem *Corpus Hippocraticum* zufolge das Hirn.[167] In dieser Schrift, wie auch in den beiden oben beschriebenen Traktaten wird kein unterschiedlich langer Wachstumsprozeß für männliche bzw. weibliche Kinder angegeben. Aristoteles vertrat hingegen die Theorie, der weibliche Organismus habe wegen seiner Kälte und Feuchtigkeit einen Reifungsprozeß von 80 Tagen durchzumachen, der männliche sei jedoch nach 40 Tagen bereits ein menschliches Wesen; diese Lehrmeinung findet sich auch noch in der handschriftlichen Vorstufe des *Frauenbüchleins*.[168]

## 8.9 Fehlgeburt

Die Einschätzung, daß eine Frau eine Fehlgeburt verursachen könne, indem sie tanze oder anderen körperlichen Belastungen ausgesetzt sei, findet sich immer wieder in den frauenheilkundlichen Texten:

> wen die frowen entpfindent dz sÿ swanger gand rangent sÿ sich den vil Oder tantzentz vil so tůt sich die materie des kindes wider zů vnd verdirbet da von vnd wirt ein stuk fleisch von jr gan vnd dz gebern.[169]

Andere Gründe neben diesen zu großen körperlichen Anstrengungen waren das „Versehen" und „Erschrecken": In den Annalen des Benediktinerstiftes Melk ist innerhalb der Aufzeichnungen zum Jahr 1498 vermerkt, eine junge Frau sei in der Wiener Neustadt an einem Galgen vorbeigegangen und habe an diesem einen Gehenkten gesehen. Durch den Schreck habe sie eine Frühgeburt erlitten, „deren Hals ähnlich dem des hängenden Verbrechers wie von einem Seil umgeben war."[170] Wahrscheinlich hatte sich die Nabelschnur um den Hals des Kindes geschlungen und dieses war daran gestorben. Totgeburten führte man darauf zurück, daß die Frau das Kind in ihrem Körper erdrückt habe oder daß der Hebamme während der Geburt Fehler unterlaufen seien.[171]

## 8.10 Plazenta

Die Bezeichnung „Plazenta" für die Nachgeburt stammt aus dem 16. Jahrhundert und geht auf den Anatomen Realdo C. Colombo (1516–1559 oder 1577) zurück.[172] In mittelalterlichen Texten trägt die Nachgeburt den Namen „Secundina". In der spanischen Ausgabe des *Fasciculus medicinae* aus dem Jahre 1495 ist im Gegensatz zu den anderen Ausgaben des Textes ein 9. Traktat unter dem Titel *De la generacion o formacion de la criatura* enthalten, bei dem es sich nach Angabe der Herausgeber um ein Unikat handelt. Im 4. Kapitel dieses Traktats wird die Entstehung der Nachgeburt beschrieben und erklärt, weshalb sie im Mittelalter den Namen „Secundina" trug: der männliche und weibliche Samen werde durch die Körperwärme gekocht und bei diesem Prozeß bilde sich eine dünne Haut, die das Samenmaterial umschließe. Diese Haut trage den Namen „Secundina", weil sie in der zweiten Entwicklungsstufe entstehe bzw. weil sie nach der Geburt des Kindes an zweiter Stelle aus dem Mutterleib austrete.[173]

Der Plazenta, „die als eigenständiges Wesen, sozusagen als Pendant des Föten",[174] angesehen wurde, zollte man nach der Geburt besondere Aufmerksamkeit. Im Mittelalter und bis in die Neuzeit bewahrte man sie, eingeschlagen in ein Tuch, einige Tage lang unter dem Bett auf und vergrub sie anschließend im Keller oder im Garten. Ihre positiven magischen Kräfte sollten sich auf die Bewohner des Hauses übertragen, gegen das Kindbettfieber wirken und Krankheitsdämonen fernhalten.[175]

## 8.11 Folgen des „unordentlichen" Geschlechtsverkehrs: Körpermerkmale und Fehlbildungen

Neben der Entstehung von siamesischen Zwillingen werden in den untersuchten medizinischen Texten noch weitere Gründe für Fehlbildungen beschrieben. So konnte, wie schon erwähnt wurde, eine Schädigung des Samens erfolgen, wenn der Geschlechtsverkehr zu Zeiten der „giftigen" Monatsblutung der Frau erfolgte. Zuviele Körperglieder (wie sechs Finger) wurden mit einem Übermaß an Sperma erklärt.

Ein Wasserkopf sollte auf die Schädigung („prechenhaftigkeit") des Samens zurückgehen, beispielsweise, wenn der Mann sich längere Zeit nicht im „Werke der Unkeuschheit geübt hatte".[176] Im umgekehrten Falle sollte zuwenig Materie die Ursache für kleine (verkrüppelte?) Glieder sein.[177] Ein Zusammenhang zwischen den Stellungen beim Geschlechtsverkehr und möglichen Fehlbildungen eines dabei gezeugten Kindes wurde ebenfalls angenommen. Häufig entstünden aus der „unordentlichen Vergießung" des Samens, der infolgedessen von der Gebärmutter auch nur „unordentlich" empfangen werden könne, Fehlgeburten, Kinder, die bucklig seien bzw. geistig oder auf andere Art behindert:

> Jtem die vnordenlich pflegüng der vnkeusch hindert Oder jrt offt die entpfahung deß kinst daß ist wan die fraw mit jrem man Pfligt der vnkeüsch vnd nit ordenlichen dar zu ligent alß dan die natur geordent Hat eß sey an der seiden oder sünst so wirt daß kint prechen hafftig villeicht Jn der seyten krümpt oder an eynem füeß Hinckent vnd daß ist die vrsach wan die vnkeusch ist von jn vnordenlich gehalten worden.[178]

Welche Auswirkungen die mögliche Kenntnis dieser Theorien auf die Lebenspraxis hatte, ist unschwer vorstellbar: Den Eltern wurde von ihren Nachbarn oder Familienangehörigen wahrscheinlich ein Fehlverhalten angelastet, das sie täglich, personifiziert in ihrem behinderten Kind, vor Augen hatten. Blieb die Frau nach dem Geschlechtsverkehr nicht ruhig liegen, sondern rückte unter dem Mann hin und her oder stand auf, konnte der Samen „verschüttet" werden; es blieb nicht genug übrig, um alle Körperglieder des Kindes auszubilden (s. S. 236):

> Ovch kumpt es dik dz der sam jn der geschicht vnd zů sament fügung wirt verschüttet Als wen die frow vf die selben zit nit stil lit sunder dz sÿ den hin vnd her vnder dem man rukt oder vfstat wen des samens nit genůg dar zů kumpt.[179]

Ein weiterer Faktor konnte die Vererbung körperlicher Merkmale von den Eltern auf das Kind sein: So zeugte nach zeitgenössischer Vorstellung ein hinkender Vater möglicherweise einen lahmen Sohn. Auch die Imagination der Mutter beim „ehelichen Werke" konnte eine Rolle spielen: Dachte diese während des Beischlafs an ihren behinderten Mann, so konnte sie die Körperbildung ihres Kindes beeinflussen. Pseudo-Aristoteles beschreibt die Kraft der Imagination auch als Ursache für die körperliche Andersartigkeit eines Kindes, das bei seiner Geburt eine andere Hautfarbe als seine Mutter aufwies: „Alß dan spricht Aristotiles daß ain fraw aÿnsten Het jn der zeit der

vnkeusch geymaginiert Vnd gedacht jn jrem pet an aynen gemalten
moren vnd sie enpfing alzo einen moren".[180] Diese Auffassung von
der Bedeutung der Imagination auf die Kindsbildung findet sich
ebenfalls bei Paracelsus.[181]

## 8.12 Sieben- und Achtmonatskinder

Im *Corpus Hippocraticum* und von Galen[182] wird die seltsame Auffassung vertreten, die im achten Monat der Schwangerschaft geborenen
Kinder seien nicht lebensfähig, während Siebenmonatskinder durchaus Überlebenschancen hätten.[183] Tatsächlich ist im siebten Monat
die Lungenreife des Kindes abgeschlossen und daher sind die Überlebenschancen eines Kindes von diesem Monat an gut. Eine Theorie
zur Erklärung der Auffassung, Siebenmonatskinder würden eine
Frühgeburt überleben, stützt sich auf die seit der Antike verbreitete
Zahlenmagie: Da die Zahl Sieben als heilig galt und Glück brachte,
hatte das Kind gute Überlebenschancen. Eine medizinische Deutung
besagt, der Fötus bereite sich am Ende des siebten Monats auf die
Geburt vor und vollziehe im Uterus eine Wendung, so daß er dann
mit abwärts geneigtem Kopf bis zum Geburtstermin verharre – die
Kopflage wurde als einzige „natürliche" Geburtslage angesehen. Wegen der Strapazen, die der Fötus im siebten Monat auf sich nehme,
bleibe er mager und müsse im achten Monat eine Ruhephase einle-
gen, weshalb er in dieser Zeit anfälliger sei.[184] Übernommen wurde
diese Lehrmeinung in die *Secreta mulierum* des Pseudo-Albertus Magnus[185] und in die Beitexte zum Situsbild einer Schwangeren aus dem
*Fasciculus medicinae* in deutscher Übersetzung:

> ein jczlichß kind jn Der müeter Helt sich jn dem sibende monat Zu dem aüf
> nemen vnd gewachß alzo Vnd jn dem achtenden monat so sol es rüen Von der
> arbeit so eß gehabt hat jn dem Sibende monat.[186]

Dieser Übernahme der Auffassung bekannter Vertreter der antiken
Medizin steht die Darlegung in den *Problemata* des Pseudo-Aristoteles
gegenüber, denn in seiner Schrift werden sowohl Sieben- als auch
Achtmonatskinder als meistens nicht lebensfähig bezeichnet. Die Erklärung dieses Phänomens ist in diesem Fall astrologischen Ur-
sprungs: Im achten Monat herrsche Saturn über das Kind und dieser

sei ein „widerwertiger vnd vngüetiger" Planet von kalter und trockener Natur, der jeglichem Leben gegenüber feindlich eingestellt sei,
deshalb stürben die Achtmonatskinder im allgemeinen. Im siebten
Monat herrsche der Mond, der ebenfalls von kalter Natur sei, deshalb
hätten auch die „Mondskinder" kaum Überlebenschancen. Eine zusätzliche Erklärung dafür, daß Frühgeburten öfter gegen Ende der
Schwangerschaft, also im siebten oder achten Monat auftreten, wird
in den *Problemata* mit der Auffassung Galens erklärt, der die in diesem
Zeitraum geborenen Kinder mit den zeitigen Früchten der Bäume
vergleicht, die auch leicht abfielen – so geschehe es auch mit den
Früchten im Mutterleib.[187] In einer lateinischen Handschrift des
15. Jahrhunderts, deren frauenheilkundliche Texte einem Meister Ni-
cholaus zugeschrieben werden,[188] wird darüber hinaus die Lehrmeinung vertreten, wenn Achtmonatskinder die Geburt überlebten,
sorge der schädliche Einfluß des Planeten Saturn dafür, daß sie lahm,
blind, bucklig oder leprös geboren würden.[189]

Die Ansicht aus den hippokratischen Schriften, der Fötus drehe
sich im siebten Monat im Mutterleib, wird ebenfalls in Jakob Rueffs
*Trostbüchle* wiedergegeben, das im Jahre 1554 bei Christoph Froschauer in Zürich erschien. Dieses war als Lehrschrift zum Trost
aller schwangeren Frauen und „eigentlichem Bericht der Hebammen"
verfaßt worden.[190] Gleichzeitig erschien eine lateinische Fassung des
*Trostbüchles* unter dem Titel *De conceptu et generatione hominis,* die von
dem Zürcher Pfarrer Wolfgang Haller (1525–1601) übersetzt worden
war und sich in erster Linie an die studierten Ärzte wandte. In der
volkssprachlichen Schrift wie in der lateinischen Übersetzung werden
die Sieben- und Achtmonatskinder erwähnt: Jakob Rueff rekurriert
auf die hippokratischen Schriften und führt aus, das Kind bewege
sich im siebten Monat zum Ausgang der Gebärmutter und werde
geboren, wenn es von kräftiger Konstitution sei. Sollte es zu schwach
sein, so müsse es noch zwei weitere Monate im Mutterleib verharren
und nehme zu diesem Zweck eine Rückwendung vor. Da das Kind
durch die zweimalige Wendung im Uterus geschwächt sei, könne es
eine Geburt im achten Monat nicht überleben. Der Übersetzer, Wolfgang Haller, ergänzte seine Vorlage durch den Zusatz, der achte
Schwangerschaftsmonat stehe unter dem lebensfeindlichen Einfluß
Saturns.[191] Wie sich an diesem Beispiel anschaulich ablesen läßt, wurden noch in der Mitte des 16. Jahrhunderts die antiken Theorien sowohl an interessierte Schwangere und wißbegierige Hebammen als
auch an gelehrte Mediziner weitergegeben.

# 9. Von der Natur der Frauen und ihren Krankheiten und andere frauenheilkundliche Texte

## Zur Vorlage:

Die drei übersetzten frauenmedizinischen Schriften sind in der Handschrift Ms. germ. fol. 1069 der Staatsbibliothek zu Berlin, Preußischer Kulturbesitz, Haus 2, auf Bl. 196ra-207rb überliefert. Sowohl von den „Frauenheilkundlichen Rezepten", als auch von dem Traktat „Von der Natur der Frauen und ihren Krankheiten" ist nur diese einzige Überlieferung bekannt, die im alemannischen Sprachraum zu Papier gebracht wurde und aus der zweiten Hälfte des 15. Jahrhunderts stammt. Der Traktat „Sieben Erklärungen zur weiblichen Sexualität und zur Reproduktion" ist auch in zwei weiteren Kodizes des Spätmittelalters erhalten: Württembergische Landesbibliothek Stuttgart, Cod. med. et phys. 2° 5, Bl. 147v-149r und Bayerische Staatsbibliothek München, Cgm 723, Bl. 216r-219r.

## Zur Übertragung:

Die folgende Übertragung lehnt sich so eng wie möglich an die frühneuhochdeutsche Vorlage in der o. g. Berliner Handschrift an.[1] Zugunsten einer besseren Lesbarkeit wurden manchmal Umstellungen vorgenommen und Wiederholungen zusammengefaßt. Um das Verständnis der teilweise schwierigen Erklärungen zu gewährleisten, die auf den medizinischen Lehrmeinungen des Mittelalters basieren, war in einigen Fällen eine sinngemäße Übertragung unumgänglich. Zusätze, die das Verständnis erleichtern sollen, und Hinweise auf Auslassungen oder Tilgungen in der handschriftlichen Vorlage erscheinen in runden Klammern.

## 9.1 Frauenheilkundliche Rezepte

Ferner: Es kommt zuweilen (vor), daß die Frauen Not leiden, wenn sie zu lange ohne Männer sind. Dann schwillt ihnen gern die Gebärmutter, und die Adern unter dem Gesicht dehnen sich alle aus, und die Scheide schwillt ihnen innerlich an. Willst du ihr helfen: So nimm Muttermilch von einer Frau, die einen Knaben stillt. Und erwärm die zwei zusammen (gemeint ist: die Muttermilch zusammen mit etwas anderem, hier wurde in der Handschrift etwas ausgelassen). Und nimm etwas Wolle und drücke sie hinein und schiebe sie ihr an die heimliche Stelle (in die Scheide). Und hilft das nicht, so nimm das Dotter von einem gebratenen Ei und zerstoße das mit Salbei und vermische die beiden (Bestandteile) mit etwas Honig. Und trockne das dann und mache ein Pulver daraus. Und lege das anschließend an die Stelle der Geschwulst. Sie wird bald davon genesen.

Ferner: Wenn eine Frau ihre Menstruation nicht hat, die nehme Raute und esse die oft und trinke auch den Rautensaft. Bald löst sich das Recht der Frauen (gemeint ist: die Monatsblutung).

Ebenso: Oder eine nehme und zerstoße die Rautenwurzel und trinke den Saft, so löst es sich auch.

Gleichfalls: Oder eine nehme (eine) Wermutwurzel und stoße die in die Scheide. Das hilft.

Ferner: Wenn eine Frau ihre Menstruation nicht hat, die nehme Schwefel und vermische den mit starkem Essig und koche es. Und laß dir den Rauch in die Nase steigen. Und stoße auch einen Teil davon in die Scheide. Das ist sehr gut.

Ebenso: Oder schreib diese Namen und bind sie einer auf die Scham (die Namen sind in der Handschrift durchgestrichen und unleserlich). Oder schreib diese Namen mit desselben (hier wurde etwas ausgelassen) und binde es auf den Nabel (gemeint ist: auf den Bauch; der Name wurde ebenfalls getilgt).

Gleichfalls: Es kommt manchmal vor, daß eine Frau ein Kind verwirft (gemeint ist: eine Frühgeburt hat). Das kommt daher, daß die Gebärmutter der Frau nicht die richtige Temperatur hat oder aber, daß sich (bei) ihr die Adern so sehr zusammengezogen haben, daß sie ihre Menstruation nicht haben kann. Und wenn sie ein Kind empfangen hat, so bleibt das faule Blut in ihrer Gebärmutter. Davon bekommt sie Kopfschmerzen, und ihr Gesicht wird dunkel, und (sie) zerbricht oft innerlich. Derjenige, der das abwenden will, der nehme Nesseln und koche sie mit starkem Wein und setze die Frau auf einen halben Sessel (gemeint ist: ein Gebärstuhl). Und laß den Rauch in die Scheide (dringen), bis sich die Krankheit bessert.

Ebenso. Oder eine tue das, wenn es ihr so ergangen ist: Nimm eine Honigwabe und Pfirsichsaft und koche beides in einem Topf. Und streiche das so erwärmt auf ein Tuch, das mit warmem Essig getränkt ist. Und lege es auf die Scheide.

Ferner: Wenn die Frau Schmerzen in der Gebärmutter oder um den Nabel oder während der Beischlafs hat, so überkommt sie ein Zwang, daß sie meint, sie sei innerlich zusammengebunden. Der hilf auf diese Weise: Nimm Hirschmark und ein gebratenes Ei und zerstoße das zusammen und vermische es mit Rosenöl. Und rühre es, bis es dick wird wie Honig. Und lege das dann an die heimliche Stelle (in die Scheide). Das hilft.

Gleichfalls: Oder eine nehme dazu Myrrhe und verrühre die mit erhitztem Wein und trinke es so erwärmt. Das hilft auch.

## 9.2  Sieben Erklärungen zur weiblichen Sexualität und zur Reproduktion

Man soll verstehen: Wenn es so ist, daß eine Jungfrau, ein Mädchen, volle sechzehn Jahre alt wird, so beginnt in ihr ein Ursprung, den die Meister „Menstruum" nennen. Das ist auf deutsch, daß ihre rechtmäßige Blutung anfängt. Derselbe Ursprung stammt von zwei Röhren, das sind zwei Adern, die sich mitten in der Leber befinden und zu gleicher Weise in die Matrix, das ist die Gebärmutter, führen. Und welche Frau (gemäß der Temperamentenlehre) von heißer Natur (also Sanguinikerin) ist, gewinnt aus dem Ursprung in der Leber einen (Blut-)Fluß, den sie bekommt, wenn der Mond neu geworden ist. Eine Frau von cholerischer Natur, die weder zu heiß noch zu kalt ist, gewinnt den Ursprung in der Zeit des Vollmondes. Aber eine

Phlegmatikerin, die eine kalte und feuchte Natur hat, bekommt die Menstruation oftmals während des zunehmenden Mondes. Die aber, gemäß der Lehre von den vier Temperamenten, Melancholikerin ist, gewinnt den (Blut-)Fluß, wenn der Mond abnimmt.

Nun soll man verstehen, daß eine Frau (in der Gebärmutter) wohl sieben Kammern hat und ohne außergewöhnliche Begebenheiten wohl sieben Kinder miteinander (darin) tragen kann. Und die Kammern stehen zu beiden Seiten der Gebärmutter und inmitten des Frauenleibs. Und in der rechten Seite liegt das Schloß (gemeint ist: die Öffnung) der Knaben, und in der linken Seiten liegt das Schloß der Mädchen. Nun soll man (sich) merken, daß man die Säuberung der Leber, das ist der Monatsfluß, durch keinerlei Sachen behindern soll, sonst kann die Frau niemals mehr gesund werden. Denn oftmals ist es so, daß eine Frau andere Krankheiten hat, die vom Essen kommen, oftmals von Fischen und Obst, von Schweine- oder Gänsefleisch, und daß (sie) sich (davor) nicht bewahren kann. Davon kommt oft schwere Krankheit. Und denselben (Frauen) ist so zu helfen, daß es (das Menstrualblut) sich wieder natürlich einstellt, wenn sie den rechten (Blut-)Fluß zuviel oder zuwenig hat. Denen soll man mit dem Rat helfen, der dazu gehört (gemeint ist: sich darauf bezieht).

Auch soll man verstehen, wenn es so ist, daß eine Jungfrau zu ihren Jahren kommt, daß sie weibliches Recht empfindet und gewinnt (gemeint ist: zu menstruieren beginnt), so kann sie demzufolge von blasser Hautfarbe sein. Denn der Ursprung (des Blutes) von den Röhren der Leber, der ist stark und dick. Und wenn der kommt, muß er in die Gebärmutter (fließen). Die (Gebärmutter) ist dann nicht geöffnet, weil sie (die junge Frau) noch keinen Mann gehabt hat. So wallt (das Blut) in den Röhren bei der Gebärmutter auf, und die (junge Frau) gewinnt davon einen Reiz, daß sie dadurch auf den Gedanken kommt, Männer haben zu wollen, egal, wie sehr sie vor dem Laster behütet wird. Wenn das vergangen ist, bekommt sie danach ihren Monatsfluß, der ist dann rot, manchmal schwarzfarben. Obwohl dieselbe junge Frau jugendlich und von fröhlichem Gemüt ist, wird sie dann blaß sein und schwarze Ringe unter den Augen bekommen.

Man soll (sich) auch merken, daß eine Frau, die einen Mann hat, ihre Menstruation verliert und oft sehr krank wird. Das kommt (daher), daß sie einen Mann hat, der sie nicht natürlich pflegen kann. Das kommt davon: Wenn die Frau selbst natürlich empfindet, aber einen Mann hat, bei dem sie (während des Beischlafs) unerfüllt liegen muß. Das kommt auf diese Weise: Wenn sich der Mann zu der Frau legt, so ist ihm so ungestüm nach ihr (zumute), daß er seinen Mutwillen sehr schnell vollbringt. Und mit dem „anzünden" oder „anrühren" ist die Frau mit ihrer Natur noch nicht bereit, daß sich ihre Scheide zum Empfang des Samens öffnet, wenn er zu schnell bereit ist und sich nach dem Beischlaf, wenn er den Samenerguß hatte, wieder von ihr abwendet und meint, er habe es gut gemacht. Das kann in seinem Fall auch so sein, aber die Frau weiß davon nichts, denn er hat sie zu früh angegriffen (gemeint ist: er hatte mit ihr Geschlechtsverkehr), bevor sie Lust empfand. Und erst von der Berührung des Mannes wird die Lust der Frau angeregt, und ein Teil ihrer Natur erhebt sich danach, und von dem Begehren öffnet sich die Kammer der Gebärmutter. Und wenn sich dann ein Teil des Samens erhebt, kann der nicht vor sich kommen und kommt auch wieder hinter sich (gemeint ist wohl: er staut zurück), wenn sich dann die Kammer wieder zuschließt. Derselbe Samen steigt in die Röhren, die in die Leber gehen, weil er sich nicht erschöpft hat, während der Mann mit der Frau in den unkeuschen Werken zu schaffen hatte. Und dann verklumpt es. Sobald die Frau wieder ihren rechten roten (Blut-)Fluß haben soll, kann er seinen rechtmäßigen Gang nicht finden, denn der Samen, der sich von der sexuellen Lust entzündet hat, liegt dann noch im Weg. Und davon schwellen dann bei einer Frau die Leberröhren und die Gebärmutter an. Und bei ihr entstehen Stiche und Schmerzen unter dem Nabel und im Bereich der Lenden. Und (sie) verliert davon ihre Monatsblutung und kann danach keine Kinder empfangen. Und daß ihr dieselbe Krankheit durch (die Unaufmerksamkeit) ihres Mannes widerfahren ist, kann man daran feststellen, daß sie sehr schnauft und ihr der Atem schwer ist. Und was sie ißt, das widert sie an. Und im Falle einer Ohnmacht legt sie gern die Hände auf die Knie. Und manchmal entsteht bei ihr ein Ding in der Größe eines Apfels unter dem Nabel und bewegt sich in ihrem Bauch und in der Scheide umher. Wenn sie keine Hilfe erfährt, dauert es an, bis sie eine Krankheit namens „Edica" davon empfängt. Das (bedeutet): Ihr Leib verdorrt, die Brüste schwinden, bis sie infolgedessen sterben muß. Deshalb soll sich keine Frau in ihrer Ungestümheit zu einem Mann verpflichten. Sie sollen sich vor der Ehe miteinander durch Scherzen, Küssen und Umarmungen reizen, daß sie empfindet, daß sich ihre Scheide gegen ihn „entzündet". So kann sie dann Kinder empfangen und die natürlich gebären. Und kann auch fortan bei ihrem Mann gesund bleiben.

Man soll (sich) auch merken, daß keine Frau auf der rechten Seite bei ihrem Mann liegen soll. Aus folgenden Gründen (die auf die Zeugung eines Knaben zielen): Liegt sie auf der rechten Seite bei ihm und scherzt und schläft er dann mit ihr und sie kehrt sich nach der Arbeit (gemeint ist: der Beischlaf) von ihm und legt sich auf die linke Seite, um Ruhe und Frieden zu finden. Wenn sich dann Samen in ihr durch die Berührung des Mannes entzündet hat und sich die Kammern alle geöffnet haben, so steigt der Samen in die Kammern, die an der linken Seite der Gebärmutter sind. In diesen entstehen meistenteils Mädchen. Legt sie sich aber auf die rechte Seite, bilden sich gewöhnlich Knaben. Öffnen sich aber in bester Absicht zwei Kammern in der Gebärmutter und der Mann pflegt „seine Arbeit" (den Beischlaf) mit seiner Frau, dann entstehen zwei Kinder daraus, wie es auch oft geschieht.

Auch soll man verstehen, daß eine Frau auch oftmals keine Kinder empfängt, weil sie ihre Gebärmutter mit dem (Blut-)Fluß, der aus der Leber kommt, überfließen läßt, so daß er ihren Samen und alle Früchte schwächt. Jede Frau soll sich vor einem Mann hüten, der sich nicht darauf versteht (gemeint ist: ihren körperlichen Empfindungen gerecht zu werden). Denn ich meine, daß tausend und abertausend Frauen sterben müssen, weil sie Männer haben, die ihre Natur (ihre Lust) nicht erwecken können.

Nun soll (sich) eine Frau, die ihr „Recht" wegen (des Fehlverhaltens) eines Mannes verliert und keine Kinder austragen kann, merken: Die soll Brot aus ganzen, gesiebten Roggenkörnern nehmen. Und breche das an drei, vier oder mehr Morgen in eine Schüssel und gieße guten Wein darauf. Und esse das nüchtern. Sie wird wieder gesund und fruchtbar (sein). Das hat sich oft bewährt.

Ferner: Es kommt zuweilen (vor), daß sich in der Gebärmutter Geschwüre bilden. Das tut den Frauen so weh, daß sie glauben, sie haben ein Geschwür, wo immer sie sich an den Bauch greifen. Dagegen nimm Fett vom Eber (auch: Bären) und zerlasse es, bis es zerflossen ist. Tunke etwas weiche Wolle hinein und stoße das in die Scheide. Hilft das nicht, so nimm Beifuß und Gänseschmalz und mische die mit Olivenöl und lege es an die Stelle, von der du annimmst, daß (dort) die Geschwulst sitzt. Das hilft gut.

Ebenso: Es kommt oftmals vor, daß die Gebärmutter, in der das Kind liegen soll, „erstickt", entweder vom Fett oder aber vom bösen Blut, von dem sie sich nicht zu säubern vermag. Denen soll man auf diese Weise helfen: Nimm grüne Raute und zerreibe die gut und stoße sie ihr an die heimliche Stelle (gemeint ist: in die Scheide). Auch sollst du Schwefel nehmen und den mit starkem Essig vermischen, und halte das oft vor die Nase. Und stoße es auch oft an die heimliche Stelle, so wird dir besser werden.

Ferner: Es gibt etliche Frauen oder Jungfrauen, bei denen die Gebärmutter unter Eiterbildung anschwillt. Das kommt davon, daß sie keine Männer haben oder die Männer zu lange von ihnen fort sind. Denen hilf auf diese Weise: Nimm Salbei und beize den gut mit Essig und behalte das lange im Mund. Und (sie) soll auch Schwefel in Essig beizen und die Schienbeine damit gut einreiben.

Gleichfalls: Wer die Menstruation bei den Frauen beenden will, der nehme Brunnenkresse und zerstoße die und erwärme sie in einem Topf. Und tue etwas von dem Menstrualblut dazu und lege es ihr auf diese Weise auf den Nabel (Bauch). So hört es bald auf zu fließen.

Ferner: Oder eine nehme Schafsfett und röste Bohnen darin und esse das. Es hilft auch sehr gut.

Ebenso: Wenn eine Frau ihre Menstruation zu lange hat, die nehme Kümmel und vermische den mit Gänseschmalz und salbe sich an der heimlichen Stelle damit.

Ferner: Wenn eine Frau ihre Monatsblutung zu lange Zeit hat und niemand diese beenden kann, so nimm Nelken und koche die in gutem, weißem Wein und gib ihr den dann zu trinken. Es hilft und beendet sie. Das hab ich oft selbst versucht.

Ebenso: Wenn das Sperma zusammen mit dem Harn bei einem (Mann) abgeht oder der Weißfluß von den Frauen, so nimm das Harz des Mastixstrauchs in einem Ei und iß das. So wird das bald gestillt und heilt (bei) ihnen wieder.

## 9.3 Von der Natur der Frauen und ihren Krankheiten

Inhaltsverzeichnis:[2]

21. Ferner: Das schadet einer Schwangeren.
22. Ebenso: Wenn eine Frau einen großen Bauch hat.
23. Ebenso: Wenn eine Frau um die Brust herum anschwillt und zur (Behandlung der) Gebärmutter.
24. Ferner: Wenn eine um den Nabel Schmerzen verspürt.
25. Gleichfalls: Von unkeuschen Frauen.
26. Ferner: Der die Gebärmutter geschwollen ist.
27. Ebenso: Hier steht, wenn einer Frau übel wird, während sie schwanger ist.
28. Ferner: Wenn eine Frau gern viel Milch hätte.
29. Ebenso: Wenn eine Frau die Milch gern verlieren möchte.
30. Ebenso: Ob eine schwanger ist oder nicht.
31. Ferner: Ob eine Jungfrau ist oder nicht.
32. Ebenso: Damit eine (Frau nicht) schwanger wird.
33. Ferner: (Um) ein Kind im Mutterleib zu kräftigen.
34. Ebenso: Von weichen Brüsten.
35. Gleichfalls: Wer von der Unkeuschheit geschwächt ist.
36. Ferner: Welche Frau sehr riecht.
37. Ebenso: Von wunden Kindern.
38. Ferner: Falls ein Kind sehr lispelt.
39. Ebenso: Wenn ein Kind sehr hustet.
40. Ferner: Falls ein Kind Keuchhusten (oder Epilepsie) hat.
41. Ebenso: Wenn einem Kind die Zähne wachsen.
42. Gleichfalls: Falls ein Kind nicht schlafen kann.
43. Ferner: Wenn ein Kind Darmkatarrh hat.

Hiernach steht alles von der Natur der Frauen und von ihren Krankheiten beieinander

(1. Ebenso: Zuerst von den Frauen)[3]

Zum Nutzen der unverständigen Frauen und Männer, die nicht wissen und zu unterscheiden vermögen, wie sie sich verhalten und was sie tun sollen, damit sie Unterschiede mit Verständnis erkennen können. Deswegen, so schreibe ich zum Nutzen der Eheleute manche Unterscheidungsmöglichkeiten (auf), damit sie die Geheimnisse der Frauen verstehen können und sich danach zu verhalten und anzuwei-

sen wissen. Deshalb merke (dir) zuerst alles über den Samen des
Mannes und der Frau. Damit dieser Frucht bringen kann, soll der
Samen der beiden eine mittlere Temperatur aufweisen, also weder
zu heiß noch zu kalt sein. Der Samen, welcher eine angemessene
Temperatur aufweist, soll in die Scheide der Frau gesät werden. Wenn
es sich um ein Übermaß an Samen handelt, weil der Mann sich nicht
in der Unkeuschheit geübt hat, wird er schwach, nutzlos und von
geringer Menge (sic!) sein, so daß er nicht zur Empfängnis dienen
kann. Kinder, die aus diesem Samen entstehen, sind von schwächli-
cher Natur und weisen einen kranken Leib auf. Der Samen entsteht
aus der Speise, die der Mensch ißt. Um Mitternacht herum ist er in
größerer Menge vorhanden oder bei Tagesanbruch. Wenn der
Mensch die Kost gut verdaut hat, bewirkt er, daß die Frucht wohlbe-
halten empfangen werden kann und gern haften bleibt. Der Samen
von beiden Partnern muß zu gleichen Teilen zusammengegossen werden, denn aus dem Samen nur eines Menschen entsteht keine Frucht.
Und wenn der Samen von beiden zu gleichen Teilen zusammenge-
kommen ist, so soll man zu dieser Zeit die Natur mit keinerlei Sachen
beeinflussen, damit der Samen nicht behindert wird, bis er sich an
der Stelle im Frauenleib befindet, an der er zu einer Frucht werden
soll. Und der Samen entsteht aus dem „sendigosten", daß ist aus
dem hintersten Blut. Deshalb enthält er aus jedem Körperglied seine
Bestandteile, egal, ob es stark oder krank ist. Galen, der spricht, daß
der Samen aus dem Gehirn kommt, aus der Leber und aus allen
Körpergliedern und durch die Ader gelangt, die „in venilis" heißt, in
den Hoden gekocht und (von den Männern) aus der Röhre, die sie
vorn am Leib haben, in die Frau gegossen wird. Die Frauen haben
ihre Hoden und die Adern ihrer Hoden innen im Leib und (der
Samen) ergießt sich innerlich in die Röhre, wie du es gehört hast. Und
beide sollen es vor dem Beischlaf nicht versäumen, sich gegenseitig so
zu erregen, daß der Samen zu gleicher Zeit vergossen werden kann.
Und eine Frau soll während „der Tat" (des Beischlafs) auf dem Rük-
ken liegen, mit gestreckten Beinen, damit der Samen nicht verschüttet
wird. Und wenn sie wollen, daß es ein Knabe wird, soll sich die Frau
nach dem Beischlaf auf die rechte Seite legen, damit sich der Samen
dort sammeln kann. Denn die Knaben entwickeln sich in der rechten
Seite und die Töchter in der linken Seite (der Gebärmutter).
   Und wer ein Zeichen dafür haben will, der merke (sich): Welche
Frau einen Knaben trägt, deren rechte Körperseite ist größer und

schwerer als die andere. Ebenso ist es mit der Brust. Nach der Hälfte
der Schwangerschaft beugt sie (die Frau) sich beim Gehen stärker zur
rechten Seite.
Im Hinblick auf die bereits beschriebenen Vorgänge soll die Frau
Sorge dafür tragen, daß die Wirkung der Natur nicht behindert wird.
Beachte, wie sich die Gebärmutter (der Muttermund) nach dem Ein-
dringen des Samens schließt, wenn eine Schwangerschaft vorliegt, so
daß es der Mann an seinem Glied fühlen und erkennen kann und
Weite und Feuchtigkeit damit einhergeht.

Diesen vorangestellten Bemerkungen folgend kannst du feststellen,
ob und wann die Frau schwanger geworden ist, wenn sich die Gebärmutter schließt. Zur selben Zeit öffnet sie sich aber oft, wenn sie
andere Lust dazu gewinnt und sich der überflüssige Samen in der
Frau ansammelt. Auch wenn die Frau ihren Samen nach dem Erguß
des Mannes nicht vergießt, glaubt sie, schwanger zu sein. Das Menstrualblut zwingt sie oft, auch in der Zeit der Schwangerschaft die
Unkeuschheit zu begehren. Du sollst auch wissen, wie es in dem
Traktat „Matrix Constantino" beschrieben steht, daß die Gebärmutter
auf ihrer Innenseite zwei Öffnungen hat; eine der Öffnungen zeigt in
Richtung des Magens. Die erste Öffnung ist die Scheide. Die andere
Öffnung ist an der Gebärmutter, und beide zusammen sorgen innen
dafür, daß der Samen eingeschlossen wird. Je größer die Frucht wird,
desto größer wird auch sie (gemeint ist: die Gebärmutter). Jede der
Kammern, die in der Gebärmutter sind, kann sich für den Samen
öffnen, (d. h.) je mehr Kammern gefüllt sind, desto mehr Kinder
werden entstehen. Wie uns Meister Trotula (im Text: „Trocula") beschreibt, ähnelt die Gebärmutter einem zusammengefalteten Tuch,
das infolge des Wachstums der Frucht gedehnt wird. Und du sollst
auch wissen, daß die Gebärmutter einem breiten Beutel gleicht, der
vorn eng ist und in dem der Samen eingeschlossen wird. Die Öffnung
dieses Beutels dreht sich zur Scheide.
Und in der rechten Seite der Gebärmutter befinden sich drei Kammern, in denen die Knaben empfangen werden. Und in der linken
Seite der Gebärmutter gibt es ebenfalls drei Kammern, in denen die
Mädchen empfangen werden und darin eingebettet liegen. Und in die
Scheitelkammer gelangt der Samen von Mann und Frau, der während
des Beischlafs vergossen wird, wenn die Frau schwanger ist. Jede
dieser Kammern hat einen eigenen Eingang. Die Kinder, die in einer

der Kammern empfangen werden (und heranreifen), gleichen einander. Weil die Kammern vielfältige Formen aufweisen, nehmen die Kinder eine unterschiedliche Gestalt an, so daß sie manchmal einander ähnlich sehen, manchmal nicht. Dieses kann auch daran liegen, daß der Samen des Vaters im Vergleich mit dem der Mutter überwiegt – in diesem Falle ähnelt es dem Vater.

Wisse auch etwas über die Frauen, die nicht schwanger werden, obwohl sie weder zu jung noch zu alt dafür sind. Diese haben zwar meistens eine Monatsblutung, die aber häufig unregelmäßig ist. Das kommt daher: Je zarter die Konstitution einer Frau ist, desto anstrengender verläuft die Monatsblutung. Sie umfaßt eine größere Menge des Blutes und dauert länger an. Und deshalb merke (dir), daß der Mensch vier Temperamenten zugeordnet werden kann. Das erste Temperament ist der Sanguiniker (die Kennzeichnung „heiß und feucht" fehlt im Text). Das andere ist heiß und trocken wie ein Choleriker. Das dritte ist kalt und trocken wie ein Melancholiker. Das vierte und letzte ist wie der Phlegmatiker kalt und feucht. Jede Frau kann einem dieser Temperamente zugeordnet werden, die Art und Verlauf ihrer Monatsblutung beeinflussen. Nun haben gemeinhin die Phlegmatikerinnen des letzten Temperaments keine Monatsblutung. Der Monatsfluß schindet die Frauen wie der Harn die Männer, wenn sie einen Harnstein haben. Während der Zeit, wenn die Frauen die Monatsblutung haben, scheinen ihre Adern unter den Augen bläulich. Je gröber die Natur einer Frau ist, desto stärker muß sie unter den Begleitumständen der Monatsblutung leiden. Je röter der Ausfluß ist, desto gesünder ist die Frau. Je umfangreicher er ist und je mehr Blut abfließt, desto vergifteter ist sie. Davon werden die Frauen bleicher, als sie es sonst sind. Die jungen Mädchen haben keinen (Blut-)Fluß. Denn ihre Natur ist so heiß und stark, daß sie das Blut innerlich verdauen. Ein während der Monatsblutung empfangenes und gebildetes Kind wird aussätzig; davon kann es niemand heilen. In der Zeit (der Menstruation) soll sich jede Frau vor Zorn hüten, damit die Adern nicht verstopfen. Und du sollst auch darauf achten: Wenn der Ausgang der Frauen verstopft ist, soll sie sich vor Zorn, Ungemach und Trauer hüten. Verstopfen die Adern des Blutflusses, so schwillt ihr Leib (hier: Natur) an der rechten Seite, und sie hat Schmerzen im Bereich des Herzens. Zur Behandlung dieser Schmerzen sind Weißwurz und weiße Dinge nützlich. Solange die Frau nüchtern ist, hat sie keine Schmerzen. Nach der Mitte des Tages schwillt ihr der Leib,

und die Beschwerden steigen bis zum Herzen. Die Männer haben
den Ausfluß (die Monatsblutung) nicht, weil er infolge ihrer hitzigen
Natur verzehrt wird. Aufgrund dieser Hitze fließt in ihnen der Samen
fein und behende. Oder in manchen Frauen ist der Monatsfluß wäs-
serig und von kalter Natur: Von diesen Frauen wird er nicht verzehrt
und fließt aus ihrem Leib. Wenn sie das fünfzigste Lebensjahr über-
schritten haben, haben sie keine Monatsblutung mehr, weil ihre Natur
nun so kalt ist, daß in ihnen der Samen keine Wirkung mehr zeigen
kann. Und böse Frauen, die den Samen mit Künsten (aus dem Leibe)
vertreiben, haben keine Kinder.

Ferner: Und in den schwangeren Frauen werden der Samen und das
Monatsblut zurückgehalten, damit das Kind davon im Mutterleib genährt werden kann, denn sie wandeln sich zu Milch. Nun geschieht
es gar nicht selten, daß zwei Früchte daraus entstehen, wenn die Frau
mit ihrem Mann zu schaffen hatte. Also, daß sich neuer Samen
ebenso wie beim ersten Mal zusammengemischt hat. Auch wird ge-
sagt, es komme vor, daß mit einer Frucht noch eine andere entspringt
oder gebildet wird.

Dazu kannst du dir merken: Aus diesen Gründen kommt es ferner
dazu, daß eine Frau in kurzer Zeit ein Kind empfängt (im Text: „gebiert"), also eines (z. B.) innerhalb von drei Tagen, das andere vier
Tage später. Das hat folgende Ursache: Wenn sich die Bestandteile
des Samens zu einer Zeit in zwei Teile scheiden, so entstehen zwei
Kinder daraus oder davon. Und obwohl die Zusammenfügung zweier
Menschen nicht frei von Scham ist, hat es die Natur doch so gefügt,
daß sie lustvoll ist und sehr süß, so daß aus Gründen der Vergänglichkeit des Menschengeschlechts auf Erden nicht von ihr abgelassen
wird.

Ferner: Im ersten Monat gerinnt der eingegossene Samen (im Text:
Natur) zu einem Haufen (Klumpen). Im zweiten Monat wachsen daraus zuerst die Körperglieder. Im dritten Monat scheiden sich Arme
und Beine aus der Masse. Auch, so spricht ein Meister, der Albertus
heißt: Wenn dem Kind bis zum vierten Monat Leib und alle Gebeine
gewachsen sind, so wachsen ihm (dann) Herz, Lunge, Leber, Milz
und Nieren. Im fünften Monat entwickeln sich bei ihm Mund, Augen,
Ohren und Nase. Und im sechsten und siebten Monat entstehen das

Mark im Gebein und das Gehirn, und das Gesicht hat Gestalt angenommen.

Nun sollst du gleichfalls beachten, wie das Kind im Leib seiner Mutter zu wachsen und sich zu entwickeln beginnt. Ferner: In den ersten
sieben Tagen fängt es an zu werden, wird in den Leib gegossen,
gleicht sauberer Milch, dickt von der Hitze ein und kocht in der
Gebärmutter. Und in (weiteren) neun Tagen verändert es sich zu
dickem Blut. Und in (den nächsten) zwölf Tagen bildet sich ein Stück
Fleisch. Und wenn das Blut zusammenwächst, ergibt es vier Stücke.
Aus dem einen Stück entsteht das Herz, aus einem anderen das Hirn,
aus dem dritten die Lunge, aus dem vierten die Nieren. Und alles
klumpt zusammen zu einem „Haufen" und wird ein ganzes Stück. In
weiteren achtzehn Tagen wachsen daraus Hände und Füße. Und dann
wird dem Kind von Gott die Seele eingegossen. Und so lebt es und
wächst bis zu seiner Geburt, und es ist danach sechs Tage am Anfang
seines Lebens.

Ferner sollst du auch wissen, wie es anschließend geschrieben steht,
daß man wohl wahrnehmen kann, daß der Monat in vier Teile geteilt
ist: Der erste Teil ist sehr warm und feucht, und die (Menschen),
die in dieser Zeit empfangen werden, erhalten die Eigenschaften des
Sanguinikers, wenn sich im Samen kein Widerstand zeigt. Das andere
Viertel ist warm und trocken. Diejenigen, die in diesem Teil empfangen werden, werden Choleriker und gleichen dem Feuer. Das dritte
Viertel ist trocken und kalt. (Alle), die in diesem Viertel empfangen
werden, werden Melancholiker und ähneln der Erde. Das vierte Viertel ist kalt und feucht. (Phlegmatiker), die darin empfangen werden,
sind von böser Natur, (haben) einen kranken Leib und bekommen
eine schlechte Hautfarbe.

Wenn der Samen der Frau gegenüber dem des Mannes überwiegt, so
entsteht daraus ein Mädchen. Herrscht aber der Samen des Mannes
über den der Frau, so bildet sich ein Knabe. Und allezeit haben die
harten Brüste die beste Milch.

Ferner: Nun wisse auch, wovon es kommt, daß die Kinder oft im
Mutterleib verdorben werden. Zum ersten: Wenn die Frauen empfin-
den, daß sie schwanger sind und sich dann sehr abmühen oder viel

tanzen, so verschließt sich die Materie des Kindes wieder, und es verdirbt davon. Dann löst sich ein Stück Fleisch von ihr, und sie gebiert es. Und die Materie, die zur (Bildung) der Frucht passend wäre, wird so verändert und erschreckt, daß sie dazu ungeeignet wird, und ein Stück Fleisch bleibt. Und die Kinder, die dann innerlich vielleicht schon leben, werden sehr oft tot geboren. Das kommt daher, daß die Frauen sich selbst oft weh tun und das Kind in sich erdrücken. Auch fügt ihm (manchmal) die Hebamme während der Geburt Schaden zu.

Vor diesem steht über die Gebärmutter geschrieben, daß sie wie ein Beutel geschlossen ist, bis auf das Loch, welches sich zur Empfängnis des Samens öffnet. Ebenso: Nun fragst du vielleicht, wie das Kind die Milch aus den Brüsten seiner Mutter in der Gebärmutter erhält, wenn es doch darin liegt. Dazu kannst du dir merken: Daß (Blutströme) durch die Adern fließen, welche vom Magen in die Brüste führen; durch die Hitze des Herzens verwandeln sie sich in Milch. Aus jeder Brust führt eine Ader durch die Gebärmutter, in der die Milch zum Nabel des Kindes niederfließt. Und das ist die Ader, die vom Nabel des Kindes geschnitten wird. Du sollst auch wissen, daß die Geburtsschmerzen bei den Frauen verschieden stark ausgeprägt sind. Frauen mit einem großen Leib gebären sehr schwer. Ebenso Frauen, deren Becken zwar weit, deren Geburtskanal aber eng und eingezwängt ist. Auch wenn die Kinder eine verkehrte Gebärlage haben, leiden die Frauen große Not, denn dann bilden die Arme des Kindes Hindernisse, die dazu führen können, daß Mutter oder Kind sterben. In diesem Falle sollen die weisen Hebammen, die den Frauen Beistand leisten, (in den Geburtskanal) hineingreifen und das Kind wenden, bis es die richtige Lage eingenommen hat. Es sind auch manche Frauen so eng gebaut, daß (ihr Damm) bei der Geburt zerreißt; diese haben auch große Schmerzen. Deshalb ist es gut, daß die Frauen vernünftige, weise Frauen bei sich haben, die ihnen in den Geburtsnöten helfen sollen.

(2.) Die Krankheiten der Kinder

Ebenso. Nun merke und wisse (etwas) über die Krankheiten des Kindes: Also, daß es nicht mehr oder weniger Glieder noch Adern hat, als es haben soll. Dieses Leiden entsteht, wenn die Materie der Frucht empfangen worden ist und dieser Samen durch Tanzen oder Laufen verschüttet wird, so daß er nicht beieinander bleibt. Auch kommt es oft vor, daß der Samen während des Beischlafs verschüttet wird. (Das meint), wenn die Frau während dieser Zeit nicht still liegt, sondern unter dem Mann hin und her rückt oder aufsteht, so daß nicht genug Samen zur Bildung des Kindes (in die Gebärmutter) kommt. Oder, daß das Kind (infolgedessen) überzählige Körperglieder gewinnt bzw. aufweist. Das kommt von übrigem Samen, wenn von diesem zuviel vorhanden ist. Es kommt auch vor, daß die Natur dem Kind durch den Einfluß der Planeten ebensolche Krankheiten verschafft, wenn es in einer davon beeinflußten Stunde gemacht wird.

Gleichfalls wisse auch: Es ist nützlich, daß man eine Frau nicht erzürnt, wenn sie zum ersten Male schwanger geworden ist. Denn die Männer sind grob und unwissend und geben den Frauen nicht das, nach dem es sie verlangt. Deshalb werden sie (die Frauen) zornig und feindselig, so daß infolgedessen die Materie des Kindes eindickt. Und in Frauen, welche nach der Empfängnis innerlich eitrige Stellen oder Geschwüre haben, sind die Kinder krank und träge. So wie man das liest und es geschrieben steht, daß eine Jungfrau schwanger war und zu einer Zeit Gelüste hatte, Äpfel zu essen, als diese noch nicht reif waren. Und (sie) sprach zu den anwesenden Männern, die in ihrer Nähe waren, daß sie Äpfel bringen oder holen sollten. Nun hatten die Männer davon sprechen gehört, daß die Äpfel für diejenigen ungesund seien, die das kalte Temperament hätten, und meinten, daß sie für die Frau ungesund und auch schädlich wären. Und (sie) lehnten es ab, ihr die Äpfel zu holen. Da fiel dieselbe Frau ohnmächtig nieder und blieb nüchtern einen Tag und eine Nacht lang auf dem Boden liegen. Ehe sie ein totes Kind gebar, lag sie drei Tage und drei Nächte in Geburtsschmerzen, und einen Tag zuvor schoß ihr Blut aus Nase und Mund.

(3.) Zeichen

Nun beachte die Zeichen, an denen wir erkennen sollen, daß die Frauen schwanger geworden sind oder nicht. Das erste Zeichen ist: Wenn die Frau schwanger geworden ist, beginnt sie sehr zu niesen, ihre Hüften werden mager, und sie friert sehr, denn die Hitze zieht sich aus den äußeren Körpergliedern bei der Materie der Frucht zusammen und erhitzt diese, so daß die Frau keine äußere Hitze mehr hat. Das andere Zeichen ist: Der Muttermund schließt sich und „erkennt" das männliche Glied oder den Samen, wie es im ersten Teil erwähnt wurde. Das dritte Zeichen ist: Daß die Frauen den Monatsfluß nicht zur gewohnten Zeit haben, wie es vorher der Fall war. Wenn aber der (Blut-)Fluß im Inneren des Frauenleibs bis zur Geburt zurückgehalten wurde, fließt (der Rest), der nicht in Milch gewandelt wurde, dann aus ihr heraus. Das vierte Zeichen ist: Daß sie etliche Kost nicht essen mögen, die sie vorher gern gegessen hatten, und seltsame Dinge begehren.

Willst du nun versuchen, ob die Frau schwanger geworden ist, so nimm reines Wasser und Honigseim und erwärme das und gib es ihr zu trinken, wenn sie sich hinlegen will. Und ist dann feststellbar, daß sie starke Schmerzen spürt, die mit den Geburtswehen vergleichbar sind, so ist sie schwanger.

Ferner: Nun beachte zum letzten, warum etliche Frauen keine Früchte bringen (gemeint ist: Kinder bekommen): Meister Hippokrates schreibt, daß die Gebärmutter der Frauen oft faul, schlüpfrig und ungeeignet zur Empfängnis der Frucht ist, (was dazu führt), daß sie einen Abgang des ungebildeten Samens hat. Ist die Gebärmutter der Frau zu heiß, verbrennt sie den Samen. Entsteht dieses durch verschiedenartige böse Hitze, kleben ihr die Lippen und die Hände zusammen, und das Haar fällt ihr aus. Auch wenn die Frau innerlich mit Fett bewachsen ist, kann sie den Samen des Mannes aus Gründen der (damit einhergehenden) Feuchtigkeit nicht empfangen. Viele Frauen, die mit ihrem Mann zu schaffen haben, behalten den in sie geschütteten Samen nicht bei sich. Wenn sich die Gebärmutter der Frau nicht öffnet und den Samen nicht aufnimmt, kommt das daher, daß die Frauen keine Lust dazu haben oder die Gebärmutter wegen einer bereits enthaltenen Frucht geschlossen ist. Und wenn die Gebärmutter einer Frau ihrer Natur nach kalt ist, bringt sie keine Frucht hervor. Auch werden die Frauen oft während der Geburt unachtsam behandelt, so daß die Gebärmutter oft zerrissen wird und keinen Samen mehr bei sich behalten kann. Es kommt auch oft durch die Männer, welche die Schädigung eines zu kalten Samens aufweisen, der unfruchtbar ist. Das sind die schwachen Männer mit einem trägen Leib, die schnell frieren und die Kälte nicht erleiden können. Sie haben auch keine Lust dazu (zum Beischlaf).

Willst du nun wissen, wessen Schuld es sei, die des Mannes oder die der Frau, daß sie unfruchtbar sind, so nimm Kleie und tue sie in zwei Töpfe und gieße den Urin jedes der beiden auf die Kleie und laß es zehn Tage lang stehen. Und welcher schuldig (gemeint ist: unfruchtbar) ist, dessen Topfinhalt ist faul, und es haben sich Würmer darin gebildet.

(4.) Von der Gebärmutter

Ferner: Welche Frau oder Jungfrau die Gebärmutter (gemeint ist: die Hysterie) hat und diese (die Gebärmutter) ihr sehr weh tut und bis zu Herz und Lunge aufsteigt: Davon werden die Frauen ohnmächtig und vermögen kaum zu atmen. Dazu (zur Behandlung der Hysterie) nimm ein Horn und schabe das in einen Topf und setze diesen auf eine Glut. Und (die Frau) beuge sich dann über den Rauch und atme ihn durch Mund und Nase ein, so stirbt die (hysterische) Gebärmutter oder Haftmutter. Und währt das so lange, daß die Gebärmutter aus (der Scheide) tritt, so soll man sie wieder mit einem zusammengelegten Tuch hineinstoßen. Und (die Frau) soll sich dann vor Husten und Niesen hüten.

(5.) Wenn eine Frau gern ein Kind gewinnen möchte

Eine Frau, die gern ein Kind gewinnen möchte, die soll einen Knochen nehmen, der im Herzen des Hirsches liegt (gemeint ist: die „Os de corde cervi-Droge"), (ihn) ohne Eisen gewinnen (gemeint ist: ohne die Verwendung eines eisernen Gegenstandes), schaben und einnehmen, wenn ihr Mann mit ihr schlafen gehen will.

(6 a. Wenn eine Frau) unfruchtbar (ist)

Ferner: Welche Frau unfruchtbar ist, die nehme Ziegenfett und pulverisiere dieses und trinke das Pulver mit Wein in einem (Heu-)Blumenbad. Und schläft sie dann am selben Tag oder in derselben Nacht mit ihrem Mann, wird sie schwanger werden.

Gleichfalls: Schweinenieren gepulvert und mit warmem Wein getrunken, und trinke frische warme Milch danach. Das ist gut.

Ebenso gut ist auch das Labferment aus einem Hasenmagen und von einem Säugling und das Hirn aus dem Kopf des Sperlings zu gleichen Teilen zu einem Mus verarbeitet.

Desgleichen soll sich eine Frau auch innerlich mit Minzensaft einschmieren. Und auch der Mund und das Herz eines Hasen sind gut dazu.

Ebenso: Auch sollen sie am späteren Abend zwei gebratene Stücke Quark essen.

Desgleichen: Eine Frau, die keine Kinder bekommt, die nehme Nesselblätter und zerstoße sie und lege sie auf die Gebärmutter. Oder nimm Großen Odermennig, Nelken und Knoblauch und pulverisiere sie und vermische das Pulver mit Wein. Und trinke das erwärmt abends und morgens.


(6 b. Wenn eine Frau) den Samen nicht behalten kann

Ebenso. Es kommt vor, daß eine Frau den Samen nicht behalten kann: So esse morgens Pfingstrosenkörner (gemeint ist: die Saat) gemischt mit Essig. Und nimm das Kraut und Myrrhe und lege das auf die Gebärmutter. Nimm auch zu demselben (Ziel die Pflanze) Gemeine Ochsenzunge und koche die in Wasser und wasche die Scham damit.

Ebenso. (Für) eine Frau, die gern ein Kind gewinnen möchte, damit sie schwanger wird: So nimm Laudanum (gemeint ist: Zistrose, Opium) und mache ein Pflaster davon (und lege es) über den Leib. Das erhitzt die Gebärmutter und macht die Frauen gebärfähig.

Ferner: Der Schaum, den der Hase um den Mund hat, wenn er Kohl genagt hat, den trinke eine Frau, wenn sie mit dem Mann schlafen geht, so wird sie gebärfähig sein.

Des weiteren: Eine Frau nehme Hasenfett und -mist und vermische das mit Honig und laß es drei Tage lang stehen. Trinkt das eine Frau mit geschabtem Elfenbein, so wird sie gebärfähig.

Desgleichen: Wenn eine Frau wegen eines Kindes zur Kirche geht (um zu beten), schlucke der Mann Hasenhoden und liege anschließend bei seiner Frau, so wird sie mit einem Sohn schwanger werden.

Ebenso: Wenn eine Frau gern ein Kind gewinnen möchte. So nehme Eselsmilch. Und die Frau salbe sich damit um den Nabel, wenn sie mit ihrem Mann schlafen gehen will. So wird sie gebärfähig. Es ist bewährt.


(7. Ferner: Viel hier von den Frauen)[4]


(8.) Wenn einer Frau die Brüste weh tun

Ferner: Wenn einer Frau die Brüste weh tun und anschwellen, so nimm Öl zusammen mit (ursprünglich hieß es in der Handschrift: Wasser und Öl zusammen, das „Wasser" wurde gestrichen). Und du sollst es wohl kochen und tue neues Wachs dazu und mache daraus ein Pflaster und lege das auf die Geschwulst, so wird sie abschwellen.

Auf gleiche Weise: Und hilft das nicht, so nimm das Kraut Portulak und zerstoße es und vermische es mit Rosenwasser und lege dieses Pflaster in ein Tuch. Und lege das Tuch mit dem Pflaster über die Geschwulst. So wirst du bald genesen.

Desgleichen: Und hilft das nicht, so nimm Schafsmist und lege ihn erwärmt darüber, so wird die Brust heilen.

Ebenfalls: Und hilft das nicht, so nimm Odermennig und stampfe den mit altem Schmalz und lege das zweimal täglich über die schmerzende Stelle, bis das böse Geschwür ausläuft. Und nimm dann die Wurzel des Odermennigs und zerstoße sie mit Öl und tue das dann darüber. So wird es bald heilen.

Ebenso: Und hilft das nicht, so nimm Honig und Butter und zerstoße die zwei miteinander. Und lege dann das Pflaster darüber. So wird ihm (gemeint ist: ihr) besser.

Ferner. Wenn einer Frau die Brüste schwellen und sich Eiter darin bildet: So nimm (die Pflanze) Andorn und stoße die mit altem Schmalz und lege das emsig darüber. Es hilft.

Ebenso: Oder eine nehme Wegerich und zerstoße den und lege das über die Brust. Sie wird bald genesen.

Desgleichen: Wenn einer die Brüste schwellen, die nehme Fenchel und koche den und lege ihn darüber. Das ist sehr gut.

Ebenso: Wenn einer Frau die Brüste weh tun, die soll eine Socke aus einem Schuh nehmen und die darüber legen. So wird es ihr besser gehen.

Gleichfalls: Wenn einer Frau die Brüste weh tun, die soll (hier wurde etwas ausgelassen) nehmen und sich den Namen St. Agatha darauf schreiben lassen (und): Im Namen des Vaters und des Sohnes und des Hl. Geistes. Amen.

Ebenfalls: Wenn einer Frau die Brüste schwellen, die nehme und vermenge den Samen des schwarzen Bilsenkrautes mit Wein und binde (die Mischung) über die Brust.

Ebenso: Wenn einer Frau die Brüste weh tun, die soll ein Kraut nehmen, das an den Wegen wächst. Dieses hat einen langen Stengel, ist oben zergliedert und hat oben am Stengel kleine gelbe Blüten. Und der Stengel ist zuoberst geteilt. Und es wachsen Blätter an kleinen Stielen am Stengel hinauf, als seien sie von der Mitte des Blattes abgezweigt. Die soll man im Sommer grün und im Winter getrocknet darüber legen. (Die Beschreibung deutet darauf hin, daß die Pflanze „Goldrute", Solidago virgaurea, gemeint sein könnte).

Ebenso: Welcher die Brüste weh tun, die nehme Kohlblätter (oder: Bohnenkraut) und mache davon ein Pflaster. Und lege es darauf und bestreiche (die Brüste) mit dem Saft. Das hilft und schwillt ab, wenn sie geschwollen sind.

Ebenso: Welcher die Brüste anschwellen, die nehme Efeublätter und zerstoße die und lege sie darauf. So werden sie abschwellen.

Desgleichen: Damit einer die Brüste nicht mehr wachsen, die nehme wilde Melde und lege sie darauf. So werden sie nicht mehr wachsen.

Ebenso: Welcher die Brüste schmerzen, die nehme Taubenmist und lege den darüber. Es hilft.

Ebenso: Welcher die Brüste zu groß sind, die nehme den Magen eines Hasen und bestreiche sie ganz und gar damit. Oder nimm neuen Schafsmist und lege ihn darauf. Das hilft wohl.

Ebenso: Wenn einer Witwe die Brüste hart werden und stark anschwellen, das kommt manchmal von einer Krankheit, zuweilen auch von einem Geschwür, das „der Brustkrebs" heißt. Das sollst du auf diese Weise bessern: Nimm grünes Kohlkraut (auch: Bohnenkraut) und stoße das recht gut und mache daraus ein Pflaster und lege es darauf. Es hilft.

Ebenso: Eine Frau, die Schmerzen hat, soll in dieser Zeit nicht mit unkeuschen Absichten zu einem Mann kommen. Anders hilft keine Arznei, denn es ist nicht allein während der Behandlung der Brüste, sondern (auch während der Heilung) aller Gewüre und Wunden störend und schädlich. Wer sich von Unkeuschheit rein hält, wird desto schneller genesen. (Hier handelt es sich um eine Anspielung auf die zeitgenössische Vorstellung von der „kultischen Keuschheit". Es wurde angenommen, sexuelle Enthaltsamkeit führe zu schnelleren Heilerfolgen).

(9.) Ob eine Frau einen Knaben oder eine Tochter trägt

Ebenso. Willst du wissen, ob eine Frau einen Knaben oder eine Tochter trägt: So nimm (sic!) und laß sie ihre Brust in klares Wasser „melken", das von einem Brunnen kommt. Und sinkt die Milch zu Boden, so ist es ein Knabe. Schwimmt die Milch aber empor, so ist es ein Mädchen.

Gleichfalls: Willst du aber mehr versuchen, so sollst du Wurzel und Kraut der Sellerie (Eppich) nehmen und ihr auf das Haupt legen, ohne daß sie es weiß. Und nimmt sie dann zuerst einen Mann (wahrscheinlich ist gemeint: nennt sie zuerst den Namen eines Mannes), so trägt sie einen Sohn. Nimmt sie aber zuerst eine Frau, trägt sie eine Tochter.

Ferner: ein anderes. Wenn die Frau aufsteht und weggehen will, beobachte, welchen Fuß sie zuerst hebt. Hebt sie den rechten, so trägt sie einen Sohn. Hebt sie aber den linken, trägt sie eine Tochter.

Desgleichen. Ob eine Frau einen Sohn oder eine Tochter trägt: So nimm ihren Harn und tue den in eine neue Schüssel und lege eine ungebrauchte Nadel in die Schüssel. Und beobachte die Nadel auf der Oberfläche. Ist es so, daß die „feces" (gemeint sind: „faeces", Verunreinigungen oder Schwebstoffe) im Harn sich um die Nadel sammeln, trägt sie einen Sohn. Befinden sie sich unterhalb der Nadel, so trägt sie eine Tochter. Dehnen sich die „feces" im Geschirr aus, so ist sie nicht schwanger, aber krank.

Ebenso: Siehst du aber ihr Antlitz hübsch und klar und von guter Farbe, so trägt sie eine Tochter.

(10.) Ob eine Frau die Männer gern hat

Ebenso. Willst du versuchen, ob eine Frau die Männer gern hat: So sollst du ein (hier wurde etwas durchgestrichen und ist nicht mehr lesbar) nehmen und (auch hier wurde etwas durchgestrichen) und tue die in ein Leintuch. Und lege diese der Frau in dem Tuch an bloße Haut. Und sieh dann nach einer Weile nach. Findest du Würmer darin (im Tuch), so schläft sie gern mit Männern. Ist aber nichts darin, so ist sie nicht unkeusch.

(11.) Ob eine Frau Kinder bekommen kann

Ebenso: Willst du versuchen, ob eine Frau Kinder bekommen kann oder nicht. So nimm ihren Harn und schütte den auf eine Melde und

sieh dann nach drei Tagen nach. Ist die Melde dann vertrocknet, so
ist die Frau nicht gebärfähig. Ist sie aber grün geblieben und nicht
verdorrt, so ist die Frau gebärfähig.

Gleichfalls. Wenn zwei keine Kinder miteinander haben, bei wem die
Ursache liegt: So nimm fünfzig oder sechzig Gerstenkörner und
schütte den Harn jedes (der beiden Partner) über die gleiche Menge
Gerstenkörner. Derjenige, dessen Körner keimen, ist fruchtbar. Derjenige, dessen Körner nicht grün werden, ist unfruchtbar.

Von der Heimlichkeit der Frauen, die Menstruation heißt[5]

Desgleichen: Nun will ich dir etwas über die Heimlichkeit der Frauen
sagen und von ihrer Blume, die lateinisch „Menstruation" heißt, was
„der Fluß" bedeutet. Die Meister nennen es „Blume", denn ebenso
wie ein Baum, der ohne Blüten und Blumen keine Früchte hervorbringt, kann keine Frau ein Kind ohne dieselbe „Blume" empfangen
oder gebären. Und welche Frau Beschwerden damit hat, (d. h.) daß
sie die Blutung nicht zur rechten Zeit bekommt, die soll Beifuß in
Wein kochen, falls sie Wein hat, oder in Bier oder Wasser. Es hilft
wohl, wenn sie es trinkt.

Ferner: Es hilft auch gut, wenn sie sich im Bad unterhalb des Nabels
damit einreibt.

Desgleichen: Oder wenn man den Beifuß, den man auch „Bugge"
nennt, am Abend mit Wein begießt, am Morgen zerstößt und ausdrückt und dann den Saft trinkt. Oder wenn man ihn „grün" (unge-
trocknet) zerstößt und ausdrückt und nachts auf den Bauch legt.

Ebenso: Den Beifuß gibt es in zwei Arten: Eine hat einen roten
Stengel, die andere einen weißen. Welche Frau über die Zeit hinaus
auf ihren Monatsfluß wartet, die soll den Beifuß mit dem roten Stengel nehmen und die Blätter nach unten abbrechen, kochen und nutzen. Dauert aber ihre Monatsblutung zu lange Zeit an, so brich die
Blätter des Beifußes mit dem weißen Stil nach unten hin ab, koche
und nutze sie. Das bewirkt baldige Besserung.

Ebenso: Welche Frau Unannehmlichkeiten mit ihrer Monatsblutung hat, die soll reines Wasser nehmen und Weintraubenkerne und die gut kleinreiben und kochen und sich dann „da unten" mit demselben Wasser waschen.

Gleichfalls: Oder, wenn sie mit dem Mann „gespielt" hat (gemeint ist: Geschlechtsverkehr hatte), soll sie sich mit Alantwasser waschen, das mit Poleiminze oder mit Lauch (auch: Knoblauch, Zwiebel) gekocht wurde.

(12 a. Wenn die Menstruation) nicht kommen kann

Ebenso: (Bei) welcher Frau die Monatsblutung nicht kommen kann, die soll Enziansaft und Rosenwasser nehmen und das mit Olivenöl vermischen und sich damit in der Nähe eines Feuers um den Nabel und die Lenden herum einsalben. Und soll das oft wiederholen.

(12 b. Wenn eine Frau die Menstruation) nicht hat

Gleichfalls: Welche Frau ihre Menstruation nicht hat, die nehme Raute, Sadebaum und Poleiminze und zerstoße sie zusammen und koche das in einem Topf. Und wenn es siedet, so nimm den Topf und setze ihn zwischen deine Beine und stehe darüber (gemeint ist: eine Räucherung). Und bedecke dich gut und rühre das Kraut oft um, damit die Hitze in dich dringen kann und du gut ins Schwitzen kommst. Ihr wird ihr Samen zuviel werden.

Ebenso: Damit die Frau ihre „rote Natur" oder „Blume" (die Menstruation) gewinnen kann, soll sie Ziegenharn trinken. Man soll es ihr geben, ohne daß sie weiß, was es ist, damit es sie nicht anwidert.

Ebenso: Oder nimm Eibisch und koche den in Wasser und sitze dann über dem Dampf. Oder wenn es erkaltet (ist), damit es den Leib unten berührt, so wird sie dann die Monatsblutung gewinnen.

Ebenso: Welche Frau ihr Monatsblut nicht hat, die nehme und esse Raute und Eisenkraut. Es wird ihr bald kommen.

Ebenso: Oder eine nehme Eberraute und Sellerie zu gleichen Teilen und koche sie beide in einem neuen Topf mit gutem, altem Wein. Es hilft.

Ebenso: Oder eine nehme Arnika und sieben Pfefferkörner und zerstoße sie zusammen und trinke das mit gutem, altem Wein, bevor sie nachts schlafen gehen will. Es wird kommen.

Ebenso: Oder eine nehme Kohlblätter und koche die mit Wein und trinke das und lege es auf die Gebärmutter.

Ebenso: Die jungen Frauen sollen Krappwurzel oder Klebkraut (Labkraut) und sechsmal soviel Rosen(-blätter) nehmen und das in Olivenöl legen. Und (sie sollen) sich damit bei einem Feuer um ihren Nabel und um ihre Lenden einreiben und das oft wiederholen.

Gleichfalls: Welche Frau ihr Monatsblut nicht bekommen kann, die nehme und zerstampfe Nesseln mit Myrrhe und lege das an die Stelle, wo die Blutung sein soll. So wird es ihr bald kommen.

Ebenso: Welche Frau die „Monatszeit" nicht hat, die nehme Beifuß oder Andorn und zerstoße den und lege ihn dann nachts auf ihren Bauch, unterhalb des Nabels. So wird es ihr kommen.

Ebenso: Welche Frau ihre Zeit nicht hat, die nehme und koche Poleiminze mit Wein und trinke davon. Es wird ihr kommen.

Ebenso: Welche es (das Mentrualblut) nicht hat, die nehme Kamille und das Kraut Alant und Wein und laß den Wein halb einkochen und trinke die andere Hälfte.

Ebenso: Welche es (das Menstrualblut) nicht hat, die nehme Osterluzei und Myrrhe und koche die mit Wein und trinke es. Es wird ihr kommen.

Desgleichen: Den wiederkehrenden Vorgang (im Text: Krankheit) der „Blume" nennen die Meister lateinisch „menstruum mulierum" (Monatsfluß der Frauen). Und (das Blut) ist böse. Wer es ißt, der wird davon tobsüchtig. Und jeder Leim, egal wie hart oder fest er ist, wird von dem Blut erweicht.

Ebenso: Welche sie (die Menstruation) nicht hat, die soll ein Kraut nehmen, das auf lateinisch „ipuricio" heißt und auf deutsch „Johanniskraut". Das koche und lege es über die Scham.

Ebenso: Wenn eine Frau ihre Menstruation (im Text: Krankheit) nicht hat, die soll Zimt und stark brennende Nesseln nehmen und beides mit Griesmehl beizen und es so erwärmt auf die Scham legen. Es (das Blut) wird ihr schnell kommen.

Ebenso: Wenn eine Frau ihrer Zeit bedarf und sie davon (vom Ausbleiben der Monatsblutung) krank ist, die soll guten Wein und grüne Sellerie nehmen und das zusammenmischen. Und lege es ihr um den Nabel herum, dahin, wo es ihr weh tut. Und mache das warm. Es (das Blut) wird ihr bald kommen.

Ebenso: Welcher die Menstruation nicht recht kommen will, die nehme und koche Lauch (auch: Knoblauch, Zwiebel) und nutze den und esse ihn auch roh. Das bringt den Frauen ihre „Blume" wieder.

Ebenso: Welche Frau ihre Zeit (die Monatsblutung) nicht hat und sie ihr nicht kommen will, die nehme die roten Korallen, welche „Weibchen" genannt werden, und zerstoße die mit rotem Wein und koche es wohl. Und trinke das dann so erwärmt. So kommt ihr die Zeit bald wieder.

Ferner: Wenn eine Frau ihre Monatsblutung nicht haben kann, die soll Ziegenfleisch nehmen, alten Speck und Wein und das ohne Salz kochen. Und nimm kleingestoßenen Ingwer und laß ihn (den Sud) auch damit aufkochen und iß das. So wird sie ihre rechte Zeit gewinnen.

Ebenso: Wenn eine Frau ihre Zeit (die Monatsblutung) nicht hat, die nehme Myrrhe und vermische die mit Beifuß und laß das trocknen. Und nimm Hirschhorn und pulverisiere das auch. Und mische das dann untereinander. Koche es und sitz darüber und deck dich gut zu und laß den Rauch in die Scham dringen (gemeint ist: eine Räucherung). So wirst du gesund werden.

(13 a.) Wenn eine Frau zuviel Monatsblut hat

Ebenso: Wenn eine Frau zuviel Monatsblut hat, die soll diesen „Brief" (mit einem Blutsegen) um ihren Leib gegürtet tragen: Sanat te cristus qui sanauit Feronicam tangente ea fimbriam vestimenty eius; ipse te a fluvio liberet. Amen. Sanctus Longinus perforauit latus domini et exiuit sangwis et aqua per hunc sacrum sangwinem coniuro te sangwis vt stes et amplius non exeas a famula dei. Und schreib dann ihren Namen hier zwischen: + cristus vincit cristus rengnat (sic!) cristus inperat (sic!) in cristo nomine amen.

(Übersetzung: Christus heilt dich, der Veronika heilte, indem sie die Fransen seines Gewandes berührte; er selbst soll dich vom Blutfluß befreien. Amen. Der heilige Longinus durchbohrte die Seite des Herrn und mit Blut vermischtes Wasser strömte heraus. Ich beschwöre dich, Blut, das du stehen bleibst und nicht weiter aus der Dienerin Gottes herausfließt. Und schreib dann ihren Namen hier zwischen: + Christus siegt, Christus regiert, Christus herrscht. Im Namen Christi: Amen. Und diese folgenden Buchstaben sollst du auch darauf schreiben: ... Die Buchstaben sind in der Handschrift durchgestrichen und deshalb nicht lesbar).

(Zum Inhalt des Blutsegens: Der Legende zufolge reichte die hl. Veronika dem kreuztragenden Christus ihren Schleier, mit dem er sein Gesicht abtrocknete, das einen Abdruck auf dem Tuch hinterließ. Veronika wurde später mit der blutflüssigen Frau identifiziert, die in den Bibelstellen (Mt 9,20 ff., Mr 5,25 ff. und Lc 8,43 ff.) erwähnt wird. Auf diesem Wege gelangte ihr Name in die Blutsegen.[6]

Die Anspielung auf Longinus bezieht sich ebenfalls auf mehrere Bibelstellen: Erstens soll der Hauptmann, der bei der Kreuzigung Christi den Befehl über die römischen Soldaten hatte, so geheißen haben (Mt 27,54, Mr 15,39, Lc 23,47); in der Bibel ist er allerdings namenlos. Zweitens wurde Longinus mit dem in der Bibel ebenfalls namenlosen Soldaten gleichgesetzt, der Christus mit dem Speer die Wunde in seiner Seite zufügte, aus der Wasser und Blut quollen (Jo 19,34).[7]

Ebenso: Wenn eine Frau zuviel Monatsblut hat, die soll Ziegenharn trinken. Oder nimm Eibisch und koche den in Wasser und setze sie darüber (gemeint ist: eine Räucherung). Sie wird die „rote Natur" (die Monatsblutung) gewinnen und (die wird) versiegen.

Ebenso: Welche Frau zuviel Monatsblut hat, die nehme Hopfen, Wein und Essig und lege das über den Magen, wenn es zu lange andauern will.

Gleichfalls: (Bei) welcher es zu lange dauert, die soll Muscheln nehmen, die man von (einer Pilgerreise zum) hl. Jakobus (im spanischen Santiago de Compostela) mitbringt, und die zu Pulver brennen und dieses anschließend trinken. Das hilft gut.

Ferner: Welche Frau zuviel Menstrualblut hat oder bei welcher die Blutung zu lange andauert, die nehme und koche die Pflanze Lattich mit Wein und trinke das.

Ebenso: Oder eine nehme Kampfer und Lauch (auch: Knoblauch, Zwiebel) und zerstoße die mit Wein und trinke das. Es hilft.

Gleichfalls: Oder eine nehme Wolle und tränke die mit Wegerichsaft und stoße das an die Stelle der Geburt (in die Scheide).

Ebenso: Welche Frau zuviel Monatsblut hat, die nehme Hirschhorn und schabe es klein und pulverisiere es mit getrocknetem Nesselsamen. Und gib es ihr zu essen oder zu trinken.


(13 b.) Zuviel (Menstrualblut)

Ebenso: Welche Frau zuviel Monatsblut hat, soll die gefleckten Aronblätter nehmen. So hört es auf zu fließen.

Ferner: Welche Frau aber zuviel Monatsblut hat, die brate Bohnen in Schafsmist und esse die oft. So hört es bald auf zu fließen.

Ebenso: Welche Frau die Menstruation zu lange hat, die nehme drei Korianderkörner und esse sie. Das beendet es.

Gleichfalls: Welche Frau die Menstruation zu lange hat, die soll Schlangenknöterich nehmen und „zu Wasser brennen" (Auszüge in Wasser herstellen) und dieses nüchtern trinken. Und (soll) dasselbe

Kraut auch trocknen und pulverisieren und das Pulver beständig einnehmen. Das ist gut und beendet es.

Ferner: Welche Frau die Monatsblutung zu lange hat, die soll weißen Beifuß nehmen und die Blätter nach unten hin abbrechen und die wohl mit gutem Wein kochen und das trinken. Es wird gut und hört auf der Stelle auf zu fließen.

Ebenso: Welche Frau ihre Menstruation zu lange hat, die schreibe diesen Namen mit dem (gemeint ist: mit ihrem) Blut: „on, on, on, inclitus milus" (es handelt sich um einen Zauberspruch). Das hat sich bewährt.

Gleichfalls: Genau so wie unser Herr Jesus Christus den Blutfluß der kranken Frau bezwang, ebenso bezwinge ich den Blutfluß der Frau und ihr Blut. Unser Herr Jesus Christus spricht: + O crux admirabilis + generacio mulieris + restitucio sanitatis et sÿ tetigero fimbriam vestimenti eius salua esse potero ab infirmitate mea.
(Übersetzung: Oh, bewundernswertes Kreuz + Hervorbringung der Frau + Wiederherstellung der Gesundheit, und wenn ich die Fransen seines Gewandes berührte, könnte ich von meiner Krankheit geheilt sein.)

Ebenso: Wenn einer Frau die Menstruation zu große Mühe bereitet, so bläht sich ihr Leib um den Nabel, das Blut erzeugt Krämpfe und fließt eiförmig unter ihren Rippen zusammen, ihre Adern dehnen sich und der Krampf steigt ihr wie ein dicker Rauch zu Kopf. Willst du ihr helfen, so nimm Nesselsamen und koche sie gut in Wein oder in klarem Honig und bestreiche ihr richtig den Bauch damit. So wird sie gesund werden.

Ebenso: Aber (um) das zu beenden, so nimm Linsen und weißen (Klee?) (hier wurde etwas ausgelassen) und koche das mit gutem Wein und vermische es danach mit gutem Honig. Und nutze es jeden Tag. Du wirst bald gesund werden.

Ferner: Damit eine Frau bald gesund wird, nehme man Nesselsamen und siede die in Wein und mische das mit Honig und lege ihr das in die Scheide. Sie wird gesund werden, und die Menstruation wird versiegen.

(14.) Gegen den Weißfluß, der zu den Frauenkrankheiten zählt

Ebenso: Welche Frau den Weißfluß hat, die nehme weißen Klee und Weißwein und koche das in einem neuen, gebrannten Topf und trinke das warm. So hört der weiße Fluß wieder auf zu fließen.

Ebenso. Ein gutes, bewährtes Stück (gemeint: Rezept) gegen den Weißfluß (bei) einer Frau: So sollst du am St. Johannistag, wenn er blüht, Feldkümmel (auch: Mohn) mit der Wurzel und allem (anderen) sammeln und gut verwahren. Und wenn sie Schmerzen hat (gemeint ist eigentlich: wenn du Schmerzen hast), so koche ihn und sitze darüber, so heiß wie du kannst. So wirst du in der folgenden Stunde gesund werden. Das ist erprobt.

(15.) Damit eine Frau leicht erlöst wird, die ein Kind gebären soll

Ebenso. Damit eine Frau auf leichte Weise erlöst wird, die gebären soll: So nimm Beifuß und binde ihr den bei der Hüfte an das linke Bein. Und sobald sie gebiert, binde es schnell ab.

Ferner: Wenn eine Frau ein Kind entbinden soll und ihre Wehen beginnen, so soll man diesen Brief schreiben und ihr auf den Bauch legen:
De viro virgo de virgine vincit leo de tribu juda. Maria peperit cristum Elisabet sterilis peperit Johannem baptistam. Adiuro te, infans, per patrem et filium et spiritum sanctum, sÿ masculus es aut femina vt exeas de (v)ulua ista, exinanite, exinanite.
(Übersetzung: Die Jungfrau des Mannes der Jungfrau überwand den Löwen aus dem Stamm Juda (Ap 5,5). Maria gebar Christus, die unfruchtbare Elisabeth gebar Johannes den Täufer. Ich beschwöre dich, Kind, im Namen des Vaters, des Sohnes und des Heiligen Geistes, du seist männlich oder weiblich, das du aus dieser Vulva herausgehst. Komm heraus, komm heraus.)
Und sobald das Kindlein dann geboren wird, soll man den Brief rasch abnehmen.

Ebenso: Damit es einer Frau während der Geburt nicht schlecht ergeht, so zerstoße einen Krebs mit Wein und gib das einer schwangeren Frau zu trinken. So ergeht es ihr während der Geburt nicht schlecht.

Ebenso: Gegen die Schmerzen und das Weh nach der Entbindung der Frauen. So nimm zwei Hände voller Beifuß. Und zwölf Eier, wenn sie die hat, und koche sie in Wasser hart. Und nimm die Eidotter heraus und benutze sie. Und nimm acht Lot (ca. 136 Gramm) reines Schweineschmalz und zerstoße dieses und die vorher beschriebenen Bestandteile miteinander. (Du) sollst alles in einem glasierten Topf gut verrühren und dann nach und nach durch ein Tuch passieren. Und wenn es im glasierten Topf gekocht und gut gerührt wurde, dann (nimm) ein Lot (ca. 17 Gramm) Zimtrinde, pulverisiere (sie), füge das Pulver demselben bei und laß es unter Rühren aufkochen. Und die Paste (sollst du) auf ein breites Leintuch geben (und das) zwischen den Nabel und die Scham (legen). Es hilft.

Ferner: Welche Frau während der Geburt wund wird, die soll die Scheide mit Gänseschmalz salben. Das hilft.

Ebenso: Welche Frau die Nachgeburt bei sich behält, wenn sie geboren hat, die soll man auf einen hohlen Stuhl (gemeint ist: ein Gebärstuhl) setzen und dann mit Knoblauch beräuchern. So wird sie (die Plazenta) bald von ihr gehen.


(17.) Welche Frau ein totes Kind in sich trägt

Ferner: Welche Frau ein totes Kind in sich trägt, die soll die Blume des Schlangenknöterichs trocknen und oft daran riechen. Oder eine tue den Schlangenknöterich in die Scheide, damit das Kind von ihr kommen kann.

Ebenso: Welche Frau ein totes Kind bei sich trägt, die zerstoße Beifuß und lege ihn nachts über ihren Leib. Und zerstoße auch Salbei und trinke den Saft. So wird es von ihr kommen.


(18.) Von schwangeren Frauen

Des weiteren: Die schwangeren Frauen sollen sich vor großer Kälte hüten, vor dem Fasten, Niesen, schlechtem Geruch, Laufen, schwerem Heben und vor vielem Trinken. Und (sie) soll aufpassen, daß sie beim Hinsetzen nicht stürzt oder fällt.

(19.) Von der kalten Natur der Frauen (die dazu führt), daß eine
nicht schwanger wird

Ebenso: Welche Frauen wegen ihrer kalten Natur nicht schwanger
werden, die haben Eiterflüsse von der Monatsblutung und die Leber
aus dem Leib (hier wurde in der Handschrift etwas ausgelassen).

(20.) Von der heißen Natur der Frauen

Ebenso: Welche Frau (von) heißer Natur ist, die hat wenig ausfließen-
des Monatsblut.

(21.) Das schadet einer schwangeren Frau

Ferner. Das schadet einer Frau, die schwanger ist: Die soll keine Poleiminze bei sich tragen, sonst gebiert sie das Kind zur falschen Zeit.

(22.) Wenn eine Frau einen großen Bauch hat

Ebenso. Wenn eine Frau einen großen Bauch hat: Die soll Myrrhensaft nehmen und den mit Wein mischen und das trinken. Das vertreibt ihr den Bauch, der aussieht, als sollte sie ein Kind bekommen.

(23.) Wenn eine Frau um die Brust geschwollen ist, steht hier,  und
(ein Rezept) zur Behandlung der Gebärmutter

Ebenso. Wenn eine Frau um die Brust herum geschwollen ist und
zur Behandlung der Gebärmutter: So nimm zwei Lot Birnbaummistel
(ca. 34 Gramm) und (mische) ein Lot Zucker (ca. 17 Gramm) darunter. Und die drei Lot sollst du in drei Tagen verbrauchen und genie-
ßen. Und dann an dem fünften Tag mache eine gute Glut und wirf
weißen Weihrauch darauf und hocke dich dann mit deiner Scheide
darüber. Das (Rezept) gehört den Frauen, denen die Gebärmutter
weh tut und die im Leib, um das Herz (herum), beinahe erkaltet sind.

(24.) Wenn eine Frau um den Nabel Schmerzen verspürt

Ebenso: Welche Frau um den Nabel Schmerzen verspürt und (deren Leib) sich zusammenkrümmt, die trinke Myrrhensaft mit warmem Wein.

(25.) Hier (steht etwas) von unkeuschen Frauen

Ferner: Welche Frau unkeusch ist, die nehme zu gleichen Teilen Wermut, Portulaksamen, Salbei, Beifuß und Raute, weiche die ein und gib ihr davon zu trinken (hier liegt ein Wechsel der handelnden Personen vor) oder esse die Kräuter. Und so viele Blätter sie von allen Kräutern zusammen ißt, so viele Tage hat sie keine Not (mit der Unkeuschheit).

Ferner: Wenn eine sehr unkeusch ist, gib ihr von dem Herzen und der Leber eines Igels zu trinken, das (Fleisch) soll gut gebrannt (gemeint ist: pulverisiert) sein.

(26 a. Ein Rezept für die), der die Gebärmutter geschwollen ist

Ebenso: Welcher Frau die Gebärmutter geschwollen ist, die soll Nesselblätter nehmen und sich dort damit einreiben.

(26 b.) Derjenigen, die Schmerzen von der Gebärmutter hat

Ferner: Welcher die Gebärmutter Schmerzen bereitet, die nehme eine Hand voll Steinraute und halte sie vor die Nase. Es hilft.

(27.) Wenn einer Frau übel wird, während sie schwanger ist

Ferner: Wenn einer schwangeren Frau übel ist, so nimm Ackerminze und zerstoße die und gib sie ihr mit Ziegenmilch zu trinken. Das hilft gut. Oder trinke Fenchelsamen mit warmem Wasser oder zerstoße Milz (es wurde häufig Schweinemilz verwendet) in Ziegenmilch und trinke das drei Tage lang.

(28.) Damit eine Frau gern viel Muttermilch gibt

Ferner: Wenn eine Frau gern viel Muttermilch geben möchte, die soll Lattichsamen nehmen und den essen. Und trinke auch den Saft der Poleiminze.

Ebenso: Wenn eine Frau gern viel Milch geben (möchte), so nimm Veilchen und zerstoße sie am Abend und trinke den Saft am Morgen. Das gibt viel Milch.

Gleichfalls: Wenn eine Frau zuwenig Milch hat, die nehme grünen Fenchel und koche den in Wein oder in Milch, trinke das und (bleibe) drei Stunden nüchtern. So bekommt sie genug Milch.

(29.) Wenn eine Frau die Milch gern verlieren (möchte)

Ebenso: Welche Frau gern die Milch verlieren (gemeint ist: abstillen) möchte, die soll Bohnen nehmen, sie zu Pulver stoßen, dieses mit Wasser vermischen, ein Tuch hineintauchen und auf ihre Brüste legen. So wird ihre Milch bald versiegen.

Ferner: Oder eine nehme Federn von einer schwarzen Henne und koche die gut in Wasser und lege sie so erwärmt auf die Brust. So wird (die Milch bei) ihr vergehen.

Gleichfalls: Wenn einer Frau die Milch weh tut, so nimm Essigmutter (gemeint ist: der Bodensatz von gutem Essig) und mische den mit Wachs und lege es darüber.

(30.) Ob eine Frau schwanger ist oder nicht

Ferner: Willst du wissen, ob eine Frau schwanger ist oder nicht, so nimm eine Feldmelde und zeige sie ihr. Und behalte sie dann drei Tage lang. Und wird sie (die Melde) dann trocken, ist sie nicht schwanger. Ist sie aber feucht, so ist sie schwanger.

(31.) Ob eine Jungfrau ist oder nicht

Ebenso: Willst du wissen, ob eine Jungfrau ist oder nicht, so nimm einen Stein, der Jett (oder Gagat) heißt, schabe oder reibe ihn zu Pulver und tue ihn in Wein. Und laß den Wein damit drei Tage und Nächte lang stehen, damit (das Pulver) gut in der Flüssigkeit aufgelöst wird. Und gib ihr (dann) den Wein zu trinken. (Was dann geschah, wird nicht berichtet.)

(32.) Damit eine Frau nicht schwanger wird

Damit eine Frau nicht schwanger wird, so trage sie das Herz eines Hasen bei sich (gemeint ist: das Hasenherz als Amulett). Solange sie das tut, wird sie nicht schwanger.

(33. Ein Rezept, um) ein Kind im Mutterleib zu kräftigen

Ebenso: (Um) ein Kind im Mutterleib zu kräftigen, nimm und esse täglich den Samen vom roten Beifuß, so wird es gekräftigt. Und das Kind wird davon tugendhaft.

(34.) Von weichen Brüsten

Ebenso: (Bei) welcher Frau oder Jungfrau die Brüste weich sind, die nehme Lakritzensaft und bestreiche sie damit, so werden sie hart.

(35.) Wer von der Unkeuschheit geschwächt ist

Ferner: Wer von der Unkeuschheit geschwächt ist, der nehme und trinke Betonie mit gutem, warmem Wein und darin gekochte und zerkleinerte Myrrhe. Oder (er) nehme und trinke Nesselsamen mit Wein, so wird er frisch.

(36.) Welche Frau sehr riecht

Ebenso: Welche Frau sehr riecht oder stinkt, die nehme Minze und
siede die in Wasser und tauche ein Tuch hinein und wasche sich dann
damit. So wird der Geruch vergehen.

(37.) Hier steht (etwas) von wunden Kindern

Ebenso: Welches Kind schnell wund wird, das bestreiche, ohne gegessen zu haben, mit Speichel, so wird es helfen.

(38.) Falls ein Kind sehr lispelt

Ferner: Wessen Kind so lispelt, daß es deshalb nicht sprechen kann,
der nehme Wegerichsaft und mische den mit Hühnerschmalz und
bestreiche ihm die Lippen damit.

(39.) Wenn ein Kind sehr hustet

Ferner: Welches Kind sehr hustet, dem gib frische Butter mit Honig
zu trinken, das tut ihm gut.

(40.) Falls ein Kind Keuchhusten (oder Epilepsie) hat

Ferner: Welches Kind die „grosen sucht" hat, dem soll man Pfingst-
rosenwurzel an den Hals hängen. (Der Name „große Sucht" bezeich-
nete die Epilepsie. Da es sich um ein Rezept zur Behandlung einer
Kinderkrankheit handelt, ist hier wohl eher die „Grüss-Sucht", der
Keuchhusten, gemeint.)[8]

(41.) Wenn einem Kind die Zähne wachsen

Ferner: Welchem Kind die ersten Zähne wachsen, dem sollst du Wegerich und Raute in den Mund tun, das hilft gut, wenn ihm das
Zahnfleisch weh tut.

(42.) Welches Kind nicht schlafen kann

Ebenso: Welches Kind nicht schlafen kann, dem soll man vorn an die Stirn Rosenwasser, gemischt mit Muttermilch, streichen. Es ist auch gut, wenn man sie mit Osterluzei beräuchert. Oder man salbe ihnen die Schläfenadern mit Hirschmark oder mit Mohnöl.

(43.) Wenn ein Kind Darmkatarrh hat

Ebenso: Welches Kind Darmkatarrh hat, das bade man in Wasser, in dem Rosen gekocht wurden.

# Anmerkungen

## Anmerkungen zur Einleitung

1 Zit. n. Württembergische Landesbibliothek Stuttgart, Cod. med. et phys. 2° 5, Bl. 147ᵛ; s. S. 90.
2 Die Handschrift Georg. 7b der Stadtbibliothek Dessau befand sich früher in der Schloßbibliothek Köthen. Vgl. Ute von Bloh: *Die illustrierten Historienbibeln. Text und Bild in Prolog und Schöpfungsgeschichte der deutschsprachigen Historienbibeln des Spätmittelalters.* Bern/Berlin/Frankfurt a.M. u. a. 1993 (= Vestigia Bibliae Bd. 13/14, 1991/1992); Franzjosef Pensel: *Verzeichnis der altdeutschen Handschriften in der Stadtbibliothek Dessau.* Berlin 1977, S. 12–14 (= Deutsche Texte des Mittelalters; Bd. LXX); Harald Busch: Die Illustrationen der Coethener Historienbibel. In: *Bibel und deutsche Kultur.* Bd. 11: Festschrift für Hans Vollmer. Potsdam 1941, S. 37–57.

## Anmerkungen zu Kapitel 1

1 Bernhard Schnell: Arzt und Literat. Zum Anteil der Ärzte am spätmittelalterlichen Literaturbetrieb. In: *Sudhoffs Archiv* 75 (1991), S. 44–57, hier S. 56.
2 „... dem Gebrauch lateinisch überlieferter Wissensbestände verdankten Advokaten, Räte und Schreiber wie auch akademisch gebildete Ärzte und neulateinisch dichtende Humanisten ihr materielles Auskommen. Die Übersetzung lateinischen Heils-, Herrschafts- und Berufswissens in die Volkssprache gefährdete überkommene Standes- und Berufsrollen. Lateinische Sprachkenntnisse waren nicht nur Zeichen höherer Bildung, sie erwiesen sich auch als Mittel sozialer Selbstbehauptung." Klaus Schreiner: Volkssprache als Element gesellschaftlicher Integration und Ursache sozialer Konflikte. Formen und Funktionen volkssprachlicher Wissensverbreitung um 1500. In: *Europa 1500. Integrationsprozesse im Widerstreit: Staaten, Regionen, Personenverbände, Christenheit.* Hrsg. von Ferdinand Seibt und Winfried Eberhard. Stuttgart 1987, S. 468–495, hier S. 468.
3 Hugo Kuhn: Versuch über das fünfzehnte Jahrhundert in der deutschen Literatur. In: *Literatur in der Gesellschaft des Spätmittelalters.* Hrsg. von Hans Ulrich Gumbrecht. Heidelberg 1980, S. 19–38; Tilo Brandis: Handschriften- und Buchproduktion im 15. und 16. Jahrhundert. In: *Literatur und Laienbildung im Spätmittelalter und in der Reformation.* Symposion Wolfenbüttel 1981. Hrsg. von Ludger Grenzmann und Karl Stackmann. Stuttgart 1984, S. 176–189.
4 Renate Blumenfeld-Kosinski: *Not of Woman Born. Representations of Caesarean Birth in Medieval and Renaissance Culture.* Ithaca/New York 1990, S. 15.
5 Vgl. Joachim Telle: Arzneikunst und der „gemeine Mann". Zum deutsch-lateinischen Sprachenstreit in der frühneuzeitlichen Medizin. In: *Pharmazie und der gemeine Mann. Hausarznei und Apotheke in der frühen Neuzeit.* Erläutert anhand deutscher Fachschriften der Herzog-August-Bibliothek Wolfenbüttel und pharmazeutischer

Geräte des Deutschen Apotheken-Museums Heidelberg. Hrsg. von Joachim Telle. Weinheim/New York ²1982, S. 43–48.

6　Vgl. den kommentierten Text des *Frauenbüchleins* in der neuen Edition: Ortrun Riha: Ortolfus pseudoepigraphus. In: *„ein teutsch puech machen"*. Untersuchungen zur landessprachlichen Vermittlung medizischen Wissens. Ortolf-Studien I. Hrsg. von Gundolf Keil. Redaktion von Johannes G. Mayer und Christian Naser. Wiesbaden 1993, S. 70–111, hier S. 95–110. Die Faksimile-Ausgabe wurde herausgegeben von Gustav Klein: *Das Frauenbüchlein des Ortolff von Bayerland, gedruckt vor 1500.* München 1910 (= Alte Meister der Medizin in Facsimileausgaben und Neudrucken; Bd. 1). Vgl. außerdem: Gundolf Keil: Art. *Ps.-Ortolfisches Frauenbüchlein.* In: VL², Bd. 7, Berlin/New York 1987, Sp. 82–84; Oswald Feis: Ortolff und Rößlin, ihre Bedeutung für die ärztliche Entbindungskunst. In: *Monatsschrift für Geburtshilfe und Gynäkologie* 57 (1922), S. 171–178.

7　Vgl. die Edition des Textes in Kruse, Verborgene Heilkünste, Kapitel 9.2.3.

8　Gustav Klein (Hrsg.): *Eucharius Rösslin's Rosengarten, gedruckt im Jahre 1513.* München 1910 (= Alte Meister der Medizin und Naturkunde in Facsimileausgaben und Neudrucken; Bd. 2); vgl. Gundolf Keil: Art. *Rößlin, Eucharius, d. Ä.* In: VL², Bd. 8, Berlin/New York 1990, Sp. 244–248; Joachim Telle: Art. *Rösslin d. Ä., Eucharius.* In: Literaturlexikon. Autoren und Werke in deutscher Sprache. Hrsg. von Walter Killy. Bd. 9, Gütersloh/München 1991, S. 502 f.; Steven Ozment: *When Fathers Ruled. Family Life in Reformation Europe.* Cambridge (Mass.)/London 1983, S. 101–112.

9　Ein Vorbesitzer des Cod. med. 801, wahrscheinlich der Jurist und Bibliophile Zacharias Conrad von Uffenbach (1638–1734) schrieb über den Text den Titel: *No.i. Von Krankheiten, Siechtagen und zu val der Swangern und geberenden frowen und ihrer neugebornen Kinder.* Vgl. Britta-Juliane Kruse: Neufund einer handschriftlichen Vorstufe von Eucharius Rößlins Hebammenlehrbuch *Der schwangeren Frauen und Hebammen Rosengarten* und des *Frauenbüchleins* Ps.-Ortolfs. In: *Sudhoffs Archiv* 78 (1994), S. 220–236.

10　In der Handschrift heißt es: Jtem hie jn disem cleinen buchlin do stend vil latinischer wortter vnd dorumb das man dasselb latin nit auszlegen nach zu gutem tutzsch machen vnd bringen mag das es dem gemeinen man verstentlich sie Dorumb ab die so dan disz buchlin lesen es nit gantz verstanden sollent sie gedult haben vnd die gelerten der artznie auch die appotecker dorumb fragen die wissen jnen ein gut gnugsame auszrichtung vnd ein volkomen entscheid doruber zu geben (S. 129 f.). Im Druck heißt es dagegen: Jtem hie jn disem cleinen büchlin stand vil latinischer wörter / vnd darumb das man das selbig latin nit zů gůttem tütsch bringen mag / das es den frawen verstendig sy / Sollent sy zůflucht haben zů den doctores vnnd apoteckern / die werden inen gnůgsamen bescheid über yedes geben (Niij ʳ).

11　Vgl. Dieter Jetter: *Das europäische Hospital. Von der Spätantike bis 1800.* Köln ²1987, S. 41; Peter Assion: *Altdeutsche Fachliteratur.* Berlin 1973, S. 133 f.

12　Vgl. Georg Steer: Art. *Konrad von Megenberg.* In: VL², Bd. 5, Berlin/New York 1985, Sp. 221–236, hier 231–234; Konrad von Megenberg: *Das Buch der Natur.* Hrsg. von Franz Pfeiffer. Stuttgart 1861.

13　Vgl. Gundolf Keil: Art. *Bartholomäus.* In: VL², Bd. 1, Berlin/New York 1978, Sp. 609–615. In der Übersicht von Haupt sind insgesamt 27 frauenheilkundliche Rezepte wiedergegeben, vgl. Joseph Haupt: *Ueber das md. Arzneibuch des Meisters*

*Bartholomaeus.* In: Österreichische Akademie der Wissenschaften, Phil.-hist. Klasse, Sitzungsberichte, Bd. 71, Wien 1872, S. 451−566, hier S. 482−487; vgl. Diepgen (1963), S. 98.

14 Vgl. Gerhard Baader: Medizinisches Reformdenken und Arabismus im Deutschland des 16. Jahrhunderts. In: *Sudhoffs Archiv* 63 (1979), S. 261−296.

15 Vgl. Kruse, Verborgene Heilkünste, Kapitel 9.6.3.

16 Vgl. Gundolf Keil: Art. *Roger Frugardi.* In: VL², Bd. 8, Berlin/New York 1990, Sp. 140−153.

17 Um diese Traditionslinien deutlicher hervortreten zu lassen, habe ich die in den Texten genannten Autoritätennamen in Kruse, Verborgene Heilkünste, Kapitel 11.2.1 zusammengestellt.

18 Roland Siegmund: Das *Speyrer Frauenbüchlein.* Med. Diss. Würzburg 1990.

19 Chris E. Paschold: *Die Frau und ihr Körper im medizinischen und didaktischen Schrifttum des französischen Mittelalters.* Wortgeschichtliche Untersuchung zu Texten des 14. Jahrhunderts. Mit kritischer Ausgabe der gynäkologischen Kapitel aus dem „Amphorismus Ypocras" des Martin von Saint-Gilles. Pattensen/Han. 1989 (= Würzburger medizinhistorische Forschungen; Bd. 47).

20 Vgl. Walther Schönfeld: *Frauen in der Geschichte der abendländischen Heilkunde vom klassischen Altertum bis zum Ausgang des 19. Jahrhunderts.* Stuttgart 1947, S. 63−70. Ein von den Frauen von Salerno verfaßtes frauenheilkundliches Rezept wurde ediert; vgl. Heinrich Marzell: Ein magisches Rezept der „Mulieres Salernitanae". In: *Forschungen und Fortschritte* 29 (1955), S. 113−115; vgl. auch Paul Oskar Kristeller: *Studi sulla Scuola medica salernitana.* Neapel 1986 (= Instituto italiano per gli studi filosofici „Hippocratica civitas". Collana; Bd. 1), S. 26.

21 Monica Helen Green: *The Transmission of Ancient Theories of Female Physiology and Disease through the Early Middle Ages.* Phil. Diss. Princeton 1985, S. 270 [unveröffentlichtes Manuskript].

22 Vgl. die Forschungsliteratur zu den *Trotula*-Texten und zur Klärung der Verfasserinnenfrage: Edward F. Tuttle: The *Trotula* and old Dame Trot: A Note on the Lady of Salerno. In: *Bulletin of the History of Medicine* 50 (1976), S. 61−72; John F. Benton: Trotula, Women's Problems and the Professionalization of Medicine in the Middle Ages. In: *Bulletin of the History of Medicine* 59 (1985), S. 30−53; Laura Mancinelli: Medicina, cosmesi e magia. In: *Insegnare* 4 (1988), S. 51−55; Ferruccio Bertini: Trotula, die Ärztin. In: *Heloise und ihre Schwestern. Acht Frauenporträts aus dem Mittelalter.* Hrsg. von Ferruccio Bertini. München 1991, S. 139−163 (= dt. Übersetzung von: Medioevo al femminile, Rom/Bari 1989); mit dem Geschlecht und der Identität Trotulas in der Geschichtsschreibung befaßt sich María-Milagros Rivera Garretas: *Orte und Worte von Frauen. Eine Spurensuche im europäischen Mittelalter.* Aus dem Spanischen von Barbara Hinger. München 1997, S. 102−129.

23 Vgl. Benton (1985), S. 34. Das Manuskript befindet sich in der Universitätsbibliothek Basel unter der Signatur ms. D. II.17, vgl. Green (1985), S. 303, Fußnote 49.

24 Madrid, Biblioteca de la Universidad Complutense 119 [ex 116-Z-31]; vgl. Bertini (1991), S. 151.

25 Green (1985), S. 269.

26 Gundolf Keil: Die Frau als Ärztin und Patientin in der medizinischen Fachprosa des deutschen Mittelalters. In: *Frau und spätmittelalterlicher Alltag.* Internationaler Kongreß Krems an der Donau 2. bis 5. Oktober 1984 (= Österreichische Akademie der Wissenschaften, Phil.-Hist. Klasse, Sitzungsberichte, Bd. 473, Veröffentli-

chungen des Instituts für mittelalterliche Realienkunde Österreichs, Nr. 9). Wien 1986, S. 157–211, hier S. 207.

27  Benton (1985), S. 39 f.

28  Green (1985), S. 270, 278.

29  A.a.O., S. 304, Anm. 52. Vgl. zum Inhalt die Ausführungen auf S. 270–278.

30  Benton (1985), S. 32 f.

31  Green (1985), S. 278 ff.

32  Benton (1985), S. 33.

33  A.a.O., S. 46.

34  Keil (1986), S. 207.

35  Es handelt sich um die Handschrift n.a.l. 603 der BN Paris. Sie ist aufgrund paläographischer Hinweise in das frühe 13. Jahrhundert zu datieren. Weitere Fakten zur Analyse der ältesten Handschriften vgl. bei Benton (1985), S. 33.

36  A.a.O., S. 35–51.

37  Vgl. Klaus Grubmüller: Art. *Hartlieb, Johannes*. In: VL², Bd. 3, Berlin/New York 1981, Sp. 480–496.

38  Dieses Manuskript gehört der sogenannten „Herzog-Version" von Hartliebs Übersetzung an, die im Auftrag Herzog Siegmunds von Bayern entstand und mehrere Überlieferungsträger umfaßt. Eine zweite Übersetzung Hartliebs, die sogenannte „Kaiser-Version" des *Buchs Trotula* ist unvollständig und nur in einem Manuskript überliefert, der Handschrift Ms. germ. fol. 928 der SBBPK Berlin, Haus 2.

39  Anna Delva: *Vrouwengeneeskunde in Vlaanderen tijdens de late middeleeuwen met uitgave van het Brugse Liber Trotula.* Brugge 1983 (= Vlaamse Historische Studies; Bd. 2); Brigitte Kusche (Hrsg.): *Frauenaufklärung im Spätmittelalter. Eine philologisch-medizin-historische Untersuchung und Edition des gynäkologisch-obstetrischen GKS. 1657 Kopenhagen.* Stockholm 1990, S. 31 (= Acta Universitatis Umensis; Bd. 94). Vgl. dazu Bernhard D. Haage/Hans Jeske: Rezension von Kusche, Frauenaufklärung... In: *Würzburger medizinhistorische Mitteilungen* 9 (1991), S. 449–459. – Gynäkologische Texte aus dem mittelniederländischen Sprachbereich werden erwähnt von: Ria Jansen-Sieben: Middelnederlandse Vakliteratuur. In: *Fachprosaforschung. Acht Vorträge über mittelalterliche Artesliteratur.* Hrsg. von Gundolf Keil und Peter Assion. Berlin 1973, S. 24–69, hier S. 48 f; dies: *Repertorium van de Middelnederlandse Artes-Literatur.* Utrecht 1989, S. 63.

40  Vgl. Margaret Schleissner: Art. *Secreta mulierum.* In: VL², Bd. 8, Berlin/New York 1992, Sp. 986–993, hier Sp. 992. Die einzelnen Rezepte tragen die Titel: Van heymeliken medicinen in vrouwen ⟨141⟩, Wat dat menstruum is ⟨142⟩, Vanden ouderdom der vrouwen ⟨143⟩, Die teyken van toecomende menstruum ⟨144⟩, Teghen alte groet vloyt ⟨145⟩. Vgl. W. F. Daems: *Boec van Medicinen in Dietsche. Een Middelnederlandse Compilatie van medisch-farmaceutische Literatuur.* Leiden 1967, S. 48–52 und 179–181 (= *Janus,* Beiheft 7). Ergänzungen in der Rezension von Gundolf Keil: *Niederdeutsche Mitteilungen* 24 (1968), S. 141–148.

41  Vgl. Jan Frederiksen: Art. *Düdesche Arstedie.* In: VL², Bd. 2, Berlin/New York 1980, Sp. 238 f.

42  Vgl. Kruse, Verborgene Heilkünste, Kapitel 9.5.3.

43  Vgl. Beryl Rowland: *Medieval Women's Guide to Health. The first English Gynecological Handbook.* Kent (Ohio)/London 1981.

44  G. Manuzzi (Hrsg.): *Il Libro delle Segrete cose delle Donne.* Florenz 1863; vgl. Dinora
    Corsi: „Les Secrés des Dames": Tradition, Traductions. In: *Médiévales* 14 (1988),
    S. 47−57, hier S. 54 f.
45  Bertini (1991), S. 149.
46  Vgl. Trotula in: EXPERIMEN‖TARIVS ME‖DICINAE.‖ CONTINENS ‖
    TROTVLAE curandarum AEgritudinum Muliebrium, an-‖te, in, & post partum
    LIB. unicum, nusquàm antea editum. ‖ [...] Anno Christi M. D. XLIIII. ‖ (VD 16
    Nr. T 2091).
47  Den Inhalt des Erstdrucks von Johannes Schott, der in 60 Unterabschnitte geglie-
    dert ist, beschreibt Hermann Rudolf Spitzner: *Die salernitanische Gynäkologie und
    Geburtshilfe unter dem Namen der „Trotula".* Med. Diss. Leipzig 1923.
48  Vgl. Elizabeth Mason-Hohl: *The Diseases of Women by Trotula of Salerno. A Translation
    of Passionibus Mulierum Curandorum.* Hollywood 1940.
49  Zentralbibliothek Zürich, Handschrift B 245, Bl. 67ᵛᵃ.
50  Einen Überblick über den bisherigen Stand der Forschung zu den lateinischen
    Schriften und landessprachlichen Übersetzungen geben Kristian Bosselmann-
    Cyran: *„Secreta mulierum" mit Glosse in der deutschen Bearbeitung von Johann Hartlieb.
    Text und Untersuchungen.* Pattensen/Han. 1985, S. 9−19 (= Würzburger medizin-
    historische Forschungen; Bd. 36); Corsi (1988), S. 51−54; Schleissner (1992),
    Sp. 986−992.
51  Corsi (1988), S. 51; vgl. Albert Fries/Kurt Illing: Art. *Albertus Magnus.* In: VL²,
    Bd. 1, Berlin/New York 1972, Sp. 124−139.
52  Die Bedeutung des Albertus Magnus zugeschriebenen Textes läßt sich noch in
    der zweiten Hälfte des 16. Jahrhunderts erkennen. Der Titel eines Arzneibuchs
    für Frauen lautet: Ein Newer Albertus Magnus / Von Weybern vnd Geburten
    der Kinder / sampt jhren Artzneyen. Auch von Tugenden etlicher fürnemer
    Kreüter / vnd von krafft der Edlen Gestein. Von art [!] vnd Natur etlicher Thier.
    Mit sampt einem bewerten Regiment für die Pestilentz. Hrsg. von Quintus Apolli-
    naris. Augsburg: M. Manger 1579. Exemplar in der Herzog-August-Bibliothek
    Wolfenbüttel, Sign.: 50.4 Medica; zit. n. Telle (1988), S. 105.
53  Christoph Ferckel: Die Secreta mulierum und ihr Verfasser. In: *Sudhoffs Archiv* 38
    (1954), S. 267−274, hier S. 269 f.
54  A.a.O., S. 273.
55  Schleissner (1992), Sp. 986.
56  Helen Rodnite-Lemay: Some Thirteenth and Fourteenth Century Lectures on
    Female Sexuality. In: *International Journal of Women's Studies* 1 (1978), S. 391−400,
    hier S. 391 f.
57  Vgl. die paläographische Untersuchung der beiden wahrscheinlich ältesten Text-
    zeugen: Brigitte Kusche: Zur „Secreta mulierum"- Forschung. In: *Janus* 62 (1975),
    S. 103−123, hier S. 104−106.
58  Zu den verschiedenen Versionen des Kommentars und der ältesten bekannten
    Handschrift vgl. Lynn Thorndike: Further Consideration of the *Experimenta, Specu-
    lum astronomiae* and *De secretis mulierum* ascribed to Albertus Magnus. In: *Speculum*
    30 (1955), S. 413−443, hier S. 427−429.
59  Kapitelgliederung: 1. *De generatione embrionis,* 2. *De successiva formatione fetus sub in-
    fluentia superiorum,* 3. *De influentia planetarum,* 4. *De generatione animalium sine semine,*
    5. *De formatione embrionis,* 6. *De formatione animalium monstrorum,* 7. *De signis corruptio-
    nis,* 8. *De signis castitatis,* 9. *De debilitate matricis et suffocatione,* 10. *De impedimentis*

*conceptionis*, 11. *De iuvamentis impregnationis*, 12. *De generatione spermatis*, zit. n. Kusche (1975), S. 108 f.

60  A.a.O., S. 107–109.

61  Vgl. kurze Hinweise auf eine altfranzösische Prosafassung und eine mittelniederländische Reimversion bei: Chr. Ferckel: Zur Bibliographie der Secreta mulierum. In: *Archiv für Geschichte der Medizin* 7 (1914), S. 47 f.

62  Schleissner (1992), Sp. 989.

63  Vgl. die Zusammenstellung von *Secreta mulierum*-Fassungen bei Bosselmann-Cyran (1985), S. 17 und Schleissner (1987), S. 47 f. Siehe Dieuwke E. van der Poel: „Mijn lieve joncfrouwe heeft mi gebeden iet te dichtene." Der vrouwen heimelijkheid en de geadresseerde opdrachtgeefster. In: *Nederlandse Letterkunde* 3 (1996), S. 249–260.

64  Vgl. Helen Rodnite Lemay: *Women's Secrets*. A Translation of Pseudo-Albertus Magnus *De Secretis Mulierum* with Commentaries. Albany 1992.

65  Bosselmann-Cyran (1985), S. 24 f; Schleissner (1992), Sp. 991; Margaret Schleissner: A Fifteenth-Century Physician's Attitude Toward Sexuality: Dr. Johann Hartlieb's ‚Secreta-mulierum' Translation. In: *Sex in the Middle Ages*. Hrsg. von J. E. Salisbury. New York 1991, S. 110–125. Zu Johannes Hartlieb vgl. außerdem: Frank Fürbeth: *Johannes Hartlieb. Untersuchungen zu Leben und Werk*. Tübingen 1992 (= Hermaea, NF; Bd. 64); Schnell (1991), S. 45–50.

66  Vgl. die Textausgabe von Margaret Rose Schleissner: *Pseudo-Albertus Magnus: Secreta mulierum cum commento, deutsch. Critical Text and Commentary*. Phil. Diss. Princeton 1987 [unveröffentlichtes Manuskript]. Die Publikation ist angekündigt, vgl. Schleissner (1992), Sp. 990.

67  Ebd.

68  Schleissner (1991), S. 115–124.

69  Schleissner (1987), S. 2.

70  A.a.O., S. iv.

71  Kusche (1975), S. 104.

72  A.a.O., S. 111, 116.

73  Vgl. Gundolf Keil: Art. *Ortolf von Baierland (von Würzburg)*. In: VL², Bd. 7, Berlin/New York 1987, Sp. 67–82, hier Sp. 71.

74  Es ist überliefert im Salzburger Sammelkodex M III 3, Bl. 217$^{ra}$-229$^{vb}$ und wurde um 1460 im südlichen Rheinfranken geschrieben, vgl. Siegmund (1990), S. 1.

75  James Follan (Hrsg.): *Das Arzneibuch Ortolfs von Baierland*. Nach der ältesten Handschrift (14. Jhdt.: Stadtarchiv Köln W 4° 24*). Stuttgart 1963 (= Veröffentlichungen der Internationalen Gesellschaft für Geschichte der Pharmazie, NF; Bd. 23); Ders.: *Manuscripts of Ortolfs von Bayerlant's „Arzneibuch"*. In: Fachliteratur des Mittelalters. Festschrift für Gerhard Eis. Hrsg. von Gundolf Keil, Rainer Rudolf, Wolfram Schmitt und Hans J. Vermeer. Stuttgart 1968, S. 31–52; Gundolf Keil: Ortolfs Arzneibuch. Ergänzungen zu James Follans Ausgabe. In: *Sudhoffs Archiv* 53 (1969), S. 119–152.

76  Sie befinden sich in folgenden Handschriften: 1. Cpg 260 der UB Heidelberg, Bl. 34$^{vb}$, 35$^{rab}$, 35$^{vab}$, 36$^{rab}$, 36$^{va}$; 2. Mgq 17 der UB Frankfurt a. M., Bl. 282$^{vab}$, 289$^{va}$, 290$^{ra}$, 292$^{ra}$, 293$^{vb}$; 3. Hs. B 245 der ZB Zürich, Bl. 49$^{rb}$, 49$^{vab}$, 50$^{ra}$ ff., 67$^{vab}$ (von dieser Hs. lag mir kein vollständiger Film vor) und 4. Cgm 723 der BS München, Bl. 219$^{r}$, 221$^{r}$, 223$^{v}$, 224$^{r}$, 226$^{v}$, 227$^{rv}$.

77   Vgl. Johannes de Ketham Alemannus: *Der Fasciculus medicinae*. Faksimile des Venetianer Erstdruckes von 1491. Hrsg. von Karl Sudhoff. Mailand 1923 (= Monumenta medica; Bd. 1); Johannes de Ketham: *The Fasciculus Medicinae of Johannes de Ketham Alemannnus*. Facsimile of the First (Venetian) Edition of 1491. With english translation by Luke Demaitre; commentary by Karl Sudhoff; translated and adapted by Charles Singer. Special Edition Birmingham, Alabama (= The Classics of Medicine Library, 1988).

78   Vgl. Chr[istoph] Ferckel: Zur Gynäkologie und Generationslehre im Fasciculus medicinae des Johannes de Ketham. In: *Archiv für Geschichte der Medizin* 6 (1913), S. 205–222, hier S. 212 ff.

79   Hinsichtlich der komplizierten Überlieferungssituation der als *Secreta mulierum* bezeichneten Texte soll hier nicht unerwähnt bleiben, daß der in einer Kopenhagener Handschrift des 15. Jahrhunderts überlieferte *Problemata*-Text mit folgendem Titel überschrieben ist: *Secuntur probleumata* [!] *magni alberti excerpta de secretis mulierum et primo de membris generacionis videlicet de matrice et testiculis...*, zit. n. Ferckel (1913), S. 221, Fußnote 2.

80   Meine Ausführungen stützen sich auf das lateinische Exemplar des *Fasciculus medicinae* in der SBBPK Berlin, Haus 2 (Signatur Jc 2005 R). Der lateinische Text ist in 12 Kapitel gegliedert. Kapitel vier umfaßt die Beitexte zum Situsbild einer Schwangeren; Kapitel 5 die Auszüge aus den *Problemata* des Pseudo-Aristoteles.

81   Ferckel (1913), S. 221.

82   Sudhoff (1923), S. 39, 43 f.

83   Gundolf Keil: Art. *Kirchheimer, Johannes* (J. Kellner von Kirchheim, J. de Ketham Alemannus). In: VL², Bd. 4, Berlin/New York 1983, Sp. 1150–1154, hier Sp. 1152; ders.: Ortolfs chirurgischer Traktat und das Aufkommen der medizinischen Demonstrationszeichnung. In: *Text und Bild, Bild und Text*. DFG-Symposium 1988. Hrsg. von Wolfgang Harms. Stuttgart 1990 (= Germanistische Symposien, Berichtsband 11), S. 117, 120 f., 134, 137–149, 216–221, 237 f. Abb. 41–52; Erltraut Auer/Bernhard Schnell: ‚Der Wundenmann'. Ein traumatologisches Schema in der Tradition der ‚Wundarznei' des Ortolf von Baierland. Untersuchung und Edition. In: *ein teutsch puech machen*. Untersuchungen zur landessprachlichen Vermittlung medizinischen Wissens. Ortolf-Studien 1. Hrsg. von Gundolf Keil. Redaktion Johannes G. Mayer und Christian Naser. Wiesbaden 1993, S. 349–401 (= Wissensliteratur im Mittelalter; Bd. 11).

84   Der Inhalt der Beitexte, die in den Drucken das Situsbild einer Schwangeren erklären, und der Auszüge aus den *Problemata* des Pseudo-Aristoteles nach der ältesten handschriftlichen Überlieferung ist in Kruse, Verborgene Heilkünste, Kapitel 9.4.3 und 9.4.4 abgedruckt.

85   Entspricht Textversion „D" bei Schleissner (1987).

86   Ich werde eine kommentierte Edition von *De ornatu mulierum* in der deutschen Übersetzung publizieren.

87   Vgl. Kruse, Verborgene Heilkünste, Anhang.

88   Vgl. Aristoteles: Werke in deutscher Übersetzung. Bd. 19: *Problemata Physica*. Übersetzt von Hellmut Flashar. Hrsg. von Ernst Grumach. Berlin 1962. Zu einem anderen Auszug aus den *Problemata* des Pseudo-Aristoteles im *Lorscher Arzneibuch*, der 75 Fragen umfaßt, vgl. Gundolf Keil (Hrsg.): *Das Lorscher Arzneibuch*. Bd. 1: Faksimile der Handschrift Msc. Med. 1 der Stadtbibliothek Bamberg, Bd. 2: Übersetzung von Ulrich Stoll und Gundolf Keil unter Mitwirkung von Albert Ohlmeyer OSB. Stuttgart 1989, Bd. 1: Bl. 6ᵛ-7ᵛ; Bd. 2: S. 9 f. sowie 28ᵃ-30ᵇ; Ulrich

Stoll (Hrsg.): *Das Lorscher Arzneibuch. Ein medizinisches Kompendium des 8. Jahrhunderts (Codex Bambergensis medicinalis 1).* Stuttgart 1992, S. 28−31, 68−75 (= Sudhoffs Archiv, Beihefte; Bd. 28); vgl. außerdem Nancy G. Siraisi: The *Expositio Problematum Aristotelis* of Peter of Abano. In: *Isis* 61 (1970), S. 321−338.

89　Vgl. Volker Honemann: Art. *Aristoteles.* In: VL², Bd. 1, Berlin/New York 1978, Sp. 436−450, hier Sp. 440.

90　Vgl. die Beschreibung von Cgm 4876 bei Schleissner (1987), S. 53−56.

91　Die beiden zuletzt genannten Handschriften habe ich nicht eingesehen, vgl. die Beschreibung bei Bosselmann-Cyran (1985), S. 46−48 und 49−51.

92　Auf diesen Kodex machte mich Anne-Beate Riecke aufmerksam. Er wurde im Jahre 1918 von M. Haertwig für das Handschriftenarchiv der Preußischen Akademie der Wissenschaften beschrieben. Er konnte von mir nicht eingesehen werden.

93　Vgl. die Handschriftenbeschreibungen a.a.O., S. 52−58.

94　Es handelt sich um die Texte in den Heidelberger Handschriften sowie im Marburger und im Wiener Kodex.

95　In Ms. 93 der UB Marburg fehlen folgende Abschnitte: 1. „Ob eine Frau mit einem Knaben oder Mädchen schwanger ist", es heißt hier: „Jtem volgt zw sagen von zaichen ob ain fraw ain kneblein oder ain maidlein trag / vnd demnach so das jn dem lix capitl gemelt worden ist / will ichs vnterlassen zw sagen" (Bl. 108ʳ); 2. die Rezepte zur „Vertreibung" der Menstruation und 3. gegen zu große unkeusche Begierde. Über dem letzten Rezept der ursprünglichen Beitexte zum Situsbild, das hier wie in der Nürnberger Handschrift vor den *Problemata* erscheint, steht: „das Letzt". Der Abschnitt über das Maultier fehlt, ebenso die Theorien über die Bildung von Zwillingen und Hermaphroditen − der Schreiber verweist auf die entsprechenden Abschnitte in den *Secreta mulierum,* die in der gleichen Handschrift überliefert sind. Am Ende des Textes gibt es Auslassungen, Umstellungen und Ergänzungen.

96　In Cpg 488 der UB Heidelberg auf Bl. 143ᵛ-174ʳ; in Cod. Vindob. 11168 der ÖNB Wien auf Bl. 167ʳ-201ᵛ; vgl. die Beschreibung der Handschriften bei Bosselmann-Cyran, S. 55−58.

97　Vgl. die detaillierte Beschreibung der Handschrift in Anna Jungreithmayr: Die deutschen Handschriften des Mittelalters in der Universitätsbibliothek Salzburg. Wien 1988, S. 8−19 (= Verzeichnisse der deutschen Handschriften Österreichischer Bibliotheken. Reihe III, Bd. 2. Hrsg. von Ingo Reiffenstein).

98　Vgl. Kruse, Verborgene Heilkünste, Kapitel 9.2.3.

99　Folgende, voneinander abweichende deutschsprachige Druckversionen des ursprünglichen Beitextes zum Situsbildes aus dem *Fasciculus medicinae* von Johannes von Ketham sind bibliographisch nachweisbar:

1. *Ain gut artznei die hie nach stet...* [Augsburg: Hans Froschauer um 1502]: Exemplare in:
   - BS München (4° A.obst. 1 f), VD 16 Nr. J 619
   - GN Nürnberg (1 an: 8° Nw. 1117), VD 16, Nr. J 619
   - GN Nürnberg (1 an: 8° Nw 403 n)
   - UB Göttingen (nach Sigerist, Faksimile von 1927, Fußnote 101, ohne Signatur)

2. *Eyn gut artzney ‖ die hie nach steet...* [Straßburg: o. Dr. um 1510]:
   - o. O. u. J. Exemplar in Nürnberg, ohne Signatur (laut Emil Weller: Repertorium Typographicum. Die deutsche Literatur im ersten Viertel des sechzehn-

ten Jahrhunderts. Nachdruck Hildesheim 1961, S. 7, Nr. 52), VD 16 Nr. J 620.

3. *Ein gut artznei die hie nach* ‖ *steet...* [Straßburg: Johann Prüß d. Ä. um 1510]:
Exemplare in:
- ZB Zürich (Ink K 355$_2$), VD 16 Nr. J 621
- UB Basel (Josef Benzing, Bibliographie Strasbourgeoise, Baden-Baden 1981, S. 355, ohne Signatur)

4. o. T.; o. O.; o. Dr.; o.J.
- ZB Zürich (3. 143$_2$), Hinweis von Herrn Manfred Vischer, Zürich
Das von Sigerist im Nachwort des Faksimiles von 1927 (vgl. Fußnote 101) erwähnte Exemplar des Erstdrucks in der Stadtbibliothek Nürnberg, Signatur Med. 80.4°, ist dort laut eines Schreibens von Elisabeth Beare vom 17.12.1993 nicht vorhanden.

100 Vgl. die Wiedergabe des Erstdrucks im Anhang von Kruse, Verborgene Heilkünste. Der Text wurde nach dem Exemplar der ZB Zürich, Straßburg: Johann Prüß d. Ä. um 1510 (Signatur: Ink K 355$_2$) herausgegeben. Vgl. Henry E. Sigerist: Eine deutsche Übersetzung der Kethamschen Gynäkologie. In: *Archiv für Geschichte der Medizin* 14 (1923), S. 169–178. Sigerist schreibt vom „einzigen Beispiel eines deutschen Kethamtextes", a.a.O., S. 169. Einige Jahre später wurde den Teilnehmern des 6. Internationalen Kongresses für Geschichte der Medizin in Leiden und Amsterdam vom 18. bis 23. Juli 1927 im Auftrag des Instituts für Geschichte der Medizin in Leipzig ein Leseexemplar dieses Druckes ausgehändigt, das nie im Buchhandel erschien, vgl. Johannes de Ketham: Ein gut artznei die hie nach ‖ steet: das frawen vnnd mann an geet: Findest du ‖ vil sachen mit wenig wortē ertzalt... ‖ Leipzig 1927. Ein Exemplar dieses Faksimiles befindet sich heute in der Deutschen Bibliothek Leipzig (Signatur 1927 B 3237).

101 Sigerist, Nachwort zum Faksimile (1927). Gemeint ist folgender Druck: Johannes Tallat: Ein gut Ertzney buchlin ‖ Getruckt zů Aug= ‖ spurg von Hannsen Froschauer Anno dñi ‖ M. cccc. vnd ij. jar ‖ (VD 16 Nr. T 77). Vgl. Helmut Walther: Johann Tallat von Vochenburg. In: *Sudhoffs Archiv* 54 (1970), S. 277–293; Gundolf Keil: Art. *Johann Tallat von Vochenburg*. In: VL$^2$, Bd. 2, Berlin/New York 1980, Sp. 1089.

102 Signatur Ink K 355$_2$. Der Druck ist zusammengebunden mit drei Drucken aus der Johannes Grüningerschen Offizin in Straßburg: 1. Brunschwigs *Destillierbuch* (1501); 2. Brunschwigs *Destillierbuch* (1500); 3. Marsilio Ficinos Buch *Vom langen Leben* (1508).

103 Vgl. J. G. de Lind: Une planche anatomique inconnue. In: *Bulletin de la Société française d'Histoire de la Médecine* 17 (1923), S. 11–16.

104 Die ersten beiden Blätter (A$_{1-2}$) und vermutlich der ganze Bogen E fehlen. Für die Angaben zu den Textverlusten danke ich Herrn Manfred Vischer, Zürich.

105 Vgl. den Anhang und Kapitel 9.4.3 in Kruse, Verborgene Heilkünste.

106 Vgl. die Edition der Druckausgabe von Sigmund Feyerabend: Frankfurt 1581: Albertus Magnus / Daraus man alle Heimligkeit deß Weiblichen geschlechts erkennen kan ... Hrsg. von Peter Amelung, Stuttgart 1966. – Die frauenheilkundlichen Teile dieses Drucks beschreibt schon Christoph Ferckel: „Denn das darin eingefügte geburtshilfliche Kapitel stammt [...] aus dem Rosengarten; übrigens sind auch die vorhergehenden durchaus nicht eine Übersetzung von dem Liber de secretis mulierum, wie fälschlich immer angenommen wurde, sondern gehen

auf einen Text zurück, der lateinisch auch unter dem Namen des Johannes de Ketham gedruckt vorliegt." Christ[oph] Ferckel: *Die Gynäkologie des Thomas von Brabant. Ein Beitrag zur Kenntnis der mittelalterlichen Gynäkologie und ihrer Quellen.* München 1912, S. 10.

107  Eine frauenheilkundliche Rezeptsammlung, die im 16. Jahrhundert zu Papier gebracht wurde, aber eine Auswahl von Therapievorschlägen umfaßt, die sich auch in den unten beschriebenen Kompilaten befinden, veröffentlichte Josef Werlin: Rezepte zur Frauenheilkunde aus dem 16. Jahrhundert. In: *Medizinische Monatsschrift* 20 (1966), S. 263 – 266.

108  Die Übersetzungen der Rezepte stammen von der Verfasserin.

109  Als „Spießkraut" wurden drei Pflanzen bezeichnet: 1. Spring-Wolfmilch (Euphorbia lathyris L.), vgl. Marzell, Bd. 2 (1972), Sp. 382 – 388; 2. Dt. Enzian (Gentiana germanica Willd.), a.a.O., Sp. 625; 3. Spitz-Wegerich (Plantago lanceolata L.), vgl. Marzell, Bd. 3 (1977), Sp. 805 – 815.

110  Vgl. Larissa Leibrock-Plehn: *Hexenkräuter oder Arznei. Die Abtreibungmittel im 16. und 17. Jahrhundert.* Stuttgart 1992, S. 47 und 178.

111  Vgl. Lexer, Bd. 1, 1872, Sp. 1773.

112  Der Ysop wurde auch „Ispen" genannt, vgl. Marzell, Bd. 2 (1972), Sp. 966 – 970.

113  Das Adjektiv „zindelecht" bezeichnet das zerschnittene, gezackte Aussehen von Pflanzenblättern, vgl. Grimm, Bd. 15, Sp. 1388.

114  Vgl. dazu Peter Köpp: *Vademecum eines frühmittelalterlichen Arztes.* Die gefaltete lateinische Handschrift medizinischen Inhalts im Codex 217 und der Fragmentsammlung 1396 der Stiftsbibliothek in St. Gallen. Aarau/Frankfurt a. M./Salzburg 1980, S. 28 – 31.

115  Vgl. die Edition der gynäkologischen Rezepte von Marion Ónodi (unter Mitwirkung von Johannes G. Mayer und Ruth Spranger): Die deutschen medizinischen Texte in der Handschrift B. V. 3 der Erzdiözesanbibliothek Erlau (Eger). Zur Überlieferung von Ortolfs Pulstraktat. In: *„ein teutsch puech machen".* Untersuchungen zur landessprachlichen Vermittlung medizinischen Wissens. Hrsg. von Gundolf Keil. Redaktion Johannes G. Mayer und Christian Naser. Wiesbaden 1993, S. 402 – 442, hier S. 438 – 442.

116  Es handelt sich um eine Parallelüberlieferung zu dem in Kapitel 9.1.4. in Kruse, Verborgene Heilkünste, abgedruckten Text.

117  1. „Ein ander capittel von der fraüwen brüstel", 2. „Von ordenüngen der fraüwen die mit kinden gent vnd wie man die kinde halten sol vnd von den ammen der kinde", 3. „Von der bermüter", 4. „Von der kinde enpfengnisse", 5. „Von hindernisse der enpfengnisse der kinde", 6. „Ein capitel von den menstrüüm, der fraüwen kranckeyt", Siegmund (1990), S. 3.

118  Vgl. Kruse, Verborgene Heilkünste, Kapitel 9.6.3.

119  Vgl. A.a.O., Kapitel 9.5.3.

120  Siehe dort Kapitel 9.1.5 und 9.3.3.

121  Vgl. Kruse, Verborgene Heilkünste, Kapitel 9.1.1.

122  Neben einigen weiteren, vgl. ebd.

123  Vgl. a.a.O., Kapitel 9.2.2.

124  Vgl. a.a.O., Kapitel 9.3.4.

125  Vgl. a.a.O., Kapitel 9.3.4, Bl. 150ʳ.

126  Vgl. a.a.O., Kapitel 9.3.5.

127  Vgl. a.a.O., Kapitel 9.3.6.

128 Kusche (1990), S. 14, 18.
129 Claudia Opitz: *Evatöchter und Bräute Christi. Weiblicher Lebenszusammenhang und Frauenkultur im Mittelalter.* Weinheim 1990, S. 205, Anm. 28.
130 Vgl. dazu Ria Jansen-Sieben: De vrouw in de medische literatuur. In: *Middeleeuwers over vrouwen.* Hrsg. von R. E. V. Stuip und C. Vellekoop. Bd. 2, Utrecht 1985, S. 160–178, 205 f., hier S. 160 f.
131 BS München, Cgm 723, Bl. 222ʳ. In der Wolfsthurner Handschrift ist der Segen ähnlich überliefert: „Willtu vorstellen der frawenn ir plummen, so schreyb die wort an ein zetel vnd lege es der frawenn auff das haupt: + per ipsum + et cum ipso + et in ipso"; zit. n. Oswald von Zingerle: Segen und Heilmittel aus einer Wolfsthurner Handschrift des XV. Jahrhunderts. In: *Zeitschrift des Vereins für Volkskunde* 1 (1891), S. 172–177, hier S. 177.
132 Den Überlieferungskontext einer Reihe von mittelalterlichen Segen untersuchen Heather Stuart/F. Walla: Die Überlieferung der mittelalterlichen Segen. In: *Zeitschrift für deutsches Altertum und deutsche Literatur* 116 (1987), S. 53–79.
133 Vgl. Johanna Jaenecke-Nickel: Religiöse und magische Elemente in den deutschen Segen und Beschwörungsformeln. In: *Deutsches Jahrbuch für Volkskunde* 11 (1965), S. 83–91, hier S. 88.
134 Francis Rapp: Wallfahrten der ländlichen Bevölkerung im Elsaß. In: *Laienfrömmigkeit im späten Mittelalter.* Hrsg. von Klaus Schreiner. München 1992, S. 127–136, hier S. 133 (= Schriften des Historischen Kollegs, Kolloquium 20).
135 Vgl. die bildlichen Darstellungen der Geburt Mariens in: Robert Müllerheim: *Die Wochenstube in der Kunst. Eine kulturhistorische Studie.* Stuttgart 1904; Anton Max Pachinger: *Die Mutterschaft in der Malerei und Graphik.* München/Leipzig 1906; Volker Lehmann: *Die Geburt in der Kunst.* Braunschweig 1978; Friedrich von Zglinicki: *Geburt. Eine Kulturgeschichte in Bildern.* Braunschweig 1983.
136 Irmgard Hampp: *Beschwörung, Segen, Gebet. Untersuchungen zum Zauberspruch aus dem Bereich der Volksheilkunde.* Stuttgart 1961, S. 137 (= Veröffentlichungen des staatlichen Amtes für Denkmalpflege Stuttgart, Reihe C, Volkskunde; Bd. 1).
137 Richard Kieckhefer: *Magie im Mittelalter.* München 1992, S. 18.
138 A.a.O., S. 21 und 70.
139 Vgl. die Edition dieses Segens bei Werner Bernfeld: Eine Beschwörung der Gebärmutter aus dem frühen Mittelalter. In: *Kyklos.* Jahrbuch des Instituts für Geschichte der Medizin an der Universität Leipzig. Bd. 2, Leipzig 1929, S. 272–274. Ein ähnlicher Segen, der neben lateinischen auch deutsche Passagen umfaßt, ist abgedruckt bei Zingerle (1891), S. 176. Vgl. außerdem Kruse, Verborgene Heilkünste, Kapitel 9.3.3, Bl. 141ʳᵛ. Weitere unedierte Gebärmuttersegen befinden sich in der ZB Zürich, Ms. C 101, Bl. 167ᵛ und in der Herzog-August-Bibliothek Wolfenbüttel, Hs. 146.2 Extravagantes, Zusätze im Kalender, Bl. 2ʳ.
140 BS München, Cgm 723, Bl. 225ᵛ/226ʳᵛ. Der Anfang dieses Gebärmuttersegens wird, nach der oben erwähnten medizinischen Handschrift 752 der Stiftsbibliothek St. Gallen (10. Jahrhundert), von Werner Bernfeld zitiert. Hier ist der Text nur noch fragmentarisch erhalten und weicht inhaltlich ab. Nach Bernfeld (der von einer „Gebärmutterbeschwörung" spricht) diente er nicht zur Behandlung hysterischer Störungen, sondern beschreibt „Zustandsbilder des erkrankten Organs selbst". Nach meiner Auffassung handelt es sich um einen Gebärmuttersegen: „Ad matris dolorem. In nomine patris et filii et spiritus sancti. Domine deus miliciae angelorum, ante quem stant angeli cum magno tremore. Amen, amen,

amen. Matrix, matrix, matrix, scrinia matrix, rufa matrix, alba matrix, pulposa matrix, sanguinaria matrix, capitanea matrix, neufredica matrix, explenetica matrix, demoniaca." Zit. n. Bernfeld (1929), S. 274.

141 Alexander Berg: *Der Krankheitskomplex der Kolik- und Gebärmutterleiden in Volksmedizin und Medizingeschichte, unter besonderer Berücksichtigung der Volksmedizin in Ostpreußen.* Berlin 1935, S. 129, 167 (= Abhandlungen zur Geschichte der Medizin und der Naturwissenschaften; Bd. 9).

142 Bargheer: Art. *Gebärmutter.* In: HWDA 3, Berlin/Leipzig 1930/31, Sp. 338 – 344, hier Sp. 339.

143 Vgl. Ilza Veith: *Hysteria. The History of a Disease.* Chicago/London 1965; Barbara Duden/Isabelle Schatten: Die Gebärmutter – das hungrige Tier. Zur Geschichte der Hysterie. In: *Courage* 3 (1978), S. 19 – 23.

144 Hampp (1961), S. 122.

145 Zit. n. Zingerle (1891), S. 176.

146 Bächtold-Stäubli: Artikel *Kröte.* In: HWDA 5, Berlin/Leipzig 1932/33, Sp. 608 – 635.

147 Rudolf Kriss: *Das Gebärmuttervotiv. Ein Beitrag zur Volkskunde nebst einer Einleitung über Arten und Bedeutung der deutschen Opfergebräuche der Gegenwart.* Augsburg 1929, S. 85 f.

148 M. Kronfeld: Volksthümliche Abortiva und Aphrodisiaca in Oesterreich. In: *Wiener Medizinische Wochenschrift* 44 (1889), Sp. 1697 – 1700 und 1731 – 1735, hier Sp. 1700.

149 Vgl. Kruse, Verborgene Heilkünste, Kapitel 9.3.3, Bl. 137$^v$.

150 Erwin Richter: Einwirkung medico-astrologischen Volksdenkens auf Entstehung und Formung des Bärmutterkrötenopfers der Männer im geistlichen Heilbrauch. In: *Sudhoffs Archiv* 42 (1958), S. 326 – 349, hier S. 327 f.

151 Zit. n. Robert Jütte: *Ärzte, Heiler und Patienten. Medizinischer Alltag in der frühen Neuzeit.* München/Zürich 1991, S. 125 und S. 258, Anm. 99.

152 Vgl. M. Hoefler: Die Kalender-Heiligen als Krankheits-Patrone beim bayerischen Volk. In: *Zeitschrift des Vereins für Volkskunde* 1 (1891), S. 292 – 306, hier S. 294, 300 – 303.

153 UB Graz, Handschrift 1609, Bl. 211$^v$/212$^r$.

154 Zit. n. Ohrt: Art. *Gebärsegen.* In: HWDA 3, Sp. 344 – 346, hier 345; dieser Gebärsegen wird seit dem 10. Jh. überliefert. Vgl. die Version in Kruse, Verborgene Heilkünste, Kapitel 9.1.5, Bl. 205$^{ra}$; außerdem in GN Nürnberg, Hs. 15 586, Bl. 2$^{va}$; UB Heidelberg Pal. lat. 1216, Bl. 47$^r$; Pal. lat. 1293, Bl. 117$^v$. Er ist sogar auf einem norwegischen Runenstab erhalten, der wahrscheinlich am Körper einer Gebärenden befestigt wurde. Grethe Jacobsen: Pregnancy and Childbirth in the Medieval North: A Topology of Sources and a Preliminary Study. In: *Scandinavian Journal of History* 9 (1984), S. 91 – 111, hier S. 105.

155 Vgl. Kruse, Verborgene Heilkünste, Kapitel 9.1.5, Bl. 204$^{va}$.

156 Vgl. Liselotte Hansmann/Lenz Kriss-Rettenbeck: *Amulett und Talisman. Erscheinungsform und Geschichte.* München 1966.

157 Kieckhefer (1992), S. 91 f.

158 A.a.O., S. 20.

159 Françoise Loux: *Das Kind und sein Körper. Volksmedizin – Hausmittel – Bräuche.* Frankfurt a. M./Berlin/Wien 1983 (= Le jeune enfant et son corps dans la médecine traditionelle 1978, dt.).

160 Zit. n. Franz, Bd. 2 (1909), S. 202.
161 Klaus Schreiner: Laienfrömmigkeit – Frömmigkeit von Eliten oder Frömmigkeit des Volkes? In: *Laienfrömmigkeit im späten Mittelalter.* Hrsg. von Klaus Schreiner. München 1992, S. 1–78, hier S. 40.
162 Vgl. Kruse, Verborgene Heilkünste, 9.1.5, Bl. 204$^{va}$. Das Zitat bezieht sich auf Mt 5,25–29 par.
163 L. B. Pinto erwähnt bei der Beschreibung des lateinischen Codex 803 (Rotulus) der Bürgerbibliothek Bern, daß in diesem 28 magische Texte in Form von Zaubersprüchen und Amuletten enthalten seien. Vgl. Lucille B. Pinto: The Folk Practice of Gynecology and Obstetrics in the Middle Ages. In: *Bulletin of the History of Medicine* 47 (1973), S. 513–522, hier S. 514 und S. 518 f.
164 Französische Nationalbibliothek Paris, Nouv.acquis.fr.4267. Zit. n. Karl Sudhoff: Ein Amulett für Schwangere. In: *Archiv für Geschichte der Medizin* 2 (1908/09), S. 300; Karl Sudhoff: Zum Amulett für Schwangere. In: *Archiv für Geschichte der Medizin* 3 (1909/10), S. 352.
165 Vgl. Walter J. Dilling: Girdles, their Origin and Development, Particularly with Regard to their Use as Charms in Medicine, Marriage and Midwifery. In: *The Caledonian Medical Journal* 9 (1912–14), S. 337–357, 403–425.
166 Adolph Franz: *Die kirchlichen Benediktionen im Mittelalter.* Bd. 2. Unveränderter Nachdruck der Ausgabe Freiburg i. Br. 1909, Graz 1960, S. 206 f.
167 A.a.O., S. 205.
168 Franz, Bd. 2 (1923), S. 193 f.; vgl. auch Hiltgart L. Keller: *Reclams Lexikon der Heiligen und der biblischen Gestalten.* Legende und Darstellung in der bildenden Kunst. Stuttgart ⁵1984, S. 395 f. Vgl. Erwin Richter: Die Opferung eiserner Bärmutterkrötenvotive im schwäbischen Sonderkult des heiligen Rochus als himmlischer Gynäkologe. Ein volksmedizingeschichtlicher Beitrag zur Württembergischen Wallfahrtskunde. In: *Württembergisches Jahrbuch für Volkskunde* (1959/69), S. 72–92, hier S. 82; ähnlich Sartori: Art. *Margarete, hl.* In: HWDA 5, Berlin/Leipzig 1932/33, Sp. 1634–1638, hier Sp. 1634 f.
169 O[swald] Feis: Beitrag zum Aberglauben in der Geburtshilfe. In: *Archiv für Geschichte der Medizin* 14 (1923), S. 63 f.; Loux (1983), S. 85.
170 Shulamith Shahar: *Kindheit im Mittelalter.* München/Zürich 1991, S. 47.
171 Vgl. Pinto (1973), S. 521; S. A. J. Moorat: *Catalogue of Western Manuscripts on Medicine and Science in the Wellcome Historical Medical Library.* Bd. 1: Mss. written before 1650 a. d. London 1962, S. 491–493; Curt F. Bühler: Prayers and Charms in Certain Middle English Scrolls. In: *Speculum* 34 (1964), S. 270–278, hier besonders S. 273 f.; L. M. C. Weston: Women's Medicine, Women's Magic. The Old English Metrical Childbirth Charms. In: *Modern Philology* 92 (1995), S. 279–293.
172 Vgl. B. Kötting, Art. *Julitta und Kyriakos (Kerikos, Cyricus).* In: Lexikon für Theologie und Kirche 5 (1960), Sp. 1203.
173 Vgl. zum Thema „Gürtel" Oswald A. Erich Beitl/Richard Beitl: *Wörterbuch der deutschen Volkskunde.* Neu bearbeitet von Richard Beitl unter Mitarbeit von Klaus Beitl. Stuttgart ³1974, S. 311 f.
174 Jacques Gélis: *Die Geburt. Volksglaube, Rituale und Praktiken von 1500–1900.* München 1989, S. 226 f.
175 ZB Solothurn, Codex S 386, Bl. 165$^r$.
176 Hanns Löhr: *Aberglauben und Medizin.* Leipzig 1942, S. 17.
177 Ansbach, 21. März 1474. Zit. n. Feis (1923), S. 63.

178 Ebd.
179 Vgl. Peter-Michael Spangenberg: *Maria ist immer und überall. Alltagswelten des spätmit-telalterlichen Mirakels.* Frankfurt a. M. 1987, S. 59–78, hier S. 67; zur „Berührungs-Magie" vgl. G. Lanczkowski, Art. *Magie* I. Religionswissenschaftlich. In: Lexikon für Theologie und Kirche, Bd. 6, Freiburg 1961, Sp. 1274–1277, hier Sp. 1276.
180 Vgl. Robert Koch: Der Glasbecher der heiligen Elisabeth in Coburg. In: *Sankt Elisabeth. Fürstin – Dienerin – Heilige.* Hrsg. von der Philipps-Universität Marburg in Verbindung mit dem Hessischen Landesamt für geschichtliche Landeskunde. Sigmaringen 1981, S. 272–284, hier S. 281 f. Die einzelnen Belege für die Versendung von Becher, Tasche und Gürtel der hl. Elisabeth sind zusammengefaßt bei C. Burkhardt: Über Kopf und Becher, Gürtel und Tasche der heiligen Elisabeth. In: *Zeitschrift des Vereins für thüringische Geschichte und Alterthumskunde* 4 (1861), S. 228–230, hier S. 229, Anm. 1; vgl. J. Philippe: Art. *Hedwigsgläser.* In: Lexikon des Mittelalters, Bd. 4, München/Zürich 1989, Sp. 1986 f.
181 Zit. n. Bertini (1991), S. 143.
182 Jo 2,43: „Lazare, veni foras", war als Bestandteil von Gebärsegen üblich; vgl. HWDA 3, Sp. 345.
183 ÖNB Wien, Handschrift 14 545, Bl. 12ᵛ. Die älteste bisher bekannte Fassung dieses Segens in einer Bonner Handschrift aus dem 11. Jahrhundert und weitere Überlieferungen vgl. bei E. Hälsig: *Der Zauberspruch bei den Germanen bis um die Mitte des 16. Jahrhunderts.* Diss. Leipzig 1910, S. 96; eine kürzere lateinische Fassung dieses Segens vgl. in Kruse, Verborgene Heilkünste, Kapitel 9.1.5, Bl. 205ʳᵃ; eine weitere Überlieferung ist ediert bei Follan (1968), S. 51 f. Den Text überliefert außerdem eine Budapester Handschrift, die im Katalog als „Lat. Spruch gegen Unfruchtbarkeit" bezeichnet wird; vgl. András Vizkelety: *Beschreibendes Verzeichnis der altdeutschen Handschriften in ungarischen Bibliotheken.* Bd. 2, Wiesbaden 1973, S. 66; als „Marien-Geburtsamulett" in: Karin Schneider: Deutsche mittelalterliche Handschriften der Universitätsbibliothek Augsburg. Die Signaturengruppen Cod. I.3 und Cod. III.1. Wiesbaden 1988, S. 245; Karin Schneider nennt hier zwei weitere Überlieferungen in der BS München, Cgm 822, Bl. 22ᵛ; Cgm 824, Bl. 2ʳ; vgl. außerdem Zingerle (1891), S. 177; darüber hinaus gibt es eine Überlieferung auf einem Pergamentbruchstück (14. Jh.) des Fürstlich Ysenburgschen Archiv in Büdingen, vgl. Richard Ernst Bader: Sator arepo: Magie in der Volksmedizin. In: *Medizinhistorisches Journal* 22 (1987), S. 115–134, hier S. 117 f.; außerdem in der Münchener Pergamenths. Clm 54, vgl. Anton Schönbach: Segen. In: *Zeitschrift für deutsches Altertum* 24 (1880), S. 65–82, hier S. 70; eine englischsprachige Version vgl. bei Bader (1987), S. 117; zur doppelten Überlieferung des Segens im *Speyrer Frauenbüchlein* vgl. Siegmund (1990), S. 47, 60; eine weitere Überlieferung aus dem 14. Jahrhundert in GN Nürnberg, Handschrift 15586, Bl. 2ʳᵇ.
184 Schreib- oder Lesefehler, im Text steht: „benigaum".
185 UB Heidelberg, Cpg 545, Bl. 60ʳᵛ. Eine lateinische Fassung dieses Segens ist ediert bei Franz, Bd. 2 (1960), S. 201. Die im Text genannt „Cilina" war die Mutter des hl. Remigius von Reims, a.a.O., Fußnote 4.
186 Franz, Bd. 2 (1923), S. 198 f.
187 A.a.O., S. 207 f.
188 Vgl. Loux (1983), S. 85.
189 André Schnyder: Art. *Sprenger, Jakob OP.* In: VL², Bd. 9, Berlin/New York 1993, Sp. 149–157; André Schnyder/F. J. Worstbrock: Art. *Institoris, Heinrich OP.* In: VL², Bd. 4, Berlin/New York 1983, Sp. 408–415.

190 Zit. n. Kieckhefer (1992), S. 213.
191 Vgl. die edierten Texte aus dieser Handschrift in Kruse, Verborgene Heilkünste, Kapitel 9.1.3 bis 9.1.5.
192 Nikolaus Simonis: *Ein Brautstück allen, die den Ehestand lieben*. [Speyer: Jakob Schmidt 1525], Cijʳ. Exemplar SBBPK Berlin, Haus 2 (Signatur: Cu 5985 R). Edition: Gustav Freytag Flugschr. Slg. Microfiche Nr. 3385. Vgl. Erika Kartschoke (Hrsg.): *Repertorium deutschsprachiger Ehelehren der Frühen Neuzeit*. Erarbeitet von Walter Behrendt, Stefanie Franke, Ulrike Gaebel, Eva Hauck, Erika Kartschoke, Britta-Juliane Kruse und Astrid Müller. Bd. I/1. Handschriften und Drucke der Staatsbibliothek zu Berlin/Preußischer Kulturbesitz (Haus 2). Berlin 1996, S. 199 f. – Die Nasalstriche im zitierten Text wurden für die Wiedergabe aufgelöst. Am Rand dieser Textpassage stehen die Glossen „Weemûter. Obstetrices". In den gängigen biographischen Nachschlagewerken wird Nikolaus Simonis nicht erwähnt. Aus Angaben im Druck läßt sich erschließen, daß er den Magistergrad hatte, als Geistlicher in Köln lebte und aufgrund seiner Eheschließung (die er im *Brautstück* verteidigt) Repressalien ausgesetzt war. Zu weiteren Werken des Autors vgl. VD 16 Nr. 6562–65.
193 Jütte (1991), S. 153 und 261, Anm. 71.
194 Marianne Degginger: *Zur Geschichte der Hebammen im alten St. Gallen*. Hrsg. vom Historischen Verein des Kantons St. Gallen. 128. Neujahrsblatt (1988), S. 34.
195 Beitl (1974), S. 990–992. Vgl. Manfred Geier: Die magische Kraft der Poesie. Zur Geschichte, Struktur und Funktion des Zauberspruchs. In: *Deutsche Vierteljahresschrift für Literaturwissenschaft und Geistesgeschichte*. Bd. 56 (1982), S. 359–385.
196 Hälsig (1910), S. 20, 42 f. Der schon erwähnte Codex 803 der Bürgerbibliothek Bern überliefert diese allerdings in der Sekundärliteratur nicht zitiert werden, vgl. Pinto (1973), S. 514.
197 Erwin H. Ackerknecht: Zur Geschichte der Hebammen. In: *Gesnerus* 30 (1973), S. 181–191, hier S. 181.
198 Zit. n. Zingerle (1891), S. 177.
199 Zit. n. W. Wattenbach: *Das Schriftwesen im Mittelalter*. Graz ⁴1958, S. 119 f.
200 Zingerle (1891), S. 176 f.
201 Vgl. F. Eckstein, Art. *Brot*. In: HWDA 1 (1927), Sp. 1590–1659; ders.: Art. *Gebäck*, HWDA 3 (1930/31), Sp. 321; H. Marzell: Art. *Getreide*, HWDA 3 (1930/31), Sp. 787 f.; F. Eckstein: Art. *Kuchen*, HWDA 5 (1932/33), 645 ff.
202 Vgl. Kruse, Verborgene Heilkünste, Kapitel 9.3.5, Bl. 175ʳ.
203 A.a.O., Kapitel 9.1.5, Bl. 204ᵛᵃ.
204 Spangenberg (1987), S. 76.
205 Vgl. Kruse, Verborgene Heilkünste, Kapitel 9.1.3, Bl. 196ʳᵃ.
206 A.a.O., Kapitel 9.1.5, Bl. 204ʳᵇ.
207 Zit. n. Zingerle (1891), S. 177.
208 Vgl. zum Thema „Zauberei" Kieckhefer (1992), S. 96–102.

## Anmerkungen zu Kapitel 2

1 Vgl. Günther Jaeschke: *Anna von Diesbachs Berner „Arzneibüchlein' in der Erlacher Fassung Daniel von Werdts (1658)*. Teil 1: Text. Med. Diss. Würzburg 1978. Pattensen/Han. [o.J.] (= Würzburger medizinhistorische Forschungen; Bd. 16).

2 Vgl. Volker Zimmermann: *Rezeption und Rolle der Heilkunde in landessprachigen hand-schriftlichen Kompendien des Spätmittelalters.* Stuttgart 1986 (= Ars medica: Abt. 4, Landessprachige und mittelalterliche Medizin; Bd. 2).

3 Vgl. Lorenz Welker: *Das „Iatromathematische Corpus".* Untersuchungen zu einem alemannischen astrologisch-medizinischen Kompendium des Spätmittelalters mit Textausgabe und einem Anhang: Michael Puffs von Schrick Traktat „Von den ausgebrannten Wässern" in der handschriftlichen Fassung des Codex Zürich, Zentralbibliothek, C 102 b. Med. Diss. Zürich 1988 (= Zürcher medizingeschichtliche Abhandlungen; Bd. 196).

4 Zu den Begriffen ‚Arzneibuch', ‚medizinische Sammelhandschrift', ‚Buch von der Medizin', ‚Medizinalbuch', ‚Buch vom Menschen, Tier und Garten', ‚Hausbuch' und ‚Textkorpus' vgl. Gundolf Keil: Einleitung zu: Das Lorscher Arzneibuch und die frühmittelalterliche Medizin. In: *Verhandlungen des medizinhistorischen Symposiums im September 1989 in Lorsch.* Hrsg. von Gundolf Keil und Paul Schnitzer. Lorsch 1991, S. 7 f. und 17–19 mit Anm. 1–6 sowie 15 und Ortrun Riha: *Wissensorganisation in medizinischen Sammelhandschriften: Klassifikationskriterien und Kombinationsprinzipien bei Texten ohne Werkcharakter.* Wiesbaden 1992, S. 11–14 (= Wissensliteratur im Mittelalter; Bd. 9); Johannes G. Mayer: Das ‚Arzneibuch' Ortolfs von Baierland in medizinischen Kompendien des 15. Jahrhunderts. Beobachtungen und Überlegungen zur Werktypologie medizinischer Kompendien und Kompilationen. In: *ein teutsch puech machen.* Untersuchungen zur landessprachlichen Vermittlung medizinischen Wissens. Ortolf-Studien 1. Hrsg. von Gundolf Keil. Redaktion Johannes G. Mayer und Christian Naser. Wiesbaden 1993, S. 39–61 (= Wissensliteratur im Mittelalter; Bd. 11).

5 Vgl. Manfred Gröber/Gundolf Keil: Art. *Seyff (Seiff, Siff, Syf, Syfer, irrtümlich: Suff), Hans.* In: VL², Bd. 8, Berlin/New York 1992, Sp. 1130–1133.

6 Mit dem Begriff *Arzneibuch* werden „Sammelhandschriften als Ganzes oder in Teilen sowie Lehrbücher der Heilkunde" bezeichnet. Riha (1992), S. 8.

7 Kusche (1990), S. 6 f.

8 SBBPK Berlin, Haus 2, Ms. germ. fol. 1069, Bl. 56ʳ. „Hantsucht" meint die Handgicht, vgl. Max Höfler: *Deutsches Krankheitsnamen-Buch.* Reprographischer Nachdruck der Ausgabe München 1899, Hildesheim/New York 1970, S. 707.

9 A.a.O., Bl. 60ʳ.

10 Kieckhefer (1992), S. 13 f.

11 SBBPK Berlin, Haus 2, Ms. germ. fol. 1069; Segen: 130ᵛ und 131ʳ; Beschwörungsformeln und Zaubersprüche: Bl. 196ʳ; Planetenlehren: Bl. 11ᵛ; „verworfene Tage": Bl. 5ʳ; Genesungsproben: Bl. 132ʳ, 168ᵛ; Frauengeheimnis: Bl. 183ʳ.

12 SBBPK Berlin, Haus 2, Ms. germ. fol. 928, Bl. 131ᵛ.

13 Kieckhefer (1992), S. 16.

## Anmerkungen zu Kapitel 3

1 Synonym: Zitat aus UB Heidelberg, Cpg 545, Bl. 59ʳ. Vgl. Werner Besch: Zweigliedriger Ausdruck in der deutschen Prosa des 15. Jahrhunderts. In: *Neuphilologische Mitteilungen* 65 (1964), S. 200–211; Heiligennamen: Guido Jüttner: Therapeutische Konzepte und soziales Anliegen in der frühen Heilkräuterliteratur. In: *Der Mensch und sein Körper.* Hrsg. von Arthur E. Imhof. München 1983, S. 118–130, hier S. 121;

die Bedeutung der Pflanzennamen vgl. im Glossar. Zur Vielfalt der mittelalterlichen Pflanzennamen s. Willem F. Daems: Synonymenvielfalt und Deutungstechnik bei den nomina plantarum medievalia. In: *Perspektiven der Medizingeschichte*. Festschrift für Rudolf Schmitz. Hrsg. von Peter Dilg u. a., Graz 1983, S. 29–37, hier S. 29. Vgl. auch Bernhard Schnell: Mittelalterliche Vokabularien als Quelle der Medizingeschichte. Zu den ‚Synonima apotecariorum'. In: *Würzburger medizinhistorische Mitteilungen* 10 (1992), S. 81–92.

2 Kruse, Verborgene Heilkünste, Kapitel 9.3.3, Bl. 139$^{v}$.

3 Die Silber-Weide (Salix alba L.) wurde auch als Weißfelber bezeichnet, vgl. Marzell, Bd. 4, Sp. 16.

4 UB Graz, Hs. 1609, Bl. 215$^{rv}$.

5 Leibrock-Plehn (1992), S. 32.

6 Loux (1983), S. 25.

7 Vgl. folgende moderne Ratgeber zur Pflanzenheilkunde in der Gynäkologie, in denen die Wirkung vieler Pflanzen, die schon in den mittelalterlichen Rezepten Verwendung fanden, erklärt wird: Rina Nissim: *Naturheilkunde in der Gynäkologie*. Ein Handbuch für Frauen. Berlin $^{7}$1991; Susun S. Weed: *Naturheilkunde für schwangere Frauen und Säuglinge*. Ein Handbuch. Berlin $^{3}$1994; Irmgard Niestroj: *Natürliche Medizin speziell für Frauen*. Die häufigsten Krankheiten der Frau und die besten Gegenmittel. München 1994.

8 Dieter Wild: Heilkraft aus der Pflanze – Mythos und Wirklichkeit. In: *Würzburger medizinhistorische Mitteilungen* 10 (1992), S. 239–249, hier S. 241.

9 Birgit Zimmermann: *Das Hausarzneibuch*. Ein Beitrag zur Untersuchung laienmedizinischer Fachliteratur des 16. Jahrhunderts unter besonderer Berücksichtigung ihres humanmedizinischen-pharmazeutischen Inhalts. Med. Diss. Marburg/Lahn 1975, S. 153.

10 A.a.O., S. 154.

11 In den von mir untersuchten Handschriftentexten sind folgende Maßangaben enthalten (vgl. die angegebenen Kapitel in Kruse, Verborgene Heilkünste): „so groß wie eine mittelgroße Nuß", 9.3.3, Bl. 140$^{v}$; „so groß wie eine Bohne", 9.3.3, Bl. 137$^{v}$; „drei Büchsen voll", 9.4.3, Bl. 122$^{v}$; „drei Körner", 9.1.5, Bl. 204$^{va}$; „wie harte Eier", als Maßeinheit, um festzulegen, wie lange etwas kochen muß, 9.3.4, Bl. 150$^{r}$; „ein Körnchen", 9.6.3, Bl. 100$^{r}$; „ein Löffel voll", 9.3.4, Bl. 150$^{r}$; „zwei oder drei Löffel voll", 9.3.3, Bl. 137$^{v}$; „ein Lot, acht Lot", 9.1.5, Bl. 205$^{vb}$, 206$^{rb}$; „eine Nußschale voll", 9.2.4, Bl. 136$^{v}$; „ein halbes quintlin", 9.2.4, Bl. 138$^{v}$; „sechsmal soviel", 9.1.5, Bl. 203$^{vb}$, 205$^{va}$; Angabe einer Stückzahl, 9.3.6, Bl. 181$^{r}$; 9.4.3, Bl. 117$^{r}$, 118$^{v}$, 119$^{v}$; 9.1.5, Bl. 203$^{ra}$, 203$^{va}$, 205$^{va}$, 205$^{vb}$; „soviele Blätter, wie sie von den Kräutern ißt, solange ist sie von der Krankheit befreit (hat sie keine Not)", 9.1.5, Bl. 205$^{va}$.

12 A.a.O., Kapitel 9.2.4, Bl. 137$^{v}$.

13 A.a.O., Kapitel 9.2.4, Bl. 137$^{r}$.

14 In den untersuchten Handschriftentexten sind folgende Angaben enthalten (vgl. a.a.O.): „morgens und abends", 9.1.5, Bl. 202$^{ra}$, 203$^{rb}$, 206$^{vb}$; 9.3.3, Bl. 138$^{r}$, 139$^{v}$; um Vesperzeit, 9.2.4. Bl. 138$^{v}$; „drei Tage lang", 9.1.5, Bl. 202$^{ra}$, 203$^{ra}$, 206$^{rb}$, 206$^{vb}$; 9.6.3, Bl. 101$^{v}$; „drei Tage und Nächte lang", 9.1.5, Bl. 206$^{vb}$; „über drei oder vier Tage", 9.1.5, Bl. 199$^{va}$; „drei oder vier Morgen lang", 9.1.4, 197$^{va}$; „am St. Johannistag", 9.1.5, Bl. 204$^{vb}$; „nach Mitternacht", 9.1.5, 198$^{ra}$; „zu Beginn des Tages", 9.1.5, Bl. 198$^{rb}$; „morgens", 9.1.5, Bl. 202$^{ra}$; „nachts", 9.1.5, Bl. 201$^{vb}$, 203$^{rb}$, 203$^{vb}$, 206$^{ra}$; „morgens und nachts", 9.4.3, Bl. 122$^{v}$; „(jeden) Tag", 9.1.5, Bl. 201$^{vb}$, 204$^{vb}$; „zwei-

mal täglich", 9.1.5, Bl. 202$^{rb}$; „eine ganze Woche lang", 9.4.3, Bl. 122$^v$; „Angabe von Stunden", 9.1.5, Bl. 206$^{va}$, 9.4.3, Bl. 118$^r$; „bei einem Feuer", 9.1.5, Bl. 203$^{va}$, 203$^{vb}$.

15 Folgende Geräte sind zur Herstellung und Anwendung der Arzneimittel und zur Geburtserleichterung in den untersuchten Texten vermerkt (vgl. a.a.O.): Badezuber, 9.3.3, Bl. 138$^v$; Holzfaß, 9.1.5, Bl. 205$^{va}$, 9.3.3, Bl. 138$^v$; 9.3.5, Bl. 173$^v$; Kessel, 9.5.3, Bl. 90$^r$; Messingpfännchen, 9.3.5, Bl. 175$^r$; Nadel, 9.1.5, Bl. 202$^{vb}$; Pfanne, 9.3.5, Bl. 179$^r$; neue Schüssel, 9.1.5, Bl. 202$^{vb}$; Topf (Hafen), 9.1.4, Bl. 197$^{va}$; 9.1.5, Bl. 201$^{va}$, 203$^{va}$; 9.4.3, Bl. 117$^r$, 118$^r$; 9.5.3, Bl. 93$^v$; neuer Topf (Hafen), 9.3.5, Bl. 174$^v$, 175$^r$; 9.1.5, Bl. 203$^{va}$, 204$^{vb}$; Tuch, 9.1.5, Bl. 205$^{vb}$, 9.3.3, Bl. 139$^r$.

16 Hohler Stuhl (wohl Gebärstuhl), a.a.O., Kapitel 9.1.5, Bl. 205$^{vb}$; glasierter Topf (verglaster Hafen), 9.1.5, Bl. 205$^{vb}$; 9.3.3, Bl. 140$^v$; 9.3.5, Bl. 175$^r$, 9.3.6, Bl. 179$^r$; Topf mit Röhre im Deckel (für Räucherung), 9.5.3, Bl. 93$^v$.

17 Vgl. ergänzend dazu Johannes Jühling: *Die Tiere in der deutschen Volksmedizin alter und neuer Zeit. Mit einem Anhange von Segen x.* Nach den in der Kgl. öffentl. Bibliothek zu Dresden vorhandenen gedruckten und ungedruckten Quellen. Mittweida [1900]; Wolfgang Schneider: *Sachwörterbuch zur Arzneimittelgeschichte.* Bd. 1: *Tierische Drogen.* Frankfurt a. M. 1968.

18 Elfenbein: vgl. Kruse, Verborgene Heilkünste, Kapitel 9.1.5, Bl. 202$^{ra}$ (auch in UB Heidelberg, Cpg 545, Bl. 59$^r$ überliefert); Granatäpfel: 9.4.3, Bl. 124$^r$; Ingwer: 9.1.5, Bl. 204$^{ra}$; Zimt: 9.1.5, Bl. 204$^{ra}$, 205$^{vb}$; Zypressenholz: 9.3.5, Bl. 174$^v$; Korallen: 9.1.5, Bl. 204$^{ra}$; 9.5.3, Bl. 94$^r$; 9.6.3, Bl. 100$^r$.

19 A.a.O., Kapitel 9.6.3, Bl. 100$^v$.

20 A.a.O., Kapitel 9.5.3, Bl. 92$^v$.

21 In den Apotheken wurden bis zum 19. Jahrhundert Fette von bis zu dreißig Tieren als Grundlage volksmedizinischer Rezepte angeboten; vgl. Löhr (1942), S. 16.

22 Die untersuchten Texte enthalten folgende Hinweise (vgl. Kruse, Verborgene Heilkünste): Bad, 9.2.3, Bl. 133$^r$; 9.3.3, Bl. 136$^v$, 138$^v$; 9.3.6, Bl. 179$^v$; Hand- und Fußbad, 9.3.3, Bl. 139$^r$; Schwitzbad, 9.2.4, Bl. 133$^r$; 9.3.3, Bl. 138$^r$; Bad mit Kräuterauszügen, 9.1.5, Bl. 201$^{vb}$; 9.3.4, Bl. 149$^r$, 172$^r$; Bad mit Rosen, 9.1.5, Bl. 207$^{rb}$; Bad mit Salbei, 9.1.5, Bl. 205$^{rb}$; Bad mit Schlehenwurzeln, 9.3.5, Bl. 175$^v$, 176$^r$.

23 A.a.O., Kapitel 9.1.5, Bl. 207$^{ra}$.

24 A.a.O., Kapitel 9.3.4, Bl. 140$^v$.

25 A.a.O., Kapitel 9.1.4, Bl. 197$^{va}$; 9.1.5, Bl. 206$^{va}$, 207$^{ra}$; 9.3.4, Bl. 175$^r$.

26 Salben: a.a.O., Kapitel 9.1.3, Bl. 196$^{rb}$; 9.1.5, Bl. 204$^{vb}$, 205$^{vb}$, 207$^{rb}$; 9.2.4, Bl. 133$^r$; 9.3.5, Bl. 173$^r$.

27 A.a.O., in Kapitel 9.1.5, Bl. 203$^{rb}$.

28 A.a.O., Kapitel 9.1.4, Bl. 197$^{vb}$.

29 A.a.O., Kapitel 9.4.3, Bl. 121$^v$.

30 A.a.O., Kapitel 9.6.3, Bl. 99$^v$.

31 A.a.O., Kapitel 9.3.5, Bl. 174$^r$.

32 Vgl. a.a.O., Kapitel 9.1.3, Bl. 196$^{rb}$; 9.1.5, Bl. 201$^{va/vb}$, 202$^{rb}$, 203$^{rab/vb}$, 206$^{ra/b}$; 9.3.4, Bl. 151$^r$, 172$^r$; 9.3.5, Bl. 174$^v$, 175$^r$, 178$^v$, 9.3.6, Bl. 179$^r$; 9.4.3, Bl. 116$^v$, 118$^r$; 9.5.3, Bl. 92$^v$.

33 A.a.O., Kapitel 9.1.5, Bl. 205$^{vb}$.

34 A.a.O., Kapitel 9.1.5, Bl. 202$^{rb}$.

35 A.a.O., Kapitel 9.1.5, Bl. 202$^{ra/rb/va}$, 205$^{va}$; 9.3.5, Bl. 173$^v$; 9.4.3, Bl. 118$^r$.

36 A.a.O., Kapitel 9.3.6, Bl. 179$^r$.

37 A.a.O., Kapitel 9.2.4, Bl. 133$^r$, 136$^v$.

38 A.a.O., Kapitel 9.3.4, Bl. 151$^r$.
39 A.a.O., Kapitel 9.3.4, Bl. 172$^r$.
40 A.a.O., Kapitel 9.1.3, Bl. 196$^{ra}$; 9.1.5, Bl. 201$^{vb}$, 204$^{va}$; 9.4.3, Bl. 118$^v$, 119$^r$; 9.3.5, Bl. 173$^r$, 176$^r$.
41 A.a.O., Kapitel 9.4.3, Bl. 122$^r$.
42 A.a.O., Kapitel 9.3.5, Bl. 175$^r$.
43 A.a.O., Kapitel 9.4.3, Bl. 118$^v$, 119$^r$.
44 A.a.O., Kapitel 9.3.5, Bl. 175$^v$; 9.5.3, Bl. 89$^v$, 90$^r$.
45 Zimmermann (1975), S. 130; Keil (1986), S. 185.
46 Vgl. Kruse, Verborgene Heilkünste, Kapitel 9.5.3, Bl. 90$^r$. Vgl. die Edition einer „Schwangeren-Blutschau" aus dem 15. Jahrhundert: Barbara Fehringer/Gundolf Keil: Die „Schwangeren-Blutschau". Eine gynäkologische Bearbeitung des „A-Katalogs" aus der deutschen Rezeption der „Physica" Hildegards von Bingen (Berlin, mgf 817). In: „ein teutsch puech machen". Untersuchungen zur landessprachlichen Vermittlung medizinischen Wissens. Ortolf-Studien I. Hrsg. von Gundolf Keil. Redaktion Johannes G. Mayer und Christian Naser. Wiesbaden 1993, S. 158–165.
47 Vgl. Kruse, Verborgene Heilkünste, Kapitel 9.3.5, Bl. 174$^v$.
48 A.a.O., Kapitel 9.1.5, Bl. 206$^{va}$.
49 A.a.O., Kapitel 9.1.5, Bl. 206$^{ra}$.
50 A.a.O., Kapitel 9.1.5, Bl. 205$^{rb}$.
51 A.a.O., Kapitel 9.2.4, Bl. 136$^r$.
52 A.a.O., Kapitel 9.1.3, Bl. 196$^{ra}$.
53 Tränke werden a.a.O. in folgenden Kapiteln erwähnt: 9.1.5, Bl. 203$^{rb}$, 203$^{va}$, 204$^{ra}$, 204$^{rb}$, 204$^{va}$, 204$^{vb}$, 205$^{rb}$, 205$^{ra}$, 206$^{ra}$, 206$^{rb}$, 206$^{va}$; 9.2.4, Bl. 138$^v$; 9.3.4, Bl. 150$^r$, 150$^v$; 9.3.5, Bl. 174$^r$, 174$^v$, 175$^r$, 176$^r$; 9.3.6, Bl. 179$^r$, 179$^v$; 9.4.3, Bl. 117$^v$, 118$^v$, 119$^r$, 121$^r$, 122$^v$, 124$^v$, 125$^r$; 9.5.3, Bl. 90$^v$; 91$^{rv}$; 94$^r$; 9.6.3, Bl. 99$^r$; 100$^{rv}$, 101$^v$; Müller (1982), S. 17.
54 Vgl. Kruse, Verborgene Heilkünste, Kapitel 9.4.3, Bl. 117$^v$.
55 A.a.O., Kapitel 9.4.3, Bl. 125$^r$.
56 A.a.O., Kapitel 9.1.5, Bl. 203$^{va}$; Ziegenharn wird auch auf Bl. 204$^{rb}$ erwähnt.
57 A.a.O., Kapitel 9.4.3, Bl. 119$^r$.
58 A.a.O., Kapitel 9.1.5, Bl. 204$^{rb}$.
59 A.a.O., Kapitel 9.1.5, Bl. 204$^{ra}$.
60 A.a.O., Kapitel 9.1.5, Bl. 204$^{vb}$.
61 A.a.O., Kapitel 9.3.4, Bl. 150$^v$.
62 Vgl. Beitl (1974), S. 84; Friedrich Kluge: *Etymologisches Wörterbuch der deutschen Sprache.* Neu bearbeitet von Elmar Seebold u. a., Berlin/New York $^{22}$1989, S. 83.
63 Kruse, Verborgene Heilkünste, Kapitel 9.3.4, Bl. 150$^r$.
64 Zimmermann (1975), S. 250 f; Müller (1982), S. 17.
65 Kruse, Verborgene Heilkünste, Kapitel 9.2.4, Bl. 138$^v$.
66 A.a.O., Kapitel 9.3.4, Bl. 150$^v$.
67 A.a.O., Kapitel 9.1.4, Bl. 197$^{va}$.
68 A.a.O., Kapitel 9.3.6, Bl. 181$^r$.
69 A.a.O., Kapitel 9.3.4, Bl. 124$^{rv}$.
70 A.a.O.: Hasenmagen, 9.1.5, Bl. 202$^{va}$; Hirschnieren, 9.4.3, Bl. 119$^v$; Igelgalle, 9.3.4, Bl. 151$^r$; Igelherz, 9.1.5, Bl. 206$^{va}$; Igelleber, 9.1.5, Bl. 206$^{va}$; Sperlingshirn, 9.1.5, Bl. 201$^{vb}$; Niere eines Wiesels, 9.4.3, Bl. 124$^r$.
71 Vgl. a.a.O., Kapitel 9.1.5, Bl. 206$^{rb}$.

72　Vgl. Zimmermann (1975), S. 247.
73　Zu Räucherungen vgl. Kruse, Verborgene Heilkünste, Kapitel 9.1.3, Bl. 196$^{ra/b}$; 9.1.5, Bl. 203$^{va}$, 204$^{ra/b}$, 204$^{vb}$, 205$^{vb}$, 206$^{rb}$; 9.3.3, Bl. 138$^r$; 9.4.3, Bl. 118$^v$; 119$^r$, 125$^r$; 9.5.3, Bl. 90$^v$, 91$^{rv}$, 92$^r$, 94$^r$.
74　A.a.O., Kapitel 9.3.3, Bl. 138$^v$.
75　A.a.O., Kapitel 9.2.4, Bl. 132$^v$.
76　A.a.O., Kapitel 9.6.3, Bl. 99$^r$.
77　A.a.O., Kapitel 9.1.3, Bl. 196$^{ra}$; 9.1.4, Bl. 197$^{va}$; 9.1.5, Bl. 204$^{rb}$.
78　A.a.O., Kapitel 9.1.3, Bl. 196$^{ra}$; 9.1.5, Bl. 206$^{ra}$; 9.4.5, Bl. 173$^v$.

## Anmerkungen zu Kapitel 4

1　Jüttner (1983), S. 123. Vgl. Hans Biedermann: *Medicina magica. Metaphysische Heilmethoden in spätantiken und mittelalterlichen Handschriften.* Graz ³1986, S. 16–22.
2　Jüttner (1983), S. 124.
3　Vgl. Frank (1988), S. 87 f.
4　So z. B. von Thomas von Aquin, vgl. Frank (1988), S. 92.
5　Vgl. eine Untersuchung zu drei historischen Frauenkrankheiten: Johanna Bleker: Hysterie – Dysmenorrhoe – Chlorose. Diagnosen bei Frauen der Unterschicht im frühen 19. Jahrhundert. In: *Medizinhistorisches Journal* 28 (1993), S. 345–374.
6　Zur Urinschau bei Frauen vgl. Kruse, Verborgene Heilkünste, Kapitel 9.6.1.
7　Diepgen (1963), S. 170 f.; Keil (1986), S. 180.
8　„Appostem" und „inwendiges Eis": vgl. Kruse, Verborgene Heilkünste, Kapitel 9.2.4, Bl. 139$^v$; „böse Feuchtigkeit": 9.4.3, Bl. 123$^v$; Eiterflüsse: 9.1.5, Bl. 206$^{ra}$; „wilde feür": 9.2.4, Bl. 140$^r$; „versworner Leib": 9.3.4, Bl. 173$^v$. Zur Körpergeschichte und Veränderungen der Körperwahrnehmung durch Frauen vgl. Barbara Duden: *Geschichte unter der Haut. Ein Eisenacher Arzt und seine Patientinnen um 1730.* Stuttgart 1987; Dies.: *Der Frauenleib als öffentlicher Ort. Vom Mißbrauch des Begriffs Leben.* Hamburg/Zürich 1991.
9　Ausfluß: vgl. Kruse, Verborgene Heilkünste, Kapitel 9.2.4, Bl. 140$^r$; aufgetriebener Bauch: 9.1.5, Bl. 206$^{rb}$; 9.2.4, Bl. 140$^v$; 9.3.4, Bl. 151$^r$; Bauchschmerzen: 9.3.4, Bl. 147$^v$, 148$^r$; 9.3.5, Bl. 173$^r$; Fieber: 9.3.4, Bl. 147$^r$; geschwollene Füße: 9.2.4, Bl. 139$^v$; Kopfschmerzen: 9.1.3, Bl. 196$^{rb}$; 9.3.4, Bl. 148$^{r/v}$; 9.3.5, Bl. 175$^v$; 9.3.6, Bl. 179$^r$; 9.4.4, Bl. 133$^r$; 9.3.6, 178$^v$; Weißfluß: 9.1.4, Bl. 197$^{vb}$; 9.1.5, Bl. 204$^{vb}$; 9.4.3, Bl. 123$^r$; Wassersucht: 9.2.4, Bl. 139$^v$; schwere Glieder: 9.3.5, Bl. 176$^r$; Schlaflosigkeit: 9.4.3, Bl. 120$^r$; Rückenschmerzen: 9.3.5, Bl. 173$^v$; Ohnmacht: 9.1.5, Bl. 201$^{ra/va}$; 9.2.4, Bl. 137$^r$; 9.3.4, Bl. 148$^r$, 150$^v$, 151$^r$; Nasenbluten: 9.1.5, Bl. 201$^{ra}$; Husten: 9.3.4, Bl. 150$^r$.
10　Zu lange Menstruation: a.a.O., Kapitel 9.1.4, Bl. 197$^{va/b}$; 9.1.5, Bl. 203$^{rb}$, 204$^{rb/va}$; 9.3.3, Bl. 139$^v$; 9.3.6, Bl. 181$^r$; 9.4.3, Bl. 122$^v$; 9.6.3, Bl. 99$^v$, 100$^r$; zu starke Menstruation: 9.1.4, Bl. 196$^{vb}$; 9.1.5, Bl. 204$^{rb/va/vb}$; 9.5.3, Bl. 92$^v$, 93$^r$; ausbleibende Menstruation: 9.1.4, Bl. 196$^{ra/vb}$, 197$^{ra}$; 9.1.5, Bl. 203$^{rb/va/vb}$; 9.2.3, Bl. 131$^r$, 138$^v$; 9.3.4, Bl. 139$^v$, 140$^r$; 9.3.5, Bl. 174$^r$; 9.4.4, Bl. 118$^r$, 123$^r$, 132$^v$, 133$^r$; 9.6.3, Bl. 99$^r$; unregelmäßige Menstruation: 9.1.5, Bl. 199$^{ra}$; geringe Menstruation: 9.1.4, Bl. 196$^{vb}$; 9.4.4, Bl. 123$^v$; schmerzhafte Menstruation: 9.4.3, Bl. 123$^v$, 124$^r$; 9.4.4, Bl. 134$^v$; zu

lange und starke Menstruation: 9.1.5, Bl. 204$^{rb/vab}$; 9.3.5, Bl. 174$^v$, 175$^r$; 9.3.6, Bl. 181$^r$; 9.4.3, Bl. 118$^v$; 9.5.3, Bl. 92$^v$, 93$^r$.
11 A.a.O., Kapitel 9.1.5, Bl. 199$^{ra}$.
12 Ebd.
13 Ansammlung von faulem Blut, Eiter oder Wasser im Uterus: a.a.O., Kapitel 9.3.5, Bl. 174$^r$, 175$^v$; 9.1.4, Bl. 197$^{va}$; 9.2.4, Bl. 140$^v$; verstopfter Uterus: 9.4.4, Bl. 124$^r$; 9.5.3, Bl. 89$^v$, 90$^r$, 91$^{r/v}$; faulender Uterus: 9.2.4, Bl. 140$^r$; Warzenbildung: 9.2.4, 140$^v$; Würmer im Uterus: 9.2.4, 140$^v$/141$^r$; Schmerzen im Uterus: 9.1.3, Bl. 196$^{rb}$; 9.1.4, Bl. 197$^{ra/va}$; 9.1.5, Bl. 201$^{va}$; 9.2.4, Bl. 140$^r$; 9.3.6, Bl. 179$^r$; Gebärmutterschwellung: 9.3.5, Bl. 173$^{rv}$; Gebärmutterverlagerung: 9.2.4, Bl. 140$^r$.
14 Joan Cadden: It Takes all Kinds: Sexuality and Gender Differences in Hildegard of Bingens ‚Book of compound Medicine'. In: *Traditio* 40 (1984), S. 149–174, hier S. 170.
15 Vgl. Kruse, Verborgene Heilkünste, Kapitel 9.3.5, Bl. 174$^{rv}$.
16 Zur „Suffocatio matricis" vgl. a.a.O., Kapitel 9.1.3, Bl. 196$^{ra/vb}$; 9.1.4, Bl. 197$^{va}$; 9.3.5, Bl. 173$^r$; WL Stuttgart, HB II 58, Bl. 83$^{rb}$; BS München, Cgm 720, Bl. 84$^v$, Cgm 729, Bl. 144$^v$; ZB Zürich, Hs. B 245, Bl. 71$^{rb}$; UB Heidelberg, Cpg 260, Bl. 37$^{ra}$, Cpg 545, Bl. 62$^r$.
17 Zum Thema „Hysterie" und „Suffocatio matricis" vgl. Danielle Jacquart/Claude Thomasset: *Sexualité et Savoir médical au Moyen Age*. Paris 1985, S. 236–242; Duden/ Schatten (1978).
18 Rennau (1912), S. 48.
19 Vern L. Bullough: Medieval Medical and Scientific Views of Women. In: *Viator* 4 (1973), S. 485–501, hier S. 495 f.; Rodnite Lemay (1981), S. 178.
20 Vgl. Kruse, Verborgene Heilkünste, Kapitel 9.1.4, Bl. 197$^{va}$.
21 In Cod. III 2. 8° 34 der UB Augsburg wird die Krankheit in einem *Eichenmisteltraktat* genannt: „Es vertreibet auch den swindel in dem haubt und vertreibet auch den siechtagen, den man nennet ethica, das ist die swintsucht". Zit. n. Hans J. Vermeer: Eine altdeutsche Sammlung medizinischer Rezepte in Geheimschrift. In: *Sudhoffs Archiv* 45 (1961), S. 235–246, hier S. 236. Erwähnt wird die Krankheit auch in Kruse, Verborgene Heilkünste, Kapitel 9.4.4, Bl. 126$^v$: „darumb vallen sie jn die krancheit ethicam Offt daß ist die derre"; vgl. außerdem Art. *Ettich* in Max Hoefler: *Deutsches Krankheitsnamen-Buch*. Reprographischer Nachdruck der Ausgabe München 1899, Hildesheim/New York 1970, S. 115.
22 Vgl. Kruse, Verborgene Heilkünste, Kapitel 9.1.4, Bl. 196$^{vb}$-197$^{rb}$.
23 Gerhard Eis: Altdeutsche Verfahren zur Behandlung des Brustkrebses. In: *Forschungen zur Fachprosa*. Ausgewählte Beiträge. Bern/München 1971, S. 50–58.
24 Eis schreibt: „Es wäre zu wünschen, daß die hier gebotenen Hinweise durch weitere Nachrichten ergänzt würden, um eine Übersicht über sämtliche einst praktizierten Methoden [zur Behandlung des Brustkrebses, B.-J. Kruse] zu erlangen." A.a.O., S. 50. Zu den Brustkrebsrezepten vgl. die in den Texteditionen wiedergegebenen Rezepte in Kruse, Verborgene Heilkünste.
25 Vgl. Gundolf Keil: Spongia somnifera. Mittelalterliche Meilensteine auf dem Weg zur Voll- und Lokalnarkose. In: *Anaesthesist* 38 (1989), S. 643–648, hier S. 645.
26 Jütte (1991), S. 136–139.
27 Eis (1971), S. 50.
28 A.a.O., S. 51 f.
29 Vgl. Kruse, Verborgene Heilkünste, Kapitel 9.1.5, Bl. 202$^{rb/va}$.

30  Vgl. Keller (1984), S. 29.
31  Aus dem „Bartholomäus" stammen fünf der Rezepte vgl. Kapitel 9.1.5 in Kruse, Verborgene Heilkünste. Gerhard Eis zitiert sie in anderer Reihenfolge nach UB Heidelberg, Cpg 213, Bl. 107$^{rv}$. Weitere Rezepte in: 9.3.4, Bl. 172$^r$; 9.4.3, Bl. 117$^v$, 118$^r$, 9.1.5, Bl. 206$^{rb}$. Außerdem sind Brustrezepte in einem Erbauungsbuch über-liefert, UB München 8° Cod. ms 279, Bl. 182$^r$, auf die mich Anne-Beate Riecke hinwies.
32  Bl. 3$^{vab}$. Vgl. Kruse, Verborgene Heilkünste, Kapitel 9.1.5, Bl. 202$^{va}$ und ähnliche Anweisungen in GKS. 1657, Kusche (1990), S. 37.
33  „Bießenwurz" bzw. Piessen als Bezeichnung für die Runkelrübe nennen Marzell, Bd. 1 (1943), Sp. 589 f. und Pritzel/Jensen (1882/1967), S. 58.
34  Vgl. Kruse, Verborgene Heilkünste, Kapitel 9.2.4, Bl. 139$^r$-141$^r$.
35  S. S. 237, 253 und a.a.O., Kapitel 9.1.5, Bl. 201$^{va}$, 205$^{va}$; 9.2.4, Bl. 139$^v$.
36  S. S. 254 und a.a.O., Kapitel 9.1.5, Bl. 205$^{vb}$; 9.2.4, Bl. 139$^v$.
37  A.a.O., Kapitel 9.3.5, Bl. 174$^r$.
38  A.a.O., Kapitel 9.1.3, Bl. 196$^{rb}$.
39  Zur Lebenserwartung im Mittelalter vgl. Vern Bullough/Cameron Campbell: Female Longevity and Diet in the Middle Ages. In: *Speculum* 55 (1980), S. 317–325, hier S. 318 und Ketsch, Bd. 1 (1983), S. 13–24
40  Bullough/Campbell (1980), S. 319 f.
41  Hans Jürgen Teuteberg: Die Ernährung als Gegenstand historischer Analyse. In: *Historia Socialis et Oeconomica.* Festschrift für Wolfgang Zorn. Hrsg. von Hermann Kellenbenz und Hans Pohl. Wiesbaden 1987, S. 180–202, hier S. 197, 199 (= Vierteljahresschrift für Sozial- und Wirtschaftsgeschichte; Beihefte, Nr. 84).
42  Bullough/Campbell (1980), S. 319–322.
43  A.a.O., S. 324; Bernd Herrmann: Parasitologische Untersuchung mittelalterlicher Kloaken. In: *Mensch und Umwelt im Mittelalter.* Hrsg. von Bernd Herrmann. Frankfurt a. M. 1989, S. 160–169, hier S. 161.
44  Vilhelm Møller-Christensen: Umwelt im Spiegel der Skelettreste vom Kloster Æbelholt. In: *Mensch und Umwelt im Mittelalter.* Hrsg. von Bernd Herrmann. Frankfurt a. M. 1989, S. 129–139, hier S. 131.

## Anmerkungen zu Kapitel 5

1  Vgl. Kruse, Verborgene Heilkünste, 9.5.3, Bl. 92$^v$. Dieser Kommentar fehlt in den beiden Parallelüberlieferungen, der Hdschr. 319 der SBBPK Berlin, Haus 2, und in der Hs. 283 der Wellcome Library, London.
2  UB Heidelberg, Cpg 545, Bl. 63$^r$.
3  BS München, Cgm 720, Bl. 85$^v$.
4  UB Heidelberg, Cpg 545, Bl. 61$^r$.
5  Ebd.
6  Vgl. Kruse, Verborgene Heilkünste, Kapitel 9.5.3.
7  WL Stuttgart, Cod. med. et phys. 2° 5, Bl. 147$^v$, vgl. die Übersetzung auf S. 1.
8  BS München, Cgm 723, Bl. 216$^r$.
9  UB Heidelberg, Cpg 583, Bl. 68$^r$.

10  Zit. n. Bosselmann-Cyran (1985), S. 111.
11  A.a.O., S. 114.
12  Das Geschlecht des Kompilators oder der Kompilatorin läßt sich nicht feststellen, vgl. Kusche (1990), S. 38 f.
13  Zit. n. a.a.O., S. 137; vgl. auch S. 8 f.
14  Brigitte Kusche: *Das Frauenbild in Gebrauchsprosatexten aus dem 15. Jahrhundert. Drei mittelniederländische Handschriften gynäkologisch-obstetrischen Inhaltes.* Information über ein Forschungsvorhaben. Überarbeitete Fassung eines Vortrags am 2.9.1982 im Doktorandenseminar am Germanistischen Institut der Universität Stockholm, S. 9; vgl. auch Kusche (1975), S. 104; Kusche (1991), S. 35 f.
15  Monica Helen Green referiert folgende Überlegung: „If […] men were willing to write texts specifically for women and women were eager (and able) to read them, why could this not be true of the gynecological texts as well? This problem of intended audience becomes all the more difficult when we turn to the multitude of vernacular gynecological treatises dating from the fourteenth and fifteenth centuries." Green (1989), S. 461.
16  Vgl. Kruse, Verborgene Heilkünste, Kapitel 9.2.4, Bl. 140ᵛ.
17  A.a.O., Kapitel 9.1.5, Bl. 200ᵛᵃ.
18  Vgl. a.a.O., Kapitel 9.3.5, Bl. 172ᵛ.
19  Schreibfehler: im Text „nie".
20  BS München, Cgm 249, Bl. 243ʳ.
21  Vgl. Kruse, Verborgene Heilkünste, Kapitel 9.4.3, Bl. 117ᵛ.
22  A.a.O., Kapitel 9.1.4, Bl. 197ʳᵇ.
23  Vgl. a.a.O., Kapitel 9.5.3, Bl. 90ʳᵛ. In den beiden Parallelüberlieferungen dieses Textes ist diese Passage ebenfalls überliefert: 1. SBBPK Berlin, Haus 2, Hdschr. 319, S. 51: „das han ich gesehen zů Erfort von einem gůtten meister das er es sinem wibe tet vnd halffe sỹ wol". 2. Im Londoner Ms. 283, S. 165, fehlt der Hinweis auf die Stadt Erfurt, hier heißt es lediglich: „das hab ich gesehen von ainem gueten mayster der tet es seinem weib".
24  Vgl. Kruse, Verborgene Heilkünste, Kapitel 9.5.3, Bl. 90ʳ; SBBPK Berlin, Haus 2, Hdschr. 319, S. 51: „Jch han es gesehen von rechten meistern / das sỹ es hiessen tün das es gar wol halffe"; Wellcome Library, London, Hs. 283, S. 164: „Jch hab es gesehen von rechten meistern das sy es hiessen thuen vnd das es auch gar wol hilft".
25  Kruse, Verborgene Heilkünste, Kapitel 9.2.4, Bl. 137ʳ.
26  A.a.O., Kapitel 9.2.4, Bl. 137ʳᵛ.
27  A.a.O., Kapitel 9.3.4, Bl. 146ʳ.
28  A.a.O., Kapitel 9.1.4, Bl. 197ᵛᵇ.
29  A.a.O., Kapitel 9.3.4, Bl. 150ʳ.
30  A.a.O., Kapitel 9.3.4, Bl. 145ᵛ. Vgl. „So wil ich doch eüch allein", 9.2.4, Bl. 139ʳ.
31  A.a.O., Kapitel 9.4.3, Bl. 122ʳ.
32  A.a.O., Kapitel 9.5.3, Bl. 93ʳ. Vgl. „Zw dem drytten sag ich"; 9.5.3, Bl. 88ʳ.
33  A.a.O., Kapitel 9.4.4, Bl. 135ᵛ.
34  BS München, Cgm 823, Bl. 80ᵛ.
35  Vgl. Kruse, Verborgene Heilkünste, Kapitel 9.3.5, Bl. 173ᵛ.
36  Vgl. Gerhard Eis: Kultische Keuschheit in der mittelalterlichen Wundarznei. In: *Medizinische Monatsschrift* 8 (1956), S. 617–619.

37 Kruse, Verborgene Heilkünste, Kapitel 9.1.5, Bl. 202$^{va}$. Weitere Beispiele: 9.6.3, Bl. 101$^r$: „doch sol man es nit lange din laszen wan es schet der macht"; 9.6.3, Bl. 99$^v$: „Doch sol sie ein faden dar buszen das es iht in der macht blibe wan es gar sorglich were".

38 ZB des Benediktinerordens Pannonhalma, Hs. 118. J. 42, Bl. 88$^v$.

39 Vgl. Kruse, Verborgene Heilkünste, Kapitel 9.5.3, Bl. 92$^r$.

40 ZB Zürich, Hs. B 245, Bl. 68$^r$, Nachtrag am Blattrand. Weitere Belege in Kruse, Verborgene Heilkünste, Kapitel 9.5.3, Bl. 94$^r$: „daz hilfft es seÿ dann wider die nature ein plage von got".

41 Vgl. a.a.O., Kapitel 9.3.4, Bl. 151$^v$. Weitere Belege: „sú wirt swanger Jst er echt ain man", WL Stuttgart, Hs. II 58, Bl. 84$^{vb}$.

42 UB Heidelberg, Cpg 260, Bl. 38$^{rb}$.

43 Vgl. Kruse, Verborgene Heilkünste, Kapitel 9.3.5, Bl. 175$^r$, 176$^r$.

44 A.a.O., Kapitel 9.3.6, Bl. 179$^r$.

45 Vgl. a.a.O., Kapitel 9.3.5, Bl. 179$^r$. Vgl. „das erkenn dapeÿ", 9.3.5, Bl. 174$^v$; „den hilf also", 9.3.5, Bl. 174$^v$; „doch soll man jr das nit sagen", UB Graz, Hs. 1609, Bl. 212$^r$; „man sol jras geben dz sÿ est nit wusse dz es jra nit widerstand"; Kruse, Verborgene Heilkünste, Kapitel 9.1.5, Bl. 203$^{va}$; So du gest yn ir gemach So spriche das sie es hore"; UB Heidelberg, Cpg 545, Bl. 60$^r$; „So wirst du wúnder sehen vnd wan die frawe gepiert So nÿm das von dan los nit lenger ligen es brecht ir schaden", ebd.; „verprenn dich nitt", Kruse, Verborgene Heilkünste, Kapitel 9.3.5, Bl. 174$^r$.

46 A.a.O., Kapitel 9.3.4, Bl. 151$^v$.

47 A.a.O., Kapitel 9.3.4, Bl. 150$^r$.

48 Shahar (1991), S. 44 f.

49 Vgl. Eileen Power: Medieval Woman. Hrsg. von M. M. Postan. Cambridge 1975, S. 86.

50 Kusche (1990), S. 2, ähnlich S. 9.

51 A.a.O., S. 37 f.

52 Zur Mädchenerziehung und Frauenbildung vgl. Peter Ketsch: Frauen im Mittelalter. Quellen und Materialien. Bd. 2. Hrsg. von Annette Kuhn. Düsseldorf 1984, S. 209–265; Elke Kleinau/Claudia Opitz (Hrsg.): Geschichte der Mädchen und Frauenbildung. Bd. 1: Vom Mittelalter bis zur Aufklärung. Frankfurt a. M./New York 1996.

53 Andrea Kammeier-Nebel: Frauenbildung im Kaufmannmilieu spätmittelalterlicher Städte. In: Kleinau/Opitz (1996), S. 78–90.

54 Vgl. Kruse, Verborgene Heilkünste, Kapitel 9.1.5, Bl. 198$^r$.

55 Zit. n. Bosselmann-Cyran (1985), S. 113. Der Herausgeber schreibt bezüglich Hartliebs Intention der Secreta mulierum-Verdeutschung: „Die Nutzanwendung des Buches bei Eheleuten sah Hartlieb durchaus nicht als gefährlich an [...]. Er war sich der Tatsache bewußt, daß er eine – um ein modernes, aber treffendes Wort zu gebrauchen – Aufklärungsschrift verfaßte, deren tabuisierte ‚Geheimnisse' insbesondere Rezepte zur Empfängnisverhütung und Abtreibung waren. Die Veröffentlichung dieser Geheimnisse löste in ihm Befürchtungen aus, die an den entsprechenden Stellen in eindringlichen Warnungen und Sentenzen über die rechte Moral ihren Ausdruck gefunden haben." A.a.O., S. 26 f.

56 Schleissner (1987), S. 2. Zu den Quellen der lateinischen Secreta mulierum-Versionen schreibt auch Helen Rodnite Lemay: „Pseudo-Albert's sources are also more philosophical than medical." Vgl. Lemay (1992), S. 4.

## Anmerkungen zu Kapitel 6

1 Green (1989), S. 434 f.

2 Gundolf Keil: Der Hausvater als Arzt. In: *Haushalt und Familie in Mittelalter und früher Neuzeit.* Vorträge eines interdisziplinären Symposions vom 6.–9. Juni 1990 an der Rheinischen Friedrich-Wilhelms-Universität Bonn. Hrsg. von Trude Ehlert, Sigmaringen 1991, S. 219–243, hier S. 238; Barbara Kroemer: Über Rechtsstellung, Handlungsspielräume und Tätigkeitsbereiche von Frauen in spätmittelalterlichen Städten. In: *Staat und Gesellschaft in Mittelalter und Früher Neuzeit.* Gedenkschrift für Joachim Leuschner. Hrsg. vom Historischen Seminar der Universität Hannover. Göttingen 1983, S. 135–150, hier S. 140. Peter Ketsch: *Frauen im Mittelalter.* Bd. 1: Frauenarbeit im Mittelalter. Quellen und Materialien. Hrsg. von Annette Kuhn. Düsseldorf 1983, S. 260 (= Geschichtsdidaktik; Bd. 14).

3 Vgl. ergänzend Christina Vanja: Amtsfrauen in Hospitälern des Mittelalters und der Frühen Neuzeit. In: *Vergessene Frauen an der Ruhr. Von Herrscherinnen und Hörigen, Hausfrauen und Hexen, 800–1800.* Hrsg. von Bea Lundt. Köln/Weimar/Wien 1992, S. 195–209.

4 Vgl. Régine Pernoud: *Leben der Frauen im Hochmittelalter.* Pfaffenweiler 1991, S. 159 (= Frauen in Geschichte und Gegenwart; Bd. 8)

5 Uitz (1992), S. 99.

6 C. H. Talbot: Dame Trot and her Progeny. In: *Essays and Studies* 25 (1972). Festschrift für Beatrice White, S. 1–14, hier S. 3; zum Thema vgl. Bea Lundt: Zur Entstehung der Universität als Männerwelt. In: Kleinau/Opitz 1996, S. 103–118.

7 Talbot (1972), S. 3.

8 Schönfeld (1947), S. 77. Zu namentlich bekannten Medizinerinnen aus Frankreich vgl. Talbot (1972), S. 2 f.

9 Vgl. Pearl Kibre: The Faculty of Medicine at Paris, Charlatanism, and Unlicensed Medical Practices in the Later Middle Ages. In: *Bulletin of the History of Medicine* 27 (1953), S. 1–20, hier S. 8–12; Talbot (1972), S. 3–10; Thomas G. Benedek: The Changing Relationship between Midwives and Physicians during the Renaissance. In: *Bulletin of the History of Medicine* 51 (1977), S. 550–564, hier S. 551 f.

10 Sibylle Harksen: *Die Frau im Mittelalter.* Leipzig 1974, S. 27.

11 Schönfeld (1947), S. 62 f. Das biographische Nachschlagewerk der mittelalterlichen französischen Mediziner/innen enthält insgesamt 121 Frauennamen. Vgl. Ernest Wickersheimer: *Dictionnaire Biographique des Médecins en France au Moyen Age.* Nouvelle Édition sous la Direction de Guy Beaujouan. Avec un Supplément de Danielle Jacquart. Genève 1979. Vgl. auch: Régine Pernoud: La Femme et la Médecine au Moyen Age. In: *Colloque International d'Histoire de la Médecine Médiévale.* Bd. 1 (1985), S. 38–43.

12 Talbot (1972), S. 11–13.

13 Harksen (1974), S. 27.

14 Keil (1986), S. 206.

15 Vgl. Heinrich Schipperges: *Der Garten der Gesundheit. Medizin im Mittelalter.* München 1990, S. 93.

16 Schönfeld (1947), S. 74.

17 Barbara Händler-Lachmann: Die Berufstätigkeit der Frau in den deutschen Städten des Spätmittelalters und der beginnenden Neuzeit. In: *Hessisches Jahrbuch für Landesgeschichte* 30 (1980), S. 131–175, hier S. 161.

18 Schönfeld (1947), S. 74.

19 A.a.O., S. 76. Vgl. auch Michael Toch: Die jüdische Frau im Erwerbsleben des Spätmittelalters. In: *Zur Geschichte der jüdischen Frau in Deutschland.* Hrsg. von Julius Carlebach. Berlin 1993, S. 37–48, hier S. 38.

20 Schönfeld (1947), S. 75.

21 Ketsch (1983), S. 279.

22 Händler-Lachmann (1980), S. 161.

23 Uitz (1992), S. 101.

24 Helmut Schlereth: Ein Giftmord, der keiner war? Urkunde vom Jahr 1493 zur Harnschau einer Ärztin im Stadtarchiv Münnerstadt. In: *Würzburger medizinhistorische Mitteilungen* 2 (1984), S. 9–18, hier S. 10.

25 Keil (1986), S. 203.

26 Kroemer (1982), S. 85.

27 A.a.O., S. 24.

28 A. L. Wyman: The Surgeoness. The Female Practitioner of Surgery 1400–1800. In: *Medical History* 28 (1984), S. 22–41, hier S. 24–27.

29 Blumenfeld-Kosinski (1990), S. 3.

30 Zit. n. Ketsch (1983), S. 295.

31 Ebd.

32 A.a.O., S. 294.

33 Kroemer (1982), S. 85.

34 Carl Oskar Rosenthal: Zur geburtshilflich-gynækologischen Betätigung des Mannes bis zum Ausgange des 16. Jahrhunderts. In: *Janus* 27 (1923), S. 117–148, S. 192–212, hier S. 119; Zitat auf S. 146 f.

35 A.a.O., S. 139, 146.

36 Zu Petrus von Nadillis vgl. Ernest Wickersheimer: *Dictionnaire Biographique des Médecins en France au Moyen Age.* Bd. 2. Paris 1936, S. 652.

37 Vgl. Helen Lemay: Women and the Literature of Obstetrics and Gynecology. In: *Medieval Women and the Sources of Medieval History.* Hrsg. von J. T. Rosenthal. Athens 1990, S. 189–209, hier S. 191 f. Paul Diepgen schreibt hingegen, daß in der griechischen und römischen Medizin Ärzte auch in der Frauenheilkunde praktiziert hätten. Vgl. Paul Diepgen: *Die Frauenheilkunde der Alten Welt.* München 1937 (= Handbuch der Gynäkologie, hrsg. von Walter Stoeckel, Bd. 12,1: Geschichte der Frauenheilkunde; Bd. 1), S. 152.

38 Die Untersuchung wird im von Karl VII. initiierten Revisionsverfahren von 1450 erwähnt, vgl. Rosenthal (1923), S. 145.

39 Vgl. Ynez Violé O'Neill: Michael Scot and Mary of Bologna: A Medieval Gynecological Puzzle. In: *Clio Medica* 8 (1973), S. 87–111; dies.: Michael Scot and Mary of Bologna: An Addendum. In: *Clio medica* 9 (1974), S. 125–129. Zu Auffassungen von der Entstehung des Krankheitsbildes der „mola matricis" schreibt Paul Diepgen: „Über ihre Pathologie und Therapie war man verschiedener Meinung. Die einen sahen in ihr eine durch geschlechtliche Zeugung entstandene degenerierte Leibesfrucht, die anderen ein pathologisches Produkt von der gleichen Genese wie jede andere Geschwulst, die sich in der Gebärmutter bildet." Diepgen (1963), S. 191.

40 H. Kremling: *Geschichte der gynäkologischen Urologie.* München/Wien/Baltimore 1987, S. 22.

41 Diepgen (1963), S. 119 f.

42 A.a.O., S. 186. Vgl. die Beschreibung weiterer Behandlungen, die Benivieni an Frauen vornahm auf S. 183–188.

43 A.a.O., S. 201.

44 Vgl. Joseph Shatzmiller/Rodrigue Lavoie: Médecine et Gynécologie au Moyen-Age: Un Exemple Provençal. In: *Razo, Cahiers du Centre d'Études Médiévales de Nice* 4 (1984), S. 133–143.

45 Diepgen (1963), S. 135.

46 A.a.O., S. 96.

47 A.a.O., S. 89 f.

48 A.a.O., S. 119.

49 Vgl. Kruse, Verborgene Heilkünste, Kapitel 9.5.3.

50 Die Handschrift wird datiert von Martin Wierschin (Hrsg.): *Meister Johann Liechtenauers Kunst des Fechtens.* München 1965, S. 31, Nr. 30.

51 Vgl. Gerhard Eis: Altdeutsche Rezepte von spätmittelalterlichen Verfassern aus Handschriften und Frühdrucken. In: *Medizinische Monatsschrift* 11 (1957), S. 249–254, hier S. 250.

52 G. Keil/Friedrich Lehnhardt: Art. *Metlinger* (Mettlinger, Merlinger, Meltinger, Mellinger), Bartholomäus (Bartel). In: VL², Bd. 6, Berlin/New York 1987, Sp. 460–467, hier Sp. 465 f.; Keil (1991), S. 228.

53 Gundolf Keil: Zur Frage der kurativ-konsiliarischen Tätigkeit des mittelalterlichen deutschen Apothekers. In: *Perspektiven der Medizingeschichte.* Festschrift für Rudolf Schmitz. Hrsg. von Peter Dilg. Graz 1983, S. 181–196, hier S. 184, 193.

54 Gundolf Keil: Art. *Scherrenmüller, Bartholomäus (B. Scherrenmuller de Aula).* In: VL², Bd. 8, Berlin/New York 1992, Sp. 652–654.

55 A.a.O., Sp. 652.

56 Agi Lindgren: Art. *Kunsberg (Cunsberch) van Valkene ('Cunsberchs Arzneibuch').* In: VL², Bd. 5, Berlin/New York 1985, Sp. 442–444, hier Sp. 443.

57 Kieckhefer (1991), S. 77.

58 Schon Carl Oskar Rosenthal vertrat die Auffassung, die sich mit den genannten Belegen deckt, im 15. Jahrhundert sei es zu einem „weit innigeren Konnex zwischen Arzt und Patientin" gekommen, als in den Jahrhunderten zuvor. Vgl. Rosenthal (1923), S. 141.

59 Paul Diepgen: Die Betätigung des Mannes als Frauenarzt von den ältesten Zeiten bis zum Ausgang des Mittelalters. In: *Zentralblatt für Gynäkologie* 44 (1920), S. 725–729, hier S. 727 f. In einer späteren Veröffentlichung schreibt Diepgen: „Sichere Zeugnisse dafür, daß Ärzte sie [gemeint sind Untersuchungen des Körperinneren von Frauen, B.-J. Kruse] ausübten, gibt es erst in der zweiten Hälfte des 16. Jahrhunderts, wobei nicht bestritten werden soll, daß die Methode doch auch schon früher als seltene Ausnahme vom Arzt angewandt worden sein kann." Diepgen (1963), S. 168.

60 Jean Donnison: *Midwives and Medical Men. A History of the Struggle for the Control of Childbirth.* London ²1988, S. 11.

61 „Doctors [...] except in the case of very important ladies, had nothing to do with childbirth or gynaecology." Margaret Wade Labarge: *Women in Medieval Life. A Small Sound of the Trumpet.* London 1986, S. 172. Vgl. auch Shahar (1991), S. 51.

62 Hans Peter Duerr: *Intimität. Der Mythos vom Zivilisationsprozeß.* Bd. 2. Frankfurt a. M. 1990, S. 67.

63 Blumenfeld-Kosinski (1990), S. 15.

64 A.a.O., S. 74 ff.
65 Vgl. Ulrich Knefelkamp: *Das Gesundheits- und Fürsorgewesen der Stadt Freiburg im Breisgau im Mittelalter.* Freiburg i. Br. 1981, S. 130 f. (= Veröffentlichungen aus dem Archiv der Stadt Freiburg im Breisgau; Bd. 17).
66 Diepgen (1963), S. 119.
67 Rosenthal (1923), S. 143.
68 Eucharius Rößlin: *Der Swangern frawen vnd hebammē roszgartē.* Faksimile des Drucks der Universitätsbibliothek Göttingen, Ciij^v. Die Kürzel im zitierten Text wurden von mir für die Wiedergabe aufgelöst.
69 Keil (1986), S. 194.
70 Vgl. Kruse, Verborgene Heilkünste, Kapitel 9.2.4.
71 Zit. n. avj^r.
72 Kruse, Verborgene Heilkünste, Kapitel 9.2.4, Bl. 140^v.
73 Anthonius Gaynerius wird erwähnt im: Index Bio-Bibliographicus Notorum Hominum Pars C. Osnabrück 1976, S. 5257.
74 Lemay (1990), S. 197; s. Helen Rodnite Lemay: Anthonius Guainerius and Medieval Gynecology. In: *Women of the Medieval World.* Essays in Honour of John H. Mundy. Hrsg. von Julius Kirshner. Oxford/New York 1985, S. 317–336, hier S. 322 f.
75 Michael E. Graf Matuschka: *Gynäkologische Sterilisationen zur Zeit des Hexenwahns.* Graz 1981, S. 33 f.
76 Vgl. Peter Ukena: Art. *Seitz, Seytz, Sitz, Sytz, Alexander.* In: Literaturlexikon. Autoren und Werke in deutscher Sprache. Hrsg. von Walter Killy. Bd. 10, Gütersloh/München 1991, S. 507 f. Alexander Seitz veröffentlichte u. a. vier medizinische Schriften. Vgl. Alexander Seitz: *Sämtliche Schriften.* Bd. 1: Medizinische Schriften. Hrsg. von Peter Ukena. Berlin 1970. Zu Alexander Seitz vgl. auch Kapitel 7.3.
77 Zit n. C. Meyer-Ahrens: Alexander Zitz (auch Seitz, Sytz, Syz, Seiz geschrieben), innerhalb von: Die Aerzte und das Medicinalwesen der Schweiz im Mittelalter. In: *Archiv für pathologische Anatomie und Physiologie und für klinische Medicin.* Hrsg. von Rudolf Virchow, Bd. 24, Berlin 1862, S. 487–490, hier S. 489. Vgl. auch Thomas G. Benedek: Dr. Veit – Charlatan or Martyr to Obstetrics. In: *Bulletin of the History of Medicine* 53 (1979), S. 204–213, hier S. 208 f.
78 Duerr (1990), S. 68.
79 Ukena (1991), S. 507. C. Meyer-Ahrens schreibt zur Verhaftung von Seitz: „Zitz war nämlich bei der Regierung von Freiburg in Ungnade gefallen, deren eigentliche Gründe wir freilich nicht kennen." Vgl. C. Meyer-Ahrens (1862), S. 487.
80 Vgl. Klaus Speckenbach: Aufruf zum Widerstand. Agitation gegen Herzog Ulrich von Württemberg in dem Traumtraktat von Alexander Seitz. In: *Sprache und Recht.* Beiträge zur Kulturgeschichte des Mittelalters. Festschrift für Ruth Schmidt-Wiegand. Hrsg. von Karl Hauck u. a. Bd. 2, Berlin/New York 1986, S. 896–929.
81 Karl Schottenloher: *Doktor Alexander Seitz und seine Schriften.* Ein Kleinbild aus dem Münchner Ärzteleben des XVI. Jahrhunderts. München 1925, S. 8–10. Seitz ließ seinen *Traktat vom Aderlassen* im Jahre 1527 erneut drucken. Zwei weitere Druckausgaben des Traktats erschienen 1529 und 1530 bei Melchior Sachse in Erfurt. A.a.O., S. 12.
82 Harry Kühnel: Kremser Apotheker und Ärzte des Mittelalters und der Frühen Neuzeit. In: *Mitteilungen des Kremser Stadtarchivs,* Bd. 1 (1961), S. 9–33, hier S. 13 und 28.

83 Benedek (1979), S. 204–207.
84 A.a.O., S. 206.
85 Kruse, Verborgene Heilkünste, Kapitel 9.1.5, Bl. 200ᵛᵃ.
86 Heide Wunder: „Er ist die Sonn', sie ist der Mond". Frauen in der Frühen Neuzeit. München 1992, S. 139; vgl. Eva Labouvie: Frauenberuf ohne Vorbildung? Hebammen in den Städten und auf dem Land. In: Kleinau/Opitz (1996), S. 218–233.
87 Elseluise Haberling: Beiträge zur Geschichte des Hebammenstandes von seinen Anfängen bis zum Dreißigjährigen Krieg. Berlin 1940, S. 29 (= Beiträge zur Geschichte des Hebammenstandes; Bd. 1).
88 Vgl. Mirja Virkkunen: Die Bezeichnungen für Hebamme in deutscher Wortgeographie nach Benennungsmotiven untersucht. Gießen 1957.
89 Peter Biller: Childbirth in the Middle Ages. In: History Today 36 (1986), S. 42–49, hier S. 43.
90 Gustav Bömcke: Das badische Hebammenwesen. Med. Diss. Freiburg 1936, S. 17.
91 Vgl. Ackerknecht (1973), S. 182; Gernot Böhme: Wissenschaftliches und lebensweltliches Wissen am Beispiel der Verwissenschaftlichung der Geburtshilfe. In: Wissenssoziologie. Kölner Zeitschrift für Soziologie und Sozialpsychologie. Hrsg. von Nico Stehr und Volker Meja. Sonderheft 22 (1981), S. 445–463, hier S. 451. Interessant sind in diesem Zusammenhang eine Reihe von Kurzbiographien St. Galler Hebammen des 16. und 17. Jahrhunderts, die belegen, daß die namentlich genannten Frauen häufig über vierzig Jahre alt, oftmals miteinander verwandt und selbst Mütter waren. Vgl. Degginger (1988), S. 50–62.
92 Merry E. Wiesner: Working Women in Renaissance Germany. New Brunswick/New Jersey 1986, S. 57. Vgl. die Belege zu festgestellten Verwandtschaftsverhältnissen St. Galler Hebammen bei Degginger (1988), Anhang II.
93 Erika Uitz: Die Frau in der mittelalterlichen Stadt. Durchgesehene Ausgabe Freiburg i.Br. 1992, S. 104.
94 Haberling (1940), S. 29.
95 A.a.O., S. 49.
96 Barbara Kroemer: Von Kauffrauen, Beamtinnen, Ärztinnen – erwerbstätige Frauen in deutschen mittelalterlichen Städten. In: Frauen in der Geschichte II. Fachwissenschaftliche und fachdidaktische Beiträge zur Sozialgeschichte der Frauen vom frühen Mittelalter bis zur Gegenwart. Hrsg. von Annette Kuhn und Jörn Rüsen. Düsseldorf 1982, S. 73–96, hier S. 82 (= Geschichtsdidaktik; Bd. 8).
97 Aus dem Beede-Buch Frankfurts a. M. von 1495. Zit. n. E. Schlieben: Mutterschaft und Gesellschaft. Beiträge zur Geschichte des Mutter- und Säuglingsschutzes. Osterwieck a. Harz [1927], S. 136 f.
98 Vgl. Degginger (1989), S. 41–43.
99 Haberling (1940), S. 33.
100 Vgl. Jütte (1991), S. 241.
101 Vgl. Degginger (1989), S. 41–43.
102 Zit. n. Friedrich Baruch: Das Hebammenwesen im Reichsstädtischen Nürnberg. Med. Diss. Erlangen 1956, S. 8.
103 Wiesner (1986), S. 58.
104 Haberling (1940), S. 28.
105 Wiesner (1986), S. 61.
106 Vgl. G. Burckhard: Die deutschen Hebammenordnungen von ihren ersten Anfängen bis auf die Neuzeit. 1. Teil, Leipzig 1912, S. 7 (= Studien zur Geschichte des Hebammen-

wesens; Bd. 1,1); Karl Baas: Mittelalterliche Hebammenordnungen. In: *Archiv für Geschichte der Naturwissenschaften und der Technik*. Bd. 6: Festschrift für Karl Sudhoff. Leipzig 1913, S. 1–7. Vgl. den Abdruck einer repräsentativen Auswahl von Hebammenordnungen und -eiden des 15. Jahrhunderts bei Ketsch (1983), S. 280–286.

107 Knefelkamp (1981), S. 130.

108 Zit. n. Dagmar Birkelbach/Christiane Eifert/Sabine Lueken: Zur Entwicklung des Hebammenwesens vom 14. bis zum 16. Jahrhundert am Beispiel der Regensburger Hebammenordnungen. In: *Beiträge zur feministischen Theorie und Praxis* 5 (1981), S. 83–98, hier S. 85.

109 Vgl. die Wiedergabe des Inhalts bei Elseluise Haberling: Die Regensburger Hebammenordnung des Jahres 1452 und ihre Bedeutung für die Entwicklung des Hebammenstandes. In: *Sozialhygienische Rundschau* 6, Heft 11 (1932), S. 61–63.

110 Vgl. Baruch (1956), S. 9–13; Wiesner (1986), S. 56 f., 70.

111 Baruch (1956), S. 15. Zusammen mit den Ärzten Johannes Jung und Johannes Münsinger verfaßte er die Ulmer Hebammenordnung von 1491. Deren Inhalt vgl. bei Ilse Schulz: *Schwestern, Beginen, Meisterinnen*. Hygieias christliche Töchter im Gesundheitswesen einer Stadt. Ein Beitrag zur Geschichte der Pflege und Heilkunde. Ulm 1992, S. 165.

112 Zitat und weitere Beispiele in Karl Sudhoff: Ärztliche Hebammenbegutachtung zu Frankfurt a. M. um 1500. In: *Archiv für Geschichte der Medizin* 6 (1913), S. 464.

113 Haberling (1940), S. 34.

114 Zit. n. J. Frz. Knöpfler: Eidesformeln für Arzt, Apotheker, Hebammen, Wundarzt und Frauenwirt zu Amberg aus dem 15. Jahrh. – Taxordnung für den Stadtarzt daselbst, 1561; Sondersiechenordnung von Amberg vom Jahre 1582. In: *Archiv für Geschichte der Medizin* 11 (1918/19), S. 318–324, hier S. 318.

115 Vgl. Gertraud Bernhard/Hans-Joachim Winckelmann: Das Hebammenwesen der Stadt Ulm von 1491 bis Ende der Reichsstadtzeit. Dargestellt anhand eines Vergleiches der Ulmer Hebammenordnungen mit den Ordnungen des Landes Württemberg und der Stadt Straßburg. In: *XXX Internationaler Kongreß für Geschichte der Medizin*. Düsseldorf 31.8.–5.9.1986: Actes Proceedings. Düsseldorf 1988, S. 1200–1211, hier S. 1202.

116 Vgl. Baruch (1956), S. 11.

117 Waltraud Pulz: Zur Erforschung geburtshilflichen Überlieferungswissens von Frauen in der frühen Neuzeit. In: *Frauen brauchen Hebammen*. Hrsg. von Oja Ploil, Verein freier Hebammen. Erster Österreichischer Hebammenkongreß Wien 1991. Nürnberg 1991, S. 152–162, hier S. 156 f.

118 Wolfgang Gubalke: *Die Hebamme im Wandel der Zeiten*. Hannover 1964, S. 69; Wiesner (1986), S. 70–72.

119 Degginger (1989), S. 36.

120 Knefelkamp (1981), S. 132.

121 Gubalke (1964), S. 62.

122 Franz Günter Theile-Ochel: *Zur Geschichte des Hebammenwesens in Köln*. Med. Diss. Köln 1972, S. 3.

123 Zit. n. der SBBPK Berlin, Haus 2, Ms. germ. quart. 208, Bl. 293$^r$. Vgl. Hans-Jochen Schiewer: Art. *Schlatter, Konrad*. In: VL$^2$, Bd. 8, Berlin/New York 1992, Sp. 706–709.

124 Zit. n. Marianne Grabrucker: *Vom Abenteuer der Geburt. Die letzten Landhebammen erzählen.* Frankfurt a. M. 1989, S. 51.
125 A.a.O., S. 38.
126 Kühnel (1986), S. 157.
127 Haberling (1940), S. 55.
128 Heidrun Kaupen-Haas: Frauenmedizin im deutschen Mittelalter. In: *Ethnomedizin und Medizingeschichte.* Hrsg. von Joachim Sterly. Berlin 1983, S. 169–194, hier S. 185 (= Beiträge zur Ethnomedizin, Ethnobotanik und Ethnozoologie; Bd. 8); Peter Schuster: *Das Frauenhaus. Städtische Bordelle in Deutschland 1350 bis 1600.* Paderborn/München/Wien/Zürich 1992, S. 95, 186.
129 Leibrock-Plehn (1992), S. 28.
130 Vgl. Marianne Grabrucker: Zur „Vertreibung der weisen Frauen". Geburtshilfe in zwei Jahrhunderten. In: *Vater, Mutter, Kind. Bilder und Zeugnisse aus zwei Jahrhunderten.* Bearbeitet von Ulrike Zischka. Hrsg. vom Münchner Stadtmuseum. München 1987, S. 134–143, hier S. 135.
131 Zit. n. Oswald Feis: Unbekannte Briefe von Eucharius Rößlin (Vater und Sohn) In: *Archiv für Geschichte der Medizin* 22 (1929), S. 102–104, hier S. 103.
132 Esther Fischer-Homberger: *Krankheit Frau. Zur Geschichte der Einbildungen.* Darmstadt/Neuwied ²1988, S. 74.
133 Zit. n. Otto Winckelmann: *Das Fürsorgewesen der Stadt Straßburg vor und nach der Reformation bis zum Ausgang des sechzehnten Jahrhunderts.* Leipzig 1922, Teil 2, S. 15 (= Quellen und Forschungen zur Reformationsgeschichte; Bd. 5).
134 Ackerknecht (1973), S. 184.
135 Dafür spricht auch folgendes Zitat: „Der Aberglaube hat es auch insofern mit den Hebammen zu thun, als sie in den Augen des Volks den Berufsklassen angehören, die, wie beispielsweise die Schäfer, Schmiede, Jäger und Scharfrichter, angeblich im Besitze höherer Kenntnisse über die Naturkräfte sein sollen, demnach in besonderer Weise befähigt sind, durch überlieferte Geheimmittel Krankheiten zu heilen." Zit. n. H. Ploss: *Das Weib in der Natur- und Völkerkunde. Anthropologische Studien.* Bd. 2. Leipzig 1885, S. 181.
136 Die Erwähnung jüdischer Hebammen ist seit dem 13. Jahrhundert belegt. Vgl. Theodore Kwasman: Die jüdischen Grabsteine in Rothenburg ob der Tauber. In: *Trumah* 1 (1987), S. 7–137, hier S. 115 f. Für diesen Hinweis danke ich Martina Strehlen. Vgl. auch Ron Barkaï: *Les Infortunes de Dinah ou la Gynécologie Juive au Moyen-Age.* Paris 1991.
137 Vgl. Kruse, Verborgene Heilkünste, Kapitel 9.3.4, Bl. 150$^r$: „Die weissen peberten hebamenn".
138 A.a.O., Kapitel 9.2.4, Bl. 133$^v$: „ein gute wolbewárte hebamme"; 9.2.4, Bl. 141$^r$: „vnd sünst vil ander kranckhait da von kümen mügen vnd zů steen ainer geperenden frawen die nit woll bewartt sind mit einer gůten bewerten hebammen".
139 A.a.O., Kapitel 9.2.4, Bl. 134$^r$: „vnd die bedürffen wol einer hebammen die solich figür wánden künden".
140 A.a.O., Kapitel 9.2.4, Bl. 135$^v$: „als die hebamm waiß"; 9.2.4, Bl. 137$^v$: „als die hebammen wol wissen vnd ander frawen".
141 A.a.O., Kapitel 9.1.5, Bl. 200$^{rb}$: „Ovch so verwarlosetz dik die bad mùtter jn der geburt".
142 A.a.O., Kapitel 9.1.5, Bl. 200$^{va}$: „die wissen badmùttern".

## Anmerkungen zu Kapitel 7

1 Zum Status der ‚Jungfräulichkeit' im Spätmittelalter vgl. Clarissa W. Atkinson: „Precious Balsam in a Fragile Glass". The Ideology of Virginity in the Later Mittle Ages. In: *Journal of Family History* 8 (1983), S. 131–143 sowie Maria E. Müller: *Jungfräulichkeit in Versepen des 12. und 13. Jahrhunderts.* München 1995 (= Forschungen zur Geschichte der älteren deutschen Literatur; Bd. 17).

2 Opitz (1990), S. 87.

3 Fischer-Homberger (1988), S. 38.

4 Vgl. Kurt Ruh: Art. *Das Frauchen von 22 (21) Jahren.* In: VL², Bd. 2, Berlin/New York 1980, Sp. 858–860.

5 Gundolf Keil: Die Frau in der alten Medizin. Eine kritische Sichtung der neueren Literatur, Teil II. In: *Fortschritte der Medizin* 34 (1986), S. 58 f., hier S. 58.

6 Keil (1986), S. 183.

7 Vgl. Vagn Jørgensen Brøndegaard: Tripmadam. Untersuchungen zu einer genital-bezogenen Benennungsmotivation aus dem Bereich der Dickblattgewächse. In: *Sudhoffs Archiv* 70 (1986), S. 235–238, hier S. 237; Art. Fetthenne, Fette Henne, Fettkraut. In: Brockhaus Enzyklopädie, Bd. 6, Wiesbaden ¹⁷1968, S. 193.

8 Helen Rodnite Lemay: William of Saliceto on Human Sexuality. In: *Viator* 12 (1981), S. 165–181, hier S. 176.

9 UB Graz, Hs. 1609, Bl. 213ᵛ/214ʳ; vgl. Kruse, Verborgene Heilkünste, Kapitel 9.1.5, Bl. 206ᵛᵇ.

10 GN Nürnberg, Hs. 15586, Bl. 2ᵛᵇ.

11 Vgl. Kruse, Verborgene Heilkünste, Kapitel 9.4.3, Bl. 125ʳ.

12 Helen Lemay: The Stars and Human Sexuality: Some Medieval Scientific Views. In: *Isis* 71 (1980), S. 127–137, hier S. 130 f; Helen Rodnite Lemay: Human Sexuality in Twelfth- through Fifteenth-Century Scientific Writings. In: *Sexual Practices & the Medieval Church.* Hrsg. von Vern L. Bullough/James Brundage. New York 1982, S. 187–205, S. 193 f.

13 Lemay (1980), S. 131.

14 Rodnite Lemay (1982), S. 194.

15 Vgl. Ernst Weber: *Über die geschichtliche Entwicklung der anatomischen Kenntnisse von den weiblichen Geschlechtsorganen.* Med. Diss. Würzburg 1899, S. 15.

16 Zit. n. Fischer-Homberger (1988), S. 75 f.

17 Johann Lachs: *Die Gynaekologie des Galen. Eine geschichtlich-gynaekologische Studie.* Breslau 1903, S. 19, 21.

18 Vgl. Kruse, Verborgene Heilkünste, S. 426 f. unter „FF"; die Nasalstriche wurden aufgelöst.

19 BS München, Cgm 823, Bl. 81ʳ.

20 Zit. n. Zingerle (1891), S. 323.

21 Vgl. Kruse, Verborgene Heilkünste, Kapitel 9.3.5, Bl. 172ᵛ.

22 Vgl. a.a.O., Kapitel 9.1.5, Bl. 200ᵛᵇ/201ʳᵃ.

23 A.a.O., Kapitel 9.1.5, Bl. 199ᵛᵃ.

24 Zit. n. Diepgen (1963), S. 179, zu Valescus de Taranta vgl. auch S. 113 f.

25 Philippe Ariès: Liebe in der Ehe. In: *Die Masken des Begehrens und die Metamorphosen der Sinnlichkeit. Zur Geschichte der Sexualität im Abendland.* Hrsg. von Philippe Ariès und André Béjin. Frankfurt a. M. 1992, S. 165–175, hier S. 169 (= Sexualités occidentales (1982), dt.).

26  John Thomas Noonan: *Empfängnisverhütung. Geschichte ihrer Beurteilung in der katholischen Theologie und im kanonischen Recht*. Mainz [3]1969, S. 83 ff.
27  Vern Bullough: Sexology and the Medievalist. In: *Homo Carnalis. The Carnal Aspect of Medieval Human Life*. Hrsg. von Helen Rodnite Lemay. State University of New York at Binghampton 1990, S. 23–44, hier S. 33 (= Acta; Bd. 14).
28  Charles T. Wood: The Doctor's Dilemma: Sin, Salvation and the Menstrual Cycle in Medieval Thought. In: *Speculum* 56 (1981), S. 710–727, hier S. 711 f.
29  Vgl. Danielle Jacquart: Medical Explanations of Sexual Behavior in the Middle Ages. In: *Homo Carnalis. The Carnal Aspect of Medieval Human Life*. Hrsg. von Helen Rodnite Lemay. State University of New York at Binghampton 1990, S. 1–21, hier S. 2 (= Acta; Bd. 14).
30  Kusche (1990), S. 35.
31  Rodnite Lemay (1981), S. 169–173.
32  Vgl. Jacquart 1990, S. 10. Zum Thema vgl. Nancy Scheper-Hughes: Virgin Territory: The Male Discovery of the Clitoris. In: *Medical Anthropology Quarterly* 5 (1991), S. 25–28.
33  Jean-Louis Flandrin: Das Geschlechtsleben der Eheleute in der alten Gesellschaft: Von der kirchlichen Lehre zum realen Verhalten. In: *Die Masken des Begehrens und die Metamorphosen der Sinnlichkeit. Zur Geschichte der Sexualität im Abendland*. Hrsg. von Philippe Ariès und André Béjin. Frankfurt a. M. 1992, S. 147–164, hier S. 150 f. (= Sexualités occidentales (1982), dt.).
34  Vgl. Hermann Grotefend: *Zeitrechnung des deutschen Mittelalters und der Neuzeit*. Neudruck der Ausgabe Hannover 1891, Aalen 1970, S. 118.
35  Kühnel (1986), S. 187.
36  Hans-Günter Gruber: *Christliches Eheverständnis im 15. Jahrhundert. Eine moralgeschichtliche Untersuchung zur Ehelehre Dionysius' des Kartäusers*. Regensburg 1989, S. 249–251 (= Studien zur Geschichte der kath. Moraltheologie; Bd. 29).
37  Vgl. Kruse, Verborgene Heilkünste, Kapitel 9.1.4, Bl. 197[ra]; 9.1.5, Bl. 198[ra], 199[va], 200[vb], 201[rb/vb], 202[ra/b], 203[va]; 9.2.4, Bl. 133[r]; 9.3.3, Bl. 136[v], 138[v]; 9.3.4, Bl. 144[v]; 9.3.5, Bl. 173[r], 175[v]; 9.4.3, Bl. 123[r], 124[r], 125[r]; 9.4.4, Bl. 125[v], 126[v], 130[r], 135[r], 136[r]; 9.6.3, Bl. 102[r].
38  ÖNB Wien, Hs. 3007, Bl. 6[v].
39  A.a.O., Bl. 5[r].
40  Vern L. Bullough: Medieval Medical and Scientific Views of Women. In: *Viator* 4 (1973), S. 485–501, hier S. 493.
41  ZB Zürich, Hs. B 245, Bl. 70[rb]. Zum Verfasser vgl. Gundolf Keil: Art. *Blumentrost, Berthold*. In: VL[2], Bd. 1, Berlin/New York 1978, Sp. 904–906.
42  BS München, Cgm 823, Bl. 81[v].
43  Tenner/Keil (1984), S. 192.
44  HWDA 3 (1930/31), Sp. 1173.
45  GN Nürnberg, Hs. 15586, Bl. 12[va]; das zweite Rezept ist in dieser Handschrift doppelt überliefert und befindet sich auch auf Bl. 2[va]. Eine weitere Parallelüberlieferung von Rezept zwei und drei befindet sich in der WL Stuttgart, HB II 58, Bl. 85[ra].
46  BS München, Cgm 725, Bl. 39[r]. Weitere „Proben" zur Ergründung des Sexualverhaltens einer Frau bei Keil (1986), S. 184.
47  Vgl. Kruse, Verborgene Heilkünste, Kapitel 9.1.5, Bl. 203[ra].

48 „rissen", abgeleitet von reissen bzw. reizen, bedeutet anreizen, antreiben, locken, verlocken, erwecken, anregen, erregen, vgl. Lexer (1876), Bd. 2, Sp. 396 und 401.

49 Kruse, Verborgene Heilkünste, Kapitel 9.1.4, Bl. 197$^{\text{rb}}$.

50 Vgl. die detaillierte Beschreibung dieses Prozesses, der hier nur verkürzt wiedergegeben werden kann, in Michael Schröter: Staatsbildung und Triebkontrolle. Zur gesellschaftlichen Regulierung des Sexualverhaltens vom 13. bis 16. Jahrhundert. In: *Macht und Zivilisation. Eine Annäherung an Norbert Elias' Zivilisationstheorie.* Bd. 2. Hrsg. von Peter Gleichmann, Johan Goudsblom und Hermann Korte, Frankfurt a. M. 1984, S. 148–192.

51 Vgl. Hugo von Trimberg: *Der Renner.* Hrsg. von Gustav Ehrismann. Mit einem Nachwort und Ergänzungen von Günther Schweikle. Bd. 2, Berlin 1970, Vers 11737.

52 Johannes von Brandenturn ist höchstwahrscheinlich identisch mit dem spanischen Kardinal Ioannes de Turrecremata/Torquemata (geb. 1388), der ab 1432 am Basler Konzil teilnahm. Vgl. Karl Binder: *Konzilsgedanken bei Kardinal Juan de Torquemada O. P.* Wien 1976 (= Wiener Beiträge zur Theologie; Bd. 49).

53 SBBPK Berlin, Haus 2, Ms. germ. qu. 166, Bl. 358$^{\text{v}}$.

54 Peter Ukena: Solutus cum soluta. Alexander Seitz' Thesen über die Notwendigkeit des Geschlechtsverkehrs zwischen Unverheirateten. In: *Fachprosa-Studien. Beiträge zur mittelalterlichen Wissenschafts- und Geistesgeschichte.* Hrsg. von Gundolf Keil. Berlin 1982, S. 278–290. Zu Alexander Seitz vgl. Meyer-Ahrens (1862), S. 487–490; August Hirsch: *Biographisches Lexikon der hervorragenden Aerzte aller Zeiten und Völker.* Bd. 5. Wien/Leipzig 1887, S. 352.

55 Der auf Jungfrauen bezogene Begriff *clause* (verschlossen, versperrt) meint einerseits das intakte Hymen, andererseits bezieht er sich auf die Heirat mit dem zukünftigen Ehemann bzw. bei Nonnen auf die „Gemahlschaft Christi". Ukena (1982), S. 281 f., 286.

56 A.a.O., S. 285 f.

57 A.a.O., S. 290.

58 Vgl. Kruse, Verborgene Heilkünste, Kapitel 9.4.4, Bl. 126$^{\text{r}}$.

59 Günter Elsässer: *Ausfall des Coitus als Krankheitsursache in der Medizin des Mittelalters.* Berlin 1934, S. 3 (= Abhandlungen zur Geschichte der Medizin und der Naturwissenschaften; Heft 3).

60 Reinhard Sieder: Ehe, Fortpflanzung, Sexualität. In: *Vom Patriarchat zur Partnerschaft. Zum Strukturwandel der Familie.* Hrsg. von Michael Mitterauer und Reinhard Sieder. München 1977, S. 144–168, hier S. 150 f. R. Sieder bezieht seine Ausführungen auf die „vorindustrielle Gesellschaft".

61 Arthur E. Imhof: Geschichte der Sexualität – Sexualität in der Geschichte. In: *Lust und Liebe. Wandlungen der Sexualität.* Hrsg. von Christoph Wulf. München/ Zürich 1985, S. 181–215, hier S. 187.

62 Shahar (1991), S. 47 f.

63 Sieder (1977), S. 150.

64 Heide Dienst: *Dominus vir. Von der Herzogin-Markgräfin Agnes und anderen adeligen Frauen des hohen Mittelalters.* In: Das ewige Klischee. Zum Rollenbild und Selbstverständnis bei Männern und Frauen. Hrsg. von der Autorinnengruppe Wien. Wien/ Köln/Graz 1981, S. 20–44, hier S. 25.

65 Hugo Magnus: *Der Aberglauben in der Medicin.* Breslau 1903, S. 67 (= Abhandlungen zur Geschichte der Medicin; Heft 6).

66 „Kinderlosigkeit wurde nur in Verbindung mit Ehelosigkeit von der Kirche zum Ideal stilisiert." Klaus Arnold: Kindheit im europäischen Mittelalter. In: *Zur Sozialgeschichte der Kindheit.* Hrsg. von Jochen Martin und August Nitschke. Freiburg i. Br./München 1986, S. 443–467, hier S. 459 (= Veröffentlichungen des Instituts für Historische Anthropologie; Bd. 4).

67 Shahar (1991), S. 48.

68 Vgl. Loux (1983), S. 38.

69 Vgl. Claudia Opitz: Mutterschaft und Vaterschaft im 14. und 15. Jahrhundert. In: Karin Hausen, Heide Wunder (Hrsg.): *Frauengeschichte – Geschlechtergeschichte.* Frankfurt a. M./New York 1993, S. 137–153, hier S. 143–147.

70 „Fruchtbarkeit ist im Alten Testament immer Zeichen für Gottes Segen, Gewähr dafür, daß eine Familie das Heil des Messias erleben wird. Zu den größten Wundertaten Jahwes zählte, daß er alten und/oder unfruchtbaren Frauen Kinder – genauer: Söhne – schenkte." Zit. n. Dienst (1981), S. 22.

71 Im deutschsprachigen Raum scheint die Anrufung Saras vorgeherrscht zu haben. Franz (1909), S. 185. Die Anrufung von Heiligen zur Überwindung der Unfruchtbarkeit läßt sich für Frankreich bis ins 20. Jahrhundert belegen, vgl. Loux (1983), S. 34–37.

72 Franz (1909), S. 186.

73 Loux (1983), S. 33; vgl. Shahar (1991), S. 47 f.

74 Vgl. Dienst (1981), S. 23.

75 Adelgundis Führkötter OSB: *Hildegard von Bingen – Briefwechsel.* Salzburg 1956, S. 146 f.

76 Rudolf Schmitz/Renate Smollich: Einiges über Kosmetik und Heilzauber. In: *Orbis Pictus. Kultur- und pharmaziehistorische Studien.* Festschrift für Wolfgang Hagen-Hein. Frankfurt a. M. 1985, S. 235–245, hier S. 243.

77 Peter Browe: Die Eucharistie als Zaubermittel im Mittelalter. In: *Archiv für Kulturgeschichte* 20 (1930), S. 134–154, hier S. 137.

78 Kieckhefer (1992), S. 212.

79 Loux (1983), S. 35 f.

80 Z. B. im Kopenhagener Kodex GKS. 1657, vgl. Kusche (1990), S. 36, 48.

81 Wickersheimer (1979), S. 195.

82 Vgl. Helen Lemay: Women and the Literature of Obstetrics and Gynecology. In: *Medieval Women and the Sources of Medieval History.* Hrsg. von J. T. Rosenthal. Athens 1990, S. 189–209, hier S. 197.

83 Vgl. Kruse, Verborgene Heilkünste, Kapitel 9.1.5, Bl. 201$^{va}$.

84 A.a.O., Kapitel 9.1.5, Bl. 198$^{r}$.

85 Vgl. Riha (1993), S. 100 und 107 f. bzw. Kruse, Verborgene Heilkünste, Kapitel 9.2.4, Bl. 139$^{v}$/140$^{r}$.

86 Vgl. a.a.O., Kapitel 9.3.4, Bl. 144$^{rv}$.

87 Vgl. Claudia Opitz: Zwischen Fluch und Heiligkeit – kinderlose Frauen im späteren Mittelalter. In: *Frauen, die sich keine Kinder wünschen.* Hrsg. von Barbara Neuwirth. Wien 1988, S. 78–120, hier S. 84.

88 Vgl. Kruse, Verborgene Heilkünste, Kapitel 9.1.4, Bl. 197$^{va}$, 9.1.5, Bl. 201$^{vb}$; 9.3.3, Bl. 138$^{rv}$.

89 A.a.O., Kapitel 9.1.5, *Vnfruchtber*, Bl. 201$^{vb}$/202$^{ra}$; 9.6.3, *Wie man die frauwen berehafftig sol machen*, Bl. 100$^{v}$ ff.

90 A.a.O., Kapitel 9.3.4, Bl. 149$^{r}$.

91  Vgl. a.a.O., Kapitel 9.1.5, Bl. 202$^{ra}$; 9.6.3, Bl. 102$^r$.
92  A.a.O., Kapitel 9.3.5, Bl. 176$^r$.
93  A.a.O., Kapitel 9.1.5, Bl. 201$^{vb}$; 9.3.6, Bl. 179$^v$.
94  A.a.O., Kapitel 9.1.5, Bl. 202$^{ra}$.
95  A.a.O., Kapitel 9.4.3, Bl. 123$^r$.
96  A.a.O., Kapitel 9.4.3, Bl. 123$^v$; 9.4.4, Bl. 135$^v$/136$^r$.
97  A.a.O., Kapitel 9.4.4, Bl. 136$^r$.
98  A.a.O., Kapitel 9.4.4, Bl. 123$^{rv}$.
99  Zit. n. Eva Walter: *Schrieb oft, von Mägde Arbeit müde. Lebenszusammenhänge deutscher Schriftstellerinnen um 1800 − Schritte zur bürgerlichen Weiblichkeit.* Hrsg. von Annette Kuhn. Düsseldorf 1985, S. 117 (= Geschichtsdidaktik; Bd. 30).
100 Vgl. Kruse, Verborgene Heilkünste, Kapitel 9.4.4, Bl. 135$^r$.
101 Simonis [1525], Civ$^v$. Die Nasalstriche wurden für die Wiedergabe aufgelöst. Vgl. Kartschoke (1996), S. 199 f.
102 BS München, Cgm 720, Bl. 87$^r$; ähnlich auch in: BS München, Cgm 729, 145$^v$; UB Heidelberg, Cpg 545, Bl. 62$^v$; Kruse, Verborgene Heilkünste, Kapitel 9.1.5, Bl. 203$^{ra}$; unter Verwendung von Kleie in: 9.1.5, Bl. 201$^{va}$; 9.4.3, Bl. 116$^v$; mit Feldminze in 9.3.4, Bl. 149$^r$.
103 GN Nürnberg, Hs. 15586, Bl. 2$^{rb}$; ähnlich auch in: ZB Zürich, Hs. B 245, Bl. 68$^{ra}$; Kruse, Verborgene Heilkünste, Kapitel 9.1.5, Bl. 203$^{ra}$; 9.3.3, Bl. 136$^v$.
104 Diepgen (1963), S. 85.
105 Therese Rennau: *Die Gynäkologie des Arnald von Villanova.* Med. Diss. Freiburg i. Br. 1912, S. 34−36; Rodnite Lemay (1981), S. 173 f.
106 Beispielsweise Thomas von Aquin, vgl. Kieckhefer (1992), S. 211.
107 Lemay (1980), S. 132.
108 Franz (1909), S. 178 f.
109 Vgl. Paul Diepgen: Über den Einfluß der autoritativen Theologie auf die Medizin des Mittelalters. In: *Akademie der Wissenschaften und der Literatur. Abhandlungen der Geistes- und Sozialwissenschaftlichen Klasse.* Nr. 1 (1958), S. 3−20, hier S. 5.
110 Hans Biedermann: Art. *Nestelknüpfen.* In: Handlexikon der magischen Künste von der Spätantike bis zum 19. Jahrhundert. München/Zürich 1976, S. 235.
111 Kühnel (1986), S. 185.
112 Vgl. Edith Ennen: Zauberinnen und Fromme Frauen − Ketzerinnen und Hexen. In: *Der Hexenhammer. Entstehung und Umfeld des Malleus maleficarum von 1487.* Hrsg. von Peter Segl. Köln/Wien 1988, S. 7−21, hier S. 18.
113 Jakob Sprenger/Heinrich Institoris: Der Hexenhammer (Malleus maleficarum). Aus dem Lateinischen übersetzt von J. W. R. Schmidt. München $^{10}$1991, vgl. Teil I, S. 131, 143 ff.; Teil II S. 208, 210. Inzwischen wird in der Forschung die These vertreten, der *Malleus maleficarum* sei allein das Werk Heinrich Institoris', vgl. Peter Segl: Heinrich Institoris. Persönlichkeit und literarisches Werk. In: *Der Hexenhammer. Entstehung und Umfeld des Malleus maleficarum von 1487.* Hrsg. von Peter Segl. Köln/Wien 1988, S. 103−126, hier S. 117.
114 Vgl. ein von Hartmann Schedel während seines Studiums in Padua (1464−66) aufgezeichnetes „Schriftstück, das vermutlich den Brauch Oberitaliens in der Begutachtung der Kohabitionsfähigkeit vor Gericht wiedergibt". Karl Sudhoff: Ein Regulativ zur gerichtsärztlichen Begutachtung männlicher Impotenz bei Ehescheidungsklagen aus der Mitte des 15. Jahrhunderts. In: *Archiv für Geschichte der Medizin* 8 (1914/15), S. 89−97.

115 Fischer-Homberger (1988), S. 96 f.
116 Vgl. James A. Brundage: The Problem of Impotence. In: *Sexual Practices & the Medieval Church*. Hrsg. von Vern L. Bullough/James Brundage. New York 1982, S. 135–140, hier S. 136 f. und 140.
117 A.a.O., S. 138 f; vgl. zwei weitere Prozeßberichte auf S. 139 f.
118 Vgl. Benediktionen gegen „Maleficium" und „Ligatio" bei Franz, Bd. 2 (1909), S. 180–183.
119 A.a.O., S. 179, weitere Gegenmittel auf S. 183.
120 Biedermann (1976), S. 235. Die Anweisung, Artemisia über die Türschwelle des Hauses zu hängen, in dem Mann und Frau zusammenliegen, findet sich auch bei Jordanus de Turre, vgl. Lemay (1990), S. 197. Zum Hexenglauben des Johannes Trithemius vgl. Klaus Arnold: Humanismus und Hexenglaube bei Johannes Trithemius (1462–1516). In: *Der Hexenhammer. Entstehung und Umfeld des Malleus maleficarum von 1487*. Hrsg. von Peter Segl. Köln/Wien 1988, S. 217–240.
121 Vgl. eine Vielzahl von Anweisungen zur Behebung der Impotenz infolge des „Nestelknüpfens" bei Christoph Fischer: *Aberglaube und Volksmedizin bei Blasen-, Nieren-, und Geschlechtskrankheiten*. Med. Diss. Berlin 1970, S. 57–60.
122 Vgl. Pfister: Art. *Analogiezauber*. In: HWDA 1 (1927), Sp. 385–395, hier Sp. 391–395.
123 Loux (1983), S. 34.
124 Vgl. Art. *Nestelknüpfen*. In: Beitl (1974), S. 594.
125 Dienst (1987) S. 94.
126 Zit. n. Jütte (1991), S. 53.
127 UB Heidelberg, Cpg 545, Bl. 62ᵛ.
128 ZB Zürich, Hs. B 245, Bl. 69ᵛᵃ.
129 ZB Zürich, Hs. B 245, Bl. 69ᵛᵃᵇ; das Rezept ist mit ähnlichem Wortlaut überliefert in: GN Nürnberg, Hs. 15586, Bl. 2ᵛᵇ: „Wanne der man dy maget nicht zv wibe mag gemachen. so neme er queksilber. vnd mache daz veizt mit wasser vnd bynde er daz an eynen arme oder an daz houbet. er gewynnet sy zv wibe."
130 Vgl. Jürg Reinhard: *Wegleitung zur homöopathischen Taschenapotheke*. Bern ⁶1992, S. 43 f.
131 ZB Zürich, Hs. B 245, Bl. 69ᵛᵇ; das Rezept befindet sich auch in GN Nürnberg, Hs. 15586, Bl. 2ᵛᵇ: „Alz der man mit frauwen nicht zv dvne muge gehan so neme er konele vnd hasilwurtz. vnd side. dy vnd drinke daz in dem bade"; WL Stuttgart, Hs. HB II 58, Bl. 85ʳᵃ: „So ain man nit wibe moge Also der man mit dem wybe nit zů thůn můge han der sol hasel wurczeln sieden"; vgl. Kruse, Verborgene Heilkünste, Kapitel 9.3.3, Bl. 137ʳ.
132 ZB Zürich, Hs. B 245, Bl. 69ᵛᵇ/70ʳᵃ.
133 ZB Zürich, Hs. B 245, Bl. 70ʳᵃ.
134 Ebd.
135 Ebd.
136 Der „Eberreis" (Artemisia abrotanum L.) wurde auch „Garthagen" genannt, vgl. Marzell, Bd. 1 (1943), Sp. 412–420, hier Sp. 414.
137 ZB Zürich, Hs. B 245, Bl. 70ʳᵃ (Nachtrag von anderer Hand als der des ursprünglichen Schreibers).
138 Ebd. (Nachtrag von anderer Hand als der des ursprünglichen Schreibers).
139 Zur Ragwurz vgl. Dieter Beckmann/Barbara Beckmann: *Alraun, Beifuß und andere Hexenkräuter. Alltagswissen vergangener Zeiten*. Frankfurt a. M./New York 1990, S. 231; Marzell, Bd. 3, Sp. 411.

298 Anmerkungen

140 Vgl. Kruse, Verborgene Heilkünste, Kapitel 9.1.5, Bl. 199$^{va}$.

141 Heide Wunder schreibt: „Welche Bedeutung und welchen Umfang diese ‚Geburtenplanung' besaß, ist stark umstritten. Bisher wird überwiegend mit der normativen kirchlichen und weltlichen zeitgenössischen Literatur argumentiert, während die Belege so lange Einzelfälle bleiben, wie die entsprechenden Quellen, die weltlichen und geistlichen Gerichtsakten, nicht systematisch mit dieser Fragestellung ausgewertet werden." Heide Wunder: Frauen in der Gesellschaft Mitteleuropas im späten Mittelalter und in der Frühen Neuzeit (15. bis 18. Jahrhundert). In: *Hexen und Zauberer. Die große Verfolgung – ein europäisches Phänomen in der Steiermark.* Hrsg. von Helfried Valentinitsch. Graz/Wien 1987, S. 123–153, hier S. 126.

142 Ulrich Pfister: Die Anfänge der Geburtenbeschränkung in Europa: Wege zu einer umfassenderen Analyse. In: *Ehe, Liebe, Tod. Zum Wandel der Familie, der Geschlechts- und Generationsbeziehungen in der Neuzeit.* Hrsg. von Peter Borscheid und Hans J. Teuteberg. Münster 1983, S. 213–232, hier S. 213 (= Studien zur Geschichte des Alltags; Bd. 1); vgl. Cornelia Löhmer: *Die Welt der Kinder im fünfzehnten Jahrhundert.* Weinheim 1989, S. 46–48.

143 D. Jacquart: Art. *Empfängnisverhütung.* In: Lexikon des Mittelalters, Bd. 3, München/Zürich 1986, Sp. 1891 f.

144 Kühnel (1986), S. 187.

145 Jacquart (1986), Sp. 1892.

146 Vgl. P. P. A. Biller: Birth-Control in the West in the Thirteenth and Early Fourteenth Centuries. In: *Past & Present* 94 (1982), S. 22–25.

147 Jean-Louis Flandrin: Familien. Soziologie – Ökonomie – Sexualität. Frankfurt a. M./Berlin/Wien 1978, S. 228 (= Familles – Parenté, Maison, Sexualité dans L'ancienne Société (1976), dt.). Vgl. ergänzend die Ergebnisse einer Analyse größtenteils theologischer Schriften aus dem frühen 14. Jahrhundert von: Biller (1982), S. 3–26, hier S. 20 f.

148 Angus McLaren: *A History of Contraception. From Antiquity to the Present Day.* Oxford 1991, S. 119.

149 Robert Jütte: Die Persistenz des Verhütungswissens in der Volkskultur. Sozial- und medizinhistorische Anmerkungen zu These von der „Vernichtung der weisen Frauen". In: *Medizinhistorisches Journal* 24 (1989), S. 214–231, hier S. 220 f.

150 McLaren (1991), S. 121.

151 Kieckhefer (1992), S. 82.

152 Kronfeld (1889), Sp. 1733. Die abortive Wirkung des Gamanders erwähnt Leibrock-Plehn (1992), S. 184.

153 Vgl. Kruse, Verborgene Heilkünste, Kapitel 9.1.5, Bl. 207$^{ra}$.

154 Vgl. Kusche (1990), S. 50.

155 Vagn J. Brøndegaard: Pflanzliche Kontrazeptiva. In: *Ethnobotanik. Pflanzen im Brauchtum, in der Geschichte und Volksmedizin.* Hrsg. von Vagn J. Brøndegaard. Berlin 1985, S. 176–189, hier S. 176 (= Beiträge zur Ethnomedizin, Ethnobotanik und Ethnozoologie; Bd. 6). Vgl. außerdem die Übersicht über Pflanzen mit antikonzeptioneller Wirkung in: Felix von Oefele: Antikonceptionelle Arzneistoffe. Ein Beitrag zur Frage des Malthusianismus in alter und neuer Zeit, Teil IV. In: *Die Heilkunde* 2 (1897/98), S. 486–495.

156 Vgl. die Beschreibung der genannten Pflanzen bei Beckmann/Beckmann (1990), S. 158–167.

157 Vgl. Kruse, Verborgene Heilkünste, Kapitel 9.4.4, Bl. 136$^r$.

158 Vgl. B. Nathan: Avicenna's recipe for contraception. In: *British Journal of Obstetrics and Gynaecology* 98 (1991), S. 1303.
159 McLaren (1991), S. 122.
160 Vgl. Artur Streich: Zur Geschichte des Condoms. In: *Archiv für Geschichte der Medizin* 22 (1929), S. 208–213, hier S. 209 f.
161 N. N.: Delikates aus Dudley Castle. In: *GEO* Nr. 6 (1987), S. 159 f.
162 Flandrin (1978), S. 232.
163 Vgl. Manuel Simon: *Heilige–Hexe–Mutter.* Der Wandel des Frauenbildes durch die Medizin im 16. Jahrhundert. Berlin 1993, S. 84 f.
164 Vgl. Kruse, Verborgene Heilkünste, Kapitel 9.4.4, Bl. 132ᵛ.
165 Günter Jerouschek: Zur Geschichte des Abtreibungsverbots. In: *Unter anderen Umständen. Zur Geschichte der Abtreibung.* Katalog der Ausstellung im Deutschen Hygiene-Museum Dresden, 1. Juli bis 31. Dezember 1993. Berlin 1993, S. 11–26, hier S. 11.
166 Vgl. U. Weisser: Art. *Abtreibung.* In: Lexikon des Mittelalters, Bd. 1, München/Zürich 1980, Sp. 65. Zur Rechtsgeschichte der Abtreibung vgl.: Otto Ehinger/W. Kimmig: *Ursprung und Entwicklungsgeschichte der Bestrafung der Fruchtabtreibung.* München 1910; Louis Lewin: *Die Fruchtabtreibung durch Gifte und andere Mittel. Ein Handbuch für Ärzte und Juristen.* Berlin ³1922; Noonan (1966); Dieter Kluge: *eyn noch nit lebendig kindt. Rechtshistorische Untersuchungen zum Abbruch der Schwangerschaft in den ersten 3 Monaten der Entwicklung der Frucht auf der Grundlage der Carolina von 1522.* Frankfurt a. M./Bern/New York 1986 (= Europäische Hochschulschriften, Reihe 2, Rechtswissenschaft; Bd. 578); Günter Jerouschek: *Lebensschutz und Lebensbeginn. Kulturgeschichte des Abtreibungsverbotes.* Stuttgart 1988 (= Medizin in Recht und Ethik; Bd. 17); Leibrock-Plehn (1992), S. 19–31; L. Kotelmann: *Gesundheitspflege im Mittelalter. Kulturgeschichtliche Studien nach Predigten des 13., 14. und 15. Jahrhunderts.* Hamburg/Leipzig 1890, S. 223 f.
167 Jerouschek (1993), S. 13.
168 Jacquart (1990), S. 6.
169 Kluge (1986), S. 20.
170 Jerouschek (1993), S. 18; Leibrock-Plehn (1992), S. 24–26; Kluge (1986), S. 21 f.
171 Vgl. Duden (1991), S. 74–79.
172 Vgl. zur emmenagogen und abortiven Wirkung der Schwertlilie Leibrock-Plehn (1992), S. 94, 125 f.
173 Vgl. Kruse, Verborgene Heilkünste, Kapitel 9.4.3, Bl. 119ʳ; vgl. a.a.O. Bl. 118ᵛ; siehe auch a.a.O., Kapitel 9.3.3, Bl. 136ᵛ die Anweisung, mit Rautensaft oder Sadebaumwasser die Plazenta auszutreiben.
174 Leibrock-Plehn (1992), S. 17.
175 Tagesspiegel Nr. 14 675, Montag, 13. September 1993.
176 Tagesspiegel Nr. 13 434, Freitag, 1. Dezember 1989.
177 Achim Keller: *Die Abortiva in der römischen Kaiserzeit.* Stuttgart 1988 (= Quellen und Studien zur Geschichte der Pharmazie; Bd. 46).
178 Leibrock-Plehn (1992). Vgl. auch eine kurze Einführung in das Thema von Larissa Leibrock: *Abortiva in der frühen Neuzeit.* In: Pharmazeutische Zeitung 133, Nr. 31 (1988), S. 25 f.
179 Vgl. die Beschreibungen der Pflanzen bei Beckmann/Beckmann (1990), S. 180–208.
180 Vgl. a.a.O. S. 178.

228 Eduard Kellersmann: *Die geschichtlichen Anschauungen über die Schwangerschaftsgelüste.* Med. Diss. Kiel 1966, S. 2, 8.

229 Vgl. Kruse, Verborgene Heilkünste, Kapitel 9.1.5, Bl. 206[ra].

230 Georgina Scheerbarth: *Die Fehlgeburt in der älteren Geschichte der Medizin.* Med. Diss. Kiel 1963, S. 11 und 24.

231 Gisela Wahl: *Zur Geschichte der ätiologischen Vorstellungen über die Entstehung von Mißgeburten.* Med. Diss. Düsseldorf 1974; Carl Haffter: Der Wechselbalg. In: *Istorgia dalla Madaschegna.* Festschrift für Nikolaus Mani. Hrsg. von Friedrun R. Hau, Gundolf Keil und Charlotte Schubert. Pattensen/Han. 1985, S. 243–257, hier S. 243.

232 Zit. n. Fischer-Homberger (1988), S. 11 und 25. Vgl. Robert Feucht: *Das Versehen der Schwangeren. Eine geschichtlich-kritische Studie.* Med. Diss. Tübingen 1923.

233 Kieckhefer (1992), S. 90.

234 Zit. n. Kruse, Verborgene Heilkünste, Kapitel 9.4.4, Bl. 141[r].

235 Vgl. a.a.O., Kapitel 9.2.4, Bl. 133[v].

236 A.a.O., Kapitel 9.2.4, Bl. 132[v]-133[v].

237 Vgl. Shahar (1991), S. 41 und 46.

238 A.a.O., S. 41.

239 A.a.O., S. 49.

240 Gélis, Jacques: L'Accouchement et L'Évolution de la Conscience du Corps a L'Époque Moderne (XVIe-XIXe Siècle). In: *Civilisations* 36 (1986), Sonderband: Ethnologies d'Europe et d'ailleurs, S. 35–53, hier S. 43.

241 Vgl. Schlieben (1927), S. 132 f.

242 Wiesner (1986), S. 43.

243 Vgl. Adalbert Mischlewski: Alltag im Spital zu Beginn des 16. Jahrhunderts. In: *Alltag im 16. Jahrhundert. Studien zu Lebensformen in mitteleuropäischen Städten.* Hrsg. von Alfred Kohler und Heinrich Lutz. München 1987, S. 152–173, hier S. 168 (= Wiener Beiträge zur Geschichte der Neuzeit; Bd. 14).

244 Shahar (1992), S. 49.

245 Gélis (1986), S. 42.

246 Vgl. Kruse, Verborgene Heilkünste, Kapitel 9.1.5, Bl. 205[rb].

247 A.a.O., Kapitel 9.1.5, Bl. 200[va].

248 A.a.O., Kapitel 9.4.3, Bl. 121[r].

249 A.a.O., Kapitel 9.4.3, Bl. 122[v].

250 Vgl. Art. *Trud,* Beitl (1974), S. 837.

251 Vgl. Pachinger-Linz: Die Hebamme. In: *Archiv für Geschichte der Medizin* 12 (1920), S. 73–78, hier S. 77.

252 Vgl. Gélis (1989), S. 181 f.

253 BS München, Cgm 249, Bl. 243[r]; vgl. Kruse, Verborgene Heilkünste, Kapitel 9.1.5, Bl. 205[rb].

254 Vgl. Hans Lüschen: *Die Namen der Steine. Das Mineralreich im Spiegel der Sprache.* Thun/München 1968, S. 168 f.; Gélis (1989), S. 181.

255 Hanns O. Münsterer: Marienmünzen im Volksbrauch. In: *Bayerisches Jahrbuch für Volkskunde* (1960), S. 70–72, hier S. 70 f.

256 Gélis (1989), S. 183; Beitl (1974), S. 680.

257 Loux (1983), S. 88; Gélis (1986), S. 46.

258 Vgl. Kruse, Verborgene Heilkünste, Kapitel 9.1.5, Bl. 205[rb].

259 Vgl. Beispiele aus anderen Kulturen bei Hans Fischbach: *Untersuchungen zur therapeutischen Räucherung in primitiver und archaischer Medizin.* Med. Diss. Kiel 1981, S. 37–39.

260 ZB Zürich, Hs. B 245, Bl. 68ᵛ; Salbe mit Efeuholz vgl. in Kruse, Verborgene Heilkünste, Kapitel 9.6.3, Bl. 101ᵛ.

261 Haberling (1940), S. 70.

262 A.a.O., S. 71.

263 In der Handschrift Ms. 1192 der Universitätsbibliothek Leipzig (dat. 1434) ist zusammen mit dem *Lilium medicinae* des Bernhard von Gordon eine Gruppe von 16 Kindslagenbildern in schwarz-roten Federzeichnungen überliefert, die durch einen deutschen Beitext erklärt werden. Vgl. die Wiedergabe des Textes ohne den Abdruck der sehr verblaßten Kindslagenbilder bei: Karl Sudhoff: Die Leipziger Kindslagenbilder mit deutschem Texte. In: *Archiv für Geschichte der Medizin* 2 (1908/09), S. 422–425.

264 Gélis (1986), S. 43.

265 Vgl. zu anderen Kindslagen Kruse, Verborgene Heilkünste, Kapitel 9.2.4, Bl. 134ʳᵛ.

266 Vgl. zu diesem Thema a.a.O., Kapitel 9.1.5, Bl. 200ᵛᵃ, 205ʳᵇ; 9.2.4, Bl. 134ʳᵛ; 9.3.4, Bl. 150ᵛ/151ʳ; 9.4.3, Bl. 121ʳᵛ; 9.4.4, Bl. 142ᵛ.

267 A.a.O., Kapitel 9.4.3, Bl. 121ʳᵛ.

268 A.a.O., Kapitel 9.3.4, Bl. 150ᵛ.

269 A.a.O., Kapitel 9.1.5, Bl. 205ʳᵇ.

270 A.a.O., Kapitel 9.1.5, Bl. 200ᵛᵃ.

271 Zglinicki (1983), S. 324 ff. Vgl. ergänzend Alfred Martin: Gebärlage der Frau, Bad des Neugeborenen und Wochenbett in Mitteleuropa auf Grund bildlicher und textlicher Darstellung. In: *Archiv für Geschichte der Medizin* 10 (1917), S. 209–250.

272 Shahar (1992), S. 49.

273 Vgl. Kruse, Verborgene Heilkünste, Kapitel 9.2.4, Bl. 134ᵛ.

274 Jean Paul Stucky: *Der Gebärstuhl. Die Gründe für sein Verschwinden im deutschen Sprachbereich.* Med. Diss. Zürich 1965.

275 Vgl. Kruse, Verborgene Heilkünste, Kapitel 9.2.4, Bl. 135ʳᵛ.

276 In der handschriftlichen Vorstufe des von Eucharius Rößlin herausgegebenen *Rosengartens*, SB und UB Hamburg, Cod. med. 801, heißt es auf S. 30: *vnd sol sie setzen vff ein banck*, vgl. Kruse (1994), S. 232.

277 Haberling (1940), S. 68.

278 Norbert Kohnen: Traditionelle Geburt und Geburtshilfe aus geschichtlicher und ethnomedizinischer Sicht. In: *XXX Internationaler Kongreß für Geschichte der Medizin.* Düsseldorf 31.8.–5.9.1986: Actes Proceedings. Düsseldorf 1988, S. 687–699, hier S. 691.

279 Vgl. Ines Albrecht-Engel/Christine Loytved: *Gebärpositionen in der Geschichte und Völkerkunde aus medizinischer Sicht.* In: Frauenalltag – Frauenforschung: Beiträge zur 2. Tagung der Kommission Frauenforschung in der Deutschen Gesellschaft für Volkskunde, Freiburg, 22.–25. Mai 1986. Hrsg. von der Arbeitsgruppe Volkskundliche Frauenforschung Freiburg. Frankfurt a. M./Bern/New York/Paris 1986, S. 347–353, hier S. 347.

280 A.a.O., S. 348 f.

281 A.a.O., S. 352.

282 Keil (1986), S. 193; vgl. Kruse, Verborgene Heilkünste, Kapitel 9.2.4, Bl. 135ᵛ.

283 A.a.O., Kapitel 9.2.4, Bl. 135ᵛ.

284 A.a.O., Kapitel 9.2.4, Bl. 134ᵛ.

285 A.a.O., Kapitel 9.4.4, Bl. 144ʳ.

286 A.a.O., Kapitel 9.2.4, Bl. 135ᵛ/136ʳ.
287 Fritz Strauss: Kurzgeschichte der Placentarforschung. In: *Gesnerus* 45 (1988), S. 381–409, hier besonders S. 392 ff.
288 Rud. Creutz: Der persische Arztphilosph Avicenna (980 bis 1037) über Kunsthilfe bei Geburten und Fehlgeburten. In: *Die Medizinische Welt* 44 (1938), S. 1582–1585, hier S. 1583.
289 Haberling (1940), S. 71.
290 Vgl. Kruse, Verborgene Heilkünste, Kapitel 9.4.3, Bl. 119ʳ.
291 Degginger (1989), S. 27 f.
292 Vgl. Kruse, Verborgene Heilkünste, Kapitel 9.2.4, Bl. 136ᵛ, 9.4.3, Bl. 119ʳ.
293 A.a.O., Kapitel 9.2.4, Bl. 136ʳᵛ.
294 Haberling (1940), S. 72.
295 L. G. Deruisseau: Über die erste Pflege des Neugeborenen. In: *Ciba Zeitschrift* 6. Jg. Nr. 66 (1939), S. 2277–2286, hier S. 2278.
296 Vgl. Kruse, Verborgene Heilkünste, Kapitel 9.4.4, Bl. 142ʳ.
297 Shahar (1991), S. 52.
298 Loux (1983), S. 112.
299 SBBPK Berlin, Haus 2, Ms. germ. qu. 35, Bl. 37ᵛ. Vgl. Hellmut Rosenfeld: *Meister Ingold*. In: VL², Bd. 4, Berlin/New York 1983, Sp. 381–386, hier Sp. 384.
300 Höfler (1899), S. 391.
301 A.a.O., S. 789.
302 UB Frankfurt a. M., Mgq 17, Bl. 282ʳᵃ.
303 Jean Kerherve: Un Accouchement Dramatique à la Fin du Moyen-Age. In: *Annales de la Bretagne et des Pays de l'Ouest (Anjou, Maine, Touraine)*, Bd. 89 (1982), S. 391–396.
304 Vgl. Kruse, Verborgene Heilkünste, Kapitel 9.1.5, Bl. 200ʳᵇ.
305 A.a.O., Kapitel 9.4.4, Bl. 142ʳᵛ.
306 Kruse (1994), S. 224.
307 Vgl. Kruse, Verborgene Heilkünste, Kapitel 9.1.5, Bl. 205ʳᵇ, 9.1.5, Bl. 206ʳᵃ, 9.4.3, Bl. 124ᵛ/125ʳ.
308 Haberling (1940), S. 55; vgl. die detaillierte Beschreibung der Extraktion einer Totgeburt bei Avicenna, Creutz (1944), S. 1582 f.
309 Vgl. eine Vielzahl von Belegen für die Durchführung von Kaiserschnittoperationen in unterschiedlichen Zeiten und Kulturen bei: Reinhard Hofschlaeger: Der Ursprung des Kaiserschnittes (I). In: *Sudhoffs Archiv* 36 (1943), S. 284–299; Reinhard Hofschlaeger: Der Ursprung des Kaiserschnittes (II) in: *Sudhoffs Archiv* 37 (1953), S. 77–92.
310 Vgl. Elseluise Haberling: Aus der Frühgeschichte des Kaiserschnittes. In: *Die medizinische Welt* 10 (1936), S. 1860–1863, hier S. 1860.
311 Lateinisch „caedere" meint hauen, fällen, ausschneiden u. ä. Vgl. „Kaiserschnitt", in Kluge (1989), S. 347.
312 SBBPK Berlin, Ms. germ. qu. 22, Bl. 97ʳ. Anlaß der Predigt ist Mt 22,21. Für den Hinweis auf diese Passage in der Predigt danke ich Petra Strczymecki.
313 Blumenfeld-Kosinski (1990), S. 24, vgl. auch die Abbildungen a.a.O.
314 A.a.O., S. 25 ff.; Shahar (1991), S. 45.
315 Theile-Ochel (1972), S. 3.
316 Degginger (1989), S. 29.
317 Haberling (1940), S. 26.

318 Haberling (1932), S. 62.
319 Haberling (1936), S. 1862. Der lateinische Wortlaut ist wiedergegeben bei: Walther
    Pfeilsticker: Eine württembergische Hebammenordnung von ca. 1480. In: *Archiv
    für Geschichte der Medizin* 20 (1928), S. 95–98, hier S. 97.
320 Zit. n. Oswald Feis: Bericht aus dem Jahre 1411 über eine Hebamme, die angeb-
    lich 7 Kaiserschnitte mit gutem Erfolg für Mutter und Kind ausgeführt hat. In:
    *Sudhoffs Archiv* 26 (1933), S. 340–343, hier S. 342.
321 Schulz (1992), S. 170.
322 Vgl. ergänzend Michael Mitterauer: *Ledige Mütter. Zur Geschichte illegitimer Geburten
    in Europa.* München 1983. Daß die soziale Deklassierung unverheiratet Schwange-
    rer bis weit in die Neuzeit zu verfolgen ist, erforschte Marita Metz-Becker: Gebä-
    ren im Dienst der Wissenschaft. Zum Medikalisierungsprozeß unehelich schwan-
    gerer Frauen in den Gebärhäusern des frühen 19. Jahrhunderts. In: *Zeitschrift für
    Volkskunde*, 90. Jahrgang (1994), S. 210–229.
323 Schlieben (1927), S. 139.
324 Haberling (1940), S. 19.
325 „Die Verstärkung des Drucks besonders auf Frauen zeigt sich ganz analog auch
    in der Behandlung des Problems unehelicher Kinder. Vor der Reformation waren
    Sexualkontakte zwischen ledigen Personen nicht strafbar gewesen; für Kinder
    hatte der Vater aufzukommen. Diese Ordnung der Dinge erfuhr um die Wende
    des 16. zum 17. Jahrhundert eine einschneidende Veränderung. In Basel z. B. trat
    in dieser Zeit an die Stelle privater Vaterschaftsklagen ein Offizialverfahren, das
    nicht mehr dazu diente, einen Versorger für das Kind zu finden, sondern die
    „salva venia Hur" für ihre Unzucht büßen zu lassen; es galt strikte Denunziations-
    pflicht etwa für Hebammen und Pfarrer. Der Mann wurde zu einer Geldstrafe
    verurteilt; im übrigen zahlte er ein Minimum an Unterhaltskosten, das gerade
    sicherstellte, daß das Kind nicht der Gemeinde zur Last fiel. Das Kind aber blieb
    bei der Mutter, die als uneheliche Mutter für ihr Leben stigmatisiert und vom
    Verkehr mit ehrbaren Jungfrauen ausgeschlossen blieb. Mit einem Wort: Die weit
    überwiegende Last fällt nun auf die beteiligten Frauen; verglichen mit der Enteh-
    rung, die ihre soziale Existenz vernichtet, ist die Schande, die allmählich auch den
    Vater eines unehelichen Kindes zu treffen beginnt, nur ein schwacher Schatten."
    Schröter (1984), S. 181 f.
326 Den vollständigen Text siehe in Kruse, Verborgene Heilkünste, Anhang S. 427,
    hier unter den Buchstaben FF; die Nasalstriche wurden für die Wiedergabe auf-
    gelöst.
327 Vgl. Schiewer (1992), Sp. 706–709.
328 Über Mt 4,18–22.
329 SBBPK Berlin, Haus 2, Ms. germ. qu. 208, Bl. 247$^r$-256$^r$, hier Bl. 252$^{rv}$.
330 Vgl. Sartori: Art. *Andreas, hl.* In: HWDA 1, Berlin/Leipzig 1927, Sp. 398–405,
    hier Sp. 401.
331 Siegfried Birkner: *Das Leben und Sterben der Kindsmörderin Susanna Margaretha Brandt.*
    Nach den Prozeßakten der Kaiserlichen Freien Reichstadt Frankfurt am Main,
    den sogenannten Criminalia 1771. Frankfurt a. M. 1989.
332 Zit. n. Hans-Jürgen Warlo: *Medizinische Sachverständige im mittelalterlichen Gerichtswesen
    der Stadt Freiburg im Breisgau.* Med. Diss. Freiburg i. Br. 1970, S. 60 (Stadtarchiv C1
    Criminalia Nr. 6 vom 9. Juni 1502).

333 Vgl. die Beschreibung dieses Falls und weitere Ausführungen zum Thema in An-
drea Reichart: Wochenbett und Kindertaufe: Die Privatisierung des Alltags in den
Satzungen des spätmittelalterlichen Essen. In: *Vergessene Frauen an der Ruhr. Von
Herrscherinnen und Hörigen, Hausfrauen und Hexen, 800–1800.* Hrsg. von Bea Lundt.
Köln/Weimar/Wien 1992, S. 131–173, hier besonders S. 165–169.

334 Rolf Sprandel: Die Diskriminierung der unehelichen Kinder im Mittelalter. In: *Zur
Sozialgeschichte der Kindheit.* Hrsg. von Jochen Martin und August Nitschke. Freiburg
i.Br./München 1986, S. 487–502, hier S. 498 f.

335 Zit. n. Klaus Arnold: Frauen in den mittelalterlichen Hansestädten. Eine Annäherung an die Realität. In: *Hansische Geschichtsblätter* 108 (1990), S. 13–29, hier S. 18.

336 Leibrock-Plehn (1992), S. 25.

337 Zit. n. Opitz (1988), S. 91.

338 Ebd.

339 Mischlewski (1987), S. 156.

340 Uitz (1992), S. 105.

341 Wiesner (1986), S. 45–48.

342 Kotelmann (1890), S. 227 f.

343 Vgl. zu Räucherungen im Wochenbett in unterschiedlichen Kulturen Fischbach
(1981), S. 39–42.

344 Oskar von Hovorka/Adolf Kronfeld: *Vergleichende Volksmedizin. Eine Darstellung
volksmedizinischer Sitten und Gebräuche, Anschauungen und Heilfaktoren, des Aberglaubens
und der Zaubermedizin.* 2 Bde., Stuttgart 1908/09, S. 597.

345 Vgl. Kruse, Verborgene Heilkünste, Kapitel 9.2.4, Bl. 137$^{rv}$.

346 Haberling (1940), S. 74.

347 Schlieben (1927), S. 173.

348 Schulz (1992), S. 172.

349 A.a.O., S. 140 f. Der Nürnberger Briefmaler und Formschneider Georg Glockendon gestaltete einen Einblattdruck unter dem Titel „Von den kinthpetkelnerin
vnnd den dienstmaiden von den erbarn dirn", den ein Holzschnitt illustriert,
auf dem in zwei Szenen die Wochenstube und die Küche eines Hauses abgebildet
sind. Der dazugehörige Text umfaßt ein Streitgespräch in 66 Versen zwischen der
Hebamme und der Kindbettkellnerin. Der Einblattdruck ist abgebildet in: Eugen
Diederichs: Deutsches Leben der Vergangenheit in Bildern. Ein Atlas mit 1760
Nachbildungen alter Kupfer- und Holzschnitte aus dem 15.–18. Jahrhundert.
Bd. 1. Jena 1908, Abb. 255; vgl. Frieder Schanze: Art. *Glockendon, Georg (Jörg).* In:
VL², Bd. 3, Berlin/New York 1981, Sp. 55–57.

350 Zit. n. Grabrucker (1989), S. 33.

351 Zit. n. Schlieben (1927), S. 172.

352 Vgl. Kruse, Verborgene Heilkünste, Kapitel 9.2.4, Bl. 137$^{v}$.

353 Vgl. Maria Tscholakowa: Zur Geschichte der medizinischen Verwendung des
Safran (Crocus sativus). In: *Kyklos* 2 (1929), S. 179–190, hier S. 183.

354 Vgl. Kruse, Verborgene Heilkünste, Kapitel 9.2.4., Bl. 137$^{v}$/138$^{r}$.

355 A.a.O., Kapitel 9.2.4, Bl. 138$^{rv}$.

356 Deruisseau (1939), S. 2292.

357 Vgl. Kruse, Verborgene Heilkünste, Kapitel 9.3.4, Bl. 151$^{r}$.

358 Gerhard Eis: Zu dem frühmittelhochdeutschen Hormonrezept. In: *Sudhoffs Archiv*
50 (1966), S. 207–210, hier S. 207.

359 Vgl. Kruse, Verborgene Heilkünste, Kapitel 9.3.4, Bl. 144$^{v}$.

360 Schlieben (1927), S. 142.
361 Grabrucker (1989), S. 34.
362 Vgl. Geiger: Art. *Leichenwasser*. In: HWDA 5, Berlin 1932/33, Sp. 1118–1121.
363 Franz (1923), Bd. 2, S. 241 f.
364 Vgl. Kruse, Verborgene Heilkünste, Kapitel 9.1.5, Bl. 200$^{rb}$.
365 Lily Weiser-Aall: Die Speise des Neugeborenen. In: *Studien zu Volkskultur, Sprache und Landesgeschichte*. Festschrift für Matthias Zender. Hrsg. von Edith Ennen und Günther Wiegelmann. Bd. 1. Bonn 1972, S. 526–545, hier S. 528; Zglinicki (1983), S. 248.
366 Ursula Gray: *Das Bild des Kindes im Spiegel der altdeutschen Dichtung und Literatur*. Mit textkritischer Ausgabe von Metlingers „Regiment der jungen Kinder". Phil. Diss. Frankfurt a. M. 1974.
367 L. G. Deruisseau: Von der Ernährung des Säuglings. In: *Ciba Zeitschrift*, 6. Jg. Nr. 66 (1939), S. 2288–2295, hier S. 2288.
368 A.a.O., S. 2291.
369 A.a.O., S. 2293.
370 Vgl. Kruse, Verborgene Heilkünste, Kapitel 9.4.3, Bl. 118$^r$. Vgl. eine ganze Gruppe von Rezepten zur Vermehrung der Milch in 9.1.5, Bl. 206$^{vab}$, außerdem 9.3.3, Bl. 137$^r$.
371 Vgl. Beckmann/Beckmann (1990), S. 168–176.
372 Deruisseau (1939), S. 2280.
373 A.a.O., S. 2286.
374 A.a.O., S. 2305.
375 Schlieben (1927), S. 129; Kühnel (1986), S. 164.
376 Löhmer (1989), S. 153. Die seit der Veröffentlichung von Philippe Ariès' Werk zur Geschichte der Kindheit in der Forschung geführte kontroverse Diskussion zur realen Situation von Kindern im Mittelalter und in der frühen Neuzeit und zur Einschätzung der „Elternliebe" wird von Cornelia Löhmer zusammengefaßt und durch die Analyse von Bildmaterial differenzierter dargestellt. Zum Thema vgl. auch James A. Schultz: *The Knowledge of Childhood in the German Middle Ages, 1100–1350*. Philadelphia 1995.
377 SBBPK Berlin, Haus 2, Ms. germ. qu. 163, Bl. 170$^r$. Die Predigt gehört zu den Pilgerpredigten Geilers von Kaysersberg, die in dieser Fassung unediert sind.
378 Arnold (1986), S. 447.
379 Vgl. Günther Goldschmidt: Zur Geschichte der Kinderheilkunde. Aus Ms C 102 b der Zentralbibliothek Zürich. In: *Annales Paediatrici* 62 (1944), S. 169–174; Heinz H. Menge: *Das „Regimen" Heinrich Laufenbergs*. Textologische Untersuchung und Edition. Göppingen 1976.
380 Die beiden Texte wurden von Gray (1974) herausgegeben.
381 Gundolf Keil: Art. *Scherrenmüller, Bartholomäus (B. Scherrenmuller de Aula)*. In: VL², Bd. 8, Berlin/New York 1992, Sp. 652–654.
382 Vgl. die Edition bei Wolfram Schmitt: *Bartholomäus Scherrenmüllers Gesundheitsregimen (1493) für Graf Eberhard im Bart*. Phil. Diss. Heidelberg 1970.
383 Vgl. Deruissau (1939), S. 2273.
384 Krankheitsname bei Höfler (1899), S. 167.
385 Auch bei Gray (1974), S. 243, 256 f.
386 Krankheitsname bei Höfler (1899), S. 707.
387 Auch in Kruse, Verborgene Heilkünste, Kapitel 9.3.3, Bl. 136$^v$.

388 Krankheitsname bei Höfler (1899), S. 530.
389 Vgl. Kruse, Verborgene Heilkünste, Kapitel 9.1.5, Bl. 207$^{rb}$.
390 A.a.O., Kapitel 9.3.4, Bl. 147$^v$/148$^r$.
391 A.a.O., Kapitel 9.3.3, Bl. 141$^r$.
392 Imhof (1985) S. 196.
393 Vgl. Elisabeth Schraut: Dorothea von Montau: Wahrnehmungsweisen von Kindheit und Eheleben einer spätmittelalterlichen Heiligen. In: *Religiöse Frauenbewegung und mystische Frömmigkeit im Mittelalter.* Hrsg. von Peter Dinzelbacher und Dieter R. Bauer. Köln/Wien 1988, S. 373–394, hier S. 390 (= Beiheft zum Archiv für Kulturgeschichte; Bd. 28); zu Dorothea von Montau vgl. außerdem: Peter Dinzelbacher: Mittelalterliche Frauenmystik. München/Wien/Zürich 1993, S. 285 f.
394 Das Zitat stammt aus einer unedierten Predigt der SBBPK Berlin, Haus 2, Ms. germ. fol. 130, Bl. 122$^{rn}$.
395 Löhmer (1989), S. 105.
396 Vgl. Grabrucker (1989), S. 23; Löhmer (1989), S. 105 f; Franz (1923), Bd. 2, S. 213–220.
397 Vgl. ergänzend Arnold van Gennep: *Übergangsriten (Les rites de passage).* Frankfurt a. M./New York (1986), S. 47 f. und 52.
398 Franz (1923), S. 231.
399 Zit. n. Ploss (1885), S. 174.
400 Kühnel (1986), S. 164. Vgl. zum Thema Claudia Ulbrich: Unartige Weiber. Präsenz und Renitenz von Frauen im frühneuzeitlichen Deutschland. In: *Arbeit, Frömmigkeit und Eigensinn. Studien zur historischen Kulturforschung II.* Hrsg. von Richard van Dülmen. Frankfurt a. M. 1990, S. 13–42, hier S. 25 und Reichart (1992), S. 160–163.

## Anmerkungen zu Kapitel 8

1 Vgl. zu den Anschauungen über die „Stockung" bösen Blutes Duden (1987), S. 181–186.
2 A.a.O., S. 34. Zu den frühen Menstruationslehren vgl. Sabine Hering/Gudrun Maierhof: *Die unpäßliche Frau. Sozialgeschichte der Menstruation und Hygiene 1860–1986.* Pfaffenweiler 1991, S. 11–18.
3 Vgl. zum Thema Claude Thomasset: Von der Natur der Frau. In: *Geschichte der Frauen.* Hrsg. von Georges Duby und Michelle Perrot. Bd. 2: Mittelalter. Hrsg. von Christiane Klapisch-Zuber. Editorische Betreuung der deutschen Gesamtausgabe von Heide Wunder. Frankfurt a. M./New York 1993, S. 55–83.
4 Rodnite Lemay (1978), S. 393.
5 Leibrock-Plehn (1991), S. 17.
6 Vgl. Kruse, Verborgene Heilkünste, Kapitel 9.1.4, Bl. 196$^{vb}$.
7 A.a.O., Kapitel 9.1.5, Bl. 199$^{rb}$.
8 A.a.O., Kapitel 9.1.4, Bl. 196$^{vb}$; vgl. 9.1.4, Bl. 196$^{va}$; 9.4.4, Bl. 131$^v$; 9.5.3, Bl. 88$^r$.
9 A.a.O., Kapitel 9.1.5, Bl. 199$^{rb}$.
10 A.a.O., Kapitel 9.1.5, Bl. 199$^{rb}$; 9.4.4, Bl. 131$^v$.
11 Bullough/Campbell (1980), S. 317 f.

12 J. B. Post: Ages at Menarche and Menopause: Some Mediaeval Authorities. In: *Population Studies* 25 (1971), S. 83–87, hier S. 85.
13 Bullough/Campbell (1980), S. 323 f.
14 Kruse, Verborgene Heilkünste, Kapitel 9.4.4, Bl. 131$^v$, Kapitel 9.1.4, Bl. 196$^{va}$.
15 A.a.O., Kapitel 9.4.4, Bl. 133$^v$.
16 A.a.O., Kapitel 9.4.4, Bl. 134$^v$.
17 A.a.O., Kapitel 9.4.4, Bl. 133$^v$.
18 Eine ähnliche Anweisung enthält auch der *Macer Floridus*. Vgl. Diepgen (1963), S. 72.
19 A.a.O., Kapitel 9.1.5, Bl. 199$^{ra}$; vgl. auch 9.2.3, Bl. 130$^r$.
20 A.a.O., Kapitel 9.4.4, Bl. 134$^r$; vgl. auch 9.2.3., Bl. 130$^r$.
21 A.a.O., Kapitel 9.1.5, Bl. 199$^{rb}$.
22 A.a.O., Kapitel 9.4.4, Bl. 135$^v$.
23 A.a.O., Kapitel 9.1.5, Bl. 206$^{rb}$; 9.2.3, Bl. 130$^{rv}$.
24 A.a.O., Kapitel 9.1.5, Bl. 199$^{rb}$.
25 A.a.O., Kapitel 9.1.5, Bl. 199$^{rb}$.
26 A.a.O., Kapitel 9.1.4, Bl. 197$^{va}$; 9.1.5, Bl. 203$^{vb}$.
27 A.a.O., Kapitel 9.4.4, Bl. 134$^r$.
28 A.a.O., Kapitel 9.1.5, Bl. 203$^{vb}$.
29 A.a.O., Kapitel 9.1.5, Bl. 203$^{vb}$; 9.4.4, Bl. 131$^v$.
30 Vgl. Fischer-Homberger (1988), S. 41.
31 Vgl. Kruse, Verborgene Heilkünste, Kapitel 9.4.4., Bl. 133$^r$; vgl. Fischer-Homberger (1988), S. 42.
32 Vgl. Kruse, Verborgene Heilkünste, Kapitel 9.1.5, Bl. 203$^{vb}$. Weitere Beispiele zur Einschätzung der Menstruation in unterschiedlichen Kulturen vgl. bei: Georg Buschan: Die monatliche Reinigung im Glauben der Völker. In: *Zeitschrift für ärztliche Fortbildung* 32 (1935), S. 510–515.
33 Vgl. Kruse, Verborgene Heilkünste, Kapitel 9.1.5, Bl. 199$^{rb}$.
34 Vgl. ergänzend Ottavia Niccoli: „Menstruum Quasi Monstruum": Monstrous Births and Menstrual Taboo in the Sixteenth Century. In: *Sex and Gender in Historical Perspective*. Hrsg. von Edward Muir und Guido Ruggiero. Baltimore/London 1990, S. 1–25, hier S. 9.
35 Lv 15,24; vgl. Lv 18,19, Lv 20,18.
36 Vgl. Kruse, Verborgene Heilkünste, Kapitel 9.1.5, Bl. 199$^{rb}$; 9.4.4, Bl. 135$^v$.
37 Loux (1983), S. 65.
38 Gélis (1989), S. 40 f.
39 Vgl. Kruse, Verborgene Heilkünste, Kapitel 9.2.3., Bl. 131$^r$.
40 Vgl. Danielle Jacquart/Claude Thomasset: Albert Le Grand et les Problèmes de la Sexualité. In: *History and Philosophy of the Life Sciences* 3 (1981), S. 73–93, hier S. 91.
41 Vgl. Kruse, Verborgene Heilkünste, Kapitel 9.4.4, Bl. 132$^r$.
42 Vgl. Simon (1993), S. 81–91.
43 Vgl. Kruse, Verborgene Heilkünste, Kapitel 9.2.3, Bl. 130$^v$; vgl. 9.1.5, Bl. 199$^{va}$, 200$^{rb}$/200$^{va}$, 201$^{rb}$; 9.2.3, 130$^v$; 9.4.3, Bl. 117$^v$, 9.4.4, Bl. 132$^v$.
44 Jacquart/Thomasset (1981), S. 91.
45 Günther Lorenz: *Antike Krankenbehandlung in historisch-vergleichender Sicht. Studien zum konkret-anschaulichen Denken.* Heidelberg 1990, S. 286 f.
46 Lachs (1903), S. 21, 23.

47  Lemay (1980), S. 135; Manfred Ullmann: Die Natur- und Geheimwissenschaften im Islam. *Handbuch des Orients*, Bd. 1, Erg. VI, 2. Abh., Leiden 1972, S. 308.
48  Carl Müller: *Volksmedizinisch-geburtshilfliche Aufzeichnungen aus dem Lötschental.* Bern 1969, S. 58.
49  Fischer-Homberger (1988), S. 35.
50  Vgl. Kruse, Verborgene Heilkünste, Kapitel 9.1.5, Bl. 203[rb].
51  ZB Zürich, Hs. B 245, Bl. 69[r] (Nachtrag am Rand von anderer Hand als der des ursprünglichen Schreibers).
52  Vgl. Kruse, Verborgene Heilkünste, Kapitel 9.1.5, Bl. 199[va].
53  J. B. Post: Ages of Menarche and Menopause: Some Medieval Authorities. In: *Population Studies* 25 (1971), S. 85.
54  Gaston Backman: Die beschleunigte Entwicklung der Jugend. Verfrühte Menarche, verspätete Menopause, verlängerte Lebensdauer. In: *Acta Anatomica* 4 (1948), S. 421–480.
55  Imhof (1985), S. 199.
56  Vgl. Erna Lesky: *Die Zeugungs- und Vererbungslehren der Antike und ihr Nachwirken.* Akademie der Wissenschaften und der Literatur: Abhandlungen der Geistes- und Sozialwissenschaftlichen Klasse Nr. 19. Wiesbaden 1950.
57  Vgl. die Adaption dieser Theorie in Kruse, Verborgene Heilkünste, Kapitel 9.1.5, Bl. 198[rb] sowie Claude Thomasset: La Représentation de la Sexualité et de la Génération dans la Pensée Scientifique Médiévale. In: *Love and Marriage in the Twelfth Century.* Hrsg. von Willy von Hoecke und Andries Welkenhuysen. Leuven 1981, S. 1–17, hier S. 10 f.
58  Vgl. Kusche (1982), S. 10.
59  Vgl. Sabine zur Nieden: *Weibliche Ejakulation. Variationen zu einem uralten Streit der Geschlechter.* Stuttgart 1994 (= Beiträge zur Sexualforschung; Bd. 70), S. 33. Zur Nieden kommt in ihrer Untersuchung zu bemerkenswerten Ergebnissen, die eine funktionelle Neudefinition der homologen Strukturen der äußeren Sexualorgane von Frauen zum Ergebnis haben.
60  Wilhelm His: Die Theorien der geschlechtlichen Zeugung. In: *Archiv für Anthropologie* 4 (1870), S. 197–220, hier S. 198.
61  „Galen hat der Frau in hippokratischer Tradition eigenen Samen zuerkannt, doch spärlicheren, dünneren und kälteren als dem Manne." Fischer-Homberger (1988), S. 128. „Nach seiner Vorstellung [...] wird das weibliche Sperma beim Koitus aus den mit den Testikeln verbundenen Samengefäßen durch die Uterushörner in den Hohlraum der Gebärmutter ejakuliert, wo es sich mit dem männlichen Samen vermischt, von dem angenommen wird, daß er den Fundus uteri erreicht hat." Diethard Nickel: *Untersuchungen zur Embryologie Galens.* Berlin 1989, S. 45 (= Schriften zur Geschichte und Kultur der Antike; Bd. 27).
62  Jacquart/Thomasset (1981), S. 75.
63  Fischer-Homberger (1988), S. 128.
64  Vgl. Kruse, Verborgene Heilkünste, Kapitel 9.1.5, Bl. 198[rb].
65  Kusche (1990), S. 36.
66  Duden (1991), S. 67 f; vgl. Wolfgang Gerlach: Das Problem des „weiblichen Samens" in der antiken und mittelalterlichen Medizin. In: *Sudhoffs Archiv* 30 (1938), S. 177–193, hier S. 184: Bullough (1973), S. 487; Fischer-Homberger (1988), S. 21.
67  Kusche (1990), S. 48. Vgl. Katharina Fietze: *Spiegel der Vernunft.* Theorien zum Menschsein der Frau in der Anthropologie des 15. Jahrhunderts. Paderborn/München/Wien/Zürich 1991, S. 39–42.

68 Jacquart/Thomasset (1981), S. 77.

69 Fischer-Homberger (1988), S. 36.

70 Nach Paul Diepgen, der sich auf ältere Forschungsergebnisse stützt, vertrat Albertus Magnus auch die Zweisamentheorie, vgl. Diepgen (1963), S. 85.

71 Vgl. die detaillierten Ausführungen zu diesem Thema bei Isnard W. Frank: Femina est mas occasionatus – Deutung und Folgerungen bei Thomas von Aquin. In: *Der Hexenhammer. Entstehung und Umfeld des Malleus maleficarum von 1487.* Köln/Wien 1988, S. 71–102, hier S. 74 f.

72 R. Keller: Hermaphroditismus – Das Problem der Geschlechtsdifferenzierung und der Hermaphroditismus. In: *Ciba Zeitschrift,* 6. Jg., Nr. 70 (1939), S. 2422–2428, hier S. 2422.

73 Vgl. Kruse, Verborgene Heilkünste, Kapitel 9.1.5, Bl. 200$^{rb}$.

74 Rennau (1912), S. 9; vgl. ergänzend: James Rochester Shaw: Scientific Empiricism in the Middle Ages: Albertus Magnus on Sexual Anatomy and Physiology. In: *Clio Medica* 10 (1975), S. 53–64.

75 Heinrich Balss: Über die Vererbungslehre des Galenos. In: *Archiv für Geschichte der Medizin* 27 (1934), S. 229–234, hier S. 230. Vgl. allgemein zum Verhältnis von Samen und Blut: Françoise Héritier-Augé: Semen and Blood: Some Ancient Theories Concerning their Genesis and Relationship. In: *Fragments for a History of the Human Body.* Teil 3. Hrsg. von Michel Feher, Ramona Naddaff, Nadia Tazi. New York 1989, S. 159–175.

76 Flandrin (1992), S. 151.

77 Kusche (1982), S. 10 f.

78 Zum Ursprung der ‚Rechts-Links-Theorie‘ und zu deren Fortwirken im Mittelalter vgl. Lesky (1950), S. 1263–1293.

79 Fischer-Homberger (1988), S. 128.

80 Vgl. ergänzend Sepp Herdemerten: Die „biologische Minderwertigkeit des Weibes". In: *Medizinische Monatsschrift* 22 (1968), S. 75–79.

81 Lachs (1903), S. 31 f.

82 Vgl. Kruse, Verborgene Heilkünste, Kapitel 9.1.5, Bl. 198$^{rb/va}$. Die in diesem Text beschriebene Anweisung scheint im Mittelalter gängig gewesen zu sein: „The potential parents had two means to influence the sex of the child […]. If intercourse were performed in the side position, or if the woman at least turned onto her side immediately after intercourse, the sex of the child would tend to be associated with the dependent side. Lying on the right side would favor procreation of a boy, lying on the left, a girl." Thomas G. Benedek: Beliefs about Human Sexual Function in the Middle Ages and Renaissance. In: *Human Sexuality in the Middle Ages and Renaissance.* Hrsg. von Douglas Radcliff-Umstead. Pittsburgh 1978, S. 97–119, hier S. 105 (= University of Pittsburgh Publications on the Middle Ages and the Renaissance; Bd. 4).

83 Vgl. Kruse, Verborgene Heilkünste, Kapitel 9.1.4, Bl. 197$^{rb}$.

84 A.a.O., Kapitel 9.6.3, Bl. 101$^{r}$.

85 Vgl. a.a.O., Kapitel 9.4.3, Bl. 124$^{r}$.

86 Klaus Arnold: Mentalität und Erziehung. Geschlechtsspezifische Arbeitsteilung und Geschlechtersphären als Gegenstand der Sozialisation im Mittelalter. In: *Mentalitäten im Mittelalter.* Methodische und inhaltliche Probleme. Hrsg. von František Graus. Sigmaringen 1987, S. 257–288, hier S. 271 f. (= Vorträge und Forschungen. Hrsg. vom Konstanzer Arbeitskreis für mittelalterliche Geschichte; Bd. 35).

87 Zit. n. Loux (1983), S. 46.
88 Strauss (1988), S. 381.
89 Vgl. Christoph Ferckel: Diagramme der Sexualorgane in mittelalterlichen Handschriften. In: *Archiv für Geschichte der Medizin* 10 (1917), S. 255–263, hier S. 255.
90 Nickel (1989), S. 42, 45 f.
91 Vgl. zur Beschreibung von Abbildungen einer zweigehörnten Gebärmutter M. Holl: Über die sogenannten „Hörner" des Uterus. In: *Archiv für Geschichte der Medizin* 12 (1920), S. 107–115.
92 Strauss (1988), S. 381 f.
93 Ferckel (1917), S. 255.
94 Kusche (1990), S. 28.
95 Robert Reisert: *Der siebenkammerige Uterus. Studien zur mittelalterlichen Wirkungsgeschichte und Entfaltung eines embryologischen Gebärmuttermodells.* Pattensen/Han. 1986, S. 37 (= Würzburger medizinhistorische Forschungen; Bd. 39).
96 Ferckel (1917), S. 256, Anm. 1.
97 Fridolf Kudlien: The Seven Cells of the Uterus: The Doctrine and its Roots. In: *Bulletin of the History of Medicine* 39 (1965), S. 415–423.
98 Vgl. Reisert (1986), S. 8–12; Thomasset (1981), S. 2 f.
99 Keil (1986) II, S. 58.
100 Vgl. Reisert (1986), S. 73–90; Gustav Klein: Bildliche Darstellungen der weiblichen Genitalien vom 9. Jahrhundert bis Vesal. In: *Alte und neue Gynäkologie.* Festschrift für Franz Ritter von Winckel. München 1907, S. 1–19, besonders S. 9 f.
101 Zit. n. Adolf Stoecker/Gustav Klein: Eine spanische Abhandlung über Zeugung und Schwangerschaft aus dem Jahre 1495. In: *Alte und neue Gynäkologie.* Festschrift für Franz Ritter von Winckel. Hrsg. von Gustav Klein. München 1907, S. 21–31, hier S. 25 f. Der 9. Trakat (*Über die Zeugung und Bildung des Menschen*) mit der zitierten Beschreibung, ist nur in der spanischen Ausgabe des *Fasciculus medicinae* überliefert.
102 Vgl. Kruse, Verborgene Heilkünste, Kapitel 9.1.5, Bl. 198^vb/199^ra; vgl. 9.3.4, Bl. 146^r. Der Vergleich mit Matrizen geht auf die *Vierte Salernitaner Anatomie zurück*, die laut Sudhoff um 1170 entstand; vgl. Christine Boot: Neufunde zum ‚siebenkammerigen Uterus'. In: *Sudhoffs Archiv* 71 (1987), S. 233–235, hier S. 234.
103 A.a.O., Kapitel 9.1.5, Bl. 199^ra; vgl. 9.3.4, Bl. 146^r; 9.4.4, Bl. 139^v/140^r.
104 Reisert (1986), S. 40.
105 Zit. n. Johann Stur: Zur Geschichte der Zeugungsprobleme. In: *Sudhoffs Archiv* 24 (1931), S. 312–328, hier S. 323 f.
106 A.a.O., S. 326 f.
107 Reisert (1986), S. 41–72; Boot (1987), S. 234.
108 Thomasset (1980), S. 112; Reisert (1986), S. 65–72.
109 Insgesamt wird er in 23 Handschriftentexten des 13. und 14. Jahrhunderts überliefert, vgl. Reisert (1986), S. 42.
110 Fuat Sezgin: *Geschichte des arabischen Schrifttums. Bd. 7: Astrologie, Metereologie und Verwandtes bis ca. 430 H.* Leiden 1979, S. 123; Ullmann (1972), S. 308 f.; Lemay (1980), S. 135. Robert Reisert stützt sich auf die Forschungen von Ursula Weisser und vertritt die Ansicht, im arabischen Raum sei das Modell vom ‚siebenkammerigen Uterus' nicht verbreitet gewesen. Diese Auffassung kann durch die Schrift von Albubather widerlegt werden.

111 Vgl. die Edition bei Reisert (1986), S. 93−99.
112 Schleissner (1991), S. 116−119.
113 Es handelt sich um Texte in folgenden Handschriften: UB Salzburg, Cod. M III 3, Bl. 22ᵛ; ÖNB Wien, Cod. 2962, Bl. 8ʳᵛ; Herzog-August-Bibliothek Wolfenbüttel, Cod. Guelf. 69.14 Aug. 2°, Bl. 47ᵛ-48ʳ, vgl. Boot (1987), S. 234, Anm. 9.
114 A.a.O., S. 235.
115 Vgl. Kruse, Verborgene Heilkünste, Kapitel 9.1.4, Bl. 196ᵛᵃ.
116 A.a.O., Kapitel 9.1.5, Bl. 198ᵛᵇ.
117 A.a.O., Kapitel 9.4.4, Bl. 137ᵛ.
118 Vgl. Erich Hintzsche (Hrsg.): *Ein deutscher anatomischer Text aus dem 15. Jahrhundert.* Bern 1943 (= Berner Beiträge zur Geschichte der Medizin und der Naturwissenschaften; Nr. 2). In der vorliegenden Forschungsliteratur zum ‚siebenkammerigen Uterus‘ wird dieser Traktat nicht berücksichtigt.
119 A.a.O., S. 20.
120 Vgl. Alfred Karnein: Wie Feuer und Holz. Aspekte der Ausgrenzung von Frauen beim Thema Liebe im 13. Jahrhundert. In: *Zeitschrift für Literaturwissenschaft und Linguistik* 74 (1989), S. 93−115. Alfred Karnein übersetzt aus der italienischen Übersetzung: Gian Battista Speroni: *La poissance d'amours dello Pseudo-Richard de Fournival.* Florenz 1975.
121 Reisert (1986), S. 63−65.
122 A.a.O., S. 107 f.
123 Diepgen (1963), S. 146; Thomasset (1981), S. 4.
124 Heinrich Schipperges: Art. *Frauenheilkunde.* In: Lexikon des Mittelalters, Bd. 4. München/Zürich 1989, Sp. 876.
125 Konrad von Megenberg: Das Buch der Natur. Hrsg. von Franz Pfeiffer. Stuttgart 1861, S. 487.
126 Vgl. Kruse, Verborgene Heilkünste, Kapitel 9.4.4, Bl. 137ᵛ.
127 A.a.O., Kapitel 9.4.4, Bl. 138ʳ.
128 A.a.O., Kapitel 9.4.4, Bl. 138ʳᵛ.
129 A.a.O., Kapitel 9.4.4, Bl. 138ᵛ.
130 Ebd.
131 A.a.O., Kapitel 9.4.4, Bl. 139ʳ.
132 Ebd.
133 Vgl. Keller (1939), S. 2424.
134 A.a.O., S. 2420.
135 Vgl. Kruse, Verborgene Heilkünste, Kapitel 9.4.4, Bl. 139ʳ.
136 Stoecker (1907), S. 26.
137 Lemay (1980), S. 132.
138 Vgl. Kruse, Verborgene Heilkünste, Kapitel 9.1.5, Bl. 199ᵛᵃ.
139 A.a.O., Kapitel 9.1.4, Bl. 197ʳᵇ.
140 A.a.O., Kapitel 9.4.4, Bl. 138ʳ.
141 A.a.O., Kapitel 9.4.4, Bl. 137ᵛ/138ʳ.
142 A.a.O., Kapitel 9.4.4, Bl. 138ʳ/139ᵛ.
143 Der Begriff „trewge" wurde als Nebenform zu „trocken" angewendet, zur Bezeichnung „von Dingen, deren natürlicher Zustand gleichermaßen trocken wie feucht sein kann"; vgl. Grimm, Bd. 11, Sp. 348.

144 ÖNB Wien, Cod. 3007, Bl. 4$^v$, 5$^r$.
145 Vgl. Kruse, Verborgene Heilkünste, Kapitel 9.4.3, Bl. 125$^v$.
146 Lachs (1903), S. 37 ff.
147 Lemay (1980), S. 135.
148 Vgl. Kruse, Verborgene Heilkünste, Kapitel 9.4.3, Bl. 120$^v$/121$^r$. Das Rezept geht nach Rodnite Lemay auf Hippokrates zurück: „give her hydromel to drink (a mixture of honey and water) when she is going to sleep. If she has colic in the stomach she is with child, otherwise she is not"; vgl. Rodnite Lemay (1978), S. 396.
149 Kruse, Verborgene Heilkünste, Kapitel 9.4.4, Bl. 120$^v$.
150 Salvat (1980), S. 92 f.
151 Vgl. Kruse, Verborgene Heilkünste, Kapitel 9.4.3, Bl. 121$^r$.
152 Loux (1983), S. 46.
153 Pinto (1973), S. 518.
154 Loux (1983), S. 47.
155 Vgl. Kruse, Verborgene Heilkünste, Kapitel 9.1.5, Bl. 198$^{va/vb}$; Kusche (1990), S. 49.
156 Kruse, Verborgene Heilkünste, Kapitel 9.3.4, Bl. 145$^r$ff.
157 A.a.O., Kapitel 9.3.4, Bl. 146$^r$.
158 A.a.O., Kapitel 9.1.5, Bl. 199$^{rb}$; 9.3.4, Bl. 146$^r$-147$^r$. Die Hs. Cgm 398 der BS München, die auch im 15. Jahrhundert entstand, überliefert eine deutsche Übersetzung der *Gynaecia* des spätrömischen Arztes Vindicianus, die hier als Vergleichstext herangezogen werden kann. Wie die Wiedergabe zeigt, ist dieser Teil des medizinischen Textes weniger detailliert: „Des chind wirt gepildet in der weiss: in dem ersten moneyd so wirt der sam gesammet in dem nabel vnd macht die zusammen runst des plutez. In dem andern monayd so wirt der leib zu samen gefugt. In dem tritten monayd so wachset die nagel vnd das fleisch vnd wird das chind bewegt. In dem virden monayd so wuld den weib vil oft. In dem funften so wird das chind lebentig. In dem sechsten so werdent die adern geuestent. In dem sibenten so erstarckcht das marckh. In dem achtaten, so werdent die pain gefestent. In dem neunten so ist das chind zeitig zu der gepurt." Zit. n. Christoph Ferckel: Ein deutscher anatomischer Vindiciantraktat. In: *Archiv für Geschichte der Medizin* 7 (1914), S. 306–318, hier S. 313–315.
159 Vgl. Heinz Herbert Schöffler: Zur mittelalterlichen Embryologie. In: *Sudhoffs Archiv* 57 (1973), S. 297–314.
160 Frank (1988), S. 78 und 81 f.
161 Vgl. Kruse, Verborgene Heilkünste, Kapitel 9.1.5, Bl. 198$^{rb}$.
162 A.a.O., Kapitel 9.1.5, Bl. 199$^{vb}$.
163 A.a.O., Kapitel 9.1.5, Bl. 199$^{vb}$/200$^{rab}$.
164 Vgl. die Beschreibung in Benedek (1978), S. 105 f.
165 Vgl. Luke Demaitre/Anthony A. Travill: Human Embryology and Development in the Works of Albertus Magnus. In: *Albertus Magnus and the Sciences*. Hrsg. von James A. Weisheipl. Toronto 1980, S. 405–440, hier S. 426.
166 A.a.O., S. 424.
167 Thomasset (1980), S. 111, 115 f.
168 Vgl. Kruse, Verborgene Heilkünste, Kapitel 9.2.4, Bl. 132$^r$.
169 A.a.O., Kapitel 9.1.5, Bl. 200$^{rb}$.

170 Kühnel (1986), S. 160.
171 Vgl. Kruse, Verborgene Heilkünste, Kapitel 9.1.5, Bl. 200$^{rb}$.
172 Strauss (1988), S. 392.
173 Stoecker/Klein (1907), S. 26 f.
174 Hans Schadewaldt: Die Frühgeschichte der Frauenheilkunde. In: *Zur Geschichte der Gynäkologie und Geburtshilfe.* Hrsg. von L. Beck. Berlin/Heidelberg/New York/ Tokyo/London/Paris 1986, S. 89–93, hier S. 90.
175 Loux (1983), S. 115–119; Grabrucker (1989), S. 22.
176 A.a.O., Kapitel 9.1.5, Bl. 198$^{ra}$.
177 A.a.O., Kapitel 9.4.4, Bl. 139$^v$.
178 A.a.O., Kapitel 9.4.4, Bl. 121$^v$.
179 A.a.O., Kapitel 9.1.5, Bl. 200$^{vab}$.
180 A.a.O., Kapitel 9.4.4., Bl. 130$^r$.
181 „Die imaginatio hat die Kraft eines Magneten, sie zieht das mit den Augen wahrgenommene in die Matrix; sie ähnelt aber auch der Vorstellungskraft eines Malers, der das produziert, was er zuerst mit seinem inneren Auge sieht. Lust und Begierden der Frau zeichnen das Ungeborene. Wenn die Matrix, die Gebärmutter, im Augenblick der Empfängnis den Samen des Mannes oder der Frau ungenügend stark anzieht, dann entstehen Kinder von unvollkommener Gestalt; es fehlen entweder Glieder, oder es gibt deren zuviele, oder Zwillinge werden nicht getrennt, sind am Kopf oder an einem Glied zusammengewachsen (BG 50). Je nachdem, wer den stärkeren Samen hervorbringt, und welcher Samen zuerst in die Matrix gelangt, der bestimmt das Geschlecht des Kindes. Das Kind erbt demgemäß die Krankheiten von dem bei der Zeugung aktiveren, stärkeren Partner. Gewinnt keiner der beiden die Oberhand, dann entsteht ein hermaphroditus, ,obwohl er beider Gestalt hat, (…), ist er weder der Frau vollkommen gleich, noch vollkommen dem Mann – also ein Mißgewächs aus der Irrung der Natur' (BG 48)." Zit. n. Gerhild Scholz-Williams: Die dritte Kreatur. Das Frauenbild in den Schriften von Paracelsus (1491–1543). In: *der frauwen buoch. Versuche zu einer feministischen Mediävistik.* Hrsg. von Ingrid Bennewitz. Göppingen 1989, S. 353–371, hier S. 364 f. (= Göppinger Arbeiten zur Germanistik; Bd. 517).
182 Ursula Weisser: Die hippokratische Lehre von den Siebenmonatskindern bei Galen und Tābit ibn Qurra. In: *Sudhoffs Archiv* 63 (1979), S. 209–238.
183 P. Diepgen: Wie erklärt man den Volksglauben, daß Siebenmonatskinder lebensfähiger sind als Achtmonatskinder? In: *Deutsche medizinische Wochenschrift* 80 (1955), S. 1059.
184 F. Kudlien: Art. *Geburt (medizinisch).* In: Reallexikon für Antike und Christentum, Bd. 9, Stuttgart 1976, Sp. 36–43, hier Sp. 37 f.; Stoecker/Klein (1907), S. 22, 30.
185 Schleissner (1991), S. 119.
186 Vgl. Kruse, Verborgene Heilkünste, Kapitel 9.4.3, Bl. 122$^r$.
187 A.a.O., Kapitel 9.4.4, Bl. 143$^v$.
188 Lemay (1990), S. 190.
189 A.a.O., S. 195.
190 Huldrych M. Koelbing: „De conceptu et generatione hominis" – die lateinische Fassung von Jakob Rueffs „Trostbüchle", Zürich 1554. In: *Gesnerus* 38 (1981), S. 51–58, hier S. 51.
191 A.a.O., S. 55 f.

# Anmerkungen zu Kapitel 9

1 Sie ist in Kruse, Verborgene Heilkünste, S. 267-297 ediert.
2 Die Angaben des Inhaltsverzeichnisses auf Bl. 180$^r$ und die Überschriften des Traktats stimmen in einigen Fällen nicht überein. Sie wurden nicht vereinheitlicht, sondern textgetreu wiedergegeben. Die Ordnungszahlen des Inhaltsverzeichnisses wurden in runden Klammern als Ergänzung in den Haupttext eingefügt, um die Suche nach Rezepten zu erleichtern. Fehlen Überschriften des Haupttextes im Inhaltsverzeichnis, aber das Thema stimmt überein, konnte durch die Angabe von a. und b. hinter der Ordnungszahl eine Unterscheidung vorgenommen werden. Zwei Überschriften aus dem Inhaltsverzeichnis, die wiederum im Haupttext fehlen, erscheinen dort in runden Klammern, um das System der Ordnungszahlen beibehalten zu können. Diese Abweichungen sind in den Fußnoten vermerkt.
3 Die Überschrift aus dem Inhaltsverzeichnis fehlt im Traktat.
4 Der im Inhaltsverzeichnis angekündigte Abschnitt fehlt im Traktat.
5 Diese Überschrift fehlt im Inhaltsverzeichnis.
6 Vgl. HWDA, Bd. 8, Sp. 1614 f.
7 Vgl. HWDA, Bd. 5, Sp. 1327-1347.
8 Vgl. Hoefler (1970), S. 707.

# Glossar von Arznei- und Nahrungsmitteln aus der spätmittelalterlichen Frauenmedizin

Liste der Verfassernamenkürzel, die als Referenz angegeben wurden (vgl. die Angaben im Literaturverzeichnis)

| | | | |
|---|---|---|---|
| ARE | Arends (1971) | MAR | Marzell (1943–79) |
| BRO | Broszinski (1968) | PRI/JES | Pritzel/Jessen (1882) |
| GÄB | Gäbler (1982) | SCH | Schneider (1968–74) |
| GRI | Grimm (1877) | STO | Stoll (1992) |
| KEI | Keil (1961) | TAB | Tabernaemontanus |
| LEI | Leibrock-Plehn (1992) | | (MDCLXIV) |
| LEX | Lexer (1872–78) | TEN/KEI | Tenner/Keil (1984) |
| LIN | Lindgren (1977) | ZIM | Zimmermann (1975) |
| LÜS | Lüschen (1968) | | |

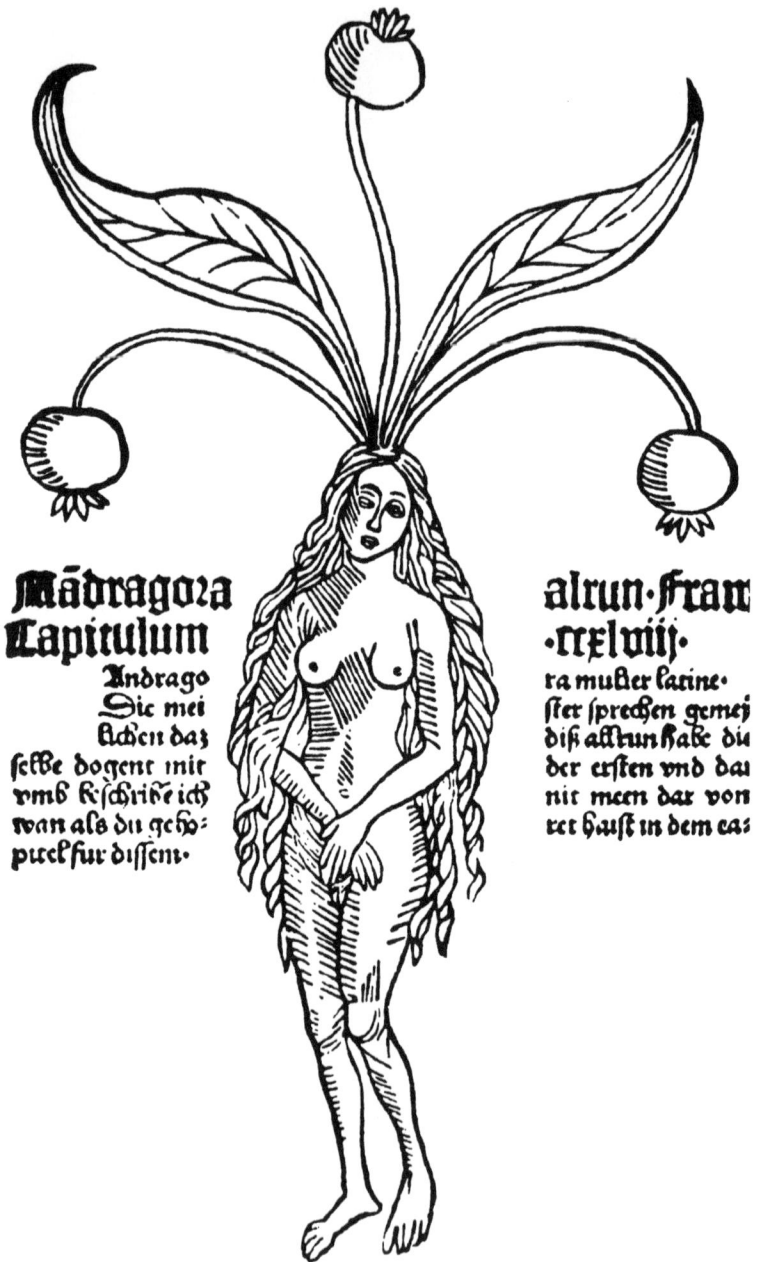

Abb. 17: „Frau Alraune"

abrothanum      Artemisia abrotanum L.
Eberraute, Stabwurz
LEI 190; KUS 236; STO 416.

abraûtensafft      → abrothanum

ästricz      Helleborus purpuracensis L.
Purpur-Nieswurz oder
Helleborus niger L.
Schwarze Nieswurz
MAR 806 f; PRI/JES 179; SCH V,160 – 163.

agramonia      Agrimonia eupatoria L.
Odermennig
TEN/KEI 183; LEH 228.

agramonien      → agramonia

agstein      Zincum sulfuricum
Bernstein
ZIM 203, 236.

aier      Eier

airtutter      Eidotter

aistotter      → airtutter

alant      Inula helenium L.
Alant
LEI 199; TE/KE,183; FIS 271.

alliuĩ persillon      nicht genau identifizierbare Lauchart
→ lauche

anchos      Anchusa officinalis L.
Gemeine Ochsenzunge
LEI 191; ARE 279; TAB 804,e.

ancken      Anke, Butter
TEN/KEI 184; LEH 146 f.

anken      → ancken

| | |
|---|---|
| **andorn** | Marrubium vulgare L.<br>Andorn<br>LEI 214; TE/KE 184; FIS 261, 274. |
| **antorn** | → andorn |
| **apffel** | Frucht von Malus domestica Borkh.<br>Apfel<br>LEH 147. |
| **arbaß** | Pisum sativum L.<br>Erbse<br>FIS 278. |
| **arbeis prů** | Erbsenbrühe |
| **aron** | Arum maculatum L.<br>Aronstab<br>TEN/KEI 184; LEH 148; PRI/JES 19. |
| **artemesiam** | Artemisia vulgaris L.<br>Beifuß<br>LEI 192; FIS 260. |
| **arthamessia** | → artemesiam |
| **arthemesiam** | → artemesiam |
| **arthemisia** | → artemesiam |
| **arthimesia** | → artemesiam |
| **Atramentt** | Kupfer- und Eisenvitriol (CuSo4 und FeSO4), mit<br>Kristallwasser dunkel gefärbt.<br>Schusterschwärze<br>TEN/KEI 184; LIN 156; KUS 240. |
| **attriplicem** | Atriplex hortensis L.<br>Melde<br>MAR I,510; PFE 566; PRI/JES 51. |
| **aÿ** | Ei |

| | |
|---|---|
| **aÿch opfl** | Früchte von Quercus Arten<br>Eicheln<br>PRI/JES 51; FIS 280. |
| **aÿrn schallenn** | Eierschalen |
| **basillicum** | Ocimum basilicum L.<br>Basilikum<br>LEI 192. |
| **batonien** | Stachys officinalis L./Betonica officinalis L.<br>Betonie<br>STO 452; FIS 262. |
| **baumôl** | Öl von Olea europaea L.<br>Olivenöl<br>TEN/KEI 187; LEH 161. |
| **Bechstein** | Pechstein, Gagat (→ gagaten)<br>LEX I,138. |
| **bergin smer** | Fett vom kastrierten Schwein<br>‚Schweineschmalz'<br>KUS 242; LEH 155. |
| **bergwurtz** | Arnica montana L.<br>Arnika<br>PRI/JES 40; SCH 130–132. |
| **bern schmaltz** | Fett vom 1. Bären (Ursus arctos L.), 2. männl.<br>Schwein (Sus scrofa L.) oder Wildschwein<br>KUS 242. |
| **betonia** | → batonien |
| **bethonicam** | → batonien |
| **bibos** | → artemesiam |
| **bibusz** | → artemesiam |
| **bier** | Bier |

| | |
|---|---|
| **bietscherling** | Conium maculatum L.<br>Schierling<br>SCH V,357 – 59; FIS 264. |
| **birbŏmin mistel** | Viscum album S.<br>Birnbaummistel<br>SCH 404 – 406. |
| **bit wurtzen** | Gentiana lutea L.<br>Enzian<br>TAB 1103a; TEN/KEI 189; LEI 200. |
| **blutkrut** | → attriplicen<br>→ artemesiam |
| **boleyen** | Mentha pulegium L.<br>Poleiminze<br>LEI 208; TEN/KEI 186; KUS 282. |
| **bŏm ŏl** | → baumŏl |
| **bonen** | Samen von Vicia faba L.<br>Saubohnen<br>TEN/KEI 187; LEH 161. |
| **bonnen** | → bonen |
| **bononien** | Paeonia officinalis L.<br>Pfingstrose<br>PRI/JES 260. |
| **brun kressen** | Nasturtium officinale R. Br.<br>Brunnenkresse<br>LEI 206; MAR III, 301. |
| **bugen** | → artemesiam |
| **buggel** | → artemesiam |
| **buggen** | → artemesiam |
| **bugglen** | → artemesiam |

| | |
|---|---|
| **bulsen** | Hyoscyamus niger L.<br>Schwarzes Bilsenkraut<br>MAR II,925 ff; PRI/JES 186. |
| **burckeln** | → artemesiam |
| **burretz** | Borago officinalis L.<br>Borretsch<br>LEI 194; SCH 182–184; MAR V,625 ff. |
| **burzel** | Portulaca oleracea L.<br>Portulak<br>SCH 111 f.; PRI/JES 303. |
| **bûtter** | Butter<br>LEH 166. |
| **bÿbos** | → artemesiam |
| **calamentum** | Calamintha officinalis Moench<br>Ackerminze, wilder Polei<br>LEI 194; TAB 732c; KUS 246; SCH 208–210. |
| **camillen** | Matricaria chamomilla L.<br>Echte Kamille<br>LEH 178; SCH 298–302. |
| **casiosis** | eingedickter Saft von Cassia fistula L.<br>Röhrenkassie<br>LEI 195; KUS 247. |
| **castorm** | Bibergeil (Castoreum) von Castor fiber L.<br>TEN/KEI 186; BRO 155; KUS 243. |
| **celidonia** | Chelidonium maius L.<br>Schöllkraut<br>MAR I,923 ff.; SCH 298–302. |
| **chenellen** | Cinnamomum verum J. S. Presl<br>Zimt<br>LEI 196; SCH 305–315. |
| **chumen** | Früchte von Cuminum cyminum L.<br>Kümmel<br>LEH 209; PRI/JES 121; SCH 398 f. |

eÿssenkraüt → eyssenkraůtt

eÿssenn krawtt → eyssenkraůtt

fanikell Foeniculum vulgare Mill.
Fenchel
LIN 153; LEH 281.

farich Ferckel

flaischprů Fleischbrühe

federn Federn

fenchel → fanikell

fenichel → fanikell

fenum grecum Trigonellea foenum-graecum L.
Griechisches Heu, Bockshornklee
LIN 155; KUS 257.

feyel Viola odorata L. u. a.
Veilchen
SCH 400–403; PRI/JES 439–442.

fissen krautt Actaea spicata L.
Christophskraut
MAR I,113 ff.

fräwen milch Frauenmilch, Muttermilch

frawenn milch → fräwen milch

frosch Rana
Frosch
SCH I,59 f.

frowen milch → fräwen milch

fÿolen → feyel

gagaten Jett, Gagat (Pechkohle)
LÜS 222.

| | |
|---|---|
| **galgen** | Alpinia chinensis Roscoe.<br>Galgant<br>LIN 152; PRI/JES 22; SCH 74–76. |
| **gamillen ôl** | Kamillenöl<br>→ camillen |
| **gaÿssz hörrn** | Hörner von Capra hircus L.<br>Ziegenhörner<br>LEH 180. |
| **gaÿssz klöo** | Ziegenhufe |
| **gaÿß mist** | Ziegenmist |
| **gebein aus des**<br>    **hirtzen hertz** | Sklerotische Ablagerungen an der Herzkammer-<br>scheidewand, entspricht der<br>‚Os de corde cervi'-Droge<br>ZIM 152; KUS 263. |
| **geisharn** | Ziegenurin |
| **geissin harn** | → geisharn |
| **geissiner milch** | Ziegenmilch |
| **geiszmilch** | → geissiner milch |
| **geisz fleisch** | Ziegenfleisch |
| **geisz myst** | → gaÿß mist |
| **genns smalcz** | Gänseschmalz |
| **gens schmer** | → genns smalcz |
| **gens smalcz** | → genns smalcz |
| **gensen schmaltz** | → genns smalcz |
| **geprantsz weins** | Branntwein |
| **gersten korner** | Hordeum vulgare L. bzw. Hordeum distichon L.<br>Gerste<br>LEH 181. |

| | |
|---|---|
| **gerstenn** | → gersten korner |
| **geÿres hirnn schallenn** | Geierschädel |
| **gramant rinden** | Schale des Granatapfels ? → magram opfelschel |
| **grensung** | → burzel |
| **griesmel** | Gries |
| **gůcndlein** | Thymus serpyllum L. Quendel MAR IV,699 ff. |
| **haberstro** | Hafer |
| **haselwurcz** | Asarum europaeum L. Haselwurz TEN/KEI 193. |
| **hasen mist** | Kot von Lepus europaeus Pall. Hasenmist LEH 193; LIN 156. |
| **hasen magen** | Hasenmagen |
| **hasen schmaltz** | Hasenfett |
| **hasen gallen** | Hasengalle |
| **haß** | Hase |
| **hassenhertz** | Hasenherz |
| **hassenn wampenn** | Hasenbauch |
| **hefen** | Hefe |
| **heffen** | → hefen |
| **helfenbein** | Elfenbein |

| hennen federn | Feder von Gallus domesticus L. Hennenfedern |
| hennen prů | Hühnerbrühe |
| hessen fleÿsch | Hasenfleisch |
| hessin wamen | → hassenn wampenn |
| hinclaffen krut | evtl. Cerastium caespitosum Gilib Gemeines Hornkraut (Hinkelkraut) MAR I,897 f. |
| hirczen hercz | → gebein aus des hirtzen hertz |
| hirczinmarg | Hirschmark |
| hirn | Hirn |
| hirtzenhorn | Hirschhorn, Hirschgeweih KUS 263. |
| hirtzen marg | → hirczinmarg |
| hirschein marck | → hirczinmarg |
| hirsen nieren | Hirschnieren |
| hirssen mark | → hirczinmarg |
| hirßhorn | → hirtzenhorn |
| hirssz hornn | → hirtzenhorn |
| hirß hörne | → hirtzenhorn |
| hirtz horn | → hirtzenhorn |
| hönig | Bienenhonig von Apis mellifica L. LEH 194. |
| holler laůb | Sambucus nigra L. (oder Sambucus racemosa L.) Holunder TEN/KEI 194; FIS 283. |

**hollerpluett**          Blüten des Holunders

**holwurtz**          Aristolochia clematitis L.
                  Osterluzei
                  TEN/KEI 194; FIS 260,266.

**hong**          → hönig

**honigk**          → hönig

**hopffen**          Humulus lupulus L.
                  Hopfcn
                  TEN/KEI 194.

**horn**          → hirtzenhorn

**hûnder**          Gallus gallus L.
                  Hühner
                  LIN 156.

**hûner schmaltz**          Hühnerfett

**hünlein**          → hûnder

**hünscz milch**          Milch von Canis familiaris L.
                  Hundemilch

**hundsmilch**          → hünscz milch

**hunnts krett**          Stercus canis, Album grecum
                  weißer Hundekot
                  BRO 118; KUS 264; SCH I,25.

**huntz har**          Hundehaar

**jaspis**          Jaspis

**jerapigra**          ,Heiligbitter-Latwerge'
                  Abführmittel
                  ZIM 145.

**jgell**          Erinaceus
                  Igel

| | |
|---|---|
| jmper | Zingiber officinale Rosc.<br>Ingwer<br>LIN 155; TEN/KEI 195; LEI 201. |
| jpschen | Althaea officinalis L.<br>Eibisch<br>LIN 152; PRI/JES 23; SCH 77−79. |
| ipuricio | Hypericum perforatum L.<br>Johanniskraut<br>PRI/JES 94. |
| johans krut, sant | → ipuricio |
| jsnern | → eÿssenkraůtt |
| jsoben | Hyssopus officinalis L.<br>Ysop<br>LIN 153; PRI/JES 188. |
| kåßprů | Käsebrühe |
| kalbfůs | Kalbsfüße |
| kallich | Kalk (CaCO₃) |
| kantpfer | Camphora lauri L.<br>Kampfer<br>LEH 201. |
| kaslup | Labferment |
| katzenkrut | → calamentum |
| keslǒp | → kaslup |
| kislingen | Aluminiumsilikat<br>Kieselsteine<br>BRO 157; ZIM 157. |
| klee | Trifolium-Arten<br>Klee |
| klÿen | → cleÿen |

| | |
|---|---|
| **knoblach** | Allium sativum L.<br>Knoblauch<br>TEN/KEI 196; KUS 270. |
| **knoblauch** | → knoblach |
| **knoblŏch** | → knoblach |
| **kŏlkrut** | Satureia hortensis L.<br>Bohnenkraut<br>TEN/KEI 196<br>oder<br>Brassica oleracea capitata L.<br>Blätter des Weiß- oder Rotkohls<br>LEH 206. |
| **kŏschen krut** | → kŏlkrut ? |
| **krafft müßlein** | Kraftmus |
| **krallen** | → corell |
| **kranbet** | Juniperus communis L.<br>Wacholder<br>TEN/KEI 199. |
| **krebß heubt** | Krebskopf |
| **krelup** | Bedeutung war nicht zu ermitteln |
| **kren** | Nasturtium armoracia L.<br>Meerrettich<br>TEN/KEI 199; PRI/JES 244. |
| **kreps** | Astacus fliviatilis R.<br>Krebs<br>LIN 155. |
| **kûchlein** | Küchlein, kleine Kuchen |
| **kümich** | → chumen |
| **kumich** | → chumen |

| | |
|---|---|
| **kunges hertz** | Verbascum thapsus L.<br>Königskerze<br>Are 216; PRI/JES 429 f. |
| **kutten** | Früchte von Pyrus cydonia L.<br>Quitten<br>ARE 302; PRI/JES 286. |
| **lactücas** | Lactuca sativa L.<br>Lattich<br>TEN/KEI 197. |
| **lamb flaisch** | Lammfleisch |
| **lapatica** | Rumex aquaticus L.<br>Mengenwurz<br>SCH 193–196; PRI/JES 347. |
| **latich** | → lactücas |
| **lattich** | → lactücas |
| **lauche** | Allium porrum L.<br>Lauch<br>ARE 235; KUS 248. |
| **laudanum** | Harz von Cistus cretus L.<br>(oder anderen Cistus-Arten)<br>Zistrose, Opium<br>LEI 203; KUS 268. |
| **leinsamenn** | Linum usitatissimum L.<br>Leinsamen<br>LEH 213. |
| **lentinam** | Mehl aus Lens culinaris M.<br>Linsenmehl<br>GRA 334. |
| **leuisticj** | Levisticum officinale W. D. J. Koch<br>Liebstöckel<br>TEN/KEI 197; KUS 269; SCH 249–251. |

| | |
|---|---|
| **lidwurtz** | Rubia tinctorum L. Krappwurzel oder Galium verum Klebkraut, Labkraut ARE 240; SCH 116–118; 189 f. |
| **lilgen** | Lilium candidum L. Madonnenlilie, Schwertlilie TEN/KEI 197. |
| **lilligen** | → lilgen |
| **linneins mel** | Mehl aus Leinsamen |
| **linsen** | Vicia lens L. Linsen PRI/JES 437. |
| **linsÿ** | → linsen |
| **linssenn** | → linsen |
| **lorber** | Laurus nobilis L. Lorbeer LEH 214. |
| **lorperpletter** | Lorbeerblätter |
| **lŏrinden** | Gerbrinde |
| **lylgen ole** | Lilienöl KUS 277. → lilgen |
| **madelger** | Gentiana cruciata L. Kreuz-Enzian MAR II, 619 ff. |
| **magen** | Papaver somniferum L. Mohn TEN/KEI 198. |
| **magenes** | Magnet LEH 217. |

| | |
|---|---|
| **magkumich** | Mohnsaat ?<br>→ chumen<br>→ magen |
| **magram opfelschel** | Punica granatum L.<br>Granatapfelschalen<br>TEN/KEI 192. |
| **malten** | → attriplicem |
| **malüa** | → attriplicem |
| **maluas** | → attriplicem |
| **man ôl** | Mohnöl<br>→ magen |
| **masticis** | Harz von Pistacia lentiscus L.<br>Harz des Mastixstrauchs<br>TEN/KEI 198; KUS 272. |
| **maÿoran** | Origanum majorana L.<br>Majoran<br>LEI 204; PRI/JES 256 f. |
| **mel** | Mehl |
| **mer schalen** | Conchae, Testae<br>Muschelschalen<br>LIN 155; SCH I,32. |
| **meretich** | → kren |
| **met** | Met |
| **mett** | → met |
| **milch** | Milch |
| **milchrom** | Sahne |
| **milchromm** | → milchrom |
| **mille folym** | Achillea millefolium L.<br>Schafgarbe<br>GÄB 14; SCH 36 – 39. |

| | |
|---|---|
| millich | → milch |
| miltzen | Milz |
| minczen | Mentha spec. <br> Minze <br> LIN 153. |
| miren | Commiphora molmol Engl. <br> Myrrhe <br> LEH 223. |
| mirtus | Ledum palustre L. <br> Myrte <br> SCH 242 f.; FIS 275. |
| mirren | → miren |
| mirrenn | → miren |
| mirrum | → miren |
| mûlelin | → mer schalen |
| müßeln | → mer schalen |
| munczen | → minczen |
| mûscatt | Myristica moschata L. <br> Muskat <br> LEI 205; SCH 339–343. |
| muscatt | → mûscatt |
| muscatnussz | Samenkern des Muskats <br> → mûscatt |
| muscattplv̈ett | Muskatblüten |
| muschgat nûssen | → muscatnussz |
| muschgat plües | → muscattplv̈ett |

| myntz | → minczen |
|---|---|
| mÿrren | → miren |
| någelly | Blütenknospen von Eugenia caryophyllata T. Gewürznelken TEN/KEI 200, KUS 258. |
| naterschlauch | Natterhaut |
| negelle | → någelly |
| negellin | → någelly |
| nepten | → calamentum |
| neslen | Urtica spec. Nessel LEI 206; KUS 276. |
| nessel | → neslen |
| nessellnn | → neslen |
| nessell | → neslen |
| nesslen | → neslen |
| nesslenn | → neslen |
| neßel | → neslen |
| nitrum | Sal nitrum Salpeter BRO 121. |
| obs | Obst |
| öll | Öl |
| ôpfel | → apffel |
| ôpffel safft | Apfelsaft |

| | |
|---|---|
| ôpflen | → apfel |
| oleheffen | Ölhefe |
| pachkreüsen | Bachkrebs<br>→ kreps |
| pachmynczen | → minczen |
| palsen | → bulsen |
| papelen | → attriplicem |
| papellen | → attriplicem |
| pappelen | → attriplicem |
| pappellen | → attriplicem |
| pappeln | → attriplicem |
| papplenn | → attriplicem |
| passillicum | → basillicum |
| patenig | → batonien |
| patonia | → batonien |
| paumôle | → baumôl |
| paûm ôll | → baumôl |
| pawmoll | → baumôl |
| pedonica | → batonien |
| peffer | Piper nigrum L. oder Piper longum L.<br>Pfeffer<br>LIN 154; KUS 281. |
| pern smer | → bern schmaltz |
| perwurczen | → bergwurtz |

| | |
|---|---|
| **perwúrczen** | → bergwurtz |
| **perwúrtzen** | → bergwurtz |
| **pesmalten** | → artemesiam |
| **pesmaltenn** | → artemesiam |
| **peszmalton** | → artemesiam |
| **petersil** | Petroselinum crispum M.<br>Petersilie<br>LIN 154; PRI/JES 36. |
| **petersilien** | → petersil |
| **petonia** | → batonien |
| **petonienn** | → batonien |
| **peÿpas** | → artemesiam |
| **peÿpos** | → artemesiam |
| **pfeffer** | → peffer |
| **pfersich saft** | Saft von Prunus amygdalus persica L.<br>Pfirsichsaft<br>PRI/JES 310 f. |
| **pheffer** | → peffer |
| **pibergaill** | → castorm |
| **pier** | → bier |
| **pilsen** | Hyoscyamus niger L.<br>schwarzes Bilsenkraut<br>SCH 184–187; PRI/JES 147. |
| **pinnetschenn** | Spinacis oleracea L.<br>Spinat<br>MAR V,449 ff. |

| | |
|---|---|
| plantago | Plantago maior L. <br> Wegerich <br> LEI 214; LIN 154. |
| plut krawt | → blutkrut |
| pockß gallen | Bocksgalle |
| poley | → boleyen |
| poleÿen | → boleyen |
| pollaÿ | → boleyen |
| polleÿ | → boleyen |
| ponnen | → bonen |
| portulacam | → grensung |
| portulacol | Portulaköl <br> → grensung |
| pranter wein | Branntwein |
| proniam | wahrscheinlich verschrieben aus „peoniam" <br> → bononien |
| prott | Brot |
| prunnen kressenn | → brun kressen |
| púchalter | Anthriscus cerefolium L. <br> Kerbel oder <br> Sambucus ebulus L. <br> Holunder <br> PRI/JES 34; SCH 106 f. |
| pütern ôl | zerlassene Butter |
| pukell | → artemesiam |
| pulegium | → boleyen |

| | |
|---|---|
| puter | → ancken, anken, bûtter |
| pÿonie | → bononien |
| quendell | Thymus serpyllum L.<br>Quendel<br>LEI 211. |
| råtich | Raphanus sativus L.<br>Rettich<br>TEN/KEI 203; LEH 239. |
| ratten | Ruta graveolens L.<br>Raute<br>LIN 154; LEH 244. |
| rauten | → ratten |
| raûten | → ratten |
| raüten | → ratten |
| raütten | → ratten |
| rawten | → ratten |
| rawtten | → ratten |
| regen wasser | Regenwasser |
| regen waszer | → regen wasser |
| rôrlein | Taraxacum officinale L.<br>Löwenzahn<br>GÄB 154 oder<br>→ chenellen |
| roggenprot | Brot aus Secale cereale L.<br>Roggenbrot |
| rogin brott | → roggenprot |
| roken brossemm<br>protte | → roggenprot |

| | |
|---|---|
| **rosen** | Rosa corymbifera Borkh.<br>Rosa canina L. u. a.<br>Rose<br>TEN/KEI 203. |
| **rosen waser** | Rosenwasser, Destillat (oder Dekokt)<br>aus den Blütenblättern der Rose<br>TEN/KEI 203. |
| **rosenwasser** | → rosen waser |
| **rosen wasser** | → rosen waser |
| **rossen** | → rosen |
| **rossen ôl** | Rosenöl, öliger Absud von Rosenblütenblättern<br>in Olivenöl<br>LEH 242. |
| **rossen pleter** | Rosenblätter |
| **rossen wasser** | → rosen waser |
| **rossenn ôl** | → rossen öl |
| **rossmilch** | Pferdemilch |
| **roswasser** | → rosen waser |
| **rosz ôl** | → rossen öl |
| **roszzarken** | Bedeutung von „zarken" unklar, der Name „Rosz"<br>bezeichnet die Honigwabe<br>GRI 14,1286 f. |
| **rutten** | → ratten |
| **saffebŏm** | Juniperus sabina L.<br>Sadebaum, Sebenbaum<br>TEN/KEI 206. |
| **saffran** | Crocus sativus L.<br>Safran<br>LIN 153. |

| | |
|---|---|
| **saiffenn** | Seife |
| **salbey** | Salvia officinalis L.<br>Salbei<br>TEN/KEI 204. |
| **salbin** | → salbey |
| **salbinen** | → salbey |
| **salcz** | Salz |
| **saleÿen** | → salbey |
| **salüeÿ** | → salbey |
| **saluaÿ wein** | Salbeiwein |
| **scamonien** | Convolvulus scammonia L.<br>Purgierwinde, Springwurtz<br>(eingetrockneter Wurzelsaft)<br>KEI 455; STO 446. |
| **schaf mist** | Schafsmist |
| **schaffcungen** | → mille folym |
| **schaff mist** | → schaf mist |
| **scheffin mist** | → schaf mist |
| **scheffins vnschlit** | Schafsfett |
| **schefinem mist** | → schaf mist |
| **schlehenn** | Prunus spinosa L.<br>Schlehen<br>STO 443. |
| **schmalcz** | Schmalz; Fett |
| **schmer** | → schmalcz |
| **schum (hasz vmb<br>den mund)** | Labferment |

**schwebel**              Schwefel

**schwininem schmer**    Schweinefett

**seffenbaüm**            → saffebŏm

**seiffen**               → saiffenn

**senff**                 Brassica nigra L. oder
                          Sinapis alba L.
                          schwarzer oder weißer Senf
                          GÄB 46; LEH 253.

**serpentin**             Polygonum bistorta L.
                          Schlangenknöterich
                          BRO 199 oder
                          Serapinharz von Ferula persica Willd.
                          LEH 254.

**seûen paum**            → saffebŏm

**sinan**                 Alchemilla vulgaris L.
                          Frauenmantel
                          TAB 248h, 249.

**speck**                 Speck, Fettgewebe, vor allem von Sus scrofa L.
                          LEH 260.

**spŏchel**               Speichel

**spünn**                 ‚Muttermilch' oder
                          Spuma virginis ‚Jungfernschaum' (Arzneimittel-
                          name)
                          LEH 261.

**steinrutten**           Asplenium ruta-muraria L.
                          Steinraute, Mauerraute
                          LEH 261.

**stendelwurtz**          Orchis morio L.
                          Orchidee
                          PRI/JES 256.

**swalben nest**          Schwalbennest

| | |
|---|---|
| swines klôise | Schweinenieren |
| testiculum leporis | Hasenhoden |
| theodoricon | Theodoritum emperistum Latwerge des Antidotarium Nicolai KUS 297. |
| teschell kraût | Capsella bursa pastoris L. Hirtentäschel TAB 512d. 513b; KUS 246. |
| toste | → artemesiam |
| tosten | → artemesiam |
| tosthell | → artemesiam |
| tuben | Tauben |
| tuben mist | Taubenmist |
| tutter | Dotter |
| veldt mÿnczenn | → minczen |
| veltmalten | → malten |
| venchel | → fanikell |
| venichell | → fanikell |
| verbena | → eÿssenkraûtt |
| verbene | → eÿssenkraûtt |
| verbenna | → eÿssenkraûtt |
| visch | Fisch |
| vôgel | Vögel |
| wachs | Wachs |

| | |
|---|---|
| **waiczeinmell** | Mehl von Triticum aestivum L. Weizenmehl |
| **waiczens mǔßlein** | Weizenmus |
| **wasser** | Wasser |
| **waßer** | → wasser |
| **wegbreitten** | → plantago |
| **wegerich** | → plantago |
| **wegerichs** | → plantago |
| **wegrich** | → plantago |
| **wegwart** | Cichorium intybus L. Wegwarte MAR I,990−998 |
| **weiber millich** | → fräwen milch |
| **weibes spünn** | → fräwen milch |
| **weicz korner** | Weizenkörner |
| **weiden** | Folia Ligustri L. Weidenblätter oder Herba Lysimachiae L. Weidenkraut oder Lonicera pericymenum Geißblatt Prunus padus Traubenkirsche Rhamnus chatartica / frangula Kreuzdorn Ulmus campestris Englische Ulme Tilia parvifolia Winterlinde Viburnum lantana Schlingbaum PRI/JES II,208. |

| | |
|---|---|
| weinber | Passulae minores<br>Weintrauben<br>ARE 397. |
| wein kraütt | Weinblätter |
| weinperrnn | → weinber |
| weirach | Boswellia carteri Birdw.<br>Weihrauch<br>ARE 397; LEH 295. |
| werenmût | Artemisia absinthium L.<br>Wermut<br>ARE 402; LEH 295. |
| wermuett wein | Wermutwein |
| wermut | → werenmût |
| wermûett | → werenmût |
| wermv̈ett | → werenmût |
| wermût | → werenmût |
| wermüt | → werenmût |
| weyrach | → weirach |
| wibs spune | → fräwen milch |
| wider kraütt | → weiden |
| wiesel | Mustela<br>Wiesel |
| win | Vitis vinifera L.<br>Wein<br>LEH 296. |
| wine | → win |
| winstein | Kaliumbitartrat<br>Weinstein<br>LEH 297. |

| | |
|---|---|
| **wintruben korner** | Weintraubenkerne |
| **wirŏchs** | → weirach |
| **wisswurtz** | Veratrum album L.<br>weiße Nieswurtz oder<br>→ diptamj<br>TEN/KEI 211. |
| **wiswurtz** | → wiswurtz |
| **wolgemeut** | → burretz |
| **wolgommett** | → dostenn |
| **wurtzelinges saft** | Succus Dauci inspissatus<br>Lakritze<br>ARE 412. |
| **yerapigra** | → jerapigra |
| **ÿgels gallen** | Igelgalle |
| **ÿgels hertzen** | Igelherz |
| **ypericon** | → ipuricio |
| **ÿsopensaft** | → jsoben |
| **ysopp** | → jsoben |
| **zelidoni** | → celidonia |
| **zentaur** | Centaurea centaurium L.<br>Grosses Tausengüldenkraut oder<br>Centaurium minus Moench<br>Kleines Tausengüldenkraut<br>LIN 152. |
| **zige** | Capra hircus L., Fleisch von<br>Hausziege, Geis, Ziegenbock<br>SCH I,26. |
| **zitwer** | Curcuma zedoaria Roxb.<br>Zitwer<br>TEN/KEI 212; ARE 419; KUS 207. |

| | |
|---|---|
| **zimet rinden** | Zimtrinde<br>→ chenellen |
| **zucker** | Saccharum officinarum L.<br>Rohrzucker<br>FIS 282. |
| **zuker** | → zucker |
| **zwifel** | Allium cepa L.<br>Zwiebel<br>TEN/KEI 212. |
| **zwivöllenn** | → zwifel |
| **zwyföllenn** | → zwifel |

# Verzeichnisse

## Handschriften- und Initienverzeichnis

In das Handschriftenverzeichnis wurden alle von mir erfaßten Kodizes mit gynäkologisch-obstetrischen Texten aufgenommen und mit den Informationen zu Vorbesitzern
und Mitüberlieferung versehen, die sich den Angaben der Handschriftenkataloge bzw.
dem Text selbst entnehmen ließen.

1. Staats- und Stadtbibliothek Augsburg, III.1.2° 43 (4.V.15. Jh.):
Arzneibuch; Vorbesitzer: alter Besitzvermerk getilgt.
Bl. 9ᵛ: Geburtszauber

2. Staats- und Stadtbibliothek Augsburg, III.1.4° 1 (1400–05):
Sammlung komputistischer Texte, med. Rezepte, Cato, lat./dt.; Vorbesitzer: Bibliothek
in Füssen.
Bl. 87ᵛᵇ: Marien-Geburtsamulett
Titel: „Mulieri tempore partus liganda est hec littera"
Initium: „De viro virgo"

3. Staatsbibliothek Preußischer Kulturbesitz zu Berlin, Haus 2, Ms. germ. fol. 1069
(2.H.15. Jh.):
Buch vom Menschen, Tier und Garten (medizinischer Hauskalender); Vorbesitzer: –
1. Bl. 196ʳᵃ: frauenheilkundliche Rezepte
Titel: –
Initium: „Jtem es kompt etwen dz die wib arbeit lident wen sÿ zelang an man sint So
geswilt inen die matrix gern"
2. Bl. 196ᵛᵃ-197ᵛᵇ: *Sieben Erklärungen zur weiblichen Sexualität und zur Reproduktion*
Titel: –
Initium: „[M]an sol verstan wenn das ist das ein junkfrow ein magt komt zů sechzehen
jaren envollen So hept sich jn jra ein vrsprung dz heissent die meister menstruum"
3. Bl. 198ʳ-207ʳ: Traktat *Von der Natur der Frauen und ihren Krankheiten.*
Titel: „Hie nach so stat von der frowen natur vnd von jr kranckeit als bÿ
eim andern"
Initium: „Nach nutzbarkeit der vnverstandnen frowen vnd mannen die keins dings
vnderscheid wüssend wie sÿ sich halten sôllend vnd wz sÿ tûn dz sÿ dz tûnd mit
vnderscheid vnd mit verstantnise"

4. Staatsbibliothek Preußischer Kulturbesitz zu Berlin, Haus 2, Ms. germ. oct. 121
(1474, 1483):
Medizinisch-astronomisch-astrologische Texte; Vorbesitzer: Hans Bereiczgelt.
Bl. 99ʳ-101ᵛ: frauenheilkundliche Rezepte
Titel: „Alhie hebet an wie man den frauwen ir czyt wider bringen solle"

Initium: „Jtem nym Rot toste oder Rott myntz vnd Syde die in win vnd trinck den selben win"

5. Staatsbibliothek Preußischer Kulturbesitz zu Berlin, Haus 2, Hdschr. 319 (2.V.15. Jh.):
Iatromathematisch-medizinisches Hausbuch, Vorbesitzer: –
Bl. 49 – 54: Pseudo-Trotula, *De passionibus mulierum*, Auszug: *Traktat über die Menstruation*
Titel: „Von der frauwen krangheit"
Initium: „Jn disem capitel wil ich sagen nach dem als dan schribet der meister in dem büche der heimligkeit von den gemeinen naturlichen sachen / der kranckheit / die die frauwen alle monet haben"

6. Ungarische Akademie der Wissenschaften Budapest, K. 557 (um 1500):
medizinische Rezepte, Spruch Augustins; Vorbesitzer: Pastoren ab 17. Jh.
Bl. 1: Lat. Spruch gegen Unfruchtbarkeit
Titel: –
Initium: „De Viro Vir Virgo de Virgine ... Elizabet sterilis peperit Johannem"

7. Erzdiözesanbibliothek Eger, Hs. B. V. 3 (15. Jh.):
Nicolaus von Dinkelsbühl, Guido de Monte Rocherii, Arzneibuch;
Vorbesitzer: Einträge a. d. 18. Jh.
Bl. 312ra-313rb: frauenheilkundliche Rezepte
Titel: „Von Den frawe ist zw merkhen Ir khrankhaÿt"
Initium: „Wan ain fraw ist geswollen an ir haÿmlikhait das sÿ den harmb nicht wol mag lassen dÿ schol nemen wurgelen vnd temperir den mit genssmalcz"

8. Universitätsbibliothek Frankfurt a. M., Ms. germ. qu. 17 (1.V.15. Jh.):
Buch von der Gesundheit; Vorbesitzer: –
Bl. 278ra-294rb: Gynäkologie
Titel: fehlt (Blattverlust am Anfang des Textes)
Initium: „So den fröwen iere brúste swerent So der fröwen die brúste erswerent so nim scheffin mist vnd lege den also balde v́ber die brust"

9. Universitätsbibliothek Frankfurt a. M., Ms. germ. oct. 62 (um 1500):
Deutsch-lateinisches Arzneibuch; Vorbesitzer: –
Bl. 308r-327v: Gynäkologische und kosmetische Rezepte
Titel: „Hie noch volget die artztnie der frouwen gebristen vast gút vnd wol bewert"
Initium: „Jtem vt vulua mulierum"

10. Universitätsbibliothek Graz, Hs. 1609 (1451, 1488):
Kochbuch, medizinische Rezepte, Obstbaumveredelung, Pferdeheilkunde
(= Buch vom Menschen, Tier und Garten); Vorbesitzer: –
Bl. 211v-216v: frauenheilkundliche Rezepte
Titel: –
Initium: „Jtem von manigerlai geprechen der weiber vnd ob ain fraw arbait zu ainem kind"

11. Staats- und Universitätsbibliothek Hamburg Carl von Ossietzky,
Cod. med. 801:
medizinische Texte; Vorbesitzer: Constantinum Roeslin; Johann Weßen, Apotheker in
Frankfurt, 1549; Zacharias Conrad von Uffenbach (1683–1734).
S. 9–130: handschriftliche Vorstufe des von Eucharius Rößlin herausgegebenen
Drucks *Der schwangeren Frauen und Hebammen Rosengarten*
Titel: „No. i. Von Kranckheiten, Siechtagen und zu val der Swangern und geberenden
frowen und ihrer neugebornen Kinderen" (von der Hand des Vorbesitzers)
Initium: „Nach dem vnd got der almechtig mit siner höchen vnentlichen weißheit der
menschen vß nüt geschaffen jn zu besitzen ewige froide"

12. Universitätsbibliothek Heidelberg, Cpg 260 (15. und 16. Jh.):
Arzneibuch, Vorbesitzer: Jörg Truchsessen.
1. Bl. 34$^{vb}$-38$^{va}$: frauenheilkundliche Rezepte, u. a. aus dem *Arzneibuch* Ortolfs von
Baierland
Titel: „Jtem das hernach geschriben capitel sagt von der frowen haimlickait vnd jr
kranckhait das vermerckent das"
Initium: „Passio matricum ha[i]sst nu sücht der müter vnd der frowen als sÿ wirt vber
xij iar vnd weret zü viertzig iaren"
2. Bl. 98$^{v}$-102$^{r}$: u. a. frauenheilkundliche Rezepte
Titel: −
Initium: „Fur der Frowen kranckhait"

13. Universitätsbibliothek Heidelberg, Cpg 480 (1570):
Johannes Hartlieb, dt. Übersetzung der *Secreta mulierum* u. a.
1. Bl. 189$^{v}$-195$^{v}$: dt. Übersetzung der ursprünglichen Beitexte des Situsbilds einer
Schwangeren aus dem *Fasciculus medicinae* von Pseudo-Ketham
Titel: „Folgett weitter andere nottwendige fragenn vnd der selbenn berich" Initium:
„Das die Brüste nicht wachssen nim allaun kraūt"
2. Bl. 195$^{v}$-206$^{r}$: Auszüge aus den *Problemata* des Pseudo-Aristoteles in dt. Übersetzung
Titel: −
Initium: „Warūmb die vnnmessige keüschheit so schedlich seÿ"

14. Universitätsbibliothek Heidelberg, Cpg 488 (1566):
Johannes Hartlieb, dt. Übersetzung der *Secreta mulierum* u. a.
1. Bl. 131$^{v}$-134$^{v}$: dt. Übersetzung der ursprünglichen Beitexte des Situsbilds einer
Schwangeren aus dem *Fasciculus medicinae* von Pseudo-Ketham
Titel: „Folget weitter Andere notwenndige fragen vnd der selbenn Bericht"
Initium: „Das die Brust nicht wachssenn so nimb alaūn kraūt"
2. Bl. 134$^{v}$-142$^{r}$: Auszüge aus den *Problemata* des Pseudo-Aristoteles in dt. Übersetzung
Titel: −
Initium: „Warūmb die vnmessige keūschheit"

15. Universitätsbibliothek Heidelberg, Cpg 545 (1474):
Arzneibuch; Vorbesitzer: Eberhard Maywolt.
Bl. 9$^{v}$-10$^{v}$: Register der frauenheilkundlichen Rezepte
Bl. 59$^{r}$-63$^{r}$: frauenheilkundliche Rezepte
Titel: „Von der heimlickeit der frawen merck" (Bl. 9$^{v}$)

Initium: „Ein fraw perhaft werd Item der scham. [!] der dem hasen ann dem mundt leit So er koel genagen hat"

16. Universitätsbibliothek Heidelberg, Cpg 583 (1486):
Kräuter- und Arzneibuch, Vorbesitzer/Schreiber: Nicolaus Frauenlob von Hirschberg, Schreiber: Georg Sparsgut.
Bl. 67ᵛ-74ʳ: frauenheilkundliche Rezepte
Titel: „Von der frawen geprechen"
Initium: „Hye sol man sagen von dem sechsten tail von der frawen geprechen vnd wie man den lieben frawen krankhayt püessen vnd ledig machen sol"

17. Wellcome Historical Medical Library London, Hs. 283 (2.H.15. Jh.):
Gabriel von Lebenstein: Von gebrannten Wassern, Arzneibuch; Vorbesitzer: Arzt im sp. 17. Jh.
Bl. 160−173: Pseudo-Trotula: *De passionibus mulierum*, Auszug: *Traktat über die Menstruation*
Titel: „Von der kranckhayt vnd geprechen der frawen"
Initium: „Zu dem ersten von wann er köm zu dem anderen mal. Wie er etwann vergee Woüon das seÿ Zw dem dritten mal wie man den zu hilff söl kömen"

18. Wellcome Historical Medical Library London, Hs. 766 (um 1500):
Arzneibuch, Vorbesitzer: −
Bl. 106ᵛ-110: frauenheilkundliche Rezepte
Titel: „Volgt hernach von krangkayten sprochen vnd von haymligkayt der frawen"
Initium: „Item volgt weyter hernach von den krangkayten vnd haymlichen steten vnd gebresten der frawen Jtem das sy swanger werden Jtem der hase der aus seiner mueter wirt geschniten"

19. British Museum London, Ms. Add. 34 304 (spätes 15. Jh.):
Sammlung medizinischer Rezepte
Bl. 72−75: frauenheilkundliche Rezepte
Titel: −
Initium: „Ertzenie weder mancherhande suicht der vrauwen vnd vngemaich"

20. Universitätsbibliothek Marburg, Ms. 93 (Mitte 16. Jh.):
Johannes Hartlieb, dt. Übersetzung der *Secreta mulierum* u. a.
1. Bl. 106ʳ-110ᵛ: dt. Übersetzung der ursprünglichen Beitexte des Situsbilds einer Schwangeren aus dem *Fasciculus medicinae* von Pseudo-Ketham
Titel: −
Initium: „Volgen etliche kunst der sachen das dye zietzen oder prust nicht wachssen Nym allaůn das kraut papeln zerreyb sie woll leg es vber die prust sie wachssen nicht"
2. Bl. 111ʳ-119ʳ: Auszüge aus den *Problemata* des Pseudo-Aristoteles in dt. Übersetzung
Titel/Initium: keine Angaben

21. Bayerische Staatsbibliothek München, Cgm 249 (1447):
Konrad von Megenberg: Buch der Natur, medizinische Rezepte, Vorbesitzer: Eintrag getilgt.
Bl. 242ᵛ-244ᵛ: frauenheilkundliche Rezepte

Titel: „De mulieribus"
Initium: „Wem sein prust we tun oder darein gewunt ist der sol nemen die wurczln
von ybschen vnd sol die stossen vnd sieden in wasser oder wein vnd pinden daz
dar auf"

22. Bayerische Staatsbibliothek München, Cgm 407 (1495,1496):
‚Das hl. Almadel', Schriften zu Garten- und Weinbau, Branntweinherstellung; Vorbesit-
zer: Paul Hector Mair, Augsburger Ratsdiener und Verwalter der Stadtkasse.
Bl. 390ᵛ-391ʳ: frauenheilkundliche Rezepte
Titel: –
Initium: „Ein fraw perhafft zu machen"

23. Bayerische Staatsbibliothek München, Cgm 592 (4.V.14. Jh.):
Kräuterbuch, Arzneibuch; Vorbesitzer: Ratdolt … Haincz; Johannes Oberle (1570).
Bl. 35ʳᵃ-38ʳᵃ: frauenheilkundliche Rezepte
Titel: –
Initium: „Jst ain swer auf der prust ainer frawn. Die nem die heff von dem essich vnd
misch die mit staubmel"

24. Bayerische Staatsbibliothek München, Cgm 720 (4.V.15. Jh.):
Arzneibuch; Vorbesitzer: in Aldersbach geschrieben, dort im alten Katalog erwähnt.
Bl. 84ᵛ-89ʳ: frauenheilkundliche Rezepte
Titel: –
Initium: „Hye ist ze merckhen von der frawen sucht Wildw wissen von der frawen
kranckhait wÿe man dy wenden vnd vntterkômen sol"

25. Bayerische Staatsbibliothek München, Cgm 723 (Ende 15. Jh.):
Arzneibuch; Vorbesitzer: kein Herkunftsvermerk, evtl. aus dem Franziskanerkloster
München.
Bl. 216ʳ-230ᵛ: *Sieben Erklärungen zur weiblichen Sexualität und zur Reproduktion* und frauen-
heilkundliche Rezepte
Titel: „Disew hernach geschriben stuckh der sein vij die sol nÿmant leseñ noch horeñ
er sei dann vernunftig vnd verstentig wan got hat die fraweñ vil haÿmlich Siechtag an
gelegt am Ersten"
Initium: „MAn sol merckhen wen ain junckhfraw oder ain magt chumbt tzw den
sechtzehen iaren So hebt sich ain vrsprung an jnn den haissen menstruum"

26. Bayerische Staatsbibliothek München, Cgm 725 (4.V.15. Jh.):
Arzneibuch; Vorbesitzer: Cristoff Ziegler u. a. (17. Jh.).
Bl. 39ʳ-40ʳ: frauenheilkundliche Rezepte
Titel: –
Initium: „Jtem wellstu versuechen wellichs weib gerñ man hab So soltu nemen rueben
vnd mül die in ainem leihneñ tuech vnd leg die dem weib an plosse hawt"

27. Bayerische Staatsbibliothek München, Cgm 728 (4.V.15. Jh.):
Arzneibuch; Vorbesitzer: Fridrych Panthail, Michael Gscheyd pader zw Rietz; Anshel-
mus Gfässer, schuelmaister zu Ryetz 1610 (vermutlich Rietz in Westtirol).
1. Bl. 136ᵛ-141ᵛ: frauenheilkundliche Rezepte

Titel: –
Initium: „Von der spünn der frawenñ Jteñ So dem weib der spünn zer rine"
2. Bl. 114ʳ-176ʳ [Bl. 152–171 nicht gezählt]: *Traktat von Empfängnis und Geburt*
Titel: –
Initium: „Hie merk von natûris reruñ der menschenñ werdûng auf erdenn da von vindet mann in dem puch der schepffûng vnd der doctorey"
3. Bl. 173ʳ-176ʳ: Gynäkologische Rezepte von griechischen Medizinern in deutscher Übersetzung
Titel: –
Initium: „Jtem hie nach volgennt vil hüpscher pewerter kriechischer künst vnd ler die ausgezogen sintt aus denn altenn pewerten maister püchernn der kriechischen erczney"
4. Bl. 178ᵛ-181ʳ: u. a. weitere frauenheilkundliche Rezepte

28. Bayerische Staatsbibliothek München, Cgm 729 (Ende 15. Jh.):
Arzneibuch; Vorbesitzer: Abensberg, Karmelitenkloster.
Bl. 143ʳ-146ʳ: frauenheilkundliche Rezepte
Titel: –
Initium: „Zu der durren prust Wen den frawen di prust swer"

29. Bayerische Staatsbibliothek München, Cgm 823 (Ende 15. Jh.):
medizinische, mantische und Hausrezepte, Segen; Vorbesitzer: –
Bl. 80ʳ-82ʳ: frauenheilkundliche Rezepte
Titel: –
Initium: „Jtem wil eyn wÿp wissen ob sy kinde sal machen oder nit So sal sÿ neczen vff eyn grune bappeln"

30. Bayerische Staatsbibliothek München, Cgm 976 (1.H.16. Jh.):
aus drei verschiedenen Teilen zusammengebundenes Arzneibuch; Vorbesitzer: –
Bl. 89ʳ-92ʳ: Gynäkologie (lat. und dt.)
Titel: –
Initium: „Contra Stranguria et ad proûocandum menstruum"

31. Bayerische Staatsbibliothek München, Cgm 3969 (1515–1518):
Arzneibuch; Vorbesitzer: Regensburg, St. Emmeram
Bl. 87ʳ-88ʳ: gynäkologische Fragen
Titel: –
Initium: „Wan ain frau ir khranckait hat ist ir nit gesundt"

32. Universitätsbibliothek München, 2° Cod. ms. 595 (nicht vor 1457):
astrologische und medizinische Schriften; Vorbesitzer: –
Bl. 20ᵛ: Rezepte gegen zu starke Menstrution
Titel:-
Initium: „Jtem wenn ain fraw Jr Recht ze vill hatt. Jtem trag seualpôm Jn iren puessen Cczwischen den prusten"

33. Stadtbibliothek Nürnberg, Cent. VI,1 (1500, 1509):
Ps.-Albertus Magnus, Secreta mulierum dt., Ps.-Trotula: *De ornatu, dt.* Vorbesitzer: Dr. Georg Palma, Nürnberg.

1. Bl. 116ᵛ-125ᵛ: dt. Übersetzung der ursprünglichen Beitexte des Situsbildes einer Schwangeren aus dem *Fasciculus medicinae* von Pseudo-Ketham
Titel: −
Initium: „Das die prúst nit wachsen Nÿm allein daß kraüt daß do heist wilt pappelen vnd zerreib sie wol vnd leg eß vber die prúst"
2. Bl. 125ᵛ-144ᵛ: Pseudo-Aristoteles: Auszüge aus den *Problemata*, dt.
Titel: −
Initium: „Jtem war vmb vnkeüschen die thirer Darauf Antwort Aristotiles jn dem anderñ púch der sel vber die geschrifft"

34. Germanisches Nationalmuseum Nürnberg, Hs. 15 586 (2.H.14 Jh.):
Arzneibuch, *Bartholomäus*, Monatsregeln; Vorbesitzer: −
Innerhalb von Bl. 2ʳ und 13ʳ: frauenheilkundliche Rezepte
Titel: −
Initium: „Ob eyn wip kinder muge gewynnen Wiltu versuchen ob eyn wip kynder mvge bekvmen so nym irn harn vnd giz den vf dy wilden pappelen"

35. St. Martinsberg, Zentralbibliothek des Benediktinerordens, Pannonhalma 118.J.42 (um 1500):
Arzneibuch; Vorbesitzer: Osias Schrader, Glasmaler und Glaser zu Regensburg (1535 oder 1595).
Bl. 88ʳ-89ᵛ: frauenheilkundliche Rezepte
Titel: „Von frawen vnd irr haÿmlikait"
Initium: „Wen den weiben wee ist in des matricem oder vmb den nabel so gewinnen sy das geczwang vnd gedunck sy wye sye niden zw samen sey punden"

36. Universitätsbibliothek Salzburg, Hs. M I 36 (1425):
Astronomisch-astrologisch-medizinische Sammelhandschrift;
Vorbesitzer: Hofbibliothek.
Bl. 105ʳ-106ᵛ: Auszüge aus den *Problemata* des Pseudo-Aristoteles
Titel: Secreta mulierum
Initium: „Hie ist zu merken vnderscheit nature manne vnd wibe Von erst ist zu wissen der aller keldeste man ist Nün stünt heiszer dan die heiszeste fraüwe"

37. Zentralbibliothek Solothurn, Codex S 386 (1463−66):
Arzneikundliche Schriften und Texte; Vorbesitzer: −
Bl. 165ʳ: Formel für gute Geburt
Titel: −
Initium: „[W]iss wer nimpt ain núw vngebruchtt schússel von holcz"

38. Zentralbibliothek Solothurn, Codex S 414 (2.H.15. Jh.):
Arzneikundliche Schriften und Texte; Vorbesitzer: wohl Basler Steinenkloster.
Bl. 174ʳ-177ʳ: frauenheilkundliche Rezepte
Titel: −
Initium: „Die frow die ir zit ze vil hat Wiltte ein frowen helfen die jr zit ze vil hat vnd ouch lang geweret hat So hilf jr also"

39. Württembergische Landesbibliothek Stuttgart, Cod. med. 4° 24 (1484):
Arzneibuch, Temperamentenlehre, Ernährungslehre etc.; Vorbesitzer: Erhardt Truchseß von Warthausen (1604).
Bl. 88ʳ-94ᵛ: Pseudo-Trotula, *De passionibus mulierum,* Auszug: *Traktat über die Menstruation*
Titel: „Von den naturlichen frawen sichtagen von von [!] oder wie er yn werd"
Initium: „IN dißem capitell will ich nü sagen nach dem vnd als den schreybt der maister ỹn dem püche von der haymligkait von dem gemeinen naturlichen seuch"

40. Württembergische Landesbibliothek Stuttgart, HB II 58 (1468):
Johannes von Zazenhausen, medizinischer Sammelband, Vorbesitzer: Hanns Schmid; Kloster Wiblingen.
Bl. 82ʳᵇ-85ʳᵃ: frauenheilkundliche Rezepte
Titel: –
Initium: „Also den frowen die brist swerent Als dem wibe die brúst swerent So solt du nemen schauf mist vnd lege das also úber das we"

41. Württembergische Landesbibliothek Stuttgart, Cod. med. et phys. 2° 5 (1480–82):
Medizinische Sammelhandschrift; Vorbesitzer/Schreiber: Hans Seyff von Göppingen, Wundarzt.
Bl. 147ᵛ-149ʳ: *Sieben Erklärungen zur weiblichen Sexualität und zur Reproduktion*
Titel: „Dis bůch haysset die gehaim der frowen dis bůch sol och niemen lessen noch heren dan er sy vernüfftig dan vil gehaimer not gott an die frowen geschaffet hantt Das es nit gůt wer das es die vnvernyfftigeñ sollent wissen dar vmb ist es zů hietteñ"
Initium: „Man sol merckhen wan das ist das ain Junckfrow komt zů xvi jaren vnd die er vollet so hebz sich ain vrssprung an ir die hayset menstruum"

42. Österreichische Nationalbibliothek Wien, Cod. 2898 (1470):
Arzneibuch, Vorbesitzer: –
Bl. 1ʳ-4ᵛ: frauenheilkundliche Rezepte
Titel: –
Initium: „BElcher frawn ir siechtumb nicht chomen wil oder ob ir dy matrix siech sey. Man sol neñen dy wurcze buli vnd sol die mit altem smer also warme wol czestossen vnd mischen"

43. Österreichische Nationalbibliothek Wien, Cod. 2967 [Med.136] (2.H.15. Jh.):
Arzneibuch, Vorbesitzer: –
1. Bl. 129ᵛ-132ʳ: Pseudo-Aristoteles: Auszüge aus den *Problemata,* dt.
Titel: –
Initium: „Das aller gróbest in der kost dz beleibt in dem magen vnd wirt in der natur dürch das gedärm auß getrÿben von dem menschen"
2. Bl. 132ʳ-141ʳ: handschriftliche Vorstufe des *Frauenbüchleins* von Pseudo-Ortolf
Titel: –
Initium: „Wie sich ain schwangre fraw halten sol beÿ 14 tagen Ee sy geperen sol Zů dem andern wie sy sich gegen der hebammen halten sol sy sey recht"

44. Österreichische Nationalbibliothek Wien, Cod. 3007 (1472):
Arzneibuch, theologische Texte, Laurin, Farbrezepte, Osterspiel, Vorbesitzer: Augustiner-Konvent (18. Jh.).

Bl. 4ᵛ-5ʳ: Sechs Zeichen der Empfängnis
Titel: „Czeichen von der entphounge"
Initium: „Das erste das weip sol mit ir nemen knobeloch in das bette Jst das sy noch
dem sloffe rewcht den knobeloch so ist sy nicht swanger"

45. Österreichische Nationalbibliothek Wien, Cod. 14545 (um 1480):
Arzneibuch, Vorbesitzerin: Barbara holländersche (15. Jh.).
Bl. 12ᵛ: Segen beim Gebären
Titel: „Von der gebort der frawenn"
Initium: „Wenne eyne frawe geberen sal So sal man deze wort sprechen sy gebert diste
senffter Elizabet hot gebert Johannem"

46. Österreichische Nationalbibliothek Wien, Cod. 11 168 (1566, 1570):
Johannes Hartlieb: Bücher Trotula, Albertus Magnus: Secreta mulierum, Von natürli-
chen Dingen, Problemata Aristotelis; Vorbesitzer: –
Bl. 150ʳ-164ʳ: dt. Übersetzung der ursprünglichen Beitexte des Situsbilds einer Schwan-
geren aus dem *Fasciculus medicinae* von Pseudo-Ketham
Titel: „Folget weider andere Nothwendige Fragen vnd derselbigen Bericht"
Initium: „Daß die Brüste nicht wachßen So nimb alaun krauth von Pappeln"

47. Herzog-August-Bibliothek Wolfenbüttel, 189 Blankenburg (Ende 15. Jh.):
Arzneibuch; Vorbesitzer: Emeranus Wolff, Sebastian Porttner.
Bl. 178ʳ-179ʳ: Frauenleiden
Titel/Initium: keine Angaben

48. Herzog-August-Bibliothek Wolfenbüttel, 226 Extravagantes (1469):
Rezepte, Deutscher Tobias, Deutscher Cato, Femrecht, Güldene Kron unser lieben
Frauen; Vorbesitzer: Ulrich Schwarz, Bürgermeister von Augsburg, gest. 1478.
1. Bl. 84ʳ: frauenheilkundliche Rezepte (Nachtrag des 16. Jahrhunderts)
2. Bl. 84ᵛ: Gebet bei der Entbindung
Initium: „Unser fraw waz schwanger"

49. Herzog-August-Bibliothek Wolfenbüttel, 146.2 Extravagantes (2.H.13. Jh.):
Psalterium mit mhd. Glossen; Vorbesitzerinnen: Dominikanerinnen.
Bl. 2ʳ: Gebärmuttersegen
Initium: „Ich beswer die quele muter"

50. Zentralbibliothek Zürich, B 245 (15. Jh.):
Arzneibuch, Rezepte; Vorbesitzer: Conradi Gesneri emptus tetradrachmo, 1548.
Bl. 49ʳff: frauenheilkundliche Rezepte, u. a. aus dem *Arzneibuch* Ortolfs von Baierland
Titel: –
Initium: „Svffocatio matricum heist die hebmüter vnd stest die frauwen heruff an
das hertz"
Bl. 67ᵛ-74ᵛ: frauenheilkundliche Rezepte
Titel: „Von den frawen wann sie wollen wissen von allen iren sachen sie seint heymlich
oder nit Zu dem ersten wz swanger frawen meyden sol"
Initium: „Schwanger frawen die kinder tragen die sollen sich hutten vor bitter kost
und vor lassen vor vbrigem springen"

51. Zentralbibliothek Zürich, C 101 (15. Jh.):
Theologische Texte, Rezepte, Kalender; Vorbesitzer: Gallus Kemli, Priester.
Bl. 167ᵛ: Gebärmuttersegen
Titel: „Vor die bermüter ein güt segen"
Initium: „Jn nomine patris et fily"

## Abkürzungsverzeichnis

| | |
|---|---|
| Bl.: | Blatt |
| BS: | Bayerische Staatsbibliothek München |
| Cgm: | Codex germanicus monacensis |
| Cod.: | Kodex |
| GN: | Germanisches Nationalmuseum Nürnberg |
| H.: | Hälfte |
| hl.: | heilige, heiliger |
| Hs.: | Handschrift |
| Jh.: | Jahrhundert |
| Ms: | Manuskript |
| mhd.: | mittelhochdeutsch |
| ÖNB: | Österreichische Nationalbibliothek Wien |
| r: | recto (Vorderseite eines Blattes) |
| SB: | Staatsbibliothek |
| StB: | Stadtbibliothek |
| SBBPK: | Staatsbibliothek zu Berlin, Preußischer Kulturbesitz, Haus 1 u. 2 |
| UB: | Universitätsbibliothek |
| v: | verso (Rückseite eines Blattes) |
| V.: | Viertel |
| WL: | Württembergische Landesbibliothek Stuttgart |
| ZB: | Zentralbibliothek |

## Abbildungsverzeichnis

Abb. 1: (S. 11) Titelblatt des *Frauenbüchleins* von Pseudo-Ortolf. Erstdruck o. O. o. J.: Augsburg um 1495. Exemplar der Bayerischen Staatsbibliothek München, Signatur 4° Jnc. s. a. 1377.

Abb. 2: (S. 21) Situsbild einer Schwangeren. Aus: Ein gut artznei die hi nach || steet (Straßburg: Johann Prüß d. Ä. um 1510), Exemplar der Zentralbibliothek Zürich, Signatur: Ink K 355₂.

Abb. 3: (S. 51) Zentralbibliothek Solothurn, Codex S 386, Bl. 165ʳ: Formel für gute Geburt (mit Zeichnung).

Abb. 4: (S. 58) Staatsbibliothek zu Berlin, Preußischer Kulturbesitz, Haus 2, Ms. germ. fol. 1069, Bl. 196ʳ).

# Bibliographie

## Primärliteratur

Albertus Magnus: *Albertus Magnus / Daraus man alle Heimligkeit deß Weiblichen geschlechts erkennen kan / Deßgleichen von jhrer Geburt / ſampt mancherley artzney der Kreuter auch von tugendt der edlen Gestein vnd der Thier / mit ſampt einem bewehrten Regiment für das böse ding. Jetzund aber auffs new gebeſſert / vnd mit schönen Figuren gezieret / dergleichen vor nie auszgangen.* Getruckt Franckfurt am Mayn / M. D. L XXXI. Hrsg. von Peter Amelung, Stuttgart 1966.

Aristoteles: Werke in deutscher Übersetzung. Bd. 19: *Problemata Physica.* Übersetzt von Hellmut Flashar. Hrsg. von Ernst Grumach. Berlin 1962.

Aristoteles latinus XVII 2.V.: *De generatione animalium.* Translation Guillelmi de Moerbeka. Edidit H. J. Drossart Luhofs. Leiden 1966.

Brunfels, Otto: *Contrafayt Kreüterbüch.* 2 Teile. Straßburg 1532 und 1537.

Hugo von Trimberg: *Der Renner.* Hrsg. von Gustav Ehrismann. Mit einem Nachwort und Ergänzungen von Günther Schweikle. Bd. 2. Berlin 1970.

Johannes de Ketham Alemannus: *Der Fasciculus medicinae.* Faksimile des Venetianer Erstdruckes von 1491. Hrsg. von Karl Sudhoff. Mailand 1923 (= Monumenta medica; Bd. 1).

Johannes de Ketham: *The Fasciculus Medicinae of Johannes de Ketham Alemannnus.* Facsimile of the First (Venetian) Edition of 1491. With english translation by Luke Demaitre; commentary by Karl Sudhoff; translated and adapted by Charles Singer. Special Edition Birmingham, Alabama (= The Classics of Medicine Library, 1988).

Johannes de Ketham: *Ein gut artznei die hie nach steet: das frawen unnd mann an geet: Findest du vil sachen mit wenig worte ertzalt.* Leipzig 1927.

Konrad von Megenberg: *Das Buch der Natur.* Hrsg. von Franz Pfeiffer. Stuttgart 1861.

Rößlin, Eucharius: *Der Swangern frawen vnd hebammē roszgartē.* Faksimile des Drucks der Universitätsbibliothek Göttingen.

Seitz, Alexander: *Sämtliche Schriften.* Bd. 1: Medizinische Schriften. Hrsg. von Peter Ukena. Berlin 1970.

Simonis, Nikolaus: *Ein Brautstück allen, die den Ehestand lieben.* [Speyer: Jakob Schmidt, um 1525].

Sprenger, Jakob/Heinrich Institoris: *Der Hexenhammer (Malleus maleficarum).* Aus dem Lateinischen übersetzt von J. W. R. Schmidt. München [10]1991.

TABERNÆMONTANI, D. IACOBI THEODORI: New vollkommen Kräuter= Buch/ Darinnen Vber 3000. Kräuter / mit ſchönen vnd kunſtlichen Figuren / auch deren Vnterſcheid vnd Wirckung / ſampt jhrer Namen in mancherley Spraachen / beſchrieben [...] Vormahls Durch D. CASPARVM BAVHINVM [...] gebeſſeret. 2 Bde. Basel 1664.

Wonnecke, Johann: *Gart der Gesundheit.* Mainz: Peter Schöffer 1485.

Sekundärliteratur

Ackerknecht, Erwin H.: Zur Geschichte der Hebammen. In: *Gesnerus* 30 (1973), S. 181–191.

Albrecht-Engel, Ines/Christine Loytved: *Gebärpositionen in der Geschichte und Völkerkunde aus medizinischer Sicht.* In: Frauenalltag – Frauenforschung. Beiträge zur 2. Tagung der Kommission Frauenforschung in der Deutschen Gesellschaft für Volkskunde, Freiburg, 22.–25. Mai 1986. Hrsg. von der Arbeitsgruppe Volkskundliche Frauenforschung Freiburg. Frankfurt a.M./Bern/New York/Paris 1986, S. 347–353.

Arends, Johannes: *Volkstümliche Namen der Arzneimittel, Drogen, Heilkräuter und Chemikalien.* Berlin [16]1971.

Ariès, Philippe: Liebe in der Ehe. In: *Die Masken des Begehrens und die Metamorphosen der Sinnlichkeit. Zur Geschichte der Sexualität im Abendland.* Hrsg. von Philippe Ariès und André Béjin. Frankfurt a. M. 1992, S. 165–175 (= Sexualités occidentales (1982), dt.).

Arnold, Klaus: Kindheit im europäischen Mittelalter. In: *Zur Sozialgeschichte der Kindheit.* Hrsg. von Jochen Martin und August Nitschke. Freiburg i. Br./München 1986, S. 443–467 (= Veröffentlichungen des Instituts für Historische Anthropologie; Bd. 4).

Arnold, Klaus: Mentalität und Erziehung. Geschlechtsspezifische Arbeitsteilung und Geschlechtersphären als Gegenstand der Sozialisation im Mittelalter. In: *Mentalitäten im Mittelalter. Methodische und inhaltliche Probleme.* Hrsg. von František Graus. Sigmaringen 1987, S. 257–288 (= Vorträge und Forschungen. Hrsg. vom Konstanzer Arbeitskreis für mittelalterliche Geschichte; Bd. 35).

Arnold, Klaus: Humanismus und Hexenglaube bei Johannes Trithemius (1462–1516). In: *Der Hexenhammer. Entstehung und Umfeld des Malleus maleficarum von 1487.* Hrsg. von Peter Segl. Köln/Wien 1988, S. 217–240.

Arnold, Klaus: Frauen in den mittelalterlichen Hansestädten. Eine Annäherung an die Realität. In: *Hansische Geschichtsblätter* 108 (1990), S. 13–29.

Assion, Peter: *Altdeutsche Fachliteratur.* Berlin 1973 (= Grundlagen der Germanistik; Bd. 13).

Atkinson, Clarissa W.: „Precious Balsam in a Fragile Glass". The Ideology of Virginity in the Later Mittle Ages. In: *Journal of Family History* 8 (1983), S. 131–143.

Erltraut Auer/Bernhard Schnell: ‚Der Wundenmann'. Ein traumatologisches Schema in der Tradition der ‚Wundarznei' des Ortolf von Baierland. Untersuchung und Edition. In: *ein teutsch puech machen.* Untersuchungen zur landessprachlichen Vermittlung medizinischen Wissens. Ortolf-Studien 1. Hrsg. von Gundolf Keil. Redaktion Johannes G. Mayer und Christian Naser. Wiesbaden 1993, S. 349–401 (= Wissensliteratur im Mittelalter; Bd. 11).

Baader, Gerhard: Medizinisches Reformdenken und Arabismus im Deutschland des 16. Jahrhunderts. In: *Sudhoffs Archiv* 63 (1979), S. 261–296.

Baas, Karl: Mittelalterliche Hebammenordnungen. In: *Archiv für Geschichte der Naturwissenschaften und der Technik.* Bd. 6: Festschrift für Karl Sudhoff. Leipzig 1913, S. 1–7.

Bachorski, Hans-Jürgen (Hrsg.): *Ordnung und Lust. Bilder von Liebe, Ehe und Sexualität in Spätmittelalter und Früher Neuzeit.* Trier 1991 (= Literatur – Imagination – Realität; Bd. 1).

Backman, Gaston: Die beschleunigte Entwicklung der Jugend. Verfrühte Menarche, verspätete Menopause, verlängerte Lebensdauer. In: *Acta anatomica* 4 (1948), S. 421–480.

Bader, Richard Ernst: Sator arepo: Magie in der Volksmedizin. In: *Medizinhistorisches Journal* 22 (1987), S. 115–134.

Bächtold-Stäubli: Art. *Kröte*. In: HWDA 5 (1932/33), Sp. 608–635.

Balss, Heinrich: Über die Vererbungstheorie des Galenos. In: *Archiv für Geschichte der Medizin* 27 (1934), S. 229–234.

Bargheer, [Ernst]: Art. *Gebärmutter*. In: HWDA 3 (1930/31), Sp. 338–344.

Barkaï, Ron: *Les Infortunes de Dinah ou la Gynécologie Juive au Moyen-Age*. Paris 1991.

Bartsch, Karl: *Die altdeutschen Handschriften der Universitäts-Bibliothek Heidelberg*. Heidelberg 1887.

Baruch, Friedrich: *Das Hebammenwesen im Reichsstädtischen Nürnberg*. Med. Diss. Erlangen 1956.

Baufeld, Christa: *Kleines frühneuhochdeutsches Wörterbuch*. Lexik aus Dichtung und Fachliteratur des Frühneuhochdeutschen. Tübingen 1996.

Beckmann, Dieter/Barbara Beckmann: *Alraun, Beifuß und andere Hexenkräuter. Alltagswissen vergangener Zeiten*. Frankfurt a. M./New York 1990.

Behr, Hans-Joachim: Archivische Quellen zur bäuerlichen und bürgerlichen Alltagskultur vom 15. bis 17. Jahrhundert in Deutschland und ihre Auswertungsprobleme. In: Geschichte in Wissenschaft und Unterricht 6 (1985), S. 415–425.

Beitl, Oswald A. Erich / Richard Beitl: *Wörterbuch der deutschen Volkskunde*. Neu bearbeitet von Richard Beitl unter Mitarbeit von Klaus Beitl. Stuttgart ³1974.

Benedek, Thomas G.: The Changing Relationship between Midwives and Physicians during the Renaissance. In: *Bulletin of the History of Medicine* 51 (1977), S. 550–564.

Benedek, Thomas G.: Beliefs about Human Sexual Function in the Middle Ages and Renaissance. In: *Human Sexuality in the Middle Ages and Renaissance*. Hrsg. von Douglas Radcliff-Umstead. Pittsburgh 1978, S. 97–119 (= University of Pittsburgh Publications on the Middle Ages and the Renaissance; Bd. 4).

Benedek, Thomas G.: Dr. Veit – Charlatan or Martyr to Obstetrics. In: *Bulletin of the History of Medicine* 53 (1979), S. 204–213.

Benton, John F.: Trotula, Women's Problems and the Professionalization of Medicine in the Middle Ages. In: *Bulletin of the History of Medicine* 59 (1985), S. 30–53.

Berg, Alexander: *Der Krankheitskomplex der Kolik- und Gebärmutterleiden in Volksmedizin und Medizingeschichte, unter besonderer Berücksichtigung der Volksmedizin in Ostpreußen*. Berlin 1935 (= Abhandlungen zur Geschichte der Medizin und der Naturwissenschaften; Heft 9).

Bergmann, Heinz: Art. *Engelin, Jakob (Meister Jakob von Ulm)*. In: VL², Bd. 2, Berlin/New York 1980, Sp. 561–563.

Bernfeld, Werner: Eine Beschwörung der Gebärmutter aus dem frühen Mittelalter. In: *Kyklos*. Jahrbuch des Instituts für Geschichte der Medizin an der Universität Leipzig. Bd. 2, Leipzig 1929, S. 272–274.

Bernhard, Gertraud/Hans-Joachim Winckelmann: Das Hebammenwesen der Stadt Ulm von 1491 bis Ende der Reichsstadtzeit. Dargestellt anhand eines Vergleiches der Ulmer Hebammenordnungen mit den Ordnungen des Landes Württemberg und der Stadt Straßburg. In: *XXX Internationaler Kongreß für Geschichte der Medizin*, Düsseldorf 31.8.–5.9.1986: Actes Proceedings. Düsseldorf 1988, S. 1200–1211.

Bertini, Ferruccio: Trotula, die Ärztin. In: *Heloise und ihre Schwestern. Acht Frauenporträts aus dem Mittelalter*. Hrsg. von Ferruccio Bertini. München 1991, S. 139–163 (= Medioevo al femminile dt., Rom/Bari 1989).

Besch, Werner: Zweigliedriger Ausdruck in der deutschen Prosa des 15. Jahrhunderts. In: *Neuphilologische Mitteilungen* 65 (1964), S. 200–211.

Biedermann, Hans: Art. *Nestelknüpfen*. In: Handlexikon der magischen Künste von der Spätantike bis zum 19. Jahrhundert. München/Zürich 1976, S. 235.

Biedermann, Hans: *Medicina magica. Metaphysische Heilmethoden in spätantiken und mittelalterlichen Handschriften*. Graz ³1986.

Biller, P. P. A.: Birth-Control in the West in the Thirteenth and Early Fourteenth Centuries. In: *Past & Present* 94 (1982), S. 3–26.

Biller, Peter: Childbirth in the Middle Ages. In: *History Today* 36 (1986), S. 42–49.

Binder, Karl: *Konzilsgedanken bei Kardinal Juan de Torquemada O. P.* Wien 1976 (= Wiener Beiträge zur Theologie; Bd. 49).

Birkelbach, Dagmar/Christiane Eifert/Sabine Lueken: Zur Entwicklung des Hebammenwesens vom 14. bis zum 16. Jahrhundert am Beispiel der Regensburger Hebammenordnungen. In: *Beiträge zur feministischen Theorie und Praxis* 5 (1981), S. 83–98.

Birkner, Siegfried: *Das Leben und Sterben der Kindsmörderin Susanna Margaretha Brandt. Nach den Prozeßakten der Kaiserlichen Freien Reichsstadt Frankfurt am Main, den sogenannten Criminalia 1771.* Frankfurt a. M. 1989.

Bleker, Johanna: Hysterie – Dysmenorrhoe – Chlorose. Diagnosen bei Frauen der Unterschicht im frühen 19. Jahrhundert. In: *Medizinhistorisches Journal* 28 (1993), S. 345–374.

Bloh, Ute von: *Die illustrierten Historienbibeln. Text und Bild in Prolog und Schöpfungsgeschichte der deutschsprachigen Historienbibeln des Spätmittelalters*. Bern/Berlin/Frankfurt a.M. u. a. 1993 (= Vestigia Bibliae Bd. 13/14, 1991/1992).

Blumenfeld-Kosinski, Renate: *Not of Woman Born. Representations of Caesarean Birth in Medieval and Renaissance Culture*. Ithaca/New York 1990.

Böhme, Gernot: Wissenschaftliches und lebensweltliches Wissen am Beispiel der Verwissenschaftlichung der Geburtshilfe. In: *Wissenssoziologie*. Kölner Zeitschrift für Soziologie und Sozialpsychologie. Hrsg. von Nico Stehr und Volker Meja. Sonderheft 22 (1981), S. 445–463.

Bömcke, Gustav: *Das badische Hebammenwesen*. Med. Diss. Freiburg 1936.

Boese, Helmut: *Die Handschriften der Württembergischen Landesbibliothek Stuttgart*. Zweite Reihe. Die Handschriften der ehemaligen königlichen Hofbibliothek. 2. Bd., Teil 1. Wiesbaden 1975.

Boot, Christine: Neufunde zum ‚siebenkammerigen Uterus‘. In: *Sudhoffs Archiv* 71 (1987), S. 233–235.

Bosselmann-Cyran, Kristian: *„Secreta mulierum" mit Glosse in der deutschen Bearbeitung von Johann Hartlieb. Text und Untersuchungen*. Pattensen/Han. 1985 (= Würzburger medizinhistorische Forschungen; Bd. 36).

Bourdillon, Hilary: *Women as Healers. A history of women and medicine*. New York/Port Chester/Melbourne/Sydney 1988.

Brandis, Tilo: Handschriften- und Buchproduktion im 15. und 16. Jahrhundert. In: *Literatur und Laienbildung im Spätmittelalter und in der Reformation*. Symposion Wolfenbüttel 1981. Hrsg. von Ludger Grenzmann und Karl Stackmann. Stuttgart 1984, S. 176–189.

Brévart, Francis B.: The German *Volkskalender* of the Fifteenth Century. In: *Speculum* 63 (1988), S. 312–342.

Brévart, Francis G.: Art. *Regierung der Kinder*. In: VL², Bd. 7, Berlin/New York 1989, Sp. 1103 f.

Briquet, C. M.: *Les Filigranes. Dictionnaire Historique des Marques du Papier.* Leipzig ²1923 ff.

Brockhaus Enzyklopädie, 17. Aufl., Bd. 6, Wiesbaden 1968.

Brøndegaard, V. J.: Der Sadebaum als Abortivum. In: *Sudhoffs Archiv* 48 (1964), S. 331 – 351.

Brøndegaard, Vagn J.: Pflanzliche Kontrazeptiva. In: *Ethnobotanik. Pflanzen im Brauchtum, in der Geschichte und Volksmedizin.* Hrsg. von Vagn J. Brøndegaard. Berlin 1985, S. 176 – 189 (= Beiträge zur Ethnomedizin, Ethnobotanik und Ethnozoologie; Bd. 6).

Brøndegaard, Vagn Jørgensen: Tripmadam. Untersuchungen zu einer genitalbezogenen Benennungsmotivation aus dem Bereich der Dickblattgewächse. In: *Sudhoffs Archiv* 70 (1986), S. 235 – 238.

Broszinski, Hartmut: Das Heilmittelglossar des Hans Suff von Göppingen. In: *Centaurus* 12 (1968), S. 114 – 131.

Browe, Peter: Die Eucharistie als Zaubermittel im Mittelalter. In: *Archiv für Kulturgeschichte* 20 (1930), S. 134 – 154.

Brundage, James A.: The Problem of Impotence. In: *Sexual Practices & the Medieval Church.* Hrsg. von Vern L. Bullough/James Brundage. New York 1982, S. 135 – 140.

Bühler, Curt F.: Prayers and Charms in Certain Middle English Scrolls. In: *Speculum* 34 (1964), S. 270 – 278.

Buhl, Maria Sophia/Lotte Kurras: *Die Handschriften der ehemaligen Hofbibliothek Stuttgart.* Bd. 4,2: Codices physici, medici, mathematici etc. Wiesbaden 1969.

Bullough, Vern L.: Medieval Medical and Scientific Views of Women. In: *Viator* 4 (1973), S. 485 – 501.

Bullough, Vern/Cameron Campbell: Female Longevity and Diet in the Middle Ages. In: *Speculum* 55 (1980), S. 317 – 325.

Bullough, Vern: Sexology and the Medievalist. In: *Homo Carnalis. The Carnal Aspect of Medieval Human Life.* Hrsg. von Helen Rodnite Lemay. State University of New York at Binghampton 1990, S. 23 – 44 (= Acta; Bd. 14).

Burckhard, Georg: *Die deutschen Hebammenordnungen von ihren ersten Anfängen bis auf die Neuzeit.* 1. Teil, Leipzig 1912 (= Studien zur Geschichte des Hebammenwesens; Bd. I,1).

Burkhardt: Über Kopf und Becher, Gürtel und Tasche der heiligen Elisabeth. In: *Zeitschrift des Vereins für thüringische Geschichte und Alterthumskunde* 4 (1861), S. 228 – 230.

Busch, Harald: Die Illustrationen der Coethener Historienbibel. In: *Bibel und deutsche Kultur* 11. Festschrift für Hans Vollmer. Potsdam 1941, S. 37 – 57.

Buschan, Georg: Die monatliche Reinigung im Glauben der Völker. In: *Zeitschrift für ärztliche Fortbildung* 32 (1935), S. 510 – 515.

Cadden, Joan: It Takes all Kinds: Sexuality and Gender Differences in Hildegard of Bingen's 'Book of Compound Medicine'. In: *Traditio* 40 (1984), S. 149 – 174.

Corsi, Dinora: Les Secrés des Dames: Tradition, Traductions. In: *Médiévales* 14 (1988), S. 47 – 57.

Creutz, Rud.: Der persische Arztphilosoph Avicenna (980 bis 1037) über Kunsthilfe bei Geburten und Fehlgeburten. In: *Die Medizinische Welt* 44 (1938), S. 1582 – 1585.

Crossgrove, William· Zur Erforschung des „Älteren deutschen Macer". In: *Sudhoffs Archiv* 63 (1979), S. 71 – 86.

Daems, W. F.: *Boec van Medicinen in Dietsche. Een middelnederlandse Compilatie van medisch-farmaceutische Literatuur.* Leiden 1967 (= Janus; Beiheft 7).

368               Bibliographie

Daems, W. F.: Art. *Abortiva*. In: Lexikon des Mittelalters. Bd. 1. München/Zürich 1980, Sp. 50.

Daems, Willem F.: Synonymenvielfalt und Deutungstechnik bei den nomina plantarum medievalia. In: *Perspektiven der Medizingeschichte*. Festschrift für Rudolf Schmitz. Hrsg. von Peter Dilg u. a. Graz 1983, S. 29 – 37.

Degginger, Marianne: *Zur Geschichte der Hebammen im alten St. Gallen*. Hrsg. vom Historischen Verein des Kantons St. Gallen. 128. Neujahrsblatt (1988).

Deighton, Alan R.: Zwei unbekannte Handschriften des „Ehebüchleins" Albrechts von Eyb. In: *Zeitschrift für deutsches Altertum* 61 (1987), S. 134 – 140.

Delva, Anna B. C. M.: *Vrouwengeneeskunde in Vlaanderen tijdens de late middeleeuwen. Met Uitgave van het Brugse Liber Trotula*. Brugge 1983 (= Vlaamse historische Studies; Bd. 2).

Demaitre, Luke/Anthony A. Travill: Human Embryology and Development in the Works of Albertus Magnus. In: *Albertus Magnus and the Sciences*. Hrsg. von James A. Weisheipl. Toronto 1980, S. 405 – 440.

Deruisseau, L. G.: Die Säuglingspflege im älteren medizinischen Schrifttum. In: *Ciba Zeitschrift*, 6. Jg. Nr. 66 (1939), S. 2270 – 2275.

Deruisseau, L. G.: Über die erste Pflege des Neugeborenen. In: *Ciba Zeitschrift*, 6. Jg. Nr. 66 (1939), S. 2277 – 2286.

Deruisseau, L. G.: Von der Ernährung des Säuglings. In: *Ciba Zeitschrift*, 6. Jg. Nr. 66 (1939), S. 2288 – 2295.

Deruisseau, L. G.: Zur Säuglingstherapie in verschiedenen Zeiten. In: *Ciba Zeitschrift*, 6. Jg. Nr. 66 (1939), S. 2296 – 2307.

Dewhurst, Sir John: The Alleged Miscarriages of Catherine of Aragon and Anne Boleyn. In: *Medical History* 28 (1984), S. 49 – 56.

Diederichs, Eugen (Hrsg.): *Deutsches Leben der Vergangenheit in Bildern. Ein Atlas mit 1760 Nachbildungen alter Kupfer- und Holzschnitte aus dem 15. – 18. Jahrhundert*. Bd. 1. Jena 1908.

Dienst, Heide: Dominus vir. Von der Herzogin-Markgräfin Agnes und anderen adeligen Frauen des hohen Mittelalters. In: *Das ewige Klischee. Zum Rollenbild und Selbstverständnis bei Männern und Frauen*. Hrsg. von der Autorinnengruppe Uni Wien. Wien/Köln/Graz 1981, S. 20 – 44.

Dienst, Heide: Lebensbewältigung durch Magie. Alltägliche Zauberei in Innsbruck gegen Ende des 15. Jahrhunderts. In: *Alltag im 16. Jahrhundert*. Hrsg. von Alfred Kohler und Heinrich Lutz. München 1987, S. 80 – 116 (= Wiener Beiträge zur Geschichte der Neuzeit; Bd. 14).

Diepgen, Paul: Die Betätigung des Mannes als Frauenarzt von den ältesten Zeiten bis zum Ausgang des Mittelalters. In: *Zentralblatt für Gynäkologie* 44 (1920), S. 725 – 729.

Diepgen, Paul: Die Kulturgeschichte der Frau und die Frauenheilkunde. In: *Archiv für Gynäkologie* 173 (1942), S. 12 – 36.

Diepgen, Paul: Zur Frage des Blasensteinschnittes beim Weibe in der Antike und im Mittelalter. In: *Zentralblatt für Gynäkologie* 70 (1948), S. 113 – 123.

Diepgen, Paul: Zur mittelalterlichen Lehre von der Entwicklung des Embryo. In: *Zentralblatt für Gynäkologie*, Heft 5a (1951), S. 382 – 386.

Diepgen, P.: Wie erklärt man den Volksglauben, daß Siebenmonatskinder lebensfähiger sind als Achtmonatskinder? In: *Deutsche medizinische Wochenschrift* 80 (1955), S. 1059.

Diepgen, Paul: Über den Einfluß der autoritativen Theologie auf die Medizin des Mittelalters. In: *Akademie der Wissenschaften und der Literatur. Abhandlungen der Geistes- und Sozialwissenschaftlichen Klasse*. Nr. 1 (1958), S. 3 – 20.

Diepgen, Paul: *Frau und Frauenheilkunde in der Kultur des Mittelalters.* Stuttgart 1963.

Dilling, Walter J.: Girdles, their Origin and Development, particulary with Regard to their Use as Charms in Medicine, Marriage and Midwifery. In: *The Caledonian Medical Journal* 9 (1912–14), S. 337–357, 403–425.

Dinzelbacher, Peter: *Mittelalterliche Frauenmystik.* München/Wien/Zürich 1993.

Duden, Barbara/Isabelle Schatten: Die Gebärmutter – das hungrige Tier. Zur Geschichte der Hysterie. In: *Courage* 3 (1978), S. 19–23.

Duden, Barbara: *Geschichte unter der Haut. Ein Eisenacher Arzt und seine Patientinnen um 1730.* Stuttgart 1987.

Duden, Barbara: *Der Frauenleib als öffentlicher Ort. Vom Mißbrauch des Begriffs Leben.* Hamburg/Zürich 1991.

Duerr, Hans Peter: *Intimität. Der Mythos von Zivilisationsprozeß.* Bd. 2. Frankfurt a. M. 1990.

Donnison, Jean: *Midwives and Medical Men. A History of the Struggle for the Control of Childbirth.* London ²1988.

Eckstein: Art. *Brot.* In: HWDA 1 (1927), Sp. 1590–1659.

Ehinger, Otto/Wolfram Kimmig: *Ursprung und Entwicklungsgeschichte der Bestrafung der Fruchtabtreibung.* München 1910.

Ehrenreich, Barbara/Deirdre English: *Hexen, Hebammen und Krankenschwestern.* München ¹¹1984.

Eis, Gerhard: Kultische Keuschheit in der mittelalterlichen Wundarznei. In: *Medizinische Monatsschrift* 10. Jg., Heft 8 (1956), S. 617–619.

Eis, Gerhard: Altdeutsche Rezepte von spätmittelalterlichen Verfassern aus Handschriften und Frühdrucken. In: *Medizinische Monatsschrift* 11. Jg., Heft 4 (1957), S. 249–254.

Eis, Gerhard: Zu dem frühmittelhochdeutschen Hormonrezept. In: *Sudhoffs Archiv* 50 (1966), S. 207–210.

Eis, Gerhard: Altdeutsche Verfahren zur Behandlung des Brustkrebses. In: *Forschungen zur Fachprosa.* Ausgewählte Beiträge. Bern/München 1971, S. 50–58.

Eis, Gerhard: Salbenrezepte aus einer chirurgischen Handschrift vom Jahre 1578. In: *Medizinische Monatsschrift* 26 (1972), S. 18–21.

Elsässer, Günter: *Ausfall des Coitus als Krankheitsursache in der Medizin des Mittelalters.* Berlin 1934 (= Abhandlungen zur Geschichte der Medizin und der Naturwissenschaften; Heft 3).

Ennen, Edith: Zauberinnen und Fromme Frauen – Ketzerinnen und Hexen. In: *Der Hexenhammer. Entstehung und Umfeld des Malleus maleficarum von 1487.* Hrsg. von Peter Segl. Köln/Wien 1988, S. 7–21.

Fehringer, Barbara/Gundolf Keil: Die „Schwangeren-Blutschau". Eine gynäkologische Bearbeitung des „A-Katalogs" aus der deutschen Rezeption der „Physica" Hildegards von Bingen (Berlin, mgf 817). In: *„ein teutsch puech machen". Untersuchungen zur landessprachlichen Vermittlung medizinischen Wissens.* Ortolf-Studien I. Hrsg. von Gundolf Keil. Redaktion Johannes G. Mayer und Christian Naser. Wiesbaden 1993, S. 158–165.

Feis, Oswald: Ortolff und Rößlin, ihre Bedeutung für die ärztliche Entbindungskunst. In: *Monatsschrift für Geburtshilfe und Gynäkologie* 57 (1922), S. 171–178.

Feis, O[swald]: Beitrag zum Aberglauben in der Geburtshilfe. In: *Archiv für Geschichte der Medizin* 14 (1923), S. 63 f.

Feis, Oswald: Unbekannte Briefe von Eucharius Rößlin (Vater und Sohn) In: *Archiv für Geschichte der Medizin* 22 (1929), S. 102–104.

Feis, Oswald: Bericht aus dem Jahre 1411 über eine Hebamme, die angeblich 7 Kaiserschnitte mit gutem Erfolg für Mutter und Kind ausgeführt hat. In: *Sudhoffs Archiv* 26 (1933), S. 340–343.

Ferckel, Christ[oph]: *Die Gynäkologie des Thomas von Brabant. Ein Beitrag zur Kenntnis der mittelalterlichen Gynäkologie und ihrer Quellen.* München 1912.

Ferckel, Chr[istoph]: Zur Gynäkologie und Generationslehre im Fasciculus medicinae des Johannes de Ketham. In: *Archiv für Geschichte der Medizin* 6 (1913), S. 205–222.

Ferckel, Chr[istoph]: Zur Bibliographie der Secreta mulierum. In: *Archiv für Geschichte der Medizin* 7 (1914), S. 47 f.

Ferckel, Christoph: Ein deutscher anatomischer Vindiciantraktat. In: *Archiv für Geschichte der Medizin* 7 (1914), S. 306–318.

Ferckel, Christoph: Diagramme der Sexualorgane in mittelalterlichen Handschriften. In: *Archiv für Geschichte der Medizin* 10 (1917), S. 255–263.

Ferckel, Christoph: Die Secreta mulierum und ihr Verfasser. In: *Sudhoffs Archiv* 38 (1954), S. 267–274.

Feucht, Robert: *Das Versehen der Schwangeren. Eine geschichtlich-kritische Studie.* Med. Diss. Tübingen 1923.

Fietze, Katharina: *Spiegel der Vernunft.* Theorien zum Menschsein der Frau in der Anthropologie des 15. Jahrhunderts. Paderborn/München/Wien/Zürich 1991.

Fischbach, Hans: *Untersuchungen zur therapeutischen Räucherung in primitiver und archaischer Medizin.* Med. Diss. Kiel 1981.

Fischer, Christoph: *Aberglaube und Volksmedizin bei Blasen-, Nieren- und Geschlechtskrankheiten.* Med. Diss. Berlin 1970.

Fischer, Hermann: *Mittelalterliche Pflanzenkunde.* Reprographischer Nachdruck der Ausgabe München 1929, Hildesheim 1967.

Fischer-Homberger, Esther: *Krankheit Frau. Zur Geschichte der Einbildungen.* Darmstadt/Neuwied [2]1988.

Flandrin, Jean-Louis: *Familien. Soziologie – Ökonomie – Sexualität.* Frankfurt a. M./Berlin/Wien 1978 (= *Familles – Parenté, Maison, Sexualité dans l'ancienne Société* (1976), dt.).

Flandrin, Jean-Louis: Das Geschlechtsleben der Eheleute in der alten Gesellschaft: Von der kirchlichen Lehre zum realen Verhalten. In: *Die Masken des Begehrens und die Metamorphosen der Sinnlichkeit. Zur Geschichte der Sexualität im Abendland.* Frankfurt a. M. 1992, S. 147–164 (= *Sexualités occidentales* (1982), dt).

Flügge, Sibylla: *Hebammen und heilkundliche Frauen.* Recht und Rechtswirklichkeit im 15. und 16. Jahrhundert. Frankfurt a. M./Basel 1998.

Follan, James (Hrsg.): *Das Arzneibuch Ortolfs von Baierland.* Nach der ältesten Handschrift (14. Jhdt.: Stadtarchiv Köln W 4° 24*). Stuttgart 1963 (= Veröffentlichungen der Internationalen Gesellschaft für Geschichte der Pharmazie, NF; Bd. 23).

Follan, James: Manuscripts of Ortolfs von Bayerlant's „Arzneibuch". In: *Fachliteratur des Mittelalters.* Festschrift für Gerhard Eis. Hrsg. von Gundolf Keil, Rainer Rudolf, Wolfram Schmitt und Hans J. Vermeer. Stuttgart 1968, S. 31–52.

Frank, Isnard W.: Femina est mas occasionatus – Deutung und Folgerungen bei Thomas von Aquin. In: *Der Hexenhammer. Entstehung und Umfeld des Malleus maleficarum von 1487.* Hrsg. von Peter Segl. Köln/Wien 1988, S. 71–102.

Franz, Adolph: *Die kirchlichen Benediktionen im Mittelalter.* 2 Bde. Unveränderter Nachdruck der Ausgabe Freiburg i. Br. 1909, Graz 1960.

Frederiksen, Jan: Art. *Düdesche Arstedie*. In: VL², Bd. 2, Berlin/New York 1980, Sp. 238 f.

Fries, Albert/Kurt Illing: Art. *Albertus Magnus*. In: VL², Bd. 1, Berlin/New York 1972, Sp. 124–139.

Führkötter, Adelgundis OSB: *Hildegard von Bingen – Briefwechsel*. Salzburg 1956.

Fürbeth, Frank: *Johannes Hartlieb. Untersuchungen zu Leben und Werk*. Tübingen 1992 (= Hermaea, NF; Bd. 64).

Gäbler, Hartwig: *Arzneipflanzen in Medizin und Pharmazie. Herkunft, Wirkung und Anwendung*. München 1982.

Geier, Manfred: Die magische Kraft der Poesie. Zur Geschichte, Struktur und Funktion des Zauberspruchs. In: *Deutsche Vierteljahresschrift für Literaturwissenschaft und Geistesgeschichte* 56 (1982), S. 359–385.

Geiger: Art. *Leichenwasser*. In: HWDA 5 (1932/33), Sp. 1118–1121.

Gélis, Jacques: L'Accouchement et L'Évolution de la Conscience du Corps a L'Époque Moderne (XVIe-XIXe Siècle). In: *Civilisations* 36 (1986), Sonderband: Ethnologies d'Europe et d'ailleurs, S. 35–53.

Gélis, Jacques: *Die Geburt. Volksglaube, Rituale und Praktiken von 1500–1900*. München 1989.

Gémes, Balázs: Die Abtreibung im Mittelalter in Ungarn. In: *Curare, Sonderbd. 1: Die Geburt aus ethnomedizinischer Sicht*. Beiträge und Nachträge zur IV. Internationalen Fachkonferenz der Arbeitsgemeinschaft Ethnomedizin über traditionelle Geburtshilfe und Gynäkologie in Göttingen, 8.–10.12.1978. Hrsg. von Wulf Schiefenhövel und Dorothea Sich. Braunschweig/Wiesbaden ²1983, S. 113–116.

Gennep, Arnold van: *Übergangsriten*. Frankfurt a. M./New York 1986 (= *Les rites de passage*, dt.).

Gerlach, Wolfgang: Das Problem des „weiblichen Samens" in der antiken und mittelalterlichen Medizin. In: *Sudhoffs Archiv* 30 (1938), S. 177–193.

Goetz, Hans-Werner: Geschichte des mittelalterlichen Alltags. Theorie – Methoden – Bilanz der Forschung. In: *Mensch und Objekt im Mittelalter und in der frühen Neuzeit. Leben – Alltag – Kultur*. Internationaler Kongreß Krems an der Donau vom 27. bis 30. September 1988 (= Österreichische Akademie der Wissenschaften, Phil.-Hist. Klasse, Sitzungsberichte, Bd. 568, Veröffentlichungen des Instituts für Realienkunde des Mittelalters und der frühen Neuzeit, Nr. 13). Wien 1990, S. 67–101.

Goldschmidt, Günther: Zur Geschichte der Kinderheilkunde. Aus Ms. C 102 b der Zentralbibliothek Zürich. In: *Annales Paediatrici* 62 (1944), S. 169–174.

Grabner, Elfriede: Mondglaube und Mondkraft in der Volksmedizin. In: *Zeitschrift des historischen Vereines für Steiermark* 54 (1963), S. 79–89.

Grabrucker, Marianne: Zur „Vertreibung der weisen Frauen". Geburtshilfe in zwei Jahrhunderten. In: *Vater, Mutter, Kind. Bilder und Zeugnisse aus zwei Jahrhunderten*. Bearbeitet von Ulrike Zischka. Hrsg. vom Münchner Stadtmuseum. München 1987, S. 134–143.

Grabrucker, Marianne: *Vom Abenteuer der Geburt. Die letzten Landhebammen erzählen*. Frankfurt a. M. 1989.

Gray, Ursula: *Das Bild des Kindes im Spiegel der altdeutschen Dichtung und Literatur. Mit textkritischer Ausgabe von Metlingers „Regiment der jungen Kinder"*. Bern/Frankfurt a. M. 1974 (= Europäische Hochschulschriften. Reihe 1; Bd. 91).

Green, Monica Helen: *The Transmission of Ancient Theories of Female Physiology and Disease through the Early Middle Ages*. Phil. Diss. Princeton 1985 [= unveröffentlichtes Manuskript].

Green, Monica: Women's Medical Practice and Health Care in Medieval Europe. In: *Signs* 14 (1989), S. 434–473.

Grimm, Jacob und Wilhelm: *Deutsches Wörterbuch.* Nachdruck der Ausgabe Leipzig 1877, München 1984.

Gröber, Manfred/Gundolf Keil: Art. *Seyff (Seiff, Siff, Syf, Syfer, irrtümlich: Suff), Hans.* In: VL², Bd. 8, Berlin/New York 1992, Sp. 1130–1133.

Grotefend, Hermann: *Zeitrechnung des deutschen Mittelalters und der Neuzeit.* Neudruck der Ausgabe Hannover 1891, Aalen 1970.

Gruber, Hans-Günter: *Christliches Eheverständnis im 15. Jahrhundert. Eine moralgeschichtliche Untersuchung zur Ehelehre Dionysius' des Kartäusers.* Regensburg 1989, S. 249–251 (= Studien zur Geschichte der kath. Moraltheologie; Bd. 29).

Grubmüller, Klaus: Art. *Hartlieb, Johannes.* In: VL², Bd. 3, Berlin/New York 1981, Sp. 480–496.

Gubalke, Wolfgang: *Die Hebamme im Wandel der Zeiten.* Hannover 1964.

Haage, Bernhard D./Hans Jeske: Rezension von Kusche, Frauenaufklärung im Spätmittelalter... In: *Würzburger medizinhistorische Mitteilungen* 9 (1991), S. 449–459.

Haberling, Elseluise: Die Regensburger Hebammenordnung des Jahres 1452 und ihre Bedeutung für die Entwicklung des Hebammenstandes. In: *Sozialhygienische Rundschau* 6, Heft 11 (1932), S. 61–63.

Haberling, Elseluise: Aus der Frühgeschichte des Kaiserschnittes. In: *Die medizinische Welt* 10 (1936), S. 1860–1863.

Haberling, Elseluise: *Beiträge zur Geschichte des Hebammenstandes von seinen Anfängen bis zum Dreißigjährigen Krieg.* Berlin 1940 (= Beiträge zur Geschichte des Hebammenstandes; Bd. 1).

Hälsig, E.: *Der Zauberspruch bei den Germanen bis um die Mitte des 16. Jahrhunderts.* Phil. Diss. Leipzig 1910.

Händler-Lachmann, Barbara: Die Berufstätigkeit der Frau in den deutschen Städten des Spätmittelalters und der beginnenden Neuzeit. In: *Hessisches Jahrbuch für Landesgeschichte* 30 (1980), S. 131–175.

Hagenmeyer, Christa: *Die ‚Ordnung der Gesundheit' für Rudolf von Hohenburg. Untersuchungen zur diätetischen Fachprosa des Spätmittelalters mit kritischer Textausgabe.* Bamberg 1972.

Haffter, Carl: Der Wechselbalg. In: *„Istorgia dalla Madaschegna".* Festschrift für Nikolaus Mani. Hrsg. von Friedrun R. Hau, Gundolf Keil und Charlotte Schubert. Pattensen/Han. 1985, S. 243–257.

Hampp, Irmgard: *Beschwörung, Segen, Gebet. Untersuchungen zum Zauberspruch aus dem Bereich der Volksheilkunde.* Stuttgart 1961 (= Veröffentlichungen des staatlichen Amtes für Denkmalpflege Stuttgart, Reihe C, Volkskunde; Bd. 1).

HWDA = Handwörterbuch des Deutschen Aberglaubens. Hrsg. unter besonderer Mitwirkung von E. Hoffmann-Krayer unter Mitarbeit zahlreicher Fachgenossen von Hanns Bächtold-Stäubli. Berlin/Leipzig 1927 ff.

Hansmann, Liselotte/Lenz Kriss-Rettenbeck: *Amulett und Talisman. Erscheinungsform und Geschichte.* München 1966.

Harksen, Sibylle: *Die Frau im Mittelalter.* Leipzig 1974.

Hartmann, Fritz: Hausvater und Hausmutter als Hausarzt in der Frühen Neuzeit. Hausgewalt und Gesundheitsfürsorge. In: *Staat und Gesellschaft in Mittelalter und Früher Neuzeit.* Gedenkschrift für Joachim Leuschner. Hrsg. vom Historischen Seminar der Universität Hannover. Göttingen 1983, S. 151–175.

Haupt, Joseph: *Ueber das md. Arzneibuch des Meisters Bartholomaeus.* In: Österreichische Akademie der Wissenschaften, Phil.-hist. Klasse, Sitzungsberichte, Bd. 71, Wien 1872, S. 451–566.

Hausen, Karin/Heide Wunder: *Frauengeschichte – Geschlechtergeschichte.* Frankfurt a. M./ New York 1992 (= Geschichte und Geschlechter; Bd. 1).

Heinsohn, Gunnar/Otto Steiger: *Die Vernichtung der weisen Frauen. Beiträge zur Theorie und Geschichte von Bevölkerung und Kindheit.* 3., erweiterte Ausgabe (Neuausgabe). München 1989.

Herdemerten, Sepp: Die „biologische Minderwertigkeit des Weibes". In: *Medizinische Monatsschrift* 22 (1968), S. 75–79.

Hering, Sabine/Gudrun Maierhof: *Die unpäßliche Frau.* Sozialgeschichte der Menstruation und Hygiene 1860–1985. Pfaffenweiler 1991.

Héritier-Augé, Françoise: Semen and Blood: Some Ancient Theories Concerning their Genesis and Relationship. In: *Fragments for a History of the Human Body.* Teil 3. Hrsg. von Michel Feher, Ramona Naddaff, Nadia Tazi. New York 1989.

Herrmann, Bernd: Parasitologische Untersuchung mittelalterlicher Kloaken. In: *Mensch und Umwelt im Mittelalter.* Hrsg. von Bernd Herrmann. Frankfurt a. M. 1989, S. 160–169.

Hintzsche, Erich (Hrsg.): *Ein deutscher anatomischer Text aus dem 15. Jahrhundert.* Bern 1943 (= Berner Beiträge zur Geschichte der Medizin und der Naturwissenschaften; Nr. 2).

Hirsch, August: *Biographisches Lexikon der hervorragenden Aerzte aller Zeiten und Völker.* Wien/Leipzig 1884–1888.

His, Wilhelm: Die Theorien der geschlechtlichen Zeugung. In: *Archiv für Anthropologie* 4 (1870), S. 197–220.

Hoefler, M.: Die Kalender-Heiligen als Krankheits-Patrone beim bayerischen Volk. In: *Zeitschrift des Vereins für Volkskunde* 1 (1891), S. 292–306.

Hoefler, Max: Deutsches Krankheitsnamen-Buch. Reprographischer Nachdruck der Ausgabe München 1899, Hildesheim/New York 1970.

Hoffmann, Hartmut: *Buchkunst und Königtum im ottonischen und frühsalischen Reich.* 2 Bde. Stuttgart 1986 (= Schriften des Reichsinstituts für ältere deutsche Geschichtskunde ⟨Monumenta Germaniae historica⟩ 30, Bd. 1,2).

Hofschlaeger, Reinhard: Der Ursprung des Kaiserschnittes (I). In: *Sudhoffs Archiv* 36 (1943), S. 284–299.

Hofschlaeger, Reinhard: Der Ursprung des Kaiserschnittes (II). In: *Sudhoffs Archiv* 37 (1953), S. 77–92.

Holl, M.: Über die sogenannten „Hörner" des Uterus. In: *Archiv für Geschichte der Medizin* 12 (1920), S. 107–115.

Honemann, Volker: Art. *Aristoteles.* In: VL², Bd. 1, Berlin/New York 1978, Sp. 436–450.

Hovorka, Oskar von/Adolf Kronfeld: *Vergleichende Volksmedizin. Eine Darstellung volksmedizinischer Sitten und Gebräuche, Anschauungen und Heilfaktoren, des Aberglaubens und der Zaubermedizin.* 2 Bde., Stuttgart 1908/09.

Imhof, Arthur E./Øivind Larsen: *Sozialgeschichte und Medizin. Probleme der quantifizierenden Quellenbearbeitung in der Sozial- und Medizingeschichte.* Stuttgart 1976 (= Medizin in Geschichte und Kultur; Bd. 12).

Imhof, Arthur E.: Geschichte der Sexualität – Sexualität in der Geschichte. In: *Lust und Liebe.* Wandlungen der Sexualität. Hrsg. von Christoph Wulf. München/Zürich 1985, S. 181–215.

Index Bio-Bibliographicus Notorum Hominum Pars C. Osnabrück 1976.

Irsigler, Franz/Arnold Lassotta: *Bettler und Gaukler, Dirnen und Henker. Randgruppen und Außenseiter in Köln 1300–1600.* Köln 1984.

Isaac, Rhys: Der entlaufene Sklave. Zur ethnographischen Methode in der Geschichtsschreibung. Ein handlungstheoretischer Ansatz. In: *Das Schwein des Häuptlings. Beiträge zur Historischen Anthropologie.* Hrsg. von Rebekka Habermas und Niels Minkmar. Berlin 1992, S. 147–186.

Jacobsen, Grethe: Pregnancy and Childbirth in the Medieval North: A Topology of Sources and a Preliminary Study. In: *Scandinavian Journal of History* 9 (1984), S. 91–111.

Jacquart, Danielle/Claude Thomasset: Albert Le Grand et les Problèmes de la Sexualité. In: *History and Philosophy of the Life Sciences* 3 (1981), S. 73–93.

Jacquart, Danielle/Claude Thomasset: *Sexualité et Savoir Médical au Moyen Age.* Paris 1985.

Jacquart, D.: Art. *Empfängnisverhütung.* In: Lexikon des Mittelalters, Bd. 3, München/Zürich 1986, Sp. 1891 f.

Jacquart, Danielle: Medical Explanations of Sexual Behavior in the Middle Ages. In: *Homo Carnalis. The Carnal Aspect of Medieval Human Life.* Hrsg. von Helen Rodnite Lemay. State University of New York at Binghampton 1990, S. 1–21 (= Acta; Bd. 14).

Jaenecke-Nickel, Johanna: Religiöse und magische Elemente in den deutschen Segen und Beschwörungsformeln. In: *Deutsches Jahrbuch für Volkskunde* 11 (1965), S. 83–91.

Jaeschke, Günther: *Anna von Diesbachs Berner „Arzneibüchlein' in der Erlacher Fassung Daniel von Werdts (1658).* Teil 1: Text. Med. Diss. Würzburg 1978. Pattensen/Han. [o.J.] (= Würzburger medizinhistorische Forschungen; Bd. 16).

Jansen-Sieben, Ria: De vrouw in de medische literatuur. In: *Middeleeuwers over Vrouwen.* Hrsg. von R. E. V. Stuip und C. Vellekoop. Bd. 2, Utrecht 1985, S. 160–178, 205 f.

Jansen-Sieben, Ria: *Repertorium van de middelnederlandse artes-literatuur.* Utrecht 1989.

Jerouschek, Günter: *Lebensschutz und Lebensbeginn. Kulturgeschichte des Abtreibungsverbotes.* Stuttgart 1988 (= Medizin in Recht und Ethik; Bd. 17).

Jerouschek, Günter: Zur Geschichte des Abtreibungsverbots. In: *Unter anderen Umständen. Zur Geschichte der Abtreibung.* Katalog der Ausstellung im Deutschen Hygiene-Museum Dresden, 1. Juli bis 31. Dezember 1993. Berlin 1993, S. 11–26.

Jetter, Dieter: *Das europäische Hospital. Von der Spätantike bis 1800.* Köln ²1987.

Jöchle, Wolfgang: Menses-Introducing Drugs. Their Role in Antique, Medieval and Renaissance Gynecology and Birth Control. In: *Contraception* 10 (1974), S. 425–439.

Jühling, Johannes: *Die Tiere in der deutschen Volksmedizin alter und neuer Zeit. Mit einem Anhange von Segen x.* Nach den in der Kgl. öffentl. Bibliothek zu Dresden vorhandenen gedruckten und ungedruckten Quellen. Mittweida [1900].

Jütte, Robert: Die Persistenz des Verhütungswissens in der Volkskultur. Sozial- und medizinhistorische Anmerkungen zur These von der „Vernichtung der weisen Frauen". In: *Medizinhistorisches Journal* 24 (1989), S. 214–231.

Jütte, Robert: *Ärzte, Heiler und Patienten. Medizinischer Alltag in der frühen Neuzeit.* München/Zürich 1991.

Jüttner, Guido: Therapeutische Konzepte und soziales Anliegen in der frühen Heilkräuterliteratur. In: *Der Mensch und sein Körper.* Hrsg. von Arthur E. Imhof. München 1983, S. 118–130.

Jungreithmayr, Anna: *Die deutschen Handschriften des Mittelalters in der Universitätsbibliothek Salzburg.* Wien 1988 (= Verzeichnisse der deutschen Handschriften Österreichischer Bibliotheken. Reihe III, Bd. 2. Hrsg. von Ingo Reiffenstein).

Jungwirth: Art. *Hebamme*. In: HWDA III (1930/31), Sp. 1587–1603.

Kaupen-Haas, Heidrun: Frauenmedizin im deutschen Mittelalter. In: *Ethnomedizin und Medizingeschichte*. Hrsg. von Joachim Sterly. Berlin 1983, S. 169–194 (= Beiträge zur Ethnomedizin, Ethnobotanik und Ethnozoologie; Bd. 8).

Kammeier-Nebel, Andrea: Wenn eine Frau Kräutertränke zu sich genommen hat, um nicht zu empfangen. Geburtenbeschränkung im frühen Mittelalter. In: *Mensch und Umwelt im Mittelalter*. Hrsg. von Bernd Hermann. Frankfurt a. M. 1989, S. 65–73.

Kammeier-Nebel, Andrea: Frauenbildung im Kaufmannsmilieu spätmittelalterlicher Städte. In: Kleinau/Opitz (1996), S. 78–90.

Karnein, Alfred: Wie Feuer und Holz. Aspekte der Ausgrenzung von Frauen beim Thema Liebe im 13. Jahrhundert. In: *Zeitschrift für Literaturwissenschaft und Linguistik* 74 (1989), S. 93–115.

Kartschoke, Erika (Hrsg.): *Repertorium deutschsprachiger Ehelehren der Frühen Neuzeit*. Erarbeitet von Walter Behrendt, Stefanie Franke, Ulrike Gaebel, Eva Hauck, Erika Kartschoke, Britta-Juliane Kruse und Astrid Müller. Bd. I/1, Handschriften und Drucke der Staatsbibliothek zu Berlin/Preußischer Kulturbesitz (Haus 2). Berlin 1996.

Keil, Gundolf: *Die „Cirurgia" Peters von Ulm. Untersuchungen zu einem Denkmal altdeutscher Fachprosa mit kritischer Ausgabe des Textes*. Ulm 1961 (= Forschungen zur Geschichte der Stadt Ulm; Bd. 2).

Keil, Gundolf: Zwei weitere Überlieferungen der ‚Kunst vom Harnstein' Meister Wilhelms von Lack. In: *Sudhoffs Archiv* 50 (1966), S. 309–317.

Keil, Gundolf: Rezension zu Daems, Boec van Medicinen in Dietsche. In: *Niederdeutsche Mitteilungen* 24 (1968), S. 141–148.

Keil, Gundolf: Ortolfs Arzneibuch. Ergänzungen zu James Follans Ausgabe. In: *Sudhoffs Archiv* 53 (1969), S. 119–152.

Keil, Gundolf: Art. *Bartholomäus*. In: VL², Bd. 1, Berlin/New York 1978, Sp. 609–615.

Keil, Gundolf: Art. *Blumentrost, Berthold*. In: VL², Bd. 1, Berlin/New York 1978, Sp. 904–906.

Keil, Gundolf: Art. *Johann Tallat von Vochenburg*. In: VL², Bd. 2, Berlin/New York 1980, Sp. 1089.

Keil, Gundolf: Zur Frage der kurativ-konsiliarischen Tätigkeit des mittelalterlichen deutschen Apothekers. In: *Perspektiven der Medizingeschichte*. Festschrift für Rudolf Schmitz. Hrsg. von Peter Dilg u. a.. Graz 1983, S. 181–196.

Keil, Gundolf: Art. *Kirchheimer, Johannes* (J. Kellner von Kirchheim, J. de Ketham Alemannus). In: VL², Bd. 4, Berlin/New York 1983, Sp. 11501154.

Keil, Gundolf: Die Frau als Ärztin und Patientin in der medizinischen Fachprosa des deutschen Mittelalters. In: *Frau und spätmittelalterlicher Alltag*. Internationaler Kongreß Krems an der Donau 2. bis 5. Oktober 1984 (= Österreichische Akademie der Wissenschaften, Phil.-Hist. Klasse, Sitzungsberichte, Bd. 473, Veröffentlichungen des Instituts für mittelalterliche Realienkunde Österreichs, Nr. 9). Wien 1986, S. 157–211 [= Keil (1986) I].

Keil, Gundolf: Die Frau in der alten Medizin. Eine kritische Sichtung der neueren Literatur, Teil II. In: *Fortschritte der Medizin* 34 (1986), S. 58 f. [= Keil (1986) II].

Keil, Gundolf: Art. *Ortolf von Baierland (von Würzburg)*. In: VL², Bd. 7, Berlin/New York 1987, Sp. 67–82.

Keil, Gundolf: Art. *Ps.-Ortolfisches Frauenbüchlein*. In: VL², Bd. 7, Berlin/New York 1987, Sp. 82–84.

Keil, Gundolf (Hrsg.): *Das Lorscher Arzneibuch.* Bd. 1: Faksimile der Handschrift Msc. Med. 1 der Stadtbibliothek Bamberg, Bd. 2: Übersetzung von Ulrich Stoll und Gundolf Keil unter Mitwirkung von Albert Ohlmeyer OSB. Stuttgart 1989.

Keil, Gundolf: Art. *Peter von Ulm.* In: VL², Bd. 7, Berlin/New York 1989, Sp. 458–464.

Keil, Gundolf: Art. *Roger Frugardi.* In: VL², Bd. 8, Berlin/New York 1990, Sp. 140–153.

Keil, Gundolf: Art. *Rößlin, Eucharius, d. Ä..* In: VL², Bd. 8, Berlin/New York 1990, Sp. 244–248.

Keil, Gundolf: Der Hausvater als Arzt. In: *Haushalt und Familie in Mittelalter und früher Neuzeit.* Vorträge eines interdisziplinären Symposions vom 6.- 9. Juni 1990 an der Rheinischen Friedrich-Wilhelms-Universität Bonn. Hrsg. von Trude Ehlert. Sigmaringen 1991, S. 219–243

Keil, Gundolf: Art. *Scherrenmüller, Bartholomäus (B. Scherrenmuller de Aula).* In: VL², Bd. 8, Berlin/New York 1992, Sp. 652–654.

Keil, Gundolf: Ortolfs chirurgischer Traktat und das Aufkommen der medizinischen Demonstrationszeichnung. In: *Text und Bild, Bild und Text.* DFG-Symposium 1988. Hrsg. von Wolfgang Harms. Stuttgart 1990 (= Germanistische Symposien, Berichtsband 11), S. 117, 120 f., 134, 137–149, 216–221, 237 f. und Abb. 41–52.

Keil, Gundolf/Friedrich Lenhardt: Art. *Metlinger (Mettlinger, Merlinger, Meltinger, Mellinger), Bartholomäus (Bartel).* In: VL², Bd. 6, Berlin/New York 1987, Sp. 460–467.

Keil, Gundolf: Spongia somnifera. Mittelalterliche Meilensteine auf dem Weg zur Voll- und Lokalnarkose. In: *Anaesthesist* 38 (1989), S. 643–648.

Keil, Gundolf: Das Lorscher Arzneibuch und die frühmittelalterliche Medizin. In: *Verhandlungen des medizinhistorischen Symposiums* im September 1989 in Lorsch. Hrsg. von Gundolf Keil und Paul Schnitzer. Lorsch 1991.

Keller, Achim: *Die Abortiva in der römischen Kaiserzeit.* Stuttgart 1988 (= Quellen und Studien zur Geschichte der Pharmazie; Bd. 46).

Keller, Hiltgart L.: *Reclams Lexikon der Heiligen und der biblischen Gestalten.* Legende und Darstellung in der bildenden Kunst. Stuttgart ⁵1984.

Keller, R.: Hermaphroditismus – Das Problem der Geschlechtsdifferenzierung und der Hermaphroditismus. In: *Ciba Zeitschrift,* 6. Jg., Nr. 70 (1939), S. 2422–2428.

Kellersmann, Eduard: *Die geschichtlichen Anschauungen über die Schwangerschaftsgelüste.* Med. Diss. Kiel 1966.

Kerherve, Jean: Un Accouchement Dramatique à la Fin du Moyen-Age. In: *Annales de la Bretagne et des Pays de l'Ouest (Anjou, Maine, Touraine)* 89 (1982), S. 391–396.

Kern, Anton: *Die Handschriften der Universitätsbibliothek Graz.* Bd. 2. Wien 1956.

Ketsch, Peter: *Frauen im Mittelalter.* Bd. 1: Frauenarbeit im Mittelalter. Quellen und Materialien. Hrsg. von Annette Kuhn. Düsseldorf 1983 (= Geschichtsdidaktik; Bd. 14).

Ketsch, Peter: *Frauen im Mittelalter.* Bd. 2: Frauenbild und Frauenrechte in Kirche und Gesellschaft. Quellen und Materialien. Hrsg. von Annette Kuhn. Düsseldorf 1984 (= Geschichtsdidaktik; Bd. 19).

Kibre, Pearl: The Faculty of Medicine at Paris, Charlatanism, and Unlicensed Medical Practices in the Later Middle Ages. In: *Bulletin of the History of Medicine* 27 (1953), S. 1–20.

Kieckhefer, Richard: *Magie im Mittelalter.* München 1992.

Klecha, Gerhard: Art. *Albrecht von Eyb.* In: VL², Bd. 1 (1978), Sp. 180–186.

Klein, Gustav: Bildliche Darstellungen der weiblichen Genitalien vom 9. Jahrhundert bis Vesal. In: *Alte und neue Gynäkologie.* Festschrift für Franz Ritter von Winckel. Hrsg. von Gustav Klein. München 1907, S. 1–19.

Klein, Gustav (Hrsg.): *Das Frauenbüchlein des Ortolff von Bayerland, gedruckt vor 1500.* München 1910 (= Alte Meister der Medizin in Facsimileausgaben und Neudrucken; Bd. 1).

Klein, Gustav (Hrsg.): *Eucharius Rösslin's Rosengarten, gedruckt im Jahre 1513.* München 1910 (= Alte Meister der Medizin und Naturkunde in Faksimileausgaben und Neudrucken; Bd. 2).

Kleinau, Elke/Claudia Opitz (Hrsg.): Geschichte der Mädchen- und Frauenbildung. Frankfurt a. M./New York 1996.

Kluge, Dieter: *eyn noch nit lebendig kindt. Rechtshistorische Untersuchungen zum Abbruch der Schwangerschaft in den ersten 3 Monaten der Entwicklung der Frucht auf der Grundlage der Carolina von 1532.* Frankfurt a. M./Bern/New York 1986 (= Europäische Hochschulschriften, Reihe 2, Rechtswissenschaft; Bd. 578).

Kluge, Friedrich: *Etymologisches Wörterbuch der deutschen Sprache.* Neu bearbeitet von Elmar Seebold u. a., Berlin/New York [22]1989.

Knefelkamp, Ulrich: *Das Gesundheits- und Fürsorgewesen der Stadt Freiburg im Breisgau im Mittelalter.* Freiburg im Breisgau 1981 (= Veröffentlichungen aus dem Archiv der Stadt Freiburg im Breisgau; Bd. 17).

Knöpfler, J. Frz.: Eidesformeln für Arzt, Apotheker, Hebammen, Wundarzt und Frauenwirt zu Amberg aus dem 15. Jahrh. – Taxordnung für den Stadtarzt daselbst, 1561; Sondersiechenordnung von Amberg vom Jahre 1582. In: *Archiv für Geschichte der Medizin* 11 (1918/19), S. 318–324.

Koch, Robert: Der Glasbecher der heiligen Elisabeth in Coburg. In: *Sankt Elisabeth. Fürstin – Dienerin – Heilige.* Hrsg. von der Philipps-Universität Marburg in Verbindung mit dem Hessischen Landesamt für geschichtliche Landeskunde. Sigmaringen 1981, S. 272–284.

Koelbing, Huldrych M.: „De conceptu et generatione hominis" – die lateinische Fassung von Jakob Rueffs „Trostbüchle", Zürich 1554. In: *Gesnerus* 38 (1981), S. 51–58.

König, Klaus G.: *Der Nürnberger Stadtarzt Dr. Georg Palma (1543–1591).* Stuttgart 1961 (= Medizin in Geschichte und Kultur; Bd. 1).

Köpp, Peter: *Vademecum eines frühmittelalterlichen Arztes.* Die gefaltete lateinische Handschrift medizinischen Inhalts im Codex 217 und der Fragmentsammlung 1396 der Stiftsbibliothek in St. Gallen. Aarau/Frankfurt a. M./Salzburg 1980.

Kötting, B.: Art. *Julitta und Kyriakos (Kerikos, Cyricus).* In: Lexikon für Theologie und Kirche 5 (1960), Sp. 1203.

Kohnen, Norbert: Traditionelle Geburt und Geburtshilfe aus geschichtlicher und ethnomedizinischer Sicht. In: *XXX Internationaler Kongreß für Geschichte der Medizin,* Düsseldorf 31.8.–5.9. 1986: Actes Proceedings. Düsseldorf 1988, S. 687–699.

Kotelmann, L.: *Gesundheitspflege im Mittelalter. Kulturgeschichtliche Studien nach Predigten des 13., 14. und 15. Jahrhunderts.* Hamburg/Leipzig 1890.

Kranzmayer, Eberhard: *Historische Lautgeographie des gesamtbairischen Dialektraumes.* Wien 1956 (= Studien zur österreichischen Dialektkunde; Bd. 1).

Kremling, H.: Zur Geschichte geburtsbedingter Blasenverletzungen. In: *Würzburger medizinhistorische Mitteilungen* 4 (1986), S. 5–7.

Kremling, H.: *Geschichte der gynäkologischen Urologie.* München/Wien/Baltimore 1987.

Kriss, Rudolf: *Das Gebärmuttervotiv. Ein Beitrag zur Volkskunde nebst einer Einleitung über Arten und Bedeutung der deutschen Opfergebräuche der Gegenwart.* Augsburg 1929.

Kristeller, Paul Oskar: *Studi sulla Scuola medica salernitana.* Neapel 1986 (= Instituto italiano per gli studi filosofici „Hippocratica civitas". Collana; Bd. 1).

378 Bibliographie

Kroemer, Barbara: Von Kauffrauen, Beamtinnen, Ärztinnen – erwerbstätige Frauen in deutschen mittelalterlichen Städten. In: *Frauen in der Geschichte II. Fachwissenschaftliche und fachdidaktische Beiträge zur Sozialgeschichte der Frauen vom frühen Mittelalter bis zur Gegenwart.* Hrsg. von Annette Kuhn und Jörn Rüsen. Düsseldorf 1982, S. 73–96 (= Geschichtsdidaktik; Bd. 8).

Kroemer, Barbara: Über Rechtsstellung, Handlungsspielräume und Tätigkeitsbereiche von Frauen in spätmittelalterlichen Städten. In: *Staat und Gesellschaft in Mittelalter und Früher Neuzeit.* Gedenkschrift für Joachim Leuschner. Hrsg. vom Historischen Seminar der Universität Hannover. Göttingen 1983, S. 135–150.

Kronfeld, M.: Volksthümliche Abortiva und Aphrodisiaca in Oesterreich. In: *Wiener Medizinische Wochenschrift* 44 (1889), Sp. 1697–1700 und 1731–1735.

Kruse, Britta-Juliane: Neufund einer handschriftlichen Vorstufe von Eucharius Rößlins Hebammenlehrbuch *Der schwangeren Frauen und Hebammen Rosengarten* und des *Frauenbüchleins* Ps.-Ortolfs. In: *Sudhoffs Archiv* 78 (1994), S. 220–236.

Kruse, Britta-Juliane: *Verborgene Heilkünste. Geschichte der Frauenmedizin im Spätmittelalter.* Berlin/New York 1996 (= Quellen und Forschungen zur Literatur- und Kulturgeschichte; Bd. 5 (239).

Kudlien, Fridolf: The Seven Cells of the Uterus: The Doctrine and its Roots. In: *Bulletin of the History of Medicine* 39 (1965), S. 415–423.

Kudlien, F.: Art. *Geburt I (medizinisch).* In: Reallexikon für Antike und Christentum, Bd. 9, Stuttgart 1976, Sp. 36–43.

Kühnel, Harry: Kremser Apotheker und Ärzte des Mittelalters und der Frühen Neuzeit. In: *Mitteilungen des Kremser Stadtarchivs,* Bd. 1 (1961), S. 9–33.

Kühnel, Harry: *Alltag im Spätmittelalter.* Darmstadt ²1986.

Kuhn, Hugo: Versuch über das fünfzehnte Jahrhundert in der deutschen Literatur. In: *Literatur in der Gesellschaft des Spätmittelalters.* Hrsg. von Hans Ulrich Gumbrecht. Heidelberg 1980, S. 19–38 (= Begleitreihe zum GRLMA; Bd. 1).

Kurras, Lotte: *Die Handschriften des Germanischen Nationalmuseums Nürnberg.* Bd. 1: Die deutschen mittelalterlichen Handschriften. 2. Teil: Die naturkundlichen und historischen Handschriften, Rechtshandschriften, Varia. Wiesbaden 1980.

Kurschat-Fellinger, Sabine: *Kranewitt. Untersuchungen zu der altdeutschen Übersetzung des nordischen Wacholderbeertraktats.* Pattensen/Han. 1983 (= Würzburger medizinhistorische Forschungen; Bd. 20).

Kusche, Brigitte: Zur „Secreta mulierum"-Forschung. In: *Janus* 62 (1975), S. 103–123.

Kusche, Brigitte: *Das Frauenbild in Gebrauchsprosatexten aus dem 15. Jahrhundert. Drei mittelniederländische Handschriften gynäkologisch-obstetrischen Inhaltes.* Information über ein Forschungsvorhaben. Überarbeitete Fassung eines Vortrags am 2.9. 1982 im Doktorandenseminar am Germanistischen Institut der Universität Stockholm.

Kusche, Brigitte (Hrsg.): *Frauenaufklärung im Spätmittelalter. Eine philologisch-medizinhistorische Untersuchung und Edition des gynäkologisch-obstetrischen GKS. 1657 Kopenhagen.* Stockholm 1990 (= Acta Universitatis Umensis. Umeå Studies in the Humanities; Bd. 94).

Kwasman, Theodore: Die jüdischen Grabsteine in Rothenburg ob der Tauber. In: *Trumah* 1 (1987), S. 7–137.

Labouvie, Eva: Frauenberuf ohne Vorbildung? Hebammen in den Städten und auf dem Land. In: Kleinau/Opitz (1996), S. 218–233.

Lachs, Johann: *Die Gynaekologie des Galen. Eine geschichtlich-gynaekologische Studie.* Breslau 1903 (= Abhandlungen zur Geschichte der Medizin; Heft 4).

Lanczkowski, G.: Art. *Magie* I. Religionswissenschaftlich. In: Lexikon für Theologie und Kirche. Hrsg. von Josef Höfer und Karl Rahner. Bd. 6, Freiburg 1961, Sp. 1274–1277.

Leibrock, Larissa: Abortiva in der frühen Neuzeit. In: *Pharmazeutische Zeitung* 133, Nr. 31 (1988), S. 25 f.

Leibrock-Plehn, Larissa: *Hexenkräuter oder Arznei. Die Abtreibungsmittel im 16. und 17. Jahrhundert.* Stuttgart 1992.

Lehmann, Volker: *Die Geburt in der Kunst.* Braunschweig 1978.

Lemay, Helen: The Stars and Human Sexuality: Some Medieval Scientific Views. In: *Isis* 71 (1980), S. 127–137.

Lemay, Helen: Women and the Literature of Obstetrics and Gynecology. In: *Medieval Women and the Sources of Medieval History.* Hrsg. von J. T. Rosenthal. Athens 1990, S. 189–209.

Lesky, Erna: *Die Zeugungs- und Vererbungslehren der Antike und ihr Nachwirken.* Akademie der Wissenschaften und der Literatur: Abhandlungen der Geistes- und Sozialwissenschaftlichen Klasse Nr. 19. Wiesbaden 1950.

Lewin, Louis: *Die Fruchtabtreibung durch Gifte und andere Mittel. Ein Handbuch für Ärzte und Juristen.* Berlin ³1922.

Lexer, Matthias: *Mittelhochdeutsches Handwörterbuch.* 3 Bde. Leipzig 1872–1878.

Lind, J. G. de: Une planche anatomique inconnue. In: *Bulletin de la Société Française d'Histoire de la Médécine* 17 (1923), S. 11–16.

Lindgren, Agi: *Das Utrechter Arzneibuch (Ms. 1355,16°, Bibliothek der Rijksuniversiteit Utrecht).* Stockholm 1977 (= Acta Universitatis Stockholmiensis; Bd. 21).

Lindgren, Agi: Art. *Kunsberg (Cunsberch) van Valkene (,Cunsberchs Arzneibuch').* In: VL², Bd. 5, Berlin/New York 1985, Sp. 442–444.

Löhmer, Cornelia: *Die Welt der Kinder im fünfzehnten Jahrhundert.* Weinheim 1989.

Löhr, Hanns: *Aberglauben und Medizin.* Leipzig 1942.

Lorenz, Günther: *Antike Krankenbehandlung in historisch-vergleichender Sicht. Studien zum konkret-anschaulichen Denken.* Heidelberg 1990.

Loux, Françoise: *Das Kind und sein Körper. Volksmedizin – Hausmittel – Bräuche.* Frankfurt a. M./Berlin/Wien 1983 (= Le jeune enfant et son corps dans la médicine traditionnelle (1978), dt.).

Lüschen, Hans: *Die Namen der Steine. Das Mineralreich im Spiegel der Sprache.* Thun/München 1968.

Lundt, Bea: Zur Entstehung der Universität als Männerwelt. In: Kleinau/Opitz (1996), S. 103–118.

Mac Kinney, Loren: *Medical Illustrations in Medieval Manuscripts.* Teil 1: Early medicine in illuminated manuscripts. Teil 2: Medical miniatures in extant manuscripts. A checklist compiled with the assistence of Thomas Herndon. London 1965 (= Publ. of the Wellcome Hist. Med. Lib.; Bd. 5).

Magnus, Hugo: *Der Aberglauben in der Medicin.* Breslau 1903 (= Abhandlungen zur Geschichte der Medicin; Heft 6).

Mancinelli, Laura: Medicina, cosmesi e magia. In: *Insegnare* 4 (1988), S. 51–55.

Manuzzi, G. (Hrsg.): *Il Libro delle segrete cose delle donne.* Florenz 1863.

Martin, Alfred: Gebärlage der Frau, Bad des Neugeborenen und Wochenbett in Mitteleuropa auf Grund bildlicher und textlicher Darstellung. In: *Archiv für Geschichte der Medizin* 10 (1917), S. 209–250.

Marzell, Heinrich: *Wörterbuch der deutschen Pflanzennamen.* 5 Bde. Leipzig 1943–1979.

Marzell, Heinrich: Ein magisches Rezept der „Mulieres Salernitanae". In: *Forschungen und Fortschritte* 29 (1955), S. 113–115.

Marzell, Heinrich: Die Haselwurz (Asarum europaeum L.) in der alten Medizin. Eine Studie zur Geschichte einer deutschen Heilpflanze. In: *Sudhoffs Archiv* 42 (1958), S. 319–325.

Mason-Hohl, Elizabeth: *The Diseases of Women by Trotula of Salerno.* A Translation of Passionibus Mulierum Curandorum. Hollywood 1940.

Matuschka, Michael E. Graf: *Gynäkologische Sterilisationen zur Zeit des Hexenwahns.* Graz 1981.

Mayer, Johannes G.: Das ‚Arzneibuch' Ortolfs von Baierland in medizinischen Kompendien des 15. Jahrhunderts. Beobachtungen und Überlegungen zur Werktypologie medizinischer Kompendien und Kompilationen. In: *ein teutsch puech machen.* Untersuchungen zur landessprachlichen Vermittlung medizinischen Wissens. Ortolf-Studien 1. Hrsg. von Gundolf Keil. Redaktion Johannes G. Mayer und Christian Naser. Wiesbaden 1993, S. 39–61 (= Wissensliteratur im Mittelalter; Bd. 11).

McLaren, Angus: *A History of Contraception. From Antiquity to the Present Day.* Oxford 1991.

Menge, Heinz H.: *Das „Regimen" Heinrich Laufenbergs. Textologische Untersuchung und Edition.* Göppingen 1976 (= Göppinger Arbeiten zur Germanistik; Bd. 184).

Menhardt, Hermann: *Verzeichnis der altdeutschen Handschriften der Österreichischen Nationalbibliothek.* 2 Bde. Berlin 1960, 1961.

Metz-Becker, Marita: Gebären im Dienst der Wissenschaft. Zum Medikalisierungsprozeß unehelich schwangerer Frauen in den Gebärhäusern des frühen 19. Jahrhunderts. In: *Zeitschrift für Volkskunde,* 90. Jahrgang (1994), S. 210–229.

Metzke, Hermann: *Lexikon der historischen Krankheitsbezeichnungen.* Neustadt/Aisch 1994.

Meyer-Ahrens, C.: Alexander Zitz (auch Seitz, Sytz, Syz, Seiz geschrieben). Innerhalb von: Die Aerzte und das Medicinalwesen der Schweiz im Mittelalter. In: *Archiv für pathologische Anatomie und Physiologie und für klinische Medicin.* Hrsg. von Rudolf Virchow, Bd. 24, Berlin 1862, S. 487–490.

Mischlewski, Adalbert: Alltag im Spital zu Beginn des 16. Jahrhunderts. In: *Alltag im 16. Jahrhundert. Studien zu Lebensformen in mitteleuropäischen Städten.* Hrsg. von Alfred Kohler und Heinrich Lutz. München 1987, S. 152–173 (= Wiener Beiträge zur Geschichte der Neuzeit; Bd. 14).

Mitterauer, Michael: *Ledige Mütter. Zur Geschichte illegitimer Geburten in Europa.* München 1983.

Møller-Christensen, Vilhelm: Umwelt im Spiegel der Skelettreste vom Kloster Æbelholt. In: *Mensch und Umwelt im Mittelalter.* Hrsg. von Bernd Herrmann. Frankfurt a. M. 1989, S. 129–139.

Mohlberg, Leo Cunibert: *Katalog der Handschriften der Zentralbibliothek Zürich.* Bd. 1: Mittelalterliche Handschriften. Zürich 1951.

Moorat, S. A. J.: *Catalogue of Western Manuscripts on Medicine and Science in the Wellcome Historical Medical Library. Bd. 1: Mss. written before 1650 a. d.* London 1962.

Müller, Carl: *Volksmedizinisch-geburtshilfliche Aufzeichnungen aus dem Lötschental.* Bern 1969.

Müller, Irmgard: *Die pflanzlichen Heilmittel bei Hildegard von Bingen.* Salzburg 1982.

Müller, Maria E. (Hrsg.): *Eheglück und Liebesjoch. Bilder von Liebe, Ehe und Familie in der Literatur des 15. und 16. Jahrhunderts.* Weinheim/Basel 1988 (= Ergebnisse der Frauenforschung. Hrsg. von der Freien Universität Berlin; Bd. 14).

Müller, Maria E.: *Jungfräulichkeit in Versepen des 12. und 13. Jahrhunderts.* München 1995 (= Forschungen zur Geschichte der älteren deutschen Literatur; Bd. 17).

Müllerheim, Robert: *Die Wochenstube in der Kunst. Eine kulturhistorische Studie.* Stuttgart 1904.

Münsterer, Hanns O.: Marienmünzen im Volksbrauch. In: *Bayerisches Jahrbuch für Volkskunde* (1960), S. 70–72.

N. N.: Delikates aus Dudley Castle. In: *GEO* Nr. 6 (1987), S. 159 f.

Nathan, B.: Avicenna's recipe for contraception. In: *British Journal of Obstetrics and Gynaecology* 98 (1991), S. 1303.

Niccoli, Ottavia: „Menstruum Quasi Monstruum": Monstrous Births and Menstrual Taboo in the Sixteenth Century. In: *Sex and Gender in Historical Perspective.* Hrsg. von Edward Muir und Guido Ruggiero. Baltimore/London 1990, S. 1–25.

Nickel, Diethard: *Untersuchungen zur Embryologie Galens.* Berlin 1989 (= Schriften zur Geschichte und Kultur der Antike; Bd. 27).

Niestroj, Irmgard: *Natürliche Medizin speziell für Frauen.* Die häufigsten Krankheiten der Frau und die besten Gegenmittel. München 1994.

Nissim, Rina: *Naturheilkunde in der Gynäkologie.* Ein Handbuch für Frauen. Berlin [7]1991.

Noonan, John Thomas: *Empfängnisverhütung. Geschichte ihrer Beurteilung in der katholischen Theologie und im kanonischen Recht.* Mainz [3]1969 (= Contraception. A history of its treatment by the Catholic Theologians and Canonists. Cambridge/Mass. 1966, dt.)

Oefele, Felix von: Anticonceptionelle Arzneistoffe. Ein Beitrag zur Frage des Malthusianismus in alter und neuer Zeit. In: *Die Heilkunde* 2 (1887/98), S. 206–216, 273–284, 409–425, 486–495.

Ohrt: Art. *Gebärsegen.* In: HWDA 3 (1927), Sp. 344–346.

O'Neill, Ynez Violé: Michael Scot and Mary of Bologna: A Medieval Gynecological Puzzle. In: *Clio Medica* 8 (1973), S. 87–111.

O'Neill, Ynez Violé: Michael Scot and Mary of Bologna: An Addendum. In: *Clio medica* 9 (1974), S. 125–129.

Ónodi, Marion (unter Mitwirkung von Johannes G. Mayer und Ruth Spranger): Die deutschen medizinischen Texte in der Handschrift B. V. 3 der Erzdiözesanbibliothek Erlau (Eger). Zur Überlieferung von Ortolfs Pulstraktat. In: *„ein teutsch puech machen".* Untersuchungen zur landessprachlichen Vermittlung medizinischen Wissens. Ortolf-Studien 1. Hrsg. von Gundolf Keil. Redaktion Johannes G. Mayer und Christian Naser. Wiesbaden 1993, S. 402–442.

Opitz, Claudia: Zwischen Fluch und Heiligkeit – kinderlose Frauen im späteren Mittelalter. In: *Frauen, die sich keine Kinder wünschen.* Hrsg. von Barbara Neuwirth. Wien 1988, S. 78–120 (= Reihe Frauenforschung; Bd. 8).

Opitz, Claudia: *Evatöchter und Bräute Christi. Weiblicher Lebenszusammenhang und Frauenkultur im Mittelalter.* Weinheim 1990.

Opitz, Claudia: Mutterschaft und Vaterschaft im 14. und 15. Jahrhundert. In: Karin Hausen, Heide Wunder (Hrsg.): *Frauengeschichte – Geschlechtergeschichte.* Frankfurt a. M./New York 1993, S. 137–153, hier S. 143–147.

Ottmüller, Uta: Mutter und Wickelkind in der vormedikalisierten Gesellschaft des deutschsprachigen Raums (ab ca. 1500). In: *Beiträge zur feministischen Theorie und Praxis* 5 (1981), S. 101–108.

Ozment, Steven: *When Fathers Ruled. Family Life in Reformation Europe.* Cambridge (Mass.)/London 1983.

Pachinger, Anton Max: *Die Mutterschaft in der Malerei und Graphik.* München/Leipzig 1906.

Pachinger-Linz: Die Hebamme. In: *Archiv für Geschichte der Medizin* 12 (1920), S. 73–78.

Palmer, Nigel/Klaus Speckenbach: *Träume und Kräuter. Studien zur Petroneller ‚Circa instans'* – *Handschrift und zu den deutschen Traumbüchern des Mittelalters.* Köln/Wien 1990 (= Pictura et poesis; Bd. 4.).

Paschold, Chris E.: *Die Frau und ihr Körper im medizinischen und didaktischen Schrifttum des französischen Mittelalters.* Wortgeschichtliche Untersuchung zu Texten des 14. Jahrhunderts. Mit kritischer Ausgabe der gynäkologischen Kapitel aus den „Amphorismus Ypocras" des Martin von Saint-Gilles. Pattensen/Han. 1989 (= Würzburger medizinhistorische Forschungen; Bd. 47).

Pensel, Franzjosef: *Verzeichnis der altdeutschen Handschriften in der Stadtbibliothek Dessau.* Berlin 1977.

Pernoud, Régine: La Femme et la Médecine au Moyen Age. In: *Colloque International d'Histoire de la Médecine Médiévale.* Bd. 1 (1985), S. 38–43.

Pernoud, Régine: *Leben der Frauen im Hochmittelalter.* Pfaffenweiler 1991 (= Frauen in Geschichte und Gegenwart; Bd. 8).

Pfeilsticker, Walther: Eine württembergische Hebammenordnung von ca. 1480. Ein weiterer Beitrag zu Georg Burckhards „Hebammenordnungen". In: *Archiv für Geschichte der Medizin* 20 (1928), S. 95–98.

Pfister: Art. *Analogiezauber.* In: HWDA 1 (1927), Sp. 385–395.

Pfister, Ulrich: Die Anfänge der Geburtenbeschränkung in Europa: Wege zu einer umfassenderen Analyse. In: *Ehe, Liebe, Tod. Zum Wandel der Familie, der Geschlechts- und Generationsbeziehungen in der Neuzeit.* Hrsg. von Peter Borscheid und Hans J. Teuteberg. Münster 1983, S. 213–232 (= Studien zur Geschichte des Alltags; Bd. 1).

Philippe, J.: Art. *Hedwigsgläser.* In: Lexikon des Mittelalters, Bd. 4, München/Zürich 1989, Sp. 1986 f.

Piccard, Gerhard: Veröffentlichungen der Staatlichen Archivverwaltung Baden-Württemberg. *Die Wasserzeichenkartei Piccard im Hauptstaatsarchiv Stuttgart.* Findbuch 1 ff. Stuttgart 1961 ff.

Pinto, Lucille B.: The Folk Practice of Gynecology and Obstetrics in the Middle Ages. In: *Bulletin of the History of Medicine* 47 (1973), S. 513–522.

Ploss, H.: *Das Weib in der Natur- und Völkerkunde. Anthropologische Studien.* Bd. 2. Leipzig 1885.

Poel, Dieuwke E. van der: „Mijn lieve joncfrouwe heeft mi gebeden iet te dichtene." Der vrouwen heimelijkheid en de geadresseerde opdrachtgeefster. In: *Nederlandse Letterkunde* 3 (1996), S. 249–260.

Post, J. B.: Ages at Menarche and Menopause: Some Medieval Authorities. In: *Population Studies* 25 (1971), S. 83–87.

Power, Eileen: *Medieval Woman.* Hrsg. von M. M. Postan. Cambridge 1975.

Pritzel, G./C. Jessen: *Die deutschen Volksnamen der Pflanzen.* 2 Bde. Reprographischer Nachdruck der Ausgabe Hannover 1882, Amsterdam 1967.

Pulz, Waltraud: Zur Erforschung geburtshilflichen Überlieferungswissens von Frauen in der frühen Neuzeit. In: *Frauen brauchen Hebammen.* Hrsg. von Oja Ploil, Verein freier Hebammen. Erster Österreichischer Hebammenkongreß Wien 1991, Nürnberg 1991, S. 152–162.

Rapp, Francis: Wallfahrten der ländlichen Bevölkerung im Elsaß. In: *Laienfrömmigkeit im späten Mittelalter.* Hrsg. von Klaus Schreiner. München 1992, S. 127–136 (= Schriften des Historischen Kollegs; Kolloquium 20).

Reichart, Andrea: Wochenbett und Kindertaufe: Die Privatisierung des Alltags in den Satzungen des spätmittelalterlichen Essen. In: *Vergessene Frauen an der Ruhr. Von Herrscherinnen und Hörigen, Hausfrauen und Hexen, 800–1800.* Hrsg. von Bea Lundt. Köln/Weimar/Wien 1992, S. 131–173.

Reinhard, Jürg: *Wegleitung zur homöopathischen Taschenapotheke.* Bern ⁶1992.

Reisert, Robert: *Der siebenkammerige Uterus. Studien zur mittelalterlichen Wirkungsgeschichte und Entfaltung eines embryologischen Gebärmuttermodells.* Pattensen/Han. 1986 (= Würzburger medizinhistorische Forschungen; Bd. 39).

Rennau, Therese: *Die Gynäkologie des Arnald von Villanova.* Med. Diss. Freiburg i. Br. 1912.

Richter, Erwin: Einwirkung medico-astrologischen Volksdenkens auf Entstehung und Formung des Bärmutterkrötenopfers der Männer im geistlichen Heilbrauch. In: *Sudhoffs Archiv* 42 (1958), S. 326–349.

Richter, Erwin: Die Opferung eiserner Bärmutterkrötenvotive im schwäbischen Sonderkult des heiligen Rochus als himmlischer Gynäkologe. Ein volksmedizingeschichtlicher Beitrag zur Württembergischen Wallfahrtskunde. In: *Württembergisches Jahrbuch für Volkskunde* (1959/60), S. 72–92.

Riha, Ortrun: *Wissensorganisation in medizinischen Sammelhandschriften: Klassifikationskriterien und Kombinationsprinzipien bei Texten ohne Werkcharakter.* Wiesbaden 1992 (= Wissensliteratur im Mittelalter; Bd. 9).

Riha, Ortrun: Ortolfus pseudoepigraphus. In: „*ein teutsch puech machen".* Untersuchungen zur landessprachlichen Vermittlung medizinischen Wissens. Ortolf-Studien 1. Hrsg. von Gundolf Keil. Redaktion Johannes G. Mayer und Christian Naser. Wiesbaden 1993, S. 70–111.

Rivera Garretas, María-Milagros: *Orte und Worte von Frauen. Eine Spurensuche im europäischen Mittelalter.* Aus dem Spanischen von Barbara Hinger. München 1997.

Rochester Shaw, James: Scientific Empiricism in the Middle Ages: Albertus Magnus on Sexual Anatomy and Physiology. In: *Clio Medica* 10 (1975), S. 53–64.

Rodnite Lemay, Helen: Some Thirteenth and Fourteenth Century Lectures on Female Sexuality. In: *International Journal of Women's Studies* 1 (1978), S. 391–400.

Rodnite Lemay, Helen: William of Saliceto on Human Sexuality. In: *Viator* 12 (1981), S. 165–181.

Rodnite Lemay, Helen: Human Sexuality in Twelfth- through Fifteenth-Century Scientific Writings. In: *Sexual Practices & the Medieval Church.* Hrsg. von Vern L. Bullough/James Brundage. New York 1982, S. 187–205.

Rodnite Lemay, Helen: Anthonius Guainerius and Medieval Gynecology. In: *Women of the Medieval World.* Essays in Honour of John H. Mundy. Hrsg. von Julius Kirshner. Oxford/New York 1985, S. 317–336.

Rodnite Lemay, Helen: *Women's Secrets. A Translation of Pseudo-Albertus Magnus' De Secretis Mulierum with Commentaries.* Albany 1992.

Hellmut Rosenfeld: *Meister Ingold.* In: VL², Bd. 4, Berlin/New York 1983, Sp. 381–386.

Rosenthal, Carl Oskar: Zur geburtshilflich-gynækologischen Betätigung des Mannes bis zum Ausgange des 16. Jahrhunderts. In: *Janus* 27 (1923), S. 117–148, 192–212.

Rowland, Beryl: *Medieval Women's Guide to Health. The First English Gynecological Handbook.* Kent (Ohio)/London 1981.

Ruh, Kurt: *Das Frauchen von 22 (21) Jahren.* In: VL², Bd. 2, Berlin/New York 1980, Sp. 858–860.

384     Bibliographie

Salvat, Michel: L'Accouchement dans la Littérature Scientifique Médiévale. In: *Sénéfiance* 9 (1980), S. 89–106.

Sartori: Art. *Andreas, hl.* In: HWDA 1, Berlin/Leipzig 1927, Sp. 398–405.

Sartori: Art. *Margarete, hl.* In: HWDA 5, Berlin/Leipzig 1933, Sp. 1634-1638.

Schadewaldt, Hans: Die Frühgeschichte der Frauenheilkunde. In: *Zur Geschichte der Gynäkologie und Geburtshilfe.* Hrsg. von L. Beck. Berlin/Heidelberg/New York/Tokyo/London/Paris 1986, S. 89–93.

Schanze, Frieder: Art. *Glockendon, Georg (Jörg).* In: VL², Bd. 3, Berlin/ New York 1981, Sp. 55–57.

Scheerbarth, Georgina: *Die Fehlgeburt in der älteren Geschichte der Medizin.* Med. Diss. Kiel 1963.

Scheper-Hughes, Nancy: Virgin Territory: The Male Discovery of the Clitoris. In: *Medical Anthropology Quarterly* 5 (1991), S. 25–28.

Schiewer, Hans-Jochen/Volker Mertens: Art. *Peter von Breslau.* In: VL², Bd. 7, Berlin/ New York 1989, Sp. 429–432.

Schiewer, Hans-Jochen: Art. *Schlatter, Konrad,* in: VL², Bd. 8, Berlin/New York 1992, Sp. 706–709.

Schipperges, Heinrich: Art. *Frauenheilkunde.* In: Lexikon des Mittelalters, Bd. 4, München/Zürich 1989, Sp. 875–880.

Schipperges, Heinrich: *Der Garten der Gesundheit. Medizin im Mittelalter.* München 1990.

Schleissner, Margaret Rose: *Pseudo-Albertus Magnus: Secreta mulierum cum commento, deutsch. Critical Text and Commentary.* Phil. Diss. Princeton 1987 [unveröffentlichtes Manuskript].

Schleissner, Margaret: Pseudo-Albertus Magnus, ‚Secreta mulierum'. Ein spätmittelalterlicher Prosatraktat über Entwicklungs- und Geburtslehre und die Natur der Frauen. In: *Würzburger medizinhistorische Mitteilungen,* Bd. 9 (1991), S. 115–124.

Schleissner, Margaret: A Fifteenth-Century Physician's Attitude Toward Sexuality: Dr. Johann Hartlieb's ‚Secreta-mulierum' Translation. In: *Sex in the Middle Ages.* Hrsg. von J. E. Salisbury. New York 1991, S. 110–125.

Schleissner, Margaret: Art. *Secreta mulierum.* In: VL², Bd. 8, Berlin/New York 1992, Sp. 986–993.

Schlereth, Helmut: Ein Giftmordversuch, der keiner war? Urkunde vom Jahr 1493 zur Harnschau einer Ärztin im Stadtarchiv Münnerstadt. In: *Würzburger medizinhistorische Mitteilungen* 2 (1984), S. 9–18.

Schlieben, E.: *Mutterschaft und Gesellschaft.* Beiträge zur Geschichte des Mutter- und Säuglingsschutzes. Osterwieck a. Harz [1927].

Schmitt, Wolfram: *Bartholomäus Scherrenmüllers Gesundheitsregimen (1493) für Graf Eberhard im Bart.* Med. Diss. Heidelberg 1970.

Schmitz, Rudolf/Renate Smollich: Einiges über Kosmetik und Heilzauber. In: *Orbis Pictus. Kultur- und pharmaziehistorische Studien.* Festschrift für Wolfgang Hagen-Hein. Frankfurt a. M. 1985, S. 235–245.

Schneider, Karin: *Die Handschriften der Stadtbibliothek Nürnberg.* Bd. 1: Die deutschen mittelalterlichen Handschriften. Wiesbaden 1965.

Schneider, Karin: *Die deutschen Handschriften der Bayerischen Staatsbibliothek München.* Bd. 5,2–5,6. Wiesbaden 1970–1991.

Schneider, Karin: *Deutsche mittelalterliche Handschriften der Universitätsbibliothek Augsburg.* Die Signaturengruppen Cod. I.3 und Cod. III.1. Wiesbaden 1988.

Schneider, Wolfgang: *Sachwörterbuch zur Arzneimittelgeschichte*. Bd. 1: Tierische Drogen. Frankfurt a. M. 1968.

Schneider, Wolfgang: *Sachwörterbuch zur Arzneimittelgeschichte*. Bd. 3: Pharmazeutische Chemikalien und Mineralien. Frankfurt a. M. 1968.

Schneider, Wolfgang: *Sachwörterbuch zur Arzneimittelgeschichte*. Bd. 4: Geheimmittel und Spezialitäten. Frankfurt a. M. 1969.

Schneider, Wolfgang: *Lexikon zur Arzneimittelgeschichte*. Bd. 5, Teil 1–3: Pflanzliche Drogen. Frankfurt a. M. 1974.

Schnell, Bernhard: Arzt und Literat. Zum Anteil der Ärzte am spätmittelalterlichen Literaturbetrieb. In: *Sudhoffs Archiv* 75 (1991), S. 44–57.

Schnell, Bernhard: Mittelalterliche Vokabularien als Quelle der Medizingeschichte. Zu den ‚Synonima apotecariorum‘. In: *Würzburger medizinhistorische Mitteilungen* 10 (1992), S. 81–92.

Schnyder, André/F. J. Worstbrock: Art. *Institoris, Heinrich OP*. In: VL², Bd. 4, Berlin/New York 1983, Sp. 408–415.

Schnyder, André: Art. *Sprenger, Jakob OP*. In: VL², Bd. 9, Berlin/New York 1993, Sp. 149–157.

Schöffler, Heinz Herbert: Zur mittelalterlichen Embryologie. In: *Sudhoffs Archiv* 57 (1973), S. 297–314.

Schönbach, Anton: Segen. In: *Zeitschrift für deutsches Altertum* 24 (1880), S. 65–82.

Schönfeld, Walther: *Frauen in der Geschichte der abendländischen Heilkunde vom klassischen Altertum bis zum Ausgang des 19. Jahrhunderts*. Stuttgart 1947.

Schönherr, Alfons: *Die mittelalterlichen Handschriften der Zentralbibliothek Solothurn*. Solothurn 1964.

Scholz-Williams, Gerhild: Die dritte Kreatur. Das Frauenbild in den Schriften von Paracelsus (1491–1543). In: *der frauwen buoch. Versuche zu einer feministischen Mediävistik*. Hrsg. von Ingrid Bennewitz. Göppingen 1989, S. 353–371 (= Göppinger Arbeiten zur Germanistik; Bd. 517).

Schottenloher, Karl: *Doktor Alexander Seitz und seine Schriften*. Ein Kleinbild aus dem Münchner Ärzteleben des XVI. Jahrhunderts. München 1925.

Schraut, Elisabeth: Dorothea von Montau: Wahrnehmungsweisen von Kindheit und Eheleben einer spätmittelalterlichen Heiligen. In: *Religiöse Frauenbewegung und mystische Frömmigkeit im Mittelalter*. Hrsg. von Peter Dinzelbacher und Dieter R. Bauer. Köln/Wien 1988, S. 373–394 (= Beiheft zum Archiv für Kulturgeschichte; Bd. 28).

Schreiner, Klaus: Volkssprache als Element gesellschaftlicher Integration und Ursache sozialer Konflikte. Formen und Funktionen volkssprachlicher Wissensverbreitung um 1500. In: *Europa 1500. Integrationsprozesse im Widerstreit: Staaten, Regionen, Personenverbände, Christenheit*. Hrsg. von Ferdinand Seibt/Winfried Eberhard. Stuttgart 1987, S. 468–495.

Schreiner, Klaus: Laienfrömmigkeit – Frömmigkeit von Eliten oder Frömmigkeit des Volkes? In: *Laienfrömmigkeit im späten Mittelalter*. Hrsg. von Klaus Schreiner. München 1992, S. 1–78.

Schröter, Michael: Staatsbildung und Triebkontrolle. Zur gesellschaftlichen Regulierung des Sexualverhaltens vom 13. bis 16. Jahrhundert. In: *Macht und Zivilisation. Eine Annäherung an Norbert Elias' Zivilisationstheorie*. Bd. 2. Hrsg. von Peter Gleichmann, Johan Goudsblom und Hermann Korte. Frankfurt a. M. 1984, S. 148–192.

Schulz, Ilse: *Schwestern, Beginen, Meisterinnen. Hygieias christliche Töchter im Gesundheitswesen einer Stadt*. Ein Beitrag zur Geschichte der Pflege und Heilkunde. Ulm 1992.

Schultz, James A.: *The Knowledge of Childhood in the German Middle Ages, 1100–1350.* Philadelphia 1995.

Schuster, Peter: *Das Frauenhaus. Städtische Bordelle in Deutschland 1350 bis 1600.* Paderborn/München/Wien/Zürich 1992.

Segl, Peter: Heinrich Institoris. Persönlichkeit und literarisches Werk. In: *Der Hexenhammer. Entstehung und Umfeld des Malleus maleficarum von 1487.* Hrsg. von Peter Segl. Köln/Wien 1988, S. 103–126.

Sezgin, Fuat: *Geschichte des arabischen Schrifttums. Bd. 7: Astrologie, Metereologie und Verwandtes bis ca. 430 H.* Leiden 1979.

Shahar, Shulamith: *Kindheit im Mittelalter.* München/Zürich 1991.

Shatzmiller, Joseph/Rodrigue Lavoie: Médecine et Gynécologie au Moyen-Age: Un Exemple Provençal. In: *Razo, Cahiers du Centre d'Études Médiévales de Nice* 4 (1984), S. 133–143.

Shorter, Edward: *Der weibliche Körper als Schicksal. Zur Sozialgeschichte der Frau.* München 1984 (= *A History of Women's Bodies* (1982), dt.).

Sieder, Reinhard: Ehe, Fortpflanzung, Sexualität. In: *Vom Patriarchat zur Partnerschaft. Zum Strukturwandel der Familie.* Hrsg. von Michael Mitterauer und Reinhard Sieder. München 1977, S. 144–168.

Siegmund, Roland: *Das Speyrer Frauenbüchlein.* Med. Diss. Würzburg 1990.

Sigerist, Henry E.: Eine deutsche Übersetzung der Kethamschen Gynäkologie. In: *Archiv für Geschichte der Medizin* 14 (1923), S. 169–178.

Simon, Manuel: *Heilige – Hexe – Mutter. Der Wandel des Frauenbildes durch die Medizin im 16. Jahrhundert.* Berlin 1993 (= Reihe Historische Anthropologie; Bd. 20).

Siraisi, Nancy G.: The *Expositio Problematum Aristotelis* of Peter of Abano. In: *Isis* 61 (1970), S. 321–339.

Spangenberg, Peter-Michael: *Maria ist immer und überall. Die Alltagswelten des spätmittelalterlichen Mirakels.* Frankfurt a. M. 1987.

Speckenbach, Klaus: Aufruf zum Widerstand. Agitation gegen Herzog Ulrich von Württemberg in dem Traumtraktat von Alexander Seitz. In: *Sprache und Recht. Beiträge zur Kulturgeschichte des Mittelalters. Festschrift für Ruth Schmidt-Wiegand.* Hrsg. von Karl Hauck u. a. Bd. 2. Berlin/New York 1986, S. 896–929.

Speroni, Gian Battista: *La poissance d'amours dello Pseudo-Richard de Fournival.* Florenz 1975.

Spitzner, Hermann Rudolf: *Die salernitanische Gynäkologie und Geburtshilfe unter dem Namen der „Trotula".* Med. Diss. Leipzig 1923.

Sprandel, Rolf: Die Diskriminierung der unehelichen Kinder im Mittelalter. In: *Zur Sozialgeschichte der Kindheit.* Hrsg. von Jochen Martin und August Nitschke. Freiburg i. Br./München 1986, S. 487–502.

Steer, Georg: Art. *Konrad von Megenberg.* In: VL², Bd. 5, Berlin/New York 1985, Sp. 221–236.

Stoecker, Adolf/Gustav Klein: Eine spanische Abhandlung über Zeugung und Schwangerschaft aus dem Jahre 1495. In: *Alte und neue Gynäkologie. Festschrift für Franz Ritter von Winckel.* Hrsg. von Gustav Klein. München 1907, S. 21–31.

Stoll, Arthur: Altes und Neues über Mutterkorn. In: *Mitteilungen der Naturforschenden Gesellschaft Bern* (1942), S. 45–80.

Stoll, Ulrich (Hrsg.): *Das Lorscher Arzneibuch. Ein medizinisches Kompendium des 8. Jahrhunderts (Codex Bambergensis medicinalis 1).* Stuttgart 1992 (= Sudhoffs Archiv, Beihefte; Bd. 28).

Strauss, Fritz: Kurzgeschichte der Placentarforschung. In: *Gesnerus* 45 (1988), S. 381 – 409.

Streich, Artur: Zur Geschichte des Condoms. In: *Archiv für Geschichte der Medizin* 22 (1929), S. 208 – 213.

Stuart, Heather/F. Walla: Die Überlieferung der mittelalterlichen Segen. In: *Zeitschrift für deutsches Altertum und deutsche Literatur* 116 (1987), S. 53 – 79.

Stucky, Jean Paul: *Der Gebärstuhl. Die Gründe für sein Verschwinden im deutschen Sprachbereich.* Med. Diss. Zürich 1965.

Stur, Johann: Zur Geschichte der Zeugungsprobleme. In: *Sudhoffs Archiv* 24 (1931), S. 312 – 328.

Sudhoff, Karl: Die Leipziger Kindslagenbilder mit deutschem Texte. In: *Archiv für Geschichte der Medizin* 2 (1908/09), S. 422 – 425.

Sudhoff, Karl: Ein Amulett für Schwangere. In: *Archiv für Geschichte der Medizin* 2 (1908/ 09), S. 300.

Sudhoff, Karl: Zum Amulett für Schwangere. In: *Archiv für Geschichte der Medizin* 3 (1909/10), S. 352.

Sudhoff, Karl: Ärztliche Hebammenbegutachtung zu Frankfurt a. M. um 1500. In: *Archiv für Geschichte der Medizin* 6 (1913), S. 464.

Sudhoff, Karl: Ein Regulativ zur gerichtsärztlichen Begutachtung männlicher Impotenz bei Ehescheidungsklagen aus der Mitte des 15. Jahrhunderts. In: *Archiv für Geschichte der Medizin* 8 (1914/15), S. 89 – 97.

Talbot, C. H.: Dame Trot and her Progeny. In: *Essays and Studies* 25 (1972), Festschrift für Beatrice White, S. 1 – 14.

Telle, Joachim: Arzneikunst und der „gemeine Mann". Zum deutsch-lateinischen Sprachenstreit in der frühneuzeitlichen Medizin. In: *Pharmazie und der gemeine Mann. Hausarznei und Apotheke in der frühen Neuzeit.* Erläutert anhand deutscher Fachschriften der Herzog August Bibliothek Wolfenbüttel und pharmazeutischer Geräte des Deutschen Apotheken-Museums Heidelberg. Hrsg. von Joachim Telle. Weinheim/New York ²1988.

Telle, Joachim: Art. *Rösslin d. Ä., Eucharius.* In: Literaturlexikon. Autoren und Werke in deutscher Sprache. Hrsg. von Walter Killy. Bd. 9, Gütersloh/München 1991, S. 502 f.

Tenner, Christian/Gundolf Keil: Das ‚Darmstädter Arzneibuch'. Randnotizen zu einer oberrheinischen Sammelhandschrift der Zeitenwende. In: *Bibliothek und Wissenschaft* 18 (1984), S. 85 – 234.

Teuteberg, Hans Jürgen: Die Ernährung als Gegenstand historischer Analyse. In: *Historia Socialis et Oeconomica.* Festschrift für Wolfgang Zorn. Hrsg. von Hermann Kellenbenz und Hans Pohl. Wiesbaden 1987, S. 180 – 202. (= Vierteljahresschrift für Sozial- und Wirtschaftsgeschichte; Beihefte Nr. 84).

Theile-Ochel, Franz Günter: *Zur Geschichte des Hebammenwesens in Köln.* Med. Diss. Köln 1972.

Thomasset, Claude: Quelques Principes de L'Embryologie Médiévale (de Salerne à la fin du XIIIe siècle). In: *L'enfant au Moyen-Age. Sénéfiance* 9 (1980), S. 109 – 121.

Thomasset, Claude: La Représentation de la Sexualité et de la Génération dans la Pensée Scientifique Médiévale. In: *Love and Marriage in the Twelfth Century.* Hrsg. von Willy von Hoecke und Andries Welkenhuysen. Leuven 1981, S. 1 – 17.

Thomasset, Claude: Von der Natur der Frau. In: *Geschichte der Frauen.* Hrsg. von Georges Duby und Michelle Perrot. Bd. 2: Mittelalter. Hrsg. von Christiane Klapisch-Zuber. Editorische Betreuung der deutschen Gesamtausgabe von Heide Wunder. Frankfurt a. M./New York 1993, S. 55 – 83.

Thorndike, Lynn: Further Consideration of the *Experimenta*. Speculum astronomiae and *De secretis mulierum* ascribed to Albertus Magnus. In: *Speculum* 30 (1955), S. 413 – 443.

Toch, Michael: Die jüdische Frau im Erwerbsleben des Spätmittelalters. In: *Zur Geschichte der jüdischen Frau in Deutschland*. Hrsg. von Julius Carlebach. Berlin 1993, S. 37 – 48.

Tscholakowa, Maria: Zur Geschichte der medizinischen Verwendung des Safran (Crocus sativus). In: *Kyklos* 2 (1929), S. 179 – 190.

Tuttle, Edward F.: The *Trotula* and old Dame Trot: A Note on the Lady of Salerno. In: *Bulletin of the History of Medicine* 50 (1976), S. 61 – 72.

Uitz, Erika: *Die Frau in der mittelalterlichen Stadt*. Durchgesehene Ausgabe Freiburg i. Br. 1992.

Ukena, Peter: Solutus cum soluta. Alexander Seitz' Thesen über die Notwendigkeit des Geschlechtsverkehrs zwischen Unverheirateten. In: *Fachprosa-Studien. Beiträge zur mittelalterlichen Wissenschafts- und Geistesgeschichte*. Hrsg. von Gundolf Keil u. a. Berlin 1982, S. 278 – 290.

Ukena, Peter: Art. *Seitz, Sitz, Sytz, Alexander*. In: Literaturlexikon. Autoren und Werke in deutscher Sprache. Bd. 10. Hrsg. von Walther Killy. Gütersloh/München 1991, S. 507 f.

Ulbrich, Claudia: Unartige Weiber. Präsenz und Renitenz von Frauen im frühneuzeitlichen Deutschland. In: *Arbeit, Frömmigkeit und Eigensinn. Studien zur historischen Kulturforschung II*. Hrsg. von Richard van Dülmen. Frankfurt a. M. 1990, S. 13 – 42.

Ullmann, Manfred: Die Natur- und Geheimwissenschaften im Islam. In: *Handbuch des Orients* Bd. 1, Erg. VI, 2. Abh., Leiden 1972.

Vanja, Christina: Amtsfrauen in Hospitälern des Mittelalters und der Frühen Neuzeit. In: *Vergessene Frauen an der Ruhr. Von Herrscherinnen und Hörigen, Hausfrauen und Hexen, 800 – 1800*. Hrsg. von Bea Lundt. Köln/Weimar/Wien 1992, S. 195 – 209.

Veith, Ilza: *Hysteria. The History of a Disease*. Chicago/London 1965.

Vermeer, Hans J.: Eine altdeutsche Sammlung medizinischer Rezepte in Geheimschrift. In: *Sudhoffs Archiv* 45 (1961), S. 235 – 246.

*Verzeichnis der im deutschen Sprachbereich erschienenen Drucke des XVI. Jahrhunderts -VD 16-*. Hrsg. von der Bayerischen Staatsbibliothek in München in Verbindung mit der Herzog-August-Bibliothek in Wolfenbüttel. Bd. 1 ff. Stuttgart 1983 ff. [= VD 16].

*Verzeichnis der medizinischen und medizingeschichtlichen Bibliothek des Professor Dr. Gustav Klein*. Antiquariat Paul Graupe. Berlin [um 1920].

Virkkunen, Mirja: *Die Bezeichnungen für Hebamme in deutscher Wortgeographie. Nach Benennungsmotiven untersucht*. Gießen 1957.

Vizkelety, András: *Beschreibendes Verzeichnis der altdeutschen Handschriften in ungarischen Bibliotheken*. Bd. 2. Wiesbaden 1973.

VL² = *Die deutsche Literatur des Mittelalters. Verfasserlexikon*. 2. Aufl. Hrsg. von Kurt Ruh, Gundolf Keil, Werner Schröder, Burghart Wachinger, Franz Josef Worstbrock. Berlin/New York 1978 ff.

Wade Labarge, Margaret: *Women in Medieval Life. A Small Sound of the Trumpet*. London 1986.

Wahl, Gisela: *Zur Geschichte der ätiologischen Vorstellungen über die Entstehung von Mißgeburten*. Med. Diss. Düsseldorf 1974.

Walter, Eva: *Schrieb oft, von Mägde Arbeit müde. Lebenszusammenhänge deutscher Schriftstellerinnen um 1800 – Schritte zur bürgerlichen Weiblichkeit.* Hrsg. von Annette Kuhn. Düsseldorf 1985 (= Geschichtsdidaktik; Bd. 30).

Walther, Hans: *Carmina Medii Aevi Posterioris Latina.* II/2: Proverbia Sententiaeque Latinitatis Medii Aevi. Lateinische Sprichwörter und Sentenzen des Mittelalters in alphabetischer Anordnung. Teil 2. Göttingen 1964.

Walther, Helmut: Johann Tallat von Vochenburg. In: *Sudhoffs Archiv* 54 (1970), S. 277–293.

Warlo, Hans-Jürgen: *Medizinische Sachverständige im mittelalterlichen Gerichtswesen der Stadt Freiburg im Breisgau.* Med. Diss. Freiburg i. Br. 1970.

Wattenbach, W.: *Das Schriftwesen im Mittelalter.* Graz [4]1958.

Weber, Ernst: *Über die geschichtliche Entwicklung der anatomischen Kenntnisse von den weiblichen Geschlechtsorganen.* Med. Diss. Würzburg 1899.

Weed, Susun S.: *Naturheilkunde für schwangere Frauen und Säuglinge.* Ein Handbuch. Berlin [3]1994.

Weimann, Birgit: *Die Handschriften der Stadt- und Universitätsbibliothek Frankfurt am Main.* Bd. 5: Die mittelalterlichen Handschriften der Gruppe Manuscripta Germanica. Frankfurt a. M. 1980.

Weiser-Aall, Lily: Die Speise des Neugeborenen. In: *Studien zu Volkskultur, Sprache und Landesgeschichte.* Festschrift für Matthias Zender. Hrsg. von Edith Ennen und Günther Wiegelmann. Bd. 1. Bonn 1972, S. 526–545.

Weisser, Christoph: *Studien zum mittelalterlichen Krankheitslunar. Ein Beitrag zur Geschichte laienastrologischer Fachprosa.* Pattensen/Han. 1981 (= Würzburger medizinhistorische Forschungen; Bd. 21).

Weisser, Ursula: Die hippokratische Lehre von den Siebenmonatskindern bei Galen und Tābit ibn Qurra. In: *Sudhoffs Archiv* 63 (1979), S. 209–238.

Weisser, U.: Art. *Abtreibung.* In: Lexikon des Mittelalters, Bd. 1, München/Zürich 1980, Sp. 65.

Welker, Lorenz: *Das „Iatromathematische Corpus".* Untersuchungen zu einem alemannischen astrologisch-medizinischen Kompendium des Spätmittelalters mit Textausgabe und einem Anhang: Michael Puffs von Schrick Traktat „Von den ausgebrannten Wässern" in der handschriftlichen Fassung des Codex Zürich, Zentralbibliothek, C 102 b. Med. Diss. Zürich 1988 (= Zürcher medizingeschichtliche Abhandlungen; Bd. 196).

Werlin, Josef: Rezepte zur Frauenheilkunde aus dem 16. Jahrhundert. In: *Medizinische Monatsschrift* 20 (1966), S. 263–266.

Weston, L. M. C.: Women's Medicine, Women's Magic. The Old English Metrical Childbirth Charms. In: *Modern Philology* 92 (1995), S. 279–293.

Wickersheimer, Ernest: *Dictionnaire Biographique des Médecins en France au Moyen Age.* Bd. 2. Paris 1936.

Wickersheimer, Ernest: *Dictionnaire Biographique des Médecins en France au Moyen Age.* Nouvelle Edition sous la Direction de Guy Beaujouan. Avec un Supplément de Danielle Jacquart. Genève 1979 (= Hautes Études Médiévales et Modernes; Bd. 35).

Wierschin, Martin (Hrsg.): *Meister Johann Liechtenauers Kunst des Fechtens.* München 1965.

Wiesner, Merry E.: *Working Women in Renaissance Germany.* New Brunswick/New Jersey 1986.

Wild, Dieter: Heilkraft aus der Pflanze – Mythos und Wirklichkeit. In: *Würzburger medizinhistorische Mitteilungen* 10 (1992), S. 239–249.

Wille, Jakob: *Die deutschen Pfälzer Handschriften der Universitäts-Bibliothek in Heidelberg.* Heidelberg 1903.

Winckelmann, Otto: *Das Fürsorgewesen der Stadt Straßburg vor und nach der Reformation bis zum Ausgang des sechzehnten Jahrhunderts.* Teil 2. Leipzig 1922 (= Quellen und Forschungen zur Reformationsgeschichte; Bd. 5).

Wood, Charles T.: The Doctor's Dilemma: Sin, Salvation and the Menstrual Cycle in Medieval Thought. In: *Speculum* 56 (1981), S. 710–727.

Wunder, Heide: Frauen in der Gesellschaft Mitteleuropas im späten Mittelalter und in der Frühen Neuzeit (15. bis 18. Jahrhundert). In: *Hexen und Zauberer. Die große Verfolgung – ein europäisches Phänomen in der Steiermark.* Hrsg. von Helfried Valentinitsch. Graz/Wien 1987, S. 123–153.

Wunder, Heide: „*Er ist die Sonn', sie ist der Mond". Frauen in der Frühen Neuzeit.* München 1992.

Wyman, A. L.: The Surgeoness: The Female Practitioner of Surgery 1400–1800. In: *Medical History* 28 (1984), S. 22–41.

Zahn, J.v./A. Mell: *Katalog der Handschriften der Universitätsbibliothek Graz.* Graz/Leipzig 1898.

Zedler, Johann Heinrich: *Großes vollständiges Universal-Lexikon.* Bd. 1–64. Reprographischer Nachdruck der Ausgabe Halle/Leipzig 1732, Graz 1961–1964.

Zglinicki, Friedrich von: *Geburt. Eine Kulturgeschichte in Bildern.* Braunschweig 1983.

Zimmermann, Birgit: *Das Hausarzneibuch.* Ein Beitrag zur Untersuchung laienmedizinischer Fachliteratur des 16. Jahrhunderts unter besonderer Berücksichtigung ihres humanmedizinischen-pharmazeutischen Inhalts. Med. Diss. Marburg/Lahn 1975.

Zimmermann, Volker: *Rezeption und Rolle der Heilkunde in landessprachigen handschriftlichen Kompendien des Spätmittelalters.* Stuttgart 1986 (= Ars medica: Abt. 4, Landessprachige und mittelalterliche Medizin; Bd. 2).

Zingerle, Oswald von: Segen und Heilmittel aus einer Wolfsthurner Handschrift des XV. Jahrhunderts. In: *Zeitschrift des Vereins für Volkskunde* 1 (1891), S. 172–177, 315–324.

Zinner, Ernst: Die astronomische Bestimmung der Empfängniszeit und der Schwangerschaftsdauer. In: *Sudhoffs Archiv* 37 (1953), S. 432–437.

zur Nieden, Sabine: *Weibliche Ejakulation. Variationen zu einem uralten Streit der Geschlechter.* Stuttgart 1994 (= Beiträge zur Sexualforschung; Bd. 70).

Folgende Untersuchungen, die hier nicht mehr berücksichtigt werden konnten, sind inzwischen erschienen: Monica H. Green: A Handlist of the Latin and Vernacular Manuscripts of the so-called *Trotula* Texts. In *Scriptorium* 50 (1996), S. 137–175 und 51 (1997), S. 80–104. Monica Green und Margaret Schleissner: Art. *Trotula*, in: VL², Bd. 9 (1995), Sp. 1083–1088. Eine Ausgabe der ‚Practica secundum Trotam' ist angekündigt, siehe: Monica H. Green: *Women and Literate Medicine in Medieval Europe.* Trota and the ‚Trotula'. Cambridge University Press (im Druck). Eva Labouvie: *Andere Umstände. Eine Kulturgeschichte der Geburt.* Köln 1998.

# Zitierte Handschriften

Augsburg, Staatsbibliothek, Hs. III. 1. 4°
Augsburg, Staatsbibliothek, Hs. III. 1. 2° 43
Augsburg, Staatsbibliothek, Hs. III. 2. 8° 34
Baltimore/Maryland, John Hopkins University, Ms. 3
Basel, Universitätsbibliothek, Ms. D II 17
Berlin, Staatsbibliothek Preußischer Kulturbesitz, Haus 2, Mgf 130
Berlin, Staatsbibliothek Preußischer Kulturbesitz, Haus 2, Mgf 754
Berlin, Staatsbibliothek Preußischer Kulturbesitz, Haus 2, Mgf 928
Berlin, Staatsbibliothek Preußischer Kulturbesitz, Haus 2, Mgf 1069
Berlin, Staatsbibliothek Preußischer Kulturbesitz, Haus 2. Mgq 35
Berlin, Staatsbibliothek Preußischer Kulturbesitz, Haus 2, Mgq 166
Berlin, Staatsbibliothek Preußischer Kulturbesitz, Haus 2, Mgq 208
Berlin, Staatsbibliothek Preußischer Kulturbesitz, Haus 2. Mgo 121
Berlin, Staatsbibliothek Preußischer Kulturbesitz, Haus 2, Hdschr. 319
Bern, Universitätsbibliothek, Hs. 803
Breslau, Dombibliothek, Handschrift Nr. 120
Budapest, Ungarische Akademie der Wissenschaften, Hs. K 557
Dessau, Stadtbibliothek, Hs. Georg. 7b
Eger, Erzdiözesanbibliothek, Hs. B. V. 3
Frankfurt a. M., Universitätsbibliothek Mgq 17
Frankfurt a. M., Universitätsbibliothek Mgo 62
Graz, Universitätsbibliothek, Hs. 1609
Hamburg, Staats- und Universitätsbibliothek, Cod. med. 801
Heidelberg, Universitätsbibliothek, Pal. lat. 1216
Heidelberg, Universitätsbibliothek, Pal. lat. 1293
Heidelberg, Universitätsbibliothek, Cpg 260
Heidelberg, Universitätsbibliothek, Cpg 480
Heidelberg, Universitätsbibliothek, Cpg 488
Heidelberg, Universitätsbibliothek, Cpg 545
Heidelberg, Universitätsbibliothek, Cpg 583
Innsbruck, Universitätsbibliothek, Cod. 652
Kopenhagen, Königliche Bibliothek, GKS. 1657
London, Wellcome Historical Medical Library, Nr. 283
London, Wellcome Historical Medical Library, Nr. 632
London, Wellcome Historical Medical Library, Nr. 766
Madrid, Universitätsbibliothek, Ms. 119
Marburg, Universitätsbibliothek, Ms. 93
München, Bayerische Staatsbibliothek, Clm 54
München, Bayerische Staatsbibliothek, Cgm 249
München, Bayerische Staatsbibliothek, Cgm 407
München, Bayerische Staatsbibliothek, Cgm 592
München, Bayerische Staatsbibliothek, Cgm 720
München, Bayerische Staatsbibliothek, Cgm 723
München, Bayerische Staatsbibliothek, Cgm 725
München, Bayerische Staatsbibliothek, Cgm 728

München, Bayerische Staatsbibliothek, Cgm 729
München, Bayerische Staatsbibliothek, Cgm 822
München, Bayerische Staatsbibliothek, Cgm 823
München, Bayerische Staatsbibliothek, Cgm 824
München, Bayerische Staatsbibliothek, Cgm 3969
München, Bayerische Staatsbibliothek, Cgm 4876
München, Universitätsbibliothek, 4° Cod. ms 808
München, Universitätsbibliothek, 8° Cod. ms 279
Nürnberg, Stadtbibliothek, Cent VI,1
Nürnberg, Germanisches Nationalmuseum, Handschrift 3227[a]
Nürnberg, Germanisches Nationalmuseum, Handschrift 15586
Pannonhalma, Zentralbibliothek des Benediktinerordens, Hs 118 J 42
Paris, Bibliothèque Nationale, Nouv. acquis. fr. 4267
Rom, Vatikanische Bibliothek, Cpl 1248
Salzburg, Universitätsbibliothek, Handschrift M III,3
Solothurn, Zentralbibliothek, Handschrift S 386
Solothurn, Zentralbibliothek, Handschrift S 414
St. Gallen, Stiftsbibliothek, Pergamenths. 752
Stuttgart, Württembergische Landesbibliothek, Cod. med. 4° 24
Stuttgart, Württembergische Landesbibliothek, Cod. med. 5
Stuttgart, Württembergische Landesbibliothek, Hs. HB II 58
Wien, Österreichische Nationalbibliothek, Handschrift 2898
Wien, Österreichische Nationalbibliothek, Handschrift 2962
Wien, Österreichische Nationalbibliothek, Handschrift 2967
Wien, Österreichische Nationalbibliothek, Handschrift 11168
Wien, Österreichische Nationalbibliothek, Handschrift 14545
Wolfenbüttel, Herzog-August-Bibliothek, Cod. 146.2 Extravagantes
Wolfenbüttel, Herzog-August-Bibliothek, Cod. Guelf. 69.8 Aug. 2°
Wolfenbüttel, Herzog-August-Bibliothek, Cod. Guelf. 69.14 Aug. 2°
Zürich, Zentralbibliothek, Handschrift B 245
Zürich, Zentralbibliothek, Handschrift C 101

# Namenregister

Dieses Register folgt der Konvention wissenschaftlicher Literatur, nach der die Namen von Autoren mit einer Lebenszeit vor 1500 nach Vornamen, mit einer Lebenszeit nach 1500 nach Nachnamen geordnet werden.

# Sachregister

Werktitel wurden in Anführungsstriche gesetzt.

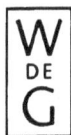

Sigrid Stöckel

# Säuglingsfürsorge zwischen sozialer Hygiene und Eugenik

**Das Beispiel Berlins im Kaiserreich und in der Weimarer Republik**

1996. XII, 445 S. Tab. Ln. ISBN 3-11-014539-1

(Veröffentlichungen der Historischen Kommission zu Berlin, 91)

# Sexualitäten in unserer Gesellschaft

**Beiträge zur Geschichte, Theorie und Empirie**

Herausgegeben von Rolf Gindorf und Erwin J. Haeberle

1989. VIII, 257 S. Br. ISBN 3-11-011373-2

(Schriftenreihe Sozialwissenschaftliche Sexualforschung, 2)

Magnus Hirschfeld

# Die Homosexualität des Mannes und des Weibes

Mit Beiträgen von Erwin J. Haeberle

1984. 1067 S. Ln. ISBN 3-11-010130-0

(Klassiker der Sexualwissenschaft, 1)

Erwin J. Haeberle

# Anfänge der Sexualwissenschaft

**Historische Dokumente**
**Auswahl, Kommentar und Einführung**

Mit einem Vorwort von Wilhelm A. Kewenig

1983. VIII, 45 S. Br. ISBN 3-11-009932-2

**Walter de Gruyter** | W DE G | **Berlin · New York**

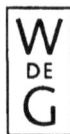